刊行の趣旨

2006年に始まった薬学部6年制教育は，2002年に作成された薬学教育モデル・コアカリキュラム（以下，コアカリ）を全大学共通の教育基準として実施されています．その学習内容を具体的に記載した，"日本薬学会編 スタンダード薬学シリーズ"はコアカリの"学習者（学生）主体"の"どこまで到達すべきか"を示した到達目標（GIO/SBOs）に準拠する新たなスタイルの教科書として，6年制教育の発展に一定の役割を果たしてきました．

しかしながら，およそ10年経過し，その間にコアカリの到達目標（GIO/SBOs）に関して，薬剤師教育の"コア"としての適切性や難易度上の疑問，最新の科学や医療の知識・技術の進歩および薬事法などの法規範改正に対応する内容への見直しの要望，また，実務実習コアカリについて現在の医療現場での指導に不向きなSBOの修正や事前学習，薬局実習，病院実習の3編に分かれていることによる内容の重複や薬剤師の職能の全体像の理解がしにくいとの意見，など多くの問題が顕在化してきました．

これらの問題を解決するために，2013年12月，文部科学省の"薬学系人材養成の在り方に関する検討会（座長 永井良三）"は，大学や現場薬剤師の意見を聞きながらコアカリを改訂しました．その意義は，6年制薬剤師教育のコアカリキュラムとしたことで，新たに卒業時までに到達すべき目標として"薬剤師として求められる基本的な資質"（左ページ）を制定し，その学習のために大項目，中項目，小項目のGIO/SBOsを勉強するという学習成果基盤型の編成としたことです．大項目は，A 基本事項，B 薬学と社会，C 薬学基礎，D 衛生薬学，E 医療薬学，F 薬学臨床，G 薬学研究の7項目です．AとBは薬剤師に関わる基本事項を6年継続的に履修する，C〜Eは薬剤師職能に必要な医薬品の薬学的ケアの基盤となる科学の基本であり，Fとの関連付けで履修する，Fは薬剤師に必須な薬局，病院の実務を統括的に履修する，G 薬学研究 は薬剤師に必要な科学力と研究能力の醸成のため履修する，などに配慮して学習すると効果的な成果が得られるように工夫されています．

本教科書シリーズは，"日本薬学会編 スタンダード薬学シリーズII"として，今般の改訂コアカリに沿った内容で編集されています．その編集方針は，1) 改訂コアカリ（2013）に準拠し，SBOごとの記述とする，2) 薬剤師としての基盤を構築するための基礎的科学力の育成を主眼とするが，コアカリ範囲外であっても教育上必要と思われる内容は，コアカリ範囲と区別して記述する，3) SBOsについて，基本的には新規な内容とする，4) 本文の他に，本文を用いて解答できる例題，例題で得た知識をさらに応用する練習問題や応用問題を適宜配置する，5) 薬学生が興味をもてるように，化学と医薬品の関連性を欄外やコラムで記載する，などを考慮してまとめられています．

新規の教科書シリーズが，生涯にわたり自ら課題を探究していく能力を身に付けられるような学習指針となり，それにより学生が安全で適切な薬物療法に責任をもち，地域の保健福祉をはじめ社会貢献できる人材として育つことを期待します．

本教科書シリーズ刊行にあたり，出版にご尽力をいただいた株式会社東京化学同人編集部の住田六連氏をはじめ編集部の方々に厚くお礼を申し上げます．

2015年1月

市 川 厚

スタンダード薬学シリーズⅡ　編集委員会

総 監 修	市　川　　　厚	京都大学名誉教授，武庫川女子大学名誉教授，薬学博士
編集委員	赤　池　昭　紀	和歌山県立医科大学 客員教授，京都大学名誉教授，薬学博士
	伊　藤　　　喬	昭和大学薬学部 教授，薬学博士
	入　江　徹　美	熊本大学大学院生命科学研究部 教授，薬学博士
	太　田　　　茂	和歌山県立医科大学 教授，広島大学名誉教授，薬学博士
	奥　　　直　人	帝京大学薬学部 特任教授，静岡県立大学名誉教授，薬学博士
	鈴　木　　　匡(ただし)	名古屋市立大学大学院薬学研究科 教授，薬学博士
	中　村　明　弘	昭和大学薬学部 教授，薬学博士

スタンダード薬学シリーズ　編集委員会

市　川　　　厚　　赤　池　昭　紀　　入　江　徹　美
工　藤　一　郎　　笹　津　備　規　　須　田　晃　治
永　沼　　　章　　長　野　哲　雄　　原　　　　　博

まえがき

2004年に"スタンダード薬学シリーズ"が刊行され，薬学教育モデル・コアカリキュラムに準拠した教科書として長らく使用されてきたが，2015年度から薬学教育モデル・コアカリキュラムが改訂されることに伴い，このたび"スタンダード薬学シリーズⅡ（日本薬学会編）"を刊行することとなった．

"衛生薬学―健康と環境―"（スタンダード薬学シリーズⅡ）が担当する範囲は，改訂された薬学教育モデル・コアカリキュラムの中で"D 衛生薬学"（D1 健康，D2 環境）に相当しており，"D1 健康"として「社会・集団と健康」，「疾病の予防」，「栄養と健康」が含まれ，"D2 環境"として「化学物質・放射線の生体への影響」，「生活環境と健康」が含まれている．このように健康・環境に関連する大変広い分野をカバーしているが，本書に従って学習を進めることで"薬剤師として求められる基本的な資質"（とびら裏参照）の中でおもに「基礎的な科学力」と「地域の保健・医療における実践的能力」を身につけるために役立つように配慮している．

本書は薬学教育モデル・コアカリキュラムに示されているSBOごとに解説をしているが，読者の理解度を深めるため"例題"を付した．さらに深く理解しようとする学生のためにSBOの範囲を越えている内容に関しても 発展 マークを付けて欄外やコラム欄に記載している．特に"薬学アドバンスト教育ガイドライン"に例示している内容に関しては Adv マークをつけることによってわかりやすくしている．

多くの学生が，この教科書を通して衛生薬学に興味をもち，6年制薬学の卒業時には"薬剤師として求められる基本的な資質"を身につけていただけることを期待している．

最後に，本書の執筆に携わっていただいた多くの方々，編集にご尽力いただいた東京化学同人の住田六連氏，村上貴子氏，山田豊氏に深く感謝する．

2015年12月

編集委員を代表して

太 田 　 茂

第 5 巻 衛 生 薬 学 ―健康と環境―

領域担当編集委員

太　田　　　茂*	和歌山県立医科大学 教授，広島大学名誉教授，薬学博士
原　　俊太郎	昭和大学薬学部 教授，薬学博士
姫　野　誠一郎	徳島文理大学薬学部 教授，保健学博士

(* 編集責任)

執　筆　者

青　木　康　展	国立環境研究所環境リスク・健康研究センター フェロー, 薬学博士 [SBO 62, 63]
天　野　富美夫	株式会社スギ薬局医療事業部教育サポート課 顧問, 薬学博士 [SBO 37]
石　井　一　行	明治薬科大学薬学部 教授, 薬学博士 [SBO 38]
上　野　　　仁	摂南大学薬学部 教授, 博士(薬学) [SBO 67～69]
大　塚　文　徳	帝京大学薬学部 教授, 薬学博士 [SBO 64～66]
小　椋　康　光	千葉大学大学院薬学研究院 教授, 博士(薬学) [SBO 47, 48]
香　川　聡　子	横浜薬科大学薬学部 教授, 博士(薬学) [SBO 76, 77]
鍛　冶　利　幸	東京理科大学薬学部 教授, 薬学博士 [SBO 41]
川　﨑　直　人	近畿大学薬学部 教授, 博士(薬学) [SBO 30～32]
清　宮　健　一	兵庫医療大学薬学部 教授, 博士(獣医学) [SBO 49, 50]
久　下　周　佐	東北薬科大学薬学部 教授, 薬学博士 [SBO 11～14]
工　藤　なをみ	城西大学薬学部 教授, 博士(薬学) [SBO 25]
小　嶋　仲　夫	名城大学名誉教授, 薬学博士 [SBO 1]
佐　藤　雅　彦	愛知学院大学薬学部 教授, 薬学博士 [SBO 78～80]
神　野　透　人	名城大学薬学部 教授, 博士(薬学) [SBO 76, 77]
杉　原　数　美	広島国際大学薬学部 教授, 博士(薬学) [SBO 58]
杉　原　成　美	福山大学薬学部 教授, 博士(薬学) [SBO 15～17]
鈴　木　彰　人	九州保健福祉大学薬学部 教授, 博士(医学) [SBO 29]
角　　　大　悟	徳島文理大学薬学部 准教授, 博士(医学) [SBO 51]
瀧　口　益　史	広島国際大学薬学部 教授, 博士(薬学) [SBO 33]
田　村　悦　臣	慶應義塾大学薬学部 教授, 薬学博士 [SBO 28]
戸　田　晶　久	第一薬科大学薬学部 教授, 博士(薬学) [SBO 26, 27]
鳥　羽　　　陽	金沢大学医薬保健研究域薬学系 准教授, 博士(薬学) [SBO 74]
長　澤　一　樹	京都薬科大学薬学部 教授, 博士(薬学) [SBO 22, 24]
中　西　　　剛	岐阜薬科大学薬学部 教授, 博士(薬学) [SBO 39, コラム 42・1]
中　山　守　雄	長崎大学大学院医歯薬学総合研究科 教授, 薬学博士 [SBO 55～57]
西　村　哲　治	帝京平成大学薬学部 教授, 薬学博士 [SBO 70～72]
沼　澤　　　聡	昭和大学薬学部 教授, 薬学博士 [SBO 45, 46]
根　岸　友　惠	前岡山大学大学院医歯薬学総合研究科 准教授, 薬学博士 [SBO 58]
早　川　磨紀男	東京薬科大学薬学部 教授, 博士(薬学) [SBO 34]
原　　俊太郎	昭和大学薬学部 教授, 薬学博士 [SBO 2～4]
姫　野　誠一郎	徳島文理大学薬学部 教授, 保健学博士 [SBO 5～8, 18, 19]
平　塚　　　明	東京薬科大学薬学部 教授, 薬学博士 [SBO 52～54]
松　野　康　二	九州保健福祉大学薬学部 教授, 医学博士 [SBO 20, 21, 35]
閔　　　庚　善	元大阪大谷大学薬学部 教授, 薬学博士 [SBO 23]

山口 進康(のぶやす)	大阪健康安全基盤研究所衛生化学部生活環境課 課長,博士(薬学)	[SBO 59〜61]
山﨑 正博	星薬科大学薬学部 准教授,博士(薬学)	[SBO 36]
山田 英之	元九州大学大学院薬学研究院 教授,薬学博士	[SBO 42, 43]
山本 千夏	東邦大学薬学部 教授,博士(薬学)	[SBO 9, 10]
吉成 浩一	静岡県立大学薬学部 教授,博士(薬学)	[SBO 40]
渡辺 和人	第一薬科大学薬学教育支援センター 教授,薬学博士	[SBO 44]
渡辺 徹志	京都薬科大学薬学部 教授,薬学博士	[SBO 73, 75]

(五十音順,[ ] 執筆担当箇所)

本書の構成とコアカリ*¹ との対照

本書の構成	対応するコアカリの内容
第Ⅰ部 第1章　SBO 1 第2章　SBO 2〜4 第3章　SBO 5〜8	D　衛生薬学 D1　健　　康 (1) 社会・集団と健康 【① 健康と疾病の概念】　1*² 【② 保健統計】　1〜3 【③ 疫　　学】　1〜4
第Ⅱ部 第4章　SBO 9, 10 第5章　SBO 11〜14 第6章　SBO 15〜17 第7章　SBO 18, 19 第8章　SBO 20, 21	(2) 疾病の予防 【① 疾病の予防とは】　1, 2 【② 感染症とその予防】　1〜4 【③ 生活習慣病とその予防】　1〜3 【④ 母子保健】　1, 2 【⑤ 労働衛生】　1, 2
第Ⅲ部 第9章　SBO 22〜29 第10章　SBO 30〜36 第11章　SBO 37〜39	(3) 栄養と健康 【① 栄　　養】　1〜8 【② 食品機能と食品衛生】　1〜7 【③ 食中毒と食品汚染】　1〜3
第Ⅳ部 第12章　SBO 40〜46 第13章　SBO 47〜51 第14章　SBO 52〜54 第15章　SBO 55〜58	D2　環　　境 (1) 化学物質・放射線の生体への影響 【① 化学物質の毒性】　1〜7 【② 化学物質の安全性評価と適正使用】　1〜5 【③ 化学物質による発がん】　1〜3 【④ 放射線の生体への影響】　1〜4
第Ⅴ部 第16章　SBO 59〜63 第17章　SBO 64〜66 第18章　SBO 67〜72 第19章　SBO 73〜75 第20章　SBO 76, 77 第21章　SBO 78〜80	(2) 生活環境と健康 【① 地球環境と生態系】　1〜5 【② 環境保全と法的規制】　1〜3 【③ 水環境】　1〜6 【④ 大気環境】　1〜3 【⑤ 室内環境】　1, 2 【⑥ 廃棄物】　1〜3

*1　薬学教育モデル・コアカリキュラム（平成25年度改訂版）：文部科学省ホームページに掲載．
*2　本書中SBO見出し番号の下にD1(1)①1などと表記して対応を示した．
*3　本書中 **Adv** のマークを付した段落，コラムなどは，"アドバンスト教育ガイドライン"に含まれる内容で，コアカリの範囲外である．

目　次

A. 健　　康

第Ⅰ部　社会・集団と健康

第1章　健康と疾病の概念 D1(1)①··4
　SBO 1　健康と疾病の概念の変遷と，その理由を説明できる·······························4

第2章　保 健 統 計 D1(1)②···8
　SBO 2　集団の健康と疾病の現状およびその影響要因を把握するうえでの
　　　　　人口統計の意義を概説できる··8
　SBO 3　人口統計および傷病統計に関する指標について説明できる··············12
　SBO 4　人口動態（死因別死亡率など）の変遷について説明できる·······················22

第3章　疫　　学 D1(1)③··35
　SBO 5　疾病の予防における疫学の役割を説明できる··35
　SBO 6　疫学の三要因（病因，環境要因，宿主要因）について説明できる·········39
　SBO 7　疫学の種類（記述疫学，分析疫学など）とその方法について説明できる·······40
　SBO 8　リスク要因の評価として，オッズ比，相対危険度，寄与危険度および
　　　　　信頼区間について説明し，計算できる（知識・技能）···································46

第Ⅱ部　疾病の予防

第4章　疾病の予防とは D1(2)①···54
　SBO 9　疾病の予防について，一次，二次，三次予防という言葉を用いて
　　　　　説明できる···54
　SBO 10　健康増進政策（健康日本21など）について概説できる·····························56

第5章　感染症とその予防 D1(2)②···60
　SBO 11　現代における感染症（日和見感染，院内感染，新興感染症，
　　　　　再興感染症など）の特徴について説明できる···60
　SBO 12　感染症法における，感染症とその分類について説明できる··············70
　SBO 13　代表的な性感染症を列挙し，その予防対策について説明できる·······80
　SBO 14　予防接種の意義と方法について説明できる···81

第6章　生活習慣病とその予防 D1(2)③···84
　SBO 15　生活習慣病の種類とその動向について説明できる·······························84
　SBO 16　生活習慣病の代表的なリスク要因を列挙し，その予防法について
　　　　　説明できる···91

・SBOはSpecific Behavioral Objectiveの略で，学習の到達目標のこと．
・本書の第Ⅰ部～第Ⅴ部は，薬学教育モデル・コアカリキュラム（平成25年度改訂版）のD1(1)～(3)，D2(1)，
　(2)にそれぞれ対応する．詳しい対応を前々ページに示した．

SBO 17　食生活や喫煙などの生活習慣と疾病の関わりについて討議する（態度）………… 94

第7章　母子保健 D1(2)④ …………………………………………………………… 96
SBO 18　新生児マススクリーニングの意義について説明し，代表的な検査項目を
　　　　列挙できる ……………………………………………………………………… 96
SBO 19　母子感染する代表的な疾患を列挙し，その予防対策について説明できる ……… 99

第8章　労働衛生 D1(2)⑤ …………………………………………………………… 101
SBO 20　代表的な労働災害，職業性疾病について説明できる ……………………………… 101
SBO 21　労働衛生管理について説明できる ………………………………………………… 105

第Ⅲ部　栄養と健康

第9章　栄　　養 D1(3)① …………………………………………………………… 108
SBO 22　五大栄養素を列挙し，それぞれの役割について説明できる ……………………… 108
SBO 23　各栄養素の消化，吸収，代謝のプロセスを概説できる …………………………… 116
SBO 24　食品中の三大栄養素の栄養的な価値を説明できる ………………………………… 127
SBO 25　五大栄養素以外の食品成分（食物繊維，抗酸化物質など）の機能について
　　　　説明できる ……………………………………………………………………… 133
SBO 26　エネルギー代謝に関わる基礎代謝量，呼吸商，推定エネルギー必要量の
　　　　意味を説明できる ……………………………………………………………… 139
SBO 27　日本人の食事摂取基準について説明できる ……………………………………… 145
SBO 28　栄養素の過不足によるおもな疾病を列挙し，説明できる ………………………… 152
SBO 29　疾病治療における栄養の重要性を説明できる …………………………………… 157

第10章　食品機能と食品衛生 D1(3)② ………………………………………………… 163
SBO 30　炭水化物・タンパク質が変質する機構について説明できる ……………………… 163
SBO 31　油脂が変敗する機構を説明し，油脂の変質試験を実施できる
　　　　（知識・技能）…………………………………………………………………… 167
SBO 32　食品の変質を防ぐ方法（保存法）を説明できる ………………………………… 171
SBO 33　食品成分由来の発がん性物質を列挙し，その生成機構を説明できる …………… 175
SBO 34　代表的な食品添加物を用途別に列挙し，それらの働きを説明できる …………… 180
SBO 35　特別用途食品と保健機能食品について説明できる ……………………………… 193
SBO 36　食品衛生に関する法的規制について説明できる ………………………………… 199

第11章　食中毒と食品汚染 D1(3)③ …………………………………………………… 204
SBO 37　代表的な細菌性・ウイルス性食中毒を列挙し，それらの原因となる微生物の
　　　　性質，症状，原因食品および予防方法について説明できる ………………… 204
SBO 38　食中毒の原因となる代表的な自然毒を列挙し，その原因物質，作用機構，
　　　　症状の特徴を説明できる ……………………………………………………… 218
SBO 39　化学物質（重金属，残留農薬など）やカビによる食品汚染の具体例をあげ，
　　　　ヒトの健康に及ぼす影響を説明できる ………………………………………… 228

B. 環　　境

第Ⅳ部　化学物質・放射線の生体への影響

第12章　化学物質の毒性　D2(1)① …… 244
- SBO 40　代表的な有害化学物質の吸収，分布，代謝，排泄の基本的なプロセスについて説明できる …… 244
- SBO 41　肝臓，腎臓，神経などに特異的な毒性を示す代表的な化学物質を列挙できる …… 265
- SBO 42　重金属，PCB，ダイオキシンなどの代表的な有害化学物質や農薬の急性毒性，慢性毒性の特徴について説明できる …… 270
- SBO 43　重金属や活性酸素による障害を防ぐための生体防御因子について具体例をあげて説明できる …… 282
- SBO 44　薬物の乱用による健康への影響について説明し，討議する（知識・態度） …… 285
- SBO 45　代表的な中毒原因物質の解毒処置法を説明できる …… 291
- SBO 46　代表的な中毒原因物質（乱用薬物を含む）の試験法を列挙し，概説できる …… 297

第13章　化学物質の安全性評価と適正使用　D2(1)② …… 306
- SBO 47　個々の化学物質の使用目的に鑑み，適正使用とリスクコミュニケーションについて討議する（態度） …… 306
- SBO 48　化学物質の毒性を評価するためのおもな試験法を列挙し，概説できる …… 310
- SBO 49　毒性試験の結果を評価するのに必要な量-反応関係，閾値，無毒性量（NOAEL）などについて概説できる …… 314
- SBO 50　化学物質の安全摂取量（1日許容摂取量など）について説明できる …… 317
- SBO 51　有害化学物質による人体影響を防ぐための法的規制（化審法，化管法など）を説明できる …… 320

第14章　化学物質による発がん　D2(1)③ …… 326
- SBO 52　発がん性物質などの代謝的活性化の機構を列挙し，その反応機構を説明できる …… 326
- SBO 53　遺伝毒性試験（エイムス試験など）の原理を説明できる …… 330
- SBO 54　発がんに至る過程（イニシエーション，プロモーションなど）について概説できる …… 335

第15章　放射線の生体への影響　D2(1)④ …… 338
- SBO 55　電離放射線を列挙し，生体への影響を説明できる …… 338
- SBO 56　代表的な放射性核種（天然，人工）と生体との相互作用を説明できる …… 343
- SBO 57　電離放射線を防御する方法について概説できる …… 348
- SBO 58　非電離放射線（紫外線，赤外線など）を列挙し，生体への影響を説明できる …… 350

第Ⅴ部　生活環境と健康

第16章　地球環境と生態系 D2(2)① ……………………………………358
- SBO 59　地球規模の環境問題の成因，人に与える影響について説明できる……………358
- SBO 60　生態系の構成員を列挙し，その特徴と相互関係を説明できる………………360
- SBO 61　化学物質の環境内動態（生物濃縮など）について例をあげて説明できる………361
- SBO 62　地球環境の保全に関する国際的な取組みについて説明できる………………365
- SBO 63　人が生態系の一員であることをふまえて環境問題を討議する（態度）…………369

第17章　環境保全と法的規制 D2(2)② ……………………………………370
- SBO 64　典型七公害とその現状，および四大公害について説明できる………………370
- SBO 65　環境基本法の理念を説明できる……………………………………………374
- SBO 66　環境汚染（大気汚染，水質汚濁，土壌汚染など）を防止するための
　　　　　法規制について説明できる……………………………………………………376

第18章　水　環　境 D2(2)③ ……………………………………………384
- SBO 67　原水の種類をあげ，特徴を説明できる……………………………………384
- SBO 68　水の浄化法，塩素処理について説明できる…………………………………386
- SBO 69　水道水の水質基準のおもな項目を列挙し，測定できる（知識・技能）………393
- SBO 70　下水処理および排水処理のおもな方法について説明できる…………………401
- SBO 71　水質汚濁のおもな指標を列挙し，測定できる（知識・技能）………………406
- SBO 72　富栄養化の原因とそれによってもたらされる問題点をあげ，
　　　　　対策を説明できる………………………………………………………………415

第19章　大　気　環　境 D2(2)④ …………………………………………418
- SBO 73　おもな大気汚染物質を列挙し，その推移と発生源，健康影響について
　　　　　説明できる…………………………………………………………………418
- SBO 74　おもな大気汚染物質を測定できる（技能）…………………………………426
- SBO 75　大気汚染に影響する気象要因（逆転層など）を概説できる…………………432

第20章　室内環境 D2(2)⑤ ………………………………………………433
- SBO 76　室内環境を評価するための代表的な指標を列挙し，測定できる
　　　　　（知識・技能）……………………………………………………………433
- SBO 77　室内環境と健康との関係について説明できる………………………………441

第21章　廃　棄　物 D2(2)⑥ ……………………………………………446
- SBO 78　廃棄物の種類と処理方法を列挙できる……………………………………446
- SBO 79　廃棄物処理の問題点を列挙し，その対策を説明できる………………………452
- SBO 80　マニフェスト制度について説明できる………………………………………455

索　引……………………………………………………………………………………457

● コラム ●

	コラム 22・1	血液凝固阻害薬とビタミン K……………………113
	コラム 22・2	輸液療法とビタミン B_1 ……………………113
発展	コラム 24・1	BCAA と肝疾患…………………………………130
	コラム 29・1	NST の歴史………………………………………157
	コラム 31・1	身近な食品における油脂に関する規制…………170
	コラム 32・1	生体内のメイラード反応が生活習慣病の発症に関係……174
	コラム 34・2	指定添加物の発がん性……………………………191
	コラム 35・1	特定保健用食品の表示……………………………195
	コラム 36・1	リスク分析の三要素………………………………200
	コラム 37・1	寄生虫による食中毒………………………………206
	コラム 39・1	農薬混入による食品汚染事故……………………236
	コラム 39・2	中国における牛乳へのメラミン混入事件………237
	コラム 39・3	一般食品における食品中放射線物質の基準値について…238
Adv	コラム 42・1	内分泌かく乱化学物質……………………………280
	コラム 44・1	危険ドラッグ"ハートショット"による死者と交通事故…290
Adv	コラム 48・1	中毒事例に遭遇したら！？………………………313
	コラム 51・1	POPs に対する世界の取組み……………………322
	コラム 58・1	UV インデックスと紅斑紫外線量………………354
	コラム 58・2	日焼け止めの効果表示……………………………355
	コラム 60・1	深海における生態系………………………………360
	コラム 61・1	バイオレメディエーション………………………363
	コラム 72・1	医薬品は環境に負荷を及ぼす？…………………417

A 健　　康

一般目標：人々の健康増進，公衆衛生の向上に貢献できるようになるために，現代社会における疾病とその予防，栄養と健康に関する基本的知識，技能，態度を修得する．

　　対応するコアカリ：D1 健　康 (1)〜(3)
　　　第Ⅰ部　社会・集団と健康〔D1(1)〕
　　　第Ⅱ部　疾病の予防〔D1(2)〕
　　　第Ⅲ部　栄養と健康〔D1(3)〕

I 社会・集団と健康

　一般目標：人々（集団）の健康と疾病の現状およびその影響要因を把握するために，保健統計と疫学に関する基本的事項を修得する．

　現在，薬剤師に求められているのは，単に薬の構造や作用機序，個々の病気に関する知識を身につけているだけでなく，"医療人として，病気の予防についても深い知識を有し，積極的に貢献できる"ことである．病気の予防は，本来，予防医学に属する分野であるが，薬剤師がこの分野に貢献できるはず，という発想から予防薬学という言葉も使われるようになってきた．しかし，薬剤師が病気の予防にも関わるためには，物質科学に根ざした旧来の薬学的知識だけではなく，医学分野で社会医学，公衆衛生学，衛生学とよばれる領域についても基本的な知識を身につけている必要がある．

　人々の健康，病気をめぐる社会的状況は近年大きく変化しつつある．かつて，病気でないことが健康，であった時代もあるが，超高齢化社会を迎えた現在，"健康寿命"という言葉に象徴されるように，"健康"の概念も変化している．無病息災ではなく，一病息災，つまり何らかの健康問題をかかえつつ，医薬品の力も借りながら，QOL（quality of life）の高い老後を過ごせるかどうかが重要視されている．また，少子化，晩婚化，高齢出産などにより母子保健の重要性はますます高まっている．このような健康・医療をめぐる状況の変化は，さまざまな保健統計として数値化される．薬剤師が医療人として病気の予防，健康増進に関与していくためには，平均余命，年齢調整死亡率，合計特殊出生率などの用語の正確な定義と意義を知っていることが不可欠である．

　一方，高血圧や糖尿病，がんなどの慢性疾患中心の時代に移っている現在，病気の原因は多様化しており，集団を対象とする調査を行ってはじめてどの病気が増えているのか，どんな要因が関与しているのかが明らかになることが多い．病気にかかる可能性を高める要因（危険因子）を同定し，病気を予防するという観点からも，疫学がますます重要になってきている．さらには，最近，医薬品が世の中に出回った後の効果と副作用の解析のため，薬剤疫学という新しい分野が注目されている．

　第I部では，保健統計の基礎となる人口動態，人口静態に関する各種指標の定義，意義，および，これらの指標の現在までの動向と将来予測について解説する．次に，疫学の役割，種類，方法，各種指標の計算方法と意義，疫学データを解釈するうえでの注意点などについて解説する．

（姫野誠一郎）

第1章　健康と疾病の概念

> **SBO 1** 健康と疾病の概念の変遷と，その理由を説明できる．
> D1(1)①1

1・1　健康と疾病の概念の変遷

　700万年といわれる人類史のうち，農耕を始めてから現在までの1万年ほどを振返れば，最近のわずか半世紀余りの間に起こった生命と健康に関わる変化がいかに急激で大きいものであったかがよくわかる．例をあげれば，第二次世界大戦以降，生命を支える**膨大なエネルギーの消費**，**平均寿命の急伸**，**おもな死因の交替**など，驚異的ともいうべき大きな変化がもたらされた．こうした過去に類例のない激変を踏まえると，人類の生命と健康の可能性は歴史的な転換点にさしかかっていると捉えることもできる．そういう状況も関係して，近年，健康への関心はかつてないほど高まっており，健康をさらに深く理解することも必要となっている．たとえば，ヒトは"**栄養**"を摂取し，その化学エネルギーを体内で穏やかに解き放ちながら地球環境と社会の中で健やかに生きていく，という何気ない表現の中に実は深い意味のあることがわかる．いい換えれば，"**生命と化学物質との関係，およびその制御**"という視点から，**健康と疾病の概念**について，新たな理解が求められているといえよう．これから述べる**衛生薬学**とは，このような課題にこたえて健康と生命を衛（まも）ることを目的とする科学なのである．

　こうした歴史的な時代背景を反映して，健康の概念は以前に考えられていたものから大きく変遷してきた．この変遷には，**疾病構造の変化**も関わっている．すなわち，第二次世界大戦以前，主要死因は**感染症**（結核など）であったが，今日，**生活習慣病**とよばれる慢性疾患（**悪性新生物，心疾患，脳血管疾患**で総死亡数の約60%を占める）などへと疾病の構造が変化してきている．現代の疾患では，感染症でみられたような健康と病気の明確な区別があいまいになっており，いわゆる半健康といわれる状態が長く続く場合が多くなっている．今日の**疾病の概念**では，宿主要因や環境要因などの**危険因子**が複雑に積み重なり，生体の防御機構が崩れて無症候期がまず始まり，やがて発症・進行するものとされている．このため，**疾病の予防**においては，早期発見・早期治療も重要であるがその前に，病気にならないようにすること，すなわち**一次予防の重要性**が認識されるようになった．こうした認識から，今日の特徴的な疾病である生活習慣病の克服に向けて，2000年から10年計画で**健康日本21**（第一次）が開始された．2013年からは**第二次**に入っており，生活習慣・社会環境の改善と持続可能な社会保障を目指した国民運動が推進されている．ここでの中心課題は**健康寿命の延伸**である．健康寿命の指標は，健康上の問題で日常生活に制限されることなく生活できる期間とされ，平均寿命までできるだけ自立して生活できることを目指している．

　健康の定義については，**世界保健機関**（WHO）から出されている概念がよく知られている．"健康とは，身体的にも精神的にも社会的にも完全に良好な状態をいい，単に病気にかかっていないとか病弱でないとかいうことではない"．すな

わち，疾病は健康破綻をもたらす一つにすぎない．健康であるかどうかを判断するには，身体的，精神的に異常がないかどうかだけではなく，社会的な生活が支障なく送れるかどうかも基準としなければならない．WHOは，"最高の健康水準を享受することは，いかなる人種，宗教，政治的信条，経済的あるいは社会的状況を問わず，すべての人間の基本的権利である"とも謳っている．ここでいう**健康水準**とは，ある人間集団の健康を増進させる目的のために集団の健康の程度を示す病気や死亡に関わる各種のデータ（**健康指標**）から総合的に判断されるものである．健康指標としては，死亡統計，保健医療サービスや生活環境条件に関するものなどがある．すなわち，健康の増進を目指す方向は，人類の歴史を踏まえてより高い社会レベルに到達するための崇高なものとされている．

健康水準　health level
健康指標　health index

1・2　健康・疾病概念変遷の背景とこれから目指す健康
1・2・1　人口爆発の背景と健康寿命，これからの疾病対策

　第二次世界大戦後，**人口爆発**ともいうべき驚異的な世界人口増（25億人／1950年から70億人到達／2011年へと急増した）は，**平均寿命の急伸**（その世界人口統計と同じ時代間隔で，日本では50歳代から80歳代へと延伸した）と表裏の関係にあり，**死の大減少**とみることもできる．その背景には，戦後の人口爆発に類する急峻な変化を示した次の二つの事象が考えられる．

人口爆発
population explosion

　まず，平均寿命の急伸をもたらした第一の背景として，抗生物質やワクチンなど画期的な**治療薬**の発見・開発による**感染死の減少**があげられる．それまで死因のトップであった結核が激減したことに象徴されるように，感染症一般が抗生物質を中心とする薬の使用で基本的には急速に抑制された．

治療薬
therapeutic drug

　次に，寿命の急伸をもたらした第二の背景として，**栄養（食糧）**の供給が急速に増えたことをあげることができる．これによって栄養不足や虚弱体質から脱し，免疫力のある体力を維持することができるようになった．この供給を可能にしたのは，石油などの**化石エネルギー**を急速に利用したことであった．つまり，戦後，世界的にエネルギー政策は石油（化石エネルギー）を中心とする方向に大幅に変わり，化石エネルギー動力を用いて森林や荒野を耕地に変え，科学の力を背景として農作物，飼料，家畜の生産は大幅に増大した．飢餓に苦しむ地域はまだあるにせよ，基本的には必要な食物を供給する道が開かれた．ただ，このままいけば化石エネルギーはいずれ枯渇し，将来の歴史書では21世紀は数億年の化石エネルギーを瞬間消費した時代として記述されることになるかもしれない．

　寿命の延伸と豊かな生活をもたらした背景には，その他にも衛生概念の普及や環境整備など多くの要因が関わっているのは事実であるが，急激な変化をもたらした要因として，以上述べた薬と食物（いずれも化学物質）の貢献には注目すべきものがあり，将来の健康を構想するヒントがある．

　しかし最近，新たに**健康寿命の壁**，すなわち，"寝たきりのまま寿命までの期間が長い"という新しい壁が健康の行く手に立ちはだかってきた．たとえば，"がん"は今や2人に1人が患い，このままいけば，すべての人が罹患しかねない．また，高齢になるに従って"**認知症**"に罹患するのが当然のようになりつつある．

この二つは，これまでヒトが経験してきた主要な疾患とは異なるメカニズムで発症し，生命プログラムの緊急避難となっている可能性もある．これらの予防・治療には，感染症を抗生物質で治療するというような直截的な方法が通用しにくい．また，"がん"の主たる要因は"食"である，という疫学研究結果がある．つまり，寿命の延伸は**"食物・化学物質"**の豊かな供給で切り開かれたのに，実際にこれまで摂取した**"食物・化学物質"**は，皮肉なことに，生命プログラムを正常に完遂させるうえでは障害になりかけているともいえる．この事情が健康寿命の壁であり，正確にいえば**"食・栄養（化学物質）"摂取のアンバランス**によってもたらされたと考えられる（図1・1）．

栄養摂取アンバランス
nutritional intake unbalance

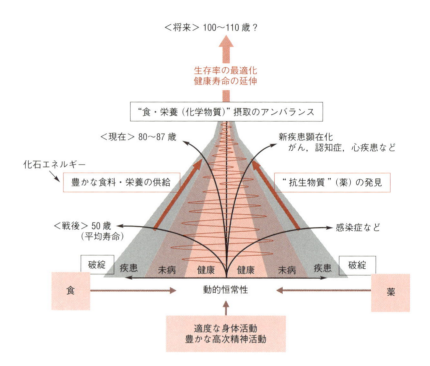

図1・1 戦後の健康に関わる背景とこれからの課題 戦後の人口爆発の背景には，画期的な薬の発見や化石エネルギーの利用（医療衛生と食糧・栄養供給）による平均寿命の急上昇が認められる．これからの健康の概念と維持増進には，生命史に基づく科学的なアプローチが求められる．

1・2・2 健康寿命の延伸とこれからの健康

健康寿命の壁を乗り越えるためには，食についての統合的な研究が必要である．日常的に摂取する食品由来の各種活性物質の複合的な作用に支えられて生命機能は絶えず覚醒・訓練を受けている．そういう**動的恒常性**が保たれている限り，たとえば実際にホルモンなどが分泌された場合，適切な生命反応が機敏に繰り出されることになる．このようにヒトは，長い進化の歴史の中で基本的には植物・動物由来成分の化学構造に学びながら，自らのユニークな伝達物質を生体内で合成し生命機能をシステム化していると考えられる．こうした**食成分の各種機能を解**

動的恒常性
dynamic homeostasis

明し，**適正な摂取の組合わせに統合化**していくことも，健康寿命の壁を乗り切るうえで必要である．

　さらに，適切な食の摂取に適正な薬の使用も含め，生体の動的恒常性を最適化することにより，健康寿命の壁を乗り切る方途を確立していくべきである．その際，"生存率の最適化と健康寿命の延伸"の観点から，日常的に**"適度な身体運動"**と**"豊かな高次精神活動"**も合わせて考慮する必要がある．こうした多様な要素を現実生活に織込んでいけば，健康状態は絶えず"健康"と"未病"の間を行き交いながらヒトは復元力と生きる力を培うであろう．最終的にはこの健康の壁を乗り越えられると期待される．さらに，"健康寿命を新展開させるには化学物質を制御すること"という観点からは，高い選択毒性をもつ**薬の開発**とともに，高い利便性ゆえに**生活環境に拡散させてしまった化学物質**が，"生存率の最適化"にとって果たして有益なものかどうかを見直し選別していくことも課題となるであろう（図1・1）．

第 2 章　保 健 統 計

> **SBO 2** 集団の健康と疾病の現状およびその影響要因を把握するうえでの人口統計の意義を概説できる．
> D1(1)②1

　集団の健康状態を知るうえで必要となってくるのが，出生統計，死亡統計，傷病統計といった人口統計によって得られる情報である．人口統計は，集団の健康状態を評価するためのみでなく，公衆衛生活動の計画を策定するうえでもきわめて重要なものである．

2・1　集団の健康水準と人口統計の意義

　世界保健機関（WHO）は，"健康とは肉体的，精神的ならびに社会的に完全に良好な状態であって，単に病気にかかっていない，あるいは虚弱でないということではない"と"健康"を定義したうえで，さらに，"到達しうる最高の健康水準を享受することは，万人の基本的権利であり，人種・宗教・政治的信条・社会経済条件の如何を問わない事項である．それぞれの人間集団が健康であることは，平和と安寧を得るうえで不可欠のことがらであり，このためには個人も国もお互いに十分に協力しなければならない"と述べている．

　"健康"が達成されているかを評価するためには，個人の健康はもとより，一定地域に居住する人間集団の健康状態を知ることが不可欠であるが，集団の健康状態を直接測定することは困難である．しかしながら，生まれてからずっと病気にならず，死なず，寿命を全うして死ぬ——こういう人々が多ければ，その集団の健康の程度は高いといっていいだろう．集団の死亡率，寿命，病人の割合などを知ることにより，こういう人々がその集団の中にどの程度いるかを知ることにより，その集団の健康の程度を測ることができるのである．ここで，集団の健康の程度を**健康水準**といい，健康水準を測定するための指標を**健康指標**という．この健康水準を知るために必要となってくるのが，**人口統計**によって得られる情報である．人口統計によって得られる人口規模や人口構成，出生や死亡などに関する情報は，罹患率や年齢調整死亡率などの健康指標の計算に必須であり，その集団の健康状態を評価（健康評価）し，必要ならば対策を立て，公衆衛生活動の計画を策定するうえで重要な基礎資料となる．

健康水準
健康指標
人口統計

　人口統計は，人口静態統計と人口動態統計の二つに大別される．**人口静態統計**は，ある一定の時点に存在する事象（人口規模，人口構造など）を調査するものであり，**人口動態統計**は，ある一定の期間内（通常1年間）に発生する事象（出生や死亡など）を調査するものである．

人口静態統計 static statistics of population

人口動態統計 vital statistics of population

2・2　人口静態統計
2・2・1　国勢調査

　ある時点における人口および人口に付随する性別や年齢，婚姻状態，就業状況といった各種データを調べる，全国民を対象とした人口静態調査が**国勢調査**であ

国勢調査　census

る．近代国家において各種政策を行うためには，現在人口の確認，将来人口の推測，国内の労働力の把握などが必須であり，このために国勢調査は欠かせないものとなっている．

わが国では1920年に第1回国勢調査が行われ，その後，1945年を除き（戦争の影響で1947年に行われた），5年ごとに行われている．統計法に基づき，総務省統計局により実施されており，10年ごとの大規模調査（西暦の末尾が0の年に行う）と，その中間年次（西暦の末尾が5の年に行う）の簡易調査に分けられる．大規模調査では，人口の基本的属性（氏名，性別，出生年月日，婚姻状態，国籍など），経済的属性（世帯主との続柄，就業状況，事業の種類，従業上の地位など），住宅（住居の種類，居住室数，住宅の建て方など），人口移動（5年前の住居の所在地），教育（在学，卒業）に関する事項を調査する．一方，簡易調査では，これらの事項のうち，人口の基本的属性と経済的属性，住宅に関する事項を調査する．国勢調査は，10月1日午前0時の時点で，日本国内に常住（3カ月以上）している全人口を対象とし，全国一斉に行われる．すなわち，日本に住んでいる外国人も国籍に関係なく調査の対象となる．国勢調査員が調査票を世帯ごとに配布し，一定期間後に回収する方法で行われ，調査票の調査事項について記入するのは，各世帯である．

国勢調査で得られたデータは，現在人口の確認，将来人口の推測といった人口の分析に加え，法定人口として地域行政の規模（衆議院選挙における小選挙区の改定，議員定数の決定，市や指定都市の設置用件，地方交付税交付金の算定基準，都市計画の策定，過疎地域の要件）を決定したり，社会福祉政策，地域開発計画，経済政策，防災対策といった行政施策を進めたりするために用いられる．

2・2・2 人口ピラミッド

人口静態調査で明らかとなった年齢，性別の人口構成を表すのに用いられるものとして，**人口ピラミッド**がある．人口ピラミッドは，縦軸に年齢を，横軸に性別人口（左に男子人口，右に女子人口）をとり，年齢別人口を積み上げてヒストグラム状に人口構成を表す．人口ピラミッドで表すとその集団の人口構成が一目でわかり，類型化しやすい．特徴的な人口ピラミッドのパターンとしてはピラミッド型，つり鐘（ベル）型，つぼ型などがある（図2・1）．

ピラミッド型は人口増加型で，出生率が高く，死亡率も高いかまたはやや低下しつつあり，人口増加が著しい．戦前の日本や現在の発展途上国がこの型である．**つり鐘（ベル）型**は人口静止型で，ピラミッド型からしだいに出生率が低下し年

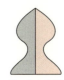

図2・1　典型的な人口ピラミッド

少人口が減少するか，死亡率が低下し老年人口が増加した場合にみられる．この型では人口がほぼ安定しており，多くの先進国がこの型である．**つぼ型**は人口減少型で，つり鐘型よりさらに出生率が著しく低下した場合にみられ，将来人口が減少していく．**星型**とひょうたん型は，いずれも，都市，農村という限られた集団の人口ピラミッドでみられることがあるパターンである．**星型**は都市型で，若い年齢層が都市に多いために生じる．一方，**ひょうたん型**は農村型で，都市に若い年齢層が流出したために，子供と老人が相対的に多くなり生じる．

わが国の人口ピラミッドは，戦前はピラミッド型であったが，戦後から近年に至りつり鐘型となり，最近は少子高齢化が進み，つぼ型となっている．図 2・2 には 2014 年 10 月 1 日現在の日本の人口ピラミッドを示した．**第一次ベビーブーム**（1947〜1949 年生まれの 65〜67 歳），**第二次ベビーブーム**（1971〜1974 年生まれの 40〜43 歳）の二つの膨らみがあり，1966 年丙午（ひのえうま）生まれ（48 歳）がくぼんでいるのが特徴である．

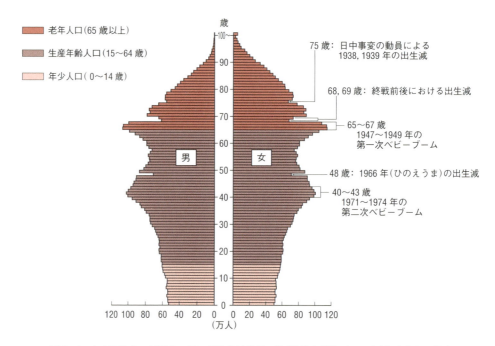

図 2・2　わが国の人口ピラミッド　総務省統計局，"国勢調査報告（2014 年）"をもとに作成

2・3　人口動態統計

集団の人口規模，人口構造は絶えず変動している．この変動を把握するのが人口動態統計である．出生と死亡だけでなく，婚姻，離婚も間接的に人口動態を左右する．そこで，人口動態統計では，出生，死亡，死産，婚姻，離婚という五つの要因の一定期間（通常 1 年間）における動きを表す．

わが国における人口動態調査は，市区町村長に提出される出生届（14 日以内），死亡届（7 日以内），婚姻届，離婚届（以上は戸籍法による），死産届（7 日以内，

厚生労働省令による）をもとに行われる．市町村長は提出された届をもとに人口動態調査票を作成し，この情報が保健所，都道府県を経て厚生労働省統計情報部へと送られ，集計され，毎年"人口動態統計"として刊行され公表される．図2・3には，人口動態統計として公表された，人口動態における五つの要因，出生，死亡，死産，婚姻，離婚の，わが国における1950年以降の変遷を示した．人口減少，少子化，高齢化が大きな社会問題となっている現在，人口動態統計は将来人口を推測するうえで必須の情報である．

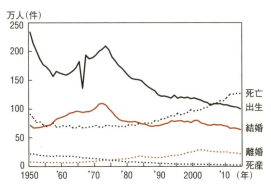

図2・3　わが国における人口動態統計値の年次推移
厚生労働省，"人口動態統計"をもとに作成

2・4　傷病統計

人口動態統計における死因分析により，間接的に疾病の状況を推定することができるが，高血圧のように直接の死因とはなりにくい傷病については推定することができない．そこで，国民の傷病の量と質を把握するためにとられるのが，**傷病統計**である．傷病統計には，感染症発生動向調査や食中毒統計のように，疾病の発生の届出をもとに作成するものに加え，ある一時点における傷病の状況を全国レベルで断面的に調査する国民生活基礎調査や患者調査などがある．

2・4・1　国民生活基礎調査

国民の生活実態を明らかにすることを目的として，厚生労働省により実施される．無作為抽出された世帯に調査票を配布し，健康・治療や介護に関する状況，所得額や貯蓄などを調査する．1986年に始まり，3年ごとに大規模調査を実施し，中間の各年は調査対象の世帯数も少なく，世帯構成や所得など基本的な事項だけを調べる．

2・4・2　患者調査

病院や診療所などの医療施設を利用する患者の傷病状況などを明らかにすることを目的とし，厚生労働省により3年に1度実施される．都道府県別に無作為に抽出された医療施設を対象として，ある1日の調査日に受診した患者の性・年齢，傷病名，在院期間や受療間隔などを調査する．

> **SBO 3** 人口統計および傷病統計に関する指標について説明できる．
> D1(1)②2

人口統計　　　　　　　**人口統計**に関する指標としては，出生率や再生産率といった出生統計に関するもの，粗死亡率，年齢調整死亡率といった死亡統計に関するものなどがある．平均余命や平均寿命（0歳の平均余命）は死亡統計に基づいて算出される健康指標
傷病統計　　　　　　　である．また，**傷病統計**に関する指標としては，罹患率，有病率などがある．

3・1　人口構成を表す指標――年齢3区分別人口

年齢3区分別人口割合　　人口静態統計で得られた数値をもとに，集団の人口の年齢構造を知るために，人口を0～14歳，15～64歳，65歳以上の三つの群に分けた**年齢3区分別人口割合**が用いられる．それぞれの群は，順に年少人口，生産年齢人口および老年人口といい，また，年少人口と老年人口の和を従属人口という．年齢構成の特徴を示す指標としては，さらに，それぞれの年齢区分別人口の生産年齢人口に対する割合（年少人口指数，老年人口指数，従属人口指数）および老年化指数が使われる（表3・1）．

表3・1からも明らかなように，わが国では，人口構成の高齢化が急速に進み，老年人口割合，老年人口指数，老年化指数が増加しつづけており，特に老年化指数の増加が著しい．表3・2には，人口8000万人以上の世界15カ国の年齢3区分別人口および年齢構成指数を示した．日本の老年人口指数，老年化指数は他国に比べても著しく高い．一方，年少人口指数，従属人口指数は，出生率の高い発展途上国で高い値を示している．

表3・1　年齢3区分別人口および人口構成指標[a]

		計算式	意　味	日本における値					
				1950	1970	1990	2000	2010	2014年
年齢3区分構成割合	年少人口割合	$\dfrac{年少人口}{総人口} \times 100$	おもに義務教育を受けている人の割合	35.4	23.9	18.2	14.6	13.2	12.8
	生産年齢人口割合	$\dfrac{生産年齢人口}{総人口} \times 100$	労働で社会を支えている人の割合	59.7	69.0	69.5	67.9	63.8	61.3
	老年人口割合	$\dfrac{老年人口}{総人口} \times 100$	高齢者の割合	4.9	7.1	12.0	17.3	23.0	26.0
指数	年少人口指数	$\dfrac{年少人口}{生産年齢人口} \times 100$	人口年齢構成の若さの程度	59.3	34.7	26.2	21.4	20.7	20.9
	老年人口指数	$\dfrac{老年人口}{生産年齢人口} \times 100$	人口構成の高齢化の程度	8.3	10.2	17.3	25.5	36.1	42.4
	従属人口指数	$\dfrac{年少人口+老年人口}{生産年齢人口} \times 100$	生産年齢人口が扶養すべき負担の指標	67.5	44.9	43.5	46.9	56.8	63.2
	老年化指数	$\dfrac{老年人口}{年少人口} \times 100$	高齢化の程度	14.0	29.5	66.2	119.1	174.0	203.3

a)　総務省統計局，"国勢調査報告"をもとに作成．

表3・2　年齢3区分別人口割合と年齢構造指数の国際比較[a]

	総数（千人）	総人口に占める割合（%）			年齢構造指数			
		年少人口	生産年齢人口	老年人口	年少人口指数	老年人口指数	従属人口指数	老年化指数
中　　　　国（'11）	1,347,305	16.5	74.4	9.1	22.1	12.3	34.4	55.4
イ　ン　ド（'11）	1,210,855	30.9	63.6	5.5	48.5	8.6	57.1	17.8
米　　　　国（'12）	313,914	19.5	66.8	13.7	29.2	20.6	49.8	70.6
インドネシア（'11）	236,954	26.4	68.3	5.2	38.6	7.7	46.3	19.9
ブ ラ ジ ル（'13）	201,033	24.1	68.5	7.4	35.3	10.8	46.1	30.6
パ キ ス タ ン（'07）	149,860	41.6	55.1	3.3	75.5	6.0	81.5	7.9
バングラデシュ（'11）	144,044	34.6	60.6	4.7	57.1	7.8	64.9	13.7
ロ　シ　ア（'12）	143,202	15.7	71.4	12.9	22.0	18.0	40.0	81.8
ナイジェリア（'06）	140,432	41.8	54.9	3.2	76.1	5.9	82.0	7.7
日　　　　本（'14）	127,083	12.8	61.3	26.0	20.9	42.4	63.2	203.3
メ キ シ コ（'10）	112,337	29.3	64.4	6.3	45.5	9.7	55.2	21.3
フ ィ リ ピ ン（'10）	92,355	33.3	62.4	4.3	53.4	7.0	60.3	13.1
ベ ト ナ ム（'13）	89,709	24.2	65.2	10.5	37.2	16.2	53.3	43.5
エ ジ プ ト（'13）	84,629	31.1	64.5	4.4	48.2	6.8	55.0	14.2
ド　イ　ツ（'13）	80,652	13.1	66.2	20.7	19.8	31.3	51.1	158.4

a) UN, "Demographic Yearbook 2012" および日本は総務省統計局 資料をもとに作成.

3・2　出生に関する人口動態指標

3・2・1　出　生　率

出産数から死産数を差引いたものを出生数という．人口当たりの1年間の出生数が**出生率**であり，通常人口千人当たりで表す．

出生率　birth rate

$$出生率 = \frac{出生数}{人口} \times 1000$$

出生率は，その人口集団の中で子を産む能力をもつ年齢の女性（妊娠可能年齢女子人口）の多い少ないを加味していないため，人口の将来予測にこのまま用いるのには適していない．

3・2・2　再　生　産　率

将来の人口を予測する指標としては，合計特殊出生率（粗再生産率），総再生産率，純再生産率の3種類の**再生産率**が用いられる（表3・3）．これらの再生産率はいずれも，子供を産む能力をもつ年齢である15～49歳（再生産年齢）の女性人口を分母としており，**合計特殊出生率（粗再生産率）**は1人の女性が一生の間に産む平均男女児数を，**総再生産率**は1人の女性が一生の間に産む平均女児数を示す．このため，総再生産率は合計特殊出生率のほぼ1/2の値となる．総再生産率は，生まれた女児が成長して母の年齢になるまでの生存確率を考慮していないのに対し，**純再生産率**は，後述する生命表から求めた母の年齢になるまでの生存確率を考慮して算出される．

出生率，出生数が集団の年齢構成の影響を受けるのに対し，これら3種類の再生率は年齢構成の影響を受けない．**出生数**は，合計特殊出生率に加え，再生産年齢の女性人口，再生産年齢の女性人口の年齢構成の違いの三要素により，以下の

再生産率
reproduction rate

合計特殊出生率
（粗再生産率）
total fertility rate
(crude reproduction rate)

総再生産率
gross reproduction rate

純再生産率
net reproduction rate

出生数

式で表すこともできる．

$$出生数 = 再生産年齢の女性人口 \times \frac{合計特殊出生率}{35} \times 再生産年齢の女性人口の年齢構成の違い$$

ここで，合計特殊出生率を 35 で除するのは，合計特殊出生率が 15～49 歳の 35 個の年齢別出生率を加えたものであるからである．また，女性人口の年齢構成の違いは，"実際の年齢構成がどの年齢の女性の人数も同じという年齢構成とどのくらい違うか"を表すものである．出生率が高い年齢層に相対的に女性人口が多くなっている場合には，この値はおおむね 1 より大きくなる．

　合計特殊出生率が 2.0 を超えれば，親の数以上の子供を残すことになるが，実際の男女の出生比は男の方がやや多いため，現在の日本における男女比で考えた場合，2.07 を超えれば人口は増加すると予測される．この 2.07 という値は**人口置き換え水準**とよばれ，女性の死亡率などにより若干変動する．一方，総再生産率および純再生産率は 1.0 を超えれば人口は増加すると予測されるが，これら三つの指標のうち将来の人口を正確に予測するのは純再生産率である．純再生産率の値が 1.0 を超えるとき将来の人口は増加し，1.0 を下回るとき人口は減少する．

人口置き換え水準

表 3・3　3 種類の再生産率[a]

	意　味	計算式	将来人口予測	日本における値					
				1950	1970	1990	2000	2010	2013 年
合計特殊出生率（粗再生産率）	1 人の女性が一生の間に産む平均子供（男女児）数	$\left(\frac{母親の年齢別出生数}{年齢別女性人口}\right)$ の 15 歳から 49 歳まで（再生産年齢）の合計	2.07 超で増加 2.07 で静止 2.07 未満で減少	3.65	2.13	1.54	1.36	1.39	1.43
総再生産率	1 人の女性が一生の間に産む平均女児数	$\left(\frac{母親の年齢別女児出生数}{年齢別女性人口}\right)$ の 15 歳から 49 歳まで（再生産年齢）の合計	1.0 超で増加 1.0 で静止 1.0 未満で減少	1.77	1.03	0.75	0.66	0.67	0.70
純再生産率	1 人の女性が一生の間に産む平均女児数で，産まれた女児が母親世代になるまでの生存確率を考慮したもの	$\frac{母親の年齢までの生存確率 \times 母親の年齢別女児出生数}{年齢別女性人口}$ の 15 歳から 49 歳まで（再生産年齢）の合計	1.0 超で増加 1.0 で静止 1.0 未満で減少	1.50	1.00	0.74	0.65	0.67	0.69

a) 厚生労働省，"人口動態統計"をもとに作成．

3・3　死亡に関する人口動態指標
3・3・1　死亡率（粗死亡率）

人口当たりの 1 年間の死亡者数を**死亡率**（次に述べる年齢調整死亡率と区別するためには**粗死亡率**）といい，通常人口千人当たりで表す．

死亡率　death rate
粗死亡率　crude death rate

$$（粗）死亡率 = \frac{死亡数}{人口} \times 1000$$

また，出生数と死亡数の差を自然増減数，出生率と死亡率の差を自然増減率という．

3・3・2　年齢調整死亡率

粗死亡率は集団の健康指標として用いることも可能であるが，死亡状況は年齢により差があるため，全年齢の死亡数と全人口の比である粗死亡率は年齢構成に大きく影響される．たとえば，死亡確率は若年期や壮年期に比べて老年期になれば高くなるから，老年人口の多い集団と年少人口の多い集団の粗死亡率を比べれば，当然前者の死亡率が大きくなる．しかし老年人口の多い集団の健康水準が低いわけでは決してない．図3・1には，わが国における年齢階級別死亡率の年次比較を示した．健康水準の向上とともに，どの年齢においても死亡率は低下しつづけているが，単純に粗死亡率を比較した場合，1975年から2013年にかけて6.3から10.1と上昇してしまう．この上昇は，以前より死亡率が低下したものの，他の年齢集団よりは未だ死亡率が高い老年人口が増加したからにほかならない．年齢構成の異なる人口集団の死亡率を比較するのには，粗死亡率が適していないことは明らかであり，年齢構成の違いを除いたうえで比較する必要がある．このような指標として用いられるのが，**年齢調整死亡率**である．年齢調整死亡率は，一定の年齢構成の人口を基準人口として想定し，この人口構成に一致するように観察集団の年齢構成を補正（標準化）し求めた死亡率である．

年齢調整死亡率
age-adjusted death rate

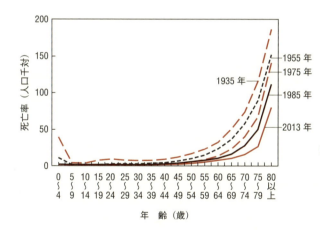

図3・1　わが国における年齢階級別死亡率（人口千対）の年次比較　厚生労働省，"人口動態統計"をもとに作成

現在，日本国内での死亡率の地域差や年次推移を評価するためには，基準人口として1985年人口を用い，この人口構成ならば死亡率はどうなるか計算し直して年齢調整死亡率とする．図3・2には，わが国における男女別の粗死亡率，年齢調整死亡率の年次推移を示した．粗死亡率が上昇している一方で，年齢調整死亡率は健康水準の向上とともに年々減少している．一方，国家間の死亡率を比較するためには，年齢調整死亡率を算出する基準人口として世界人口を用いる場合が多い．年齢調整死亡率の値は基準人口として何を用いるかにより変わってくる．

また，年齢調整死亡率の計算法には，直接法と間接法があり，計算法によって

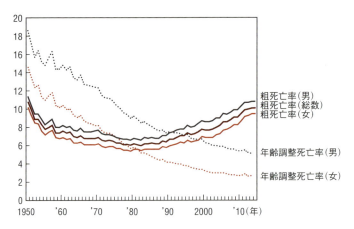

図3・2 わが国における粗死亡率・年齢調整死亡率の年次推移
厚生労働省, "人口動態統計" をもとに作成

直接法　　も値は変わってくる. **直接法**は, 観察対象の年齢構成が基準人口と同一であると仮定して, 下式により計算する.

$$年齢調整死亡率 = \frac{(観察集団の年齢階級別死亡率 \times 基準人口の年齢階級別人口)の各年齢階級の総和}{基準集団の総人口}$$

単に年齢調整死亡率と行った場合には直接法で計算されたものをさし, 国家間, 年代間の比較に使用される. 直接法では, 観察集団の年齢別死亡率がわかる必要があるが, 間接法では, 観察集団の年齢別死亡率が不明であっても計算できる.

間接法　　**間接法**では, まず, 下式により期待死亡数を求め,

$$期待死亡数 = \frac{(基準人口の年齢階級別死亡率 \times 観察集団の年齢階級別人口)の年齢階級の総和}{1000}$$

標準死亡比
standardized mortality
ratio, SMR

この期待死亡数に対する観察集団の死亡数の比として, **標準死亡比** (SMR) を求める.

$$標準死亡比 = \frac{観察集団の死亡数}{期待死亡数}$$

基準人口の死亡率とこの標準死亡比を乗じ, 年齢調整死亡率を計算する.

$$年齢調整死亡率 = 基準人口の死亡率 \times 標準死亡比$$

間接法で求めた年齢調整死亡率は, 都道府県間の比較など観察集団の人口が少ない場合に使用される.

例として, 次のように基準集団, 観察集団が与えられた場合の, 観察集団の年齢調整死亡率を計算してみる.

年齢集団	基準集団			観察集団		
	人口	死亡数	死亡率（千対）	人口	死亡数	死亡率（千対）
0～14歳	500	10	20	200	4	20
15～64歳	300	3	10	200	2	10
65歳以上	200	8	40	600	18	30
計	1000	21	21	1000	24	21

直接法により観察集団の年齢調整死亡率を求めると，

$$\frac{(20 \times 500 + 10 \times 300 + 30 \times 200)}{1000} = 19$$

一方，間接法では，

$$期待死亡数 = \frac{(20 \times 200 + 10 \times 200 + 40 \times 600)}{1000} = 30$$

$$標準死亡比 = \frac{24}{30} = 0.8$$

であり，年齢調整死亡率は $21 \times 0.8 = 16.8$ となる．計算の仕方により，年齢調整死亡率は異なるが，いずれの方法で計算しても，死亡率が高い高齢者が多い集団では，同じ粗死亡率の場合，年齢調整死亡率は低く，同じ年齢調整死亡率の場合，粗死亡率は高くなる．

3・3・3 50歳以上死亡割合（PMI）

年齢調整死亡率を用いることにより，年齢構成の影響なく集団間の死亡状況を比較することが可能となるが，ある集団の年齢調整死亡率を求めるためには，年齢別人口数などの人口統計データが必要不可欠である．しかし，発展途上国の中には人口統計が十分発達していない国も少なくない．このような国でも年齢別死亡数さえ入手できれば求めることができる死亡に関する指標として，50歳以上の死亡数の全死亡数に占める割合，**50歳以上死亡割合（PMI）**がある．

集団の健康水準が上昇すると，乳児や若年者の死亡率が減少し，高齢になってから死亡する人の割合が増えてくる．PMIが100％に近ければ，ほとんどの人が50歳になるまで死なないということを意味する．すなわち，健康水準が高い国ほどPMIの値は大きくなる．年齢別の死亡数さえ入手できればPMIは計算できるので，PMIは発展途上国を含めた死亡状況の国際間比較に有用である．しかし，わが国をはじめ先進国ではいずれもPMIは飽和状態にあり，先進国同士の比較にはあまり適しておらず，最近はあまり用いられない．1950年に49.0％であったわが国のPMIも1990年頃から90％を超え，2013年には96.4％に達している．

50歳以上死亡割合
proportional mortality indicator, PMI

3・4 死産など母子保健に関する人口動態指標

出産前後の時期は母子とも抵抗力が弱いため，死産を含め，この時期における母子の死亡率は，集団の衛生状況を反映し，健康水準を示す重要な指標となる．人口動態統計では，生後1週未満を早期新生児，4週未満を新生児，1年未満を

乳児という（図3・3）．また，妊娠満22週以後，生後1週未満を合わせ，周産期といい，妊娠満12週以後の死児の出産を死産としている．

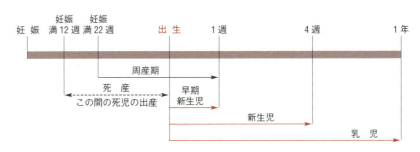

図3・3　母子保健における各種期間

3・4・1　死産率

死産率

出生と死産の和を出産とし，出産千対の死産数を**死産率**という．

$$死産率 = \frac{死産数}{出産数} \times 1000 \qquad ここで，出産数＝出生数＋死産数$$

＊ただし，人工的処置を加えた場合でも，胎児を出生させることを目的とした場合と，母体内の胎児が生死不明か，または死亡している場合は，自然死産とされる．

死産は，人工死産（胎児の母体内生存が確実なときに人工的処置を加えたことにより死産に至った場合）と自然死産（人工死産以外＊）に区分される．母体保護法による人工妊娠中絶は妊娠満22週未満について行われるが，12週から22週までの人工妊娠中絶を行った場合は死産として届けなければならない．

3・4・2　早期新生児死亡率，新生児死亡率，乳児死亡率

早期新生児死亡率
新生児死亡率
乳児死亡率

早期新生児死亡率，新生児死亡率，乳児死亡率はいずれも出生千対で示される．

$$早期新生児死亡率 = \frac{早期新生児死亡数}{出生数} \times 1000$$

$$新生児死亡率 = \frac{新生児死亡数}{出生数} \times 1000$$

$$乳児死亡率 = \frac{乳児死亡数}{出生数} \times 1000$$

乳児の健康状態には養育条件が大きく影響するので，乳児死亡率は単に乳児の死亡状況を示すだけでなく，その地域の衛生状況，食糧事情など健康にかかわる社会的な状況全般を反映する指標となる．このため，WHOは母子保健の水準を表す最も重要な指標として乳児死亡率をあげている．

3・4・3　周産期死亡率，妊婦死亡率

妊娠満22週以後の死産と生後1週未満の早期新生児死亡を合わせたものを周産期死亡といい，出生数に妊娠満22週以後の死産数を加えたものの出産千対を**周産期死亡率**という．

周産期死亡率

$$\text{周産期死亡率} = \frac{\text{妊娠満22週以後の死産数}+\text{早期新生児死亡数}}{\text{出生数}+\text{妊娠満22週以後の死産数}} \times 1000$$

妊娠満22週以後の死産と早期新生児死亡は,ともに母体の健康状態に強く影響される共通性が認められるため,1950年以降WHOはこの二つを合わせ周産期死亡として母子保健の指標とすることを提唱している.

また,妊産婦のおかれている保健水準を反映する指標としては,**妊産婦死亡率**があり,下式で示される.

妊産婦死亡率

$$\text{妊産婦死亡率} = \frac{\text{妊産婦死亡数}}{\text{出産数}} \times 100{,}000$$

3・5 平均余命と平均寿命

平均余命とは,ある時点における観察集団の年齢別死亡率が一定のまま永遠に続くものと想定した場合,年齢ごとにその後平均して何年生きられるかを示す期待値である.ある時点で同時に出生した10万人の人間集団を想定し,この集団の人間が観察集団の各年齢別死亡率に従って年々死亡していくとすると,この仮想集団の生存者数曲線として図3・4が得られるが,毎年10万人が出生し,年齢別死亡率が不変だとすれば,この図3・4に示した仮想集団の人口構造はやがて定常状態に達する.図3・4において,x歳での生存数をl_x,x歳以上の定常人口総数をT_xとすると,T_xはx歳に達した人々におけるその後の生存年数の合計(生存延年数)と考えることができるから,x歳における平均余命はT_x/l_xと計算される.平均余命は,最初に設定した年齢別死亡率のみによって規定され,集団の人口構成などには影響されない.

平均余命
life expectancy at specific age

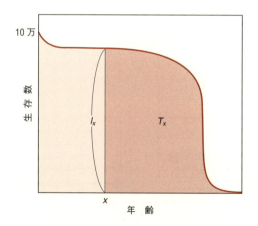

図3・4 平均余命算出の考え方
$T_x = x$歳以上の定常人口
x歳の平均余命 $= \dfrac{T_x}{l_x}$

0歳の平均余命を特に**平均寿命**という.平均余命は単純に平均寿命から年齢を差引いた数値ではなく,0歳以外では常にそれより大きい数値となる*.平均寿命は全年齢の死亡状況を集約したもので,保健福祉水準の総合的指標として広く活用されている.しかし,人口統計が十分発達していない国では,平均寿命の算

平均寿命
life expectancy at birth

＊ 図4・11を参照.2014年における65歳女性の平均余命は24.18年である.65＋24.18＝89.18は平均寿命86.83歳より大きい.

出に必要な0歳における死亡率が不明なことが多い点を考慮し，WHOは健康水準をはかる包括的指標の一つとして1歳平均余命を推奨している．

生命表　平均余命の算出に用いられるのが**生命表**である．生命表には，年齢別死亡率が将来にわたって不変であると仮定した際に，その集団の生存者数が死亡によっていかに減少していくかの様相が，各種の関数によって示されている．わが国における生命表としては，国勢調査年次に作成される**完全生命表**と，それ以外の年次に毎年作成される**簡易生命表**の2種類がある．

完全生命表
簡易生命表

3・6　傷病統計に関する指標
3・6・1　罹患率と有病率

傷病統計は発生してから治療まで，あるいは死亡するまで時間がかかるため，統計資料を扱う際，時間軸を考慮しなければならない．傷病者数を示す指標としては，罹患率と有病率がある．

罹患率　morbidity rate　　一定期間内（通常の統計では1年）に新たにある疾病にかかった人の単位人口（人口10万人対で用いることが多い）に対する割合を**罹患率**という．図3・5に示した例では，1〜3月の3カ月間において，集団の10人のうち5人が疾患Aに罹患している．この場合，この3カ月間における罹患率は5/10となる．一方，ある一時点（ある1日）にある疾病にかかっていた人の単位人口（人口10万人対で用いることが多い）に対する割合を**有病率**という．図3・5の例では，2月11日における有病率は3/10となる．

有病率　prevalence rate

罹患率が急性疾患（感染症，食中毒など）の発生状況の把握に適しているのに対して，有病率は慢性疾患（結核，糖尿病，高血圧症など）の罹患状況を把握するのに適している．

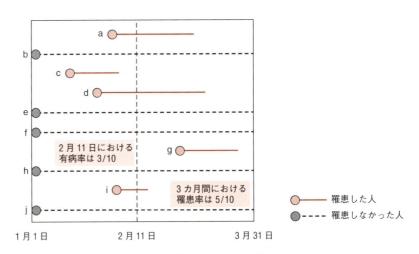

図3・5　罹患率と有病率の考え方

3・6・2　有訴者率と通院者率

国民生活基礎調査において，病気やケガなどの自覚症状があると訴える人，医療施設に通院しているとした人の数を人口1000人当たりで示した数を，それぞ

れ，**有訴者率**，**通院者率**という．2013年における有訴者率，通院者率はそれぞれ 312.4, 378.3 であり，年齢階級別でみるといずれも 10～19 歳で最も低く，年齢が高くなるほど上昇する．また，症状別でみると，有訴者率では腰痛，肩こり，通院者率では高血圧によるものが高い．

有訴者率
通院者率

3・6・3 受 療 率

患者調査において，抽出された医療機関をある1日に受療した人の数を人口10万人当たりで示した数を，**受療率**という．2011年における受療率は 6852 であり，年齢階級別でみると 15～19 歳で最も低く，有訴者率，通院者率と同様に，年齢が高くなるほど上昇する．

受療率

例題 3・1 次の指標の大小関係について正しいものはどれか二つ選べ．
1. 合計特殊出生率 ＞ 総再生産率
2. 早期新生児死亡率 ＞ 周産期死亡率
3. 老年人口割合 ＞ 従属人口割合
4. 2014 年の日本の年齢調整死亡率 ＞ 1990 年の日本の年齢調整死亡率
5. 2014 年の日本の粗死亡率 ＞ 1990 年の日本の粗死亡率

解 答 1, 5
1. ○ 合計特殊出生率は男女児数，総再生産率は女児数のみ（表 3・1）
2. × 周産期死亡 ＝ 妊娠満 22 週以後の死産 ＋ 早期新生児死亡
3. × 従属人口 ＝ 年少人口 ＋ 老年人口
4. × 図 3・2
5. ○ 図 3・2

SBO 4 人口動態（死因別死亡率など）の変遷について説明できる．

D1(1)②3

4・1　出生数・再生産率の変遷

図 4・1 には，戦後のわが国における出生数と合計特殊出生率（粗再生産率）の推移を示した．出生数の年次推移をみると，第一次ベビーブーム期（1947〜1949 年）と，第一次ベビーブーム期に生まれた女性の多くが出産した第二次ベビーブーム期に 200 万人を超えたのを除き，減少傾向を示している．ここ数年は増減を繰返しているが，2014 年は 100 万 3532 人と，統計の得られていない 1944〜1946 年を除き，統計をとりはじめた 1899 年以降最低となった．合計特殊出生率は第一次ベビーブーム期には 4.0 を超え，その後も 1974 年までは丙午（ひのえうま）の 1966 年を除いて 2.0 以上で比較的安定していたが，第二次ベビーブーム期以降減少しつづけ，2005 年には戦後最低となった．その後は横ばい，ここ数年はやや増加傾向を示している．現在，合計特殊出生率に加え，総再生産率，純再生産率は，いずれの値も将来人口が静止すると予測される数値（合計特殊出生率では 2.07，総再生産率，純再生産率では 1.0）をかなり下回っており（表 3・3），この値からも日本の人口は将来減少すると予測される．ただし，この将来人口の減少予測は日本に限ったものでなく，多くの欧米諸国でも合計特殊出生率は 2.0 を下回っているのが現状である（表 4・1）．

わが国におけるこの出生数，再生産率の低下は，主として 20 歳代の女性の出産の減少によるものである．図 4・2 にみられるように，女性が出産する年齢は，1973 年は 25 歳から 27 歳，1993 年は 27 歳から 29 歳が高かったが，2013 年では 29 歳から 31 歳が高くなっており，年々遅くなる（晩産化）とともに，出生数その

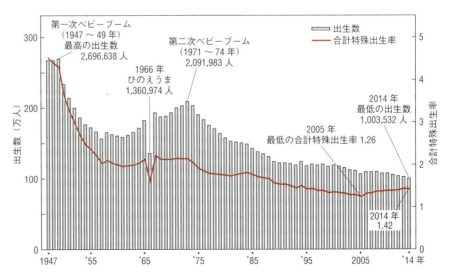

図 4・1　わが国における出生数および合計特殊出生率の年次推移　厚生労働省，"人口動態統計"をもとに作成

表4・1　合計特殊出生率の国際比較[a]

	合計特殊出生率		合計特殊出生率
日　　　本 ('13)	1.43	タ　　　イ ('12)	1.40
米　　　国 ('12)	1.88	フランス ('12)	2.00
香　　　港 ('13)	1.12	ドイツ ('12)	1.38
韓　　　国 ('13)	1.19	イタリア ('12)	1.39
フィリピン ('12)	3.10	オランダ ('12)	1.72
シンガポール ('13)	1.19	スウェーデン ('12)	1.91
台　　　湾 ('13)	1.07	英　　　国 ('12)	1.92

a)　"WHO Global Health Observatory Repository", "Mortality and burden of disease", "Disease and injury country estimates", "World Health Statistics" をもとに作成.

ものも減少している．こうした変化の背景には男女の**晩婚化**と**未婚率の上昇**があげられる．人口動態統計によると，平均初婚年齢は1975年の夫27.0歳，妻24.7歳から，2014年には夫31.1歳，妻29.4歳となっている．また，2010年の国勢調査によると，20歳代後半の女性，30歳代前半の男性の未婚率はそれぞれ60.3％，47.3％を超えており，男女とも生涯未婚率が増加しつづけている（50歳の未婚率は男20.1％，女10.6％である）．

晩婚化

未婚率の上昇

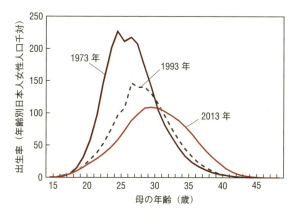

図4・2　わが国における母の年齢別にみた出生率の年次推移
厚生労働統計協会 資料をもとに作成

4・2　死亡数・死亡率の変遷

　図4・3には，戦後のわが国における死亡数と粗死亡率の推移を示した．1947年に死亡数は114万人，粗死亡率は14.6であったが，医学や医療の進歩および公衆衛生の向上などにより死亡の状況は改善され，1966年には死亡数が最も少ない67万人，1979年には粗死亡率が最も低い6.0となった．その後，人口の高齢化を反映して緩やかな増加傾向に転じ，2003年に死亡数は100万人を超え，粗死亡率も上昇傾向にある．一方，年齢調整死亡率は戦後減少しつづけており（図3・2），わが国の死亡率を他の先進諸国と比べると，粗死亡率は決して低くないが，年齢調整死亡率は最も低いレベルとなっている（表4・2）．

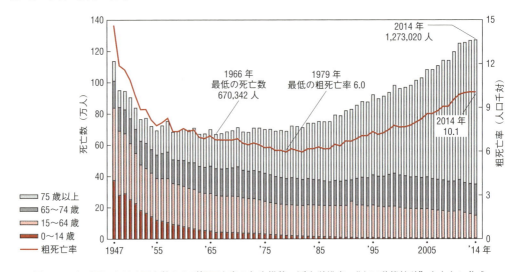

図4・3 わが国における死亡数および粗死亡率の年次推移　厚生労働省，"人口動態統計"をもとに作成

表4・2　粗死亡率・年齢調整死亡率・乳児死亡率の国際比較 a)

	粗死亡率 （人口10万対）	年齢調整死亡率 （人口10万対）	乳児死亡率 （出生千対）
日　　　　本（'13）	1009.1	312.4	2.1
カ　ナ　ダ（'08）	716.2	437.6	5.1
米　　　　国（'10）	798.0	522.3	6.1
フ ラ ン ス（'12）	880.4	371.5	3.3
ド　イ　ツ（'12）	1061.3	415.6	3.3
イ タ リ ア（'12）	1029.4	360.7	3.2
オ ラ ン ダ（'12）	840.4	407.3	3.6
スウェーデン（'12）	965.8	379.5	2.6
英　　　　国（'12）	893.2	405.1	4.1
オーストラリア（'12）	647.7	369.9	3.3
ニュージーランド（'13）	661.3	398.0	4.4

a)　"WHO Global Health Observatory Repository"，"Mortality and burden of disease"，"Disease and injury country estimates"，"World Health Statistics"をもとに作成.

4・3　自然増減数・自然増減率の変遷

自然増減数
自然増減率

図4・4には，戦後のわが国における**自然増減数**と**自然増減率**の推移を示した．自然増減数の年次推移をみると，第一次ベビーブーム期の1948年には175万人の自然増加があり，1971〜1974年の第二次ベビーブーム期にもその数は130万人を超えていたが，その後は出生数の減少により自然増加数も減少し，1991年には40万人を割った．さらに出生数の減少と死亡数の増加の双方により減少し，2005年には，統計をとりはじめた1899年以降初めて出生数が死亡数を下回りマイナスとなった．2006年にはいったんプラスとなったものの，その後は再びマイナスとなり，さらに年々減少している．

4・4　死因別死亡率と平均寿命の変遷
4・4・1　死因別死亡率の変遷

死因別死亡率

図4・5には，わが国における**死因別死亡率**の1899年以降の年次推移を示した．

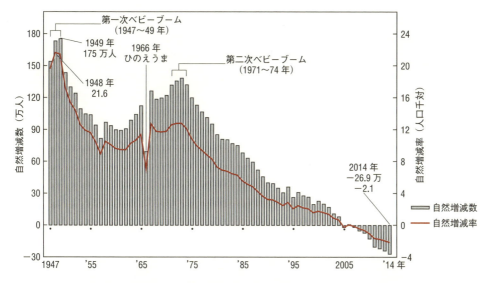

図4・4　わが国における自然増減数および自然増減率の年次推移　厚生労働省，"人口動態統計"をもとに作成

明治から第二次世界大戦前にかけては，**肺炎，気管支炎，結核**などの感染症が死因の上位を占めており，戦後の1950年においても死因の第1位は結核であった．しかし，その後の医療の発達と公衆衛生の改善により，戦後，結核をはじめとするこれらの感染症は急激に減少し，これらに代わって**脳血管疾患，心疾患，悪性新生物**のいわゆる**三大生活習慣病**が死因順位の上位を占めるようになった．脳血管疾患の死亡率は戦後上昇したものの，その後横ばいとなり，最近は明らかな減少傾向を示している．1981年に悪性新生物が脳血管疾患に代わり死因第1位となり，その後も悪性新生物の死亡率は上昇しつづけている．また，1995年に，急激に心疾患の死亡率が減少し，逆に脳血管疾患の死亡率が増加しているが，こ

肺　炎
気管支炎
結　核
脳血管疾患
心疾患
悪性新生物
三大生活習慣病

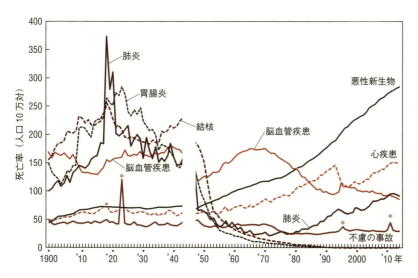

図4・5　死因別にみた死亡率の年次推移（1899〜2014年）　厚生労働省，"人口動態統計"をもとに作成．＊1923年 関東大震災，1995年 阪神・淡路大震災，2011年 東日本大震災による

ICD-10: International Statistical Classification of Diseases and Related Health Problem 10 th Revision

れは同年における ICD-10（疾病及び関連保健問題の国際統計分類第 10 回修正）の適用と死亡診断書の改正による影響と考えられる．

表 4・3 には，2014 年の日本における死因順位の上位 10 疾患を示した．悪性新生物 28.9％，心疾患 15.5％，脳血管疾患 9.0％と，これらの三大生活習慣病で死因の 5 割以上を占めている．肺炎は 1975 年に不慮の事故に代わって第 4 位となり，上昇と低下を繰返しながら上昇傾向を続け，2011 年に脳血管疾患に代わり第 3 位となり，2014 年の全死亡者に占める割合は 9.4％となっている．また，1923 年，1995 年，2011 年においては，それぞれ関東大震災，阪神・淡路大震災，東日本大震災により多くの人が"不慮の事故"で死亡した．

＊ 年齢調整死亡率については SBO 3 を参照．

図 4・6 には，男女別に死因別年齢調整死亡率＊の年次推移を示した．この図から明らかなように，粗死亡率が増加していた悪性新生物，心疾患，肺炎による死亡は男女を問わずいずれも，年齢調整死亡率でみると減少傾向を示している．悪性新生物，心疾患，肺炎の死亡数（粗死亡率）の増加は，高齢化に伴い，これらの疾患に罹患しやすい年齢の人口を反映していることがわかる．

また，男女別に悪性新生物の部位別にみた年齢調整死亡率の年次推移では，部位により傾向の差異がみられる（図 4・7）．年齢調整死亡率にはっきりとした減少傾向がみられるものとしては，胃および子宮の悪性新生物がある．胃の悪性新生物の年齢調整死亡率は，男女とも 1960 年代後半から著しく減少し，その低下傾向は現在も続いている．これは食生活をはじめとする日本人の生活様式の変化（塩分摂取の減少など），医療技術の進歩による早期胃癌の発見・治療などが要因として考えられる．しかし，低下したとはいえ，悪性新生物による死因のうち胃

表 4・3　わが国における死因順位上位 10 疾患 [a]

死因	総数				男			女	
	死亡数	死亡率（人口10万対）	前年比（2013年の値を100とする）	死亡総数に対する割合（%）		死亡数	死亡率（人口10万対）	死亡数	死亡率（人口10万対）
全死因	1,273,020	1014.9	100.4	100.0		660,349	1081.8	612,671	951.5
悪性新生物	(1) 367,943	293.3	100.9	28.9	(1)	218,301	357.6	(1) 149,642	232.4
心疾患	(2) 196,760	156.9	100.1	15.5	(2)	92,178	151.0	(2) 104,582	162.4
肺炎	(3) 119,566	95.3	97.3	9.4	(3)	64,738	106.1	(5) 54,828	85.1
脳血管疾患	(4) 114,118	91.0	96.5	9.0	(4)	54,953	90.0	(3) 59,165	91.9
老衰	(5) 75,340	60.1	108.1	5.9	(6)	18,297	30.0	(4) 57,043	88.6
不慮の事故	(6) 39,011	31.1	98.9	3.1	(5)	22,585	37.0	(6) 16,426	25.5
腎不全	(7) 24,747	19.7	98.7	1.9	(9)	11,919	19.5	(7) 12,828	19.9
自殺	(8) 24,398	19.5	93.7	1.9	(7)	16,868	27.6	(10) 7530	11.7
大動脈瘤および解離	(9) 16,403	13.1	102.1	1.3	(11)	8594	14.1	(8) 7809	12.1
慢性閉塞性肺疾患（COPD）	(10) 16,160	12.9	98.5	1.3	(8)	12,982	21.3	(20) 3178	4.9

a)　厚生労働省，"人口動態統計"（2013 年）をもとに作成．
†1　（　）内の数字は死因順位を示す．
†2　男の 10 位は「肝疾患」で死亡数は 10,007，死亡率は 16.4 である．
†3　女の 9 位は「血管性および詳細不明の認知症」で死亡数は 7560，死亡率は 11.7 である．

癌はまだ男で第2位，女で第3位であり，その年齢調整死亡率は欧米諸国に比べて高い（表4・4）．また，子宮の悪性新生物の年齢調整死亡率の低下の要因としては，早期発見・早期治療に加え，生活面でも衛生環境の改善による子宮頸癌の減少などが考えられる．一方，大腸，肺，乳房の悪性新生物の年齢調整死亡率は，欧米諸国に比べた場合まだ低いレベルにあるものの，1950年代後半から上昇を続けた．これらの死亡率上昇の要因の一つとしては，脂肪摂取の質・量の変化といった食の欧米化があげられる．ただし，これらの悪性新生物の年齢調整死亡率

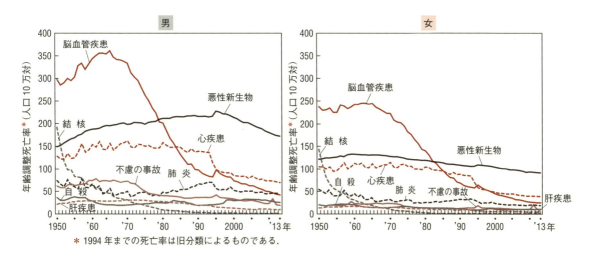

図4・6　わが国における性・主要死因別にみた年齢調整死亡率の年次推移　厚生労働省，"人口動態統計"をもとに作成

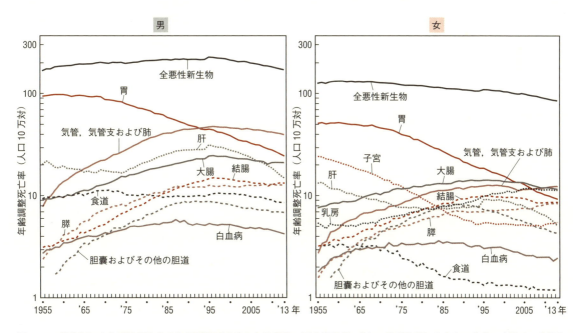

図4・7　部位別にみた悪性新生物の年齢調整死亡率の年次推移　厚生労働省，"人口動態統計"をもとに作成．大腸は，結腸と直腸S状結腸移行部および直腸を示し，結腸は大腸の再掲である．

表4・4 悪性新生物・脳血管疾患の年齢調整死亡率の国際比較[a]

年齢調整死亡率 (人口10万対)	悪性新生物				脳血管疾患
	総数	胃	肺	乳房	
日　　　　本 ('13)	102.0	13.2	19.4	9.9	26.5
カ　ナ　ダ ('11)	140.4	3.7	38.2	18.2	21.1
米　　　　国 ('10)	125.3	2.5	35.1	16.9	23.1
フ ラ ン ス ('11)	123.3	3.7	27.2	17.7	18.3
ド　イ　ツ ('12)	118.4	5.2	25.3	18.2	23.9
イ タ リ ア ('10)	120.0	6.9	24.9	16.5	30.6
オ ラ ン ダ ('12)	136.3	4.2	33.3	19.8	21.7
スウェーデン ('12)	106.4	2.9	18.0	14.7	25.9
英　　　　国 ('10)	130.2	3.9	29.3	18.9	30.8
オーストラリア ('11)	112.7	3.1	22.0	15.7	22.7
ニュージーランド ('10)	123.8	3.8	24.6	10.1	29.1

a) "WHO Global Health Observatory Repository", "Mortality and burden of disease", "Disease and injury country estimates", "World Health Statistics" をもとに作成.

は，ここ数年においては横ばいぎみである．

　脳血管疾患の死亡率は，年齢調整死亡率でなく粗死亡率でみても減少傾向にある．しかし，多くの欧米諸国に比べるとまだまだ高いレベルにある（表4・4）．

4・4・2　母子保健関連死亡率の変遷

　出産前後の時期における母子の死亡率は，集団の衛生状況を反映し，健康水準を示す重要な指標となる．図4・8には，全死産，自然死産，人工死産に分けた死産率の年次推移を示した．**全死産率，自然死産率**はいずれも，1960年代前半以降低下傾向を示し，ここ数年は横ばいとなっている．一方，**人工死産率**は1974年以降一時上昇傾向を示し，1985年に自然死産率を上回ったが，その後はやや低下したもののほぼ横ばいとなっている．1966年の特殊な変動は，同年が丙午の年であり，異常な出生減少が観察されたことに起因している．

　表4・2には，わが国と諸外国における乳児死亡率の比較も示した．終戦直後には欧米諸国と大きな隔たりがあったが，その後，新生児死亡率，早期新生児死

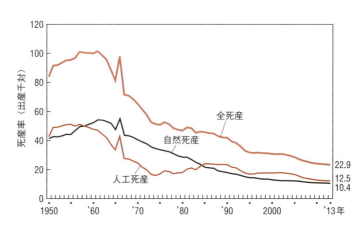

図4・8　わが国における死産率（自然–人工別）の年次推移
厚生労働省，"人口動態統計" をもとに作成

亡率も含め着実に改善され，これらの国々と比較しても低率となっている（図4・9）．わが国において，5歳ごとの年齢別にみた場合，0～4歳の人口10万対死亡率（乳児死亡率の千倍に当たる）は，1947年から1955年の間に3401.7から1074.8と，他の年齢層に比べて急激に低下した．この死亡率の改善は，肺炎，気管支炎や腸炎およびその他の下痢性疾患などの感染性の疾患による死亡の著しい減少に負うところが大きく（表4・5），1960年代後半頃までの日本における平均寿命の延伸の最大の原因となっている．しかし一方で，日本を含む先進国では乳児死亡率，新生児死亡率はさらなる減少が望めないレベルにまで減少している．先天奇形，変形および染色体異常や周産期に発生した病態による死亡は，さほど減少しておらず，2013年における乳児死亡，新生児死亡の原因はいずれも，"先天奇形，変形および染色体異常"が最も多く，ついで"周産期特異的な呼吸障害および心血管障害"となっている．"先天奇形，変形および染色体異常"による死亡は，乳児死亡総数，新生児死亡総数のそれぞれ37.1，42.9％，"周産期特異的な呼吸障害および心血管障害"による死亡は，乳児死亡総数，新生児死亡総数

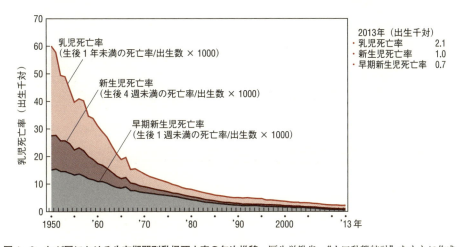

図4・9　わが国における生存期間別乳児死亡率の年次推移　厚生労働省，"人口動態統計"をもとに作成

表4・5　おもな死因別乳児死亡数の推移 a)

死　因	1950	1960	1970	1980	1990	2000	2010	2013
全死因	140,515	49,293	25,412	11,841	5616	3830	2450	2185
腸管感染症	19,160	3745	909	108	15	11	11	17
肺　炎	23,996	12,877	3102	553	136	73	42	37
急性気管支炎	7159	884	193	35	12	8	6	7
先天奇形，変形および染色体異常	5540	3056	3914	3131	2028	1385	916	811
周産期に特異的な呼吸障害および心血管障害	2462	2494	3757	3397	987	603	341	308
乳幼児突然死症候群	—	—	—	108	323	317	140	124
不慮の事故	2189	1315	1142	659	346	217	113	89

a)　厚生労働省，"人口動態統計"をもとに作成．

のそれぞれ 14.1, 25.9 ％ を占める.

4・4・3 年齢階級別死因の変遷と平均寿命の延伸

年齢階級別死因

図 4・10 には 2013 年における性・年齢階級別にみた死因の構成割合を示した. すべての年齢を合わせた死因の第 1 位は悪性新生物となっているが, 0 歳児および 1〜4 歳では先天異常, 5〜9 歳では悪性新生物と不慮の事故, 15〜39 歳では自殺, 90〜94 歳では心疾患, 95 歳以上では老衰が死因の第 1 位になっている.

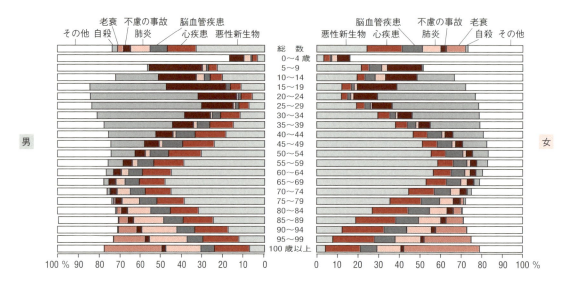

図 4・10 性・年齢階級別にみたおもな死因の構成割合（2013 年）　厚生労働省，"人口動態統計"（2013 年）をもとに作成

死因順位は年齢階級により異なっているが，それぞれの死因による死亡率の推移も年齢階級により違いがみられる．1950 年前後には若年層の死亡率の改善もみられたが，これは結核による死亡が激減したためである．20〜24 歳の男では，1947 年の人口 10 万対死亡率は 465.8 もあったのが，1965 年には 3.2 と急激に低下している．この若年層の死亡率の改善は，この時期にみられる平均寿命の延伸の大きな原因の一つとなった．近年では 20 歳代の死亡率はかなり低いうえ，その内訳は男女とも不慮の事故と自殺，他殺といった外因死が主要な死因となっている．

日本人の平均寿命は，明治，大正期には低い水準にあったが，昭和に入ると延びはじめ，1935・36 年の第 6 回完全生命表では男 46.92 年，女 49.63 年だったものが，1947 年の第 8 回完全生命表では男 50.06 年，女 53.96 年と，男女とも 50 年を超えた．図 4・11 には，平均寿命（0 歳平均余命）に加え，20 歳，40 歳，65 歳の平均余命のわが国における 1955 年以降の推移を示した．戦後さらに，男女とも平均寿命は延びつづけ，2014 年の簡易生命表では男 80.50 年，女 86.83 年と，男女とも 80 年を超え，世界でもトップレベルにある（表 4・6）．また，図 4・12 には，第 6 回（1935・36 年），第 13 回（1970 年），第 21 回（2010 年）完全

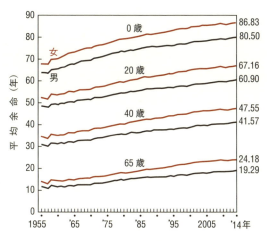

表4・6 平均寿命の国際比較 a)

		男	女
日　　　本	('14)	80.50	86.83
アイスランド	('13)	80.8	83.7
スウェーデン	('14)	80.35	84.05
ス イ ス	('13)	80.5	84.8
イ ギ リ ス	('11〜'13)	79.15	82.92
フ ラ ン ス	('14)	79.2	85.4
ド イ ツ	('10〜'12)	77.72	82.80
米　　　国	('13)	76.4	81.2

a) 当該政府からの資料によるもの

図4・11 わが国における平均余命の推移　厚生労働省，"簡易生命表"，"完全生命表" をもとに作成

生命表における生存者数曲線を示した．このグラフからも明らかなように，終戦直後の平均寿命の延伸には乳幼児死亡率の改善が大きく寄与したのに対し，近年の寿命の延伸は，60歳以上の高齢者の死亡率の改善による寄与が大きい．この改善は，男性では悪性新生物，女性では脳血管疾患の死亡率の改善によるものと考えられる．現在すでに乳幼児，若年層の死亡率の改善はほぼ限界に達しており，今後の平均寿命は，中高年層における生活習慣病による死亡率の動向に左右されると思われる．

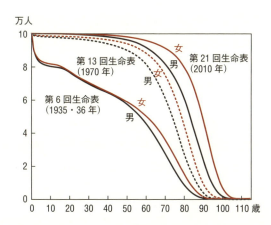

図4・12　第6回，第13回，第21回完全生命表における生存者数曲線の違い
厚生労働省第6回 (1935・36年)，第13回 (1970年)，第21回 (2010年) 完全生命表をもとに作成

4・5　わが国における人口の現状と将来の人口予測

2014年10月1日現在の日本の総人口は1億2708万3千人 (男6180万1千人，女6528万2千人) である．ここ数年，総人口数は横ばい，やや減少傾向にある．

1920 年の第 1 回国勢調査の時点では，日本の総人口は 5596 万人であったが，その後日本の人口は，年平均人口増加率 1.3〜1.5 ％と安定した人口増加を示していた．第二次世界大戦中，人口増加率はいったん低下したが，戦後の 1947〜1949 年における第一次ベビーブーム期により，1945〜1950 年の間に人口は 1200 万人増加し，8320 万人となった．表 4・7 には，1950 年以降現在に至るまでの日本の人口の推移を示した．第一次ベビーブームの後，人口増加率は 1960 年の時点で

表 4・7 日本における人口推移[a]

	総人口数（千人）	人口増減率（％）		総人口数（千人）	人口増減率（％）
1950 年	83,200	1.75	2005 年	127,768	△ 0.01
1955 年	89,276	1.17	2006 年	127,901	0.10
1960 年	93,419	0.84	2007 年	128,033	0.10
1965 年	98,275	1.13	2008 年	128,084	0.04
1970 年	103,720	1.15	2009 年	128,032	△ 0.04
1975 年	111,940	1.24	2010 年	128,057	0.02
1980 年	117,060	0.78	2011 年	127,799	△ 0.20
1985 年	121,049	0.62	2012 年	127,515	△ 0.22
1990 年	123,611	0.33	2013 年	127,298	△ 0.17
1995 年	125,570	0.24	2014 年	127,083	△ 0.17
2000 年	126,926	0.20			

[a] 総務省統計局，"国勢調査報告"をもとに作成
△ はマイナスを意味する．

0.84 ％にまで低下したが，その後再び上昇し，1971〜1974 年の第二次ベビーブーム期には 1.4 ％前後まで回復した．しかし，1973 年をピークに出生率が低下したために，人口増加率も再び低下に転じ，2005 年には −0.01 ％と，戦後初めて総人口数が前年を下回った．さらに 2011 年以降は毎年 0.20 ％前後，人口は減少している．国立社会保障・人口問題研究所が 2012 年 1 月に中位推計した将来人口によると，日本の総人口は今後長期にわたって減少し，2048 年には 9913 万人と 1 億人を割り込み，2060 年には 8674 万人になるものと推計されている（図 4・13，表 4・8）．

わが国では，出生率の低下によりまず年少人口が減少し，しだいに生産年齢人口も減少しはじめているが，一方で，死亡率の低下と平均余命の延伸により老年人口は減少せず，増加しつづけている．このため，最近の老年人口割合の上昇は

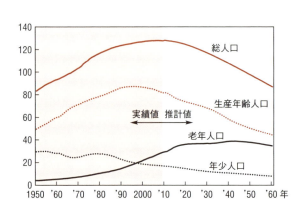

図 4・13 わが国における総人口および年齢 3 区分別人口の推移と将来予測 国立社会保障・人口問題研究所（2012 年 1 月推計）をもとに作成

表4・8　日本における将来推計人口（出生中位・死亡中位推計）[a]

| | 人口（千人） | | 年齢区分別割合（%） | | | 指数（%） | | | |
	総数	うち65歳以上	年少人口割合	生産年齢人口割合	老年人口割合	年少人口指数	老年人口指数	従属人口指数	老年化指数
2020年	124,100	36,124	11.7	59.2	29.1	19.8	49.2	69.1	248.0
2030年	116,618	36,849	10.3	58.1	31.6	17.8	54.4	72.2	306.1
2040年	107,276	38,678	10.0	53.9	36.1	18.5	66.8	85.4	360.4
2050年	97,076	37,676	9.7	51.5	38.8	18.8	75.3	94.1	401.4
2060年	86,737	34,642	9.1	50.9	39.9	17.9	78.4	96.3	437.8

a) 国立社会保障・人口問題研究所（2012年1月推計）をもとに作成

著しい．この日本の高齢化の速度は世界でもまれにみる速さで，老年人口割合の倍化年数（7％から14％，あるいは10％から20％に倍化するのに要した年数）をみると，その違いは明らかである（表4・9）．

表4・9　老年人口割合の倍化年数の国際比較[a]

| | 倍化年数 | |
	7%→14%	10%→20%
日　　　　本	24	20
シンガポール	16	13
中　　　　国	25	19
ド　イ　ツ	40	57
ス　ペ　イ　ン	44	48
英　　　　国	47	80
イ　タ　リ　ア	61	40
米　　　　国	73	64
ス ウ ェ ー デ ン	85	66
フ　ラ　ン　ス	115	75

a) 国立社会保障・人口問題研究所 資料をもとに作成

今後さらに人口の高齢化は進み，**老年人口割合**は，2014年の時点では26.0％であるが，国立社会保障・人口問題研究所の中位推計によると，2060年には39.9％に達し，5人に2人が65歳以上という超高齢化社会となるものと予想される（図4・13，表4・8）．一方，**年少人口割合**，**生産年齢人口割合**は減少を続け，2014年にはそれぞれ12.8，61.3％であるものが，2060年にはそれぞれ9.1，50.9となる．老年人口指数は2022年には50％を超え，2060年には78.4％となる．また，**老年化指数**は2030年には300％，2050年には400％を超える見込みである．20年ほど前にはほぼ6人の現役で1人の老人を支えていたにもかかわらず，この予測は，2022年以降は2人で1人以上の老人を養っていかねばならないことを意味する．2060年になると，1.3人で1人の老人を支えることになり，いわゆる"騎馬戦型"（3人で1人を支える）を通り越し，"肩車型"（1人で1人を支える）となると危惧されている．

さらに，この予測以上に人口減少や高齢化が進む可能性も指摘されている．将来の出生，死亡などの推移は不確定であることから，国立社会保障・人口問題研究所では，複数の仮定（出生，死亡おのおのについて高位，中位，低位の3種類）を設定し，これらに基づく複数の推計を行うことによって将来の人口推移につい

老年人口割合

年少人口割合
生産年齢人口割合

老年化指数

て予測している．上述した予測は出生中位・死亡中位とした予測である．出生中位の推計では，合計特殊出生率は途中2024年に最低値1.33を経て，長期的には1.35に収束する．また，死亡中位の推計では，平均寿命は2060年には男性84.19年，女性90.93年となる．もしも今後，出生，死亡とも中位推計で用いたものより低く，低位推計となれば，年少人口割合6.9％，老年人口割合44.2％と，上述した以上の少子高齢化がひき起こされると考えられる．

図4・14には，2030年および2060年の時点での日本の予測される人口ピラミッドを示した．人口の少子高齢化は，老人医療費の上昇，介護や福祉の問題など社会保障への影響に加え，労働力の減少など，解決すべき多くの課題をもたらすことは明らかであり，その対策が急務となっている．

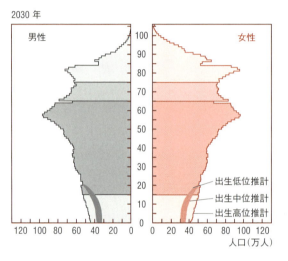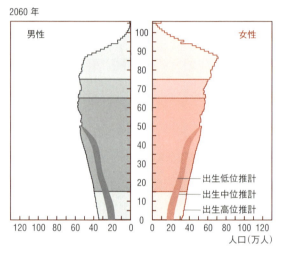

図4・14 わが国の2030年および2060年における人口ピラミッドの予測　出典：国立社会保障・人口問題研究所（2012年1月推計）

例題4・1　次の記述のうち正しいものはどれか二つ選べ．

1. 2010年以降，わが国の人口は減少し始めている．
2. 過去10年間，わが国の悪性新生物の年齢調整死亡率は増加し続けている．
3. 現在，わが国の悪性新生物のうち，胃癌の年齢調整死亡率が最も高い．
4. 現在，わが国の糖尿病死亡率は死因順位の5位である．
5. 現在，わが国の乳児死亡の原因として先天異常が最も多い．

解答　1，5

1. ○　表4・7
2. ×　悪性新生物の粗死亡率は増加しているが，年齢調整死亡率はやや低下している．
3. ×　かつては胃癌の年齢調整死亡率が最も高かったが，現在は低下しつつある．
4. ×　糖尿病の患者数は多いが，糖尿病が直接の死亡原因となるより，合併症が問題となるため，糖尿病そのものは死因順位10位以下である．
5. ○　表4・5

第 3 章 疫　　　　学

> **SBO 5** 疾病の予防における疫学の役割を説明できる．
> D1(1)③1

　疾病の予防では個人のみならず集団を対象として状況を把握し，対策を立てる必要がある．人間集団におけるさまざまな疾病の発生，多発（流行）の特徴を明らかにし，予防対策を立てるうえで，疫学的研究手法は不可欠のものである．

5・1　疫学とは

　国際疫学会編集の "A dictionary of epidemiology" において，**疫学**は下記のように定義されている．"The study of the distribution and determinants of health-related status or events in specified population, and the application of this study to control of health problem."．すなわち，特定の人間集団における健康に関連した事象の分布と発生要因を研究すること，そしてその成果を健康問題の制御に応用することまでが疫学に含まれる．

疫学　epidemiology

　疫学の大きな特徴は，疫学が個人ではなく**集団を対象**とすることである．「うちのじいさんはヘビースモーカーだったけど，がんにもならず 95 歳まで生きたよ．タバコは本当にがんの原因なの？」という話をよく聞く．疫学的な考え方がとっつきにくい理由をよく表している．疫学は個人ではなく集団を対象とするため，集団全体の中で病気になった人の"割合"，あるいは一定期間の間に病気が発生した"率"を扱う．そのために後述するさまざまな手法を用いてある病気になる危険性の程度（リスク）を集団のレベルで評価する．疫学は個々人が病気になるリスクを決めることはできない．では，疫学は病気の予防に役立たないのか？

　実は疫学のもう一つの特徴は，**疫学が疾病予防と不可分の関係**にあることである．ある疾病が多発した際，たとえその疾病の根本原因を確定できない状況でも，疫学的知見を活用すれば，疾病のさらなる流行・拡大・再発を予防できる可能性がある．実際，下記の壊血病やコレラに関する歴史的事例がそのことを示している．

　マラリアの原因はマラリア原虫である．しかし，ある地域（集団）でなぜマラリアが"多発"するのかについては，感染を媒介するハマダラカの分布，人々の行動様式，地球温暖化，などマラリア原虫以外にもさまざまな"原因"がありうる．糖尿病や高血圧のような感染症以外の疾病が増加する原因はさらに多様である．疫学は，これらの疾病がなぜある特定の人間集団で多発（流行）するのか（頻度と分布）を明らかにし，疾病の多発（流行）と拡大を防ぐために標的となるべき因子（マラリア原虫そのものとは限らない）を明らかにすることを目的としている．人間集団という複雑系を相手にこれらの情報を導き出すために，さまざまな疫学の手法があり，その利点と限界を理解する必要がある．

5・2 先駆的な疫学研究

まだコレラ菌が発見されていなかった 19 世紀半ばに，疫学的手法を導入してロンドンにおけるコレラの蔓延を防いだのが医師の John Snow である．当時，病気の原因は瘴気（地面や水面から立ち上る悪い空気，malaria の語源）であるというレベルの認識だった．Snow はロンドンでのコレラによる死者の分布を正確に記載することで，Broad 街の井戸水を飲んだ人間にコレラが集中していること，他の井戸水を飲んでいる地域ではあまりコレラの死者が出ていないことを突き止めた（図 5・1）．そして，この"何物か"で汚染された井戸を封鎖することでコレラの拡大を抑えることに成功した．コッホがコレラ菌を発見するのはその 30 年後のことである．すなわち，疫学の三要因*のうち，**感染源**を特定できなくとも，**感染経路**を特定してその対策を立てることで疾病の予防に成功した例である．

* SBO 6 を参照．
感染源　agent
感染経路　environment

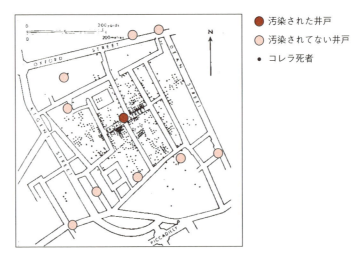

図 5・1　ロンドン Broad street の井戸の位置とコレラ死者の分布　http://www.york.ac.uk/depts/maths/histstat/snow_map.htm をもとに作成

感染症以外の疾病についても，疫学的手法が疾病予防に貢献した歴史的先例として，壊血病と脚気の予防がある．18 世紀の大航海時代に多くの船員が壊血病で苦しんだが，英国海軍の医師 James Lind は，新鮮な野菜と果物の不足が壊血病の原因であることを突き止め，それ以降，船員にライムジュースを与えることで壊血病を防ぐことに成功した．明治時代，日清，日露戦争の際に多くの軍人が脚気で死亡したが，海軍軍医の高木兼寛は，脚気の原因として白米中心の食事に原因があるのではないかとの仮説を立て，太平洋横断の演習艦の食事内容を大麦，大豆，牛肉を多く含むものに変えた．現在の介入研究*に相当する．その結果，前年の長期航海演習では白米中心の食事で 25 人が脚気で死亡したのに対し，死者をゼロに抑えることに成功した．いずれの場合もビタミン C やビタミン B_1 などの原因物質が同定されたのはずっと後のことである．

* SBO 7・5 を参照．

第二次世界大戦後，Doll と Hill により，3 万人の英国の医師を 10 年間追跡する本格的な疫学調査が行われた．10 年の間に喫煙者から 206 人の肺癌死亡，非

喫煙者から3人の肺癌死亡が観察され，さらに喫煙本数と肺癌死亡率との間の**用量-反応関係**も示された（図5・2）．これは喫煙と肺癌死亡との関係を示した初めての本格的な疫学研究である．その後，現代に至るまでさまざまな疫学研究が実施され，疾病とその要因との関係を明らかにするうえで疫学研究は不可欠のものとなってきた．

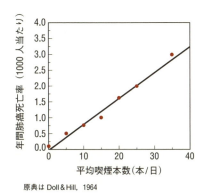

図5・2 英国の医師の喫煙本数と肺癌死亡率（1951-1961）
出典: Beaglehole ら，"Basic Epidemiology", WHO (1993)
原典は Doll & Hill, 1964

5・3 大規模コホート研究

　感染症と異なり，多くの生活習慣病は多要因であり，発症までの時間が長い．生活習慣病のリスク因子[*1]を明らかにするうえで，大規模で長期間にわたる**コホート研究**が大きな役割を果たしている．米国では1948年からマサチューセッツ州 Framingham 町の住民を対象に心臓血管系の疾患の発生を追跡し，多くのリスク因子を明らかにした．わが国においても，福岡県久山町（人口約8000人）の40歳以上の全住民を対象にした追跡調査が1961年から現在に至るまで続けられている[*2]．**久山町研究**は世界でも例をみない高い剖検率（累積で約75％），高い健診受診率（80％），高い追跡率（99％）が特徴であり，剖検に基づいた正確な病型診断と健診データとをつきあわせることで，生活習慣病のリスク因子や超高齢化社会の将来像に関する知見を次々と提供している．1990年代からは国立がんセンター[*3]と国立循環器病センターが中心となって JPHC Study が進められており，食生活や生活習慣がその後のがんや循環器疾患の発症に及ぼす影響を明らかにしている（表5・1）．食生活や遺伝的背景は国によって異なるので，これらの国内での大規模コホート研究の結果は，日本人の疾患発症のリスク因子，防御因子を明らかにするうえできわめて重要である．

　心臓血管系の疾患，糖尿病，がんなど，現代のおもな疾患のほとんどは多くの要因が関与しており，これらの疾患のリスクを高める因子とリスクを低減する因子（食品成分など）を明らかにし，予防対策を講じるうえで，今や疫学研究の重要性はますます高まっている．

5・4 因果関係

　疾患とその要因との関係は多様である．急性感染症では，一つの要因から一つの疾患が生じる．環境汚染物質の生体影響では，一つの要因から多種類の疾患が

[*1] 危険因子（risk factor）ともいう．多要因で起こる疾患の原因となる一つ一つの要因．

[*2] 久山町（福岡市に隣接）の人口構成，職業構成，栄養摂取状況は，調査開始時も現在も日本の平均とほぼ同じである．久山町研究から2040年に日本全体で認知症患者が1000万人に達するとの推計値が得られている．

[*3] 国立がんセンターは JPHC Study などの疫学研究の成果に基づいてさまざまながんのリスク因子を評価し，ホームページで公開している．

表 5・1　日本のおもな大規模コホート研究[a]

名　称	調査対象	人　数	年　齢	開始年
計画調査（国立がんセンター）	6府県の住民	265,118	40歳以上	1965
環境省コホート（現3府県コホート）	宮城・愛知・大阪の4市5町住民	121,610	40歳以上	1983
文部科学省コホート（JACC Study）	34市町村の住民と企業職員	151,096	40歳以上	1988
厚生労働省コホート（JPHC Study）				
コホートⅠ	5保健所管内の住民	48,943	40〜59歳	1990
コホートⅡ	6保健所管内の住民	61,593	40〜64歳	1993
東北大コホート				
宮城県コホート	県内14町村の住民	47,605	40〜64歳	1990
大崎国保コホート	大崎保健所管内の国民健康保険加入者	52,029	40〜79歳	1995
大崎2006コホート	大崎市の住民	49,603	40歳以上	2006
岐阜大コホート	高山市の住民	33,399	35歳以上	1992

a) 永沼 章，姫野誠一郎，平塚 明 編，"第5版 衛生薬学―健康と環境"，p.51，丸善（2013）．

　ひき起こされることがある．糖尿病や高血圧などの慢性疾患では，肥満，過食，運動不足，加齢などの複数の要因が複数の疾患をひき起こし，疾患そのものがさらに別の慢性疾患の要因となる．これらの疾患と要因との因果関係を明らかにするには，複数の疫学研究の結果から総合的に評価するしかないが，決して容易ではない．

　喫煙と肺癌との因果関係に関する米国厚生長官の報告書では，**因果関係を判定するための五つの基準**を提案している（表5・2）．喫煙と肺癌との因果関係については，1. 関連の普遍性（多くの疫学研究が肺癌との関係を認めている），2. 関連の強固性（用量‒反応関係がある），3. 関連の時間的順序（喫煙が肺癌に先行する），5. 関連の整合性（実験動物でも同様の結果が得られる）を満たしているが，喫煙者が必ずしも肺癌にならないので，4. 関連の特異性は弱い．しかし，喫煙と肺癌に限らず，多くの非感染性疾患は非特異的であり，この条件を満たさないから因果関係がない，ということは言えないことに注意すべきである．

表 5・2　因果関係に関する五つの判定基準

1. 関連の普遍性（一致性）	原因と思われるものと結果との関連性が，異なる対象，時期において普遍的に観察される．
2. 関連の強固性	相対危険度が大きい．用量‒反応関係がある．
3. 関連の時間的順序	原因と思われるものが，結果に先行する．
4. 関連の特異性	原因と結果が1対1に対応する．
5. 関連の整合性	実験的研究などによる他の知見とよく整合していて解釈できる．

SBO 6 疫学の三要因（病因，環境要因，宿主要因）について説明できる．
D1(1)③2

疾病の要因は多様であり，予防の標的となる要因も多様である．しかし，感染症のように，病因となる病原体が明確な場合，疾病流行の原因となる要因を，**病因**（病原体・感染源），**環境要因**（感染経路），**宿主要因**（宿主の抵抗力）の三要因に整理すると，予防対策を立てるうえでの標的が明確となる．一方，多くの要因が関わる非感染性疾患については，病因と環境要因を明確に分けることが困難であり，環境要因，宿主要因の**二要因**として整理されることが多い（図6・1）．

病因　agent
環境要因　environment
宿主要因　host

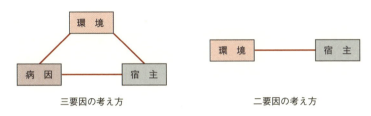

図6・1　疫学の三要因と二要因の考え方

　病　因：感染症の場合，病因は病原体そのもの，および，感染源となる感染者である．病原体を根絶できた例として，わが国における天然痘ウイルスなどがある．海外からの病原体の侵入を防ぐのが検疫の目的である．一方，感染者（非顕性キャリアを含む）は病原体を体外に排出することで新たな感染源となる．1類感染症感染者の隔離，1〜3類感染症感染者の就業制限[*1]，B型肝炎母子感染防止事業[*2]はいずれも感染源対策である．

*1 SBO 12を参照．
*2 SBO 19を参照．

　環境要因：感染症の場合，環境要因は感染経路である．SBO5で示した19世紀の英国のコレラの例で，病因であるコレラ菌を同定できなくとも，感染経路である井戸を封鎖することでSnowはコレラの蔓延を防いだ．疾病を媒介する動物，昆虫の駆除，上下水道の整備も感染経路対策である．母子感染[*2]においては胎盤，産道，母乳が感染経路となる．病因と環境要因を分けない二要因の考え方では，病原体や媒介動物・昆虫は生物学的環境要因に分類される．

　非感染性疾患の場合，環境要因はきわめて多様である．上記の生物学的要因，栄養の過不足を含む化学的要因，気象条件，放射線，騒音振動などの物理的要因，および社会的要因がある．社会的要因には，人口密度，家族構成，経済状況，さまざまな習慣，信仰，教育レベル，医療環境などがある．

　宿主要因：宿主である人の性・年齢・体格・遺伝形質などの基礎的条件，および，免疫能，薬物代謝能，ストレス応答性などの抵抗力が宿主の感受性を決定する．予防接種[*3]による免疫能の獲得は宿主要因を標的とする予防対策である．宿主が感染すると感染源として病因ともなる．

*3 SBO 14を参照．

SBO 7 疫学の種類（記述疫学，分析疫学など）とその方法について説明できる．
D1(1)③3

7・1 疫学の種類

疫学研究の目的は，集団のレベルにおいてある疾病が多発する要因を見つけだし，疾病予防に役立てることである．そのために，**記述疫学**では疾病がいつ，どこで，誰に多発しているかの現象に関する基本的な情報を把握し，疾病多発（流行）の要因についての仮説を設定する．ある一時点での疾病と要因との関連を調べる**横断的研究・生態学的研究**も，仮説を設定し検証するうえで有用である．これらの現象論から設定された疾病とその要因に関する仮説を，統計的手法を活用して検証し，因果関係を推定するのが**分析疫学**である．ここまでが観察的疫学研究である．さらに**介入研究**においては，上記の研究で推定された特定の要因を取除く，あるいは特定要因を積極的に加えることにより，疾病とその要因との関連性を実験的に検証し，因果関係を確定する．

記述疫学 descriptive epidemiology

分析疫学 analytical epidemiology

介入研究 intervention study

7・2 記 述 疫 学

記述疫学の第一の目的は，特定の健康現象の発生頻度と分布（流行）について，時間的，地理的，人的特徴*を把握することにある．第二の目的は，その流行の原因について仮説を立てることにある．

たとえば，ある感染症が流行した際，その発生が夏に集中している，地域的には海辺に集中している，ある魚を食べた女性にだけ多い，などの"時間"，"場所"，"人間"に関する基本的な情報を収集し，その結果から，感染症の原因となった病原菌について仮説を立てる，という作業である．

記述疫学を有効なものにするためには，突発的な疾病の大発生に迅速に対応することも重要であるが，発生頻度の低い疾病についても日常的に発生頻度を把握し，そのデータを集積しておく必要がある．食中毒統計や，各種疾病に関するモニタリングシステムで得られた情報は，記述疫学の基礎資料として重要である．

* 人間の特性に関しては，1) 性・年齢，2) 人種，3) 遺伝的要因（疾病に関する家族歴など），4) 体型，5) 職業，6) 飲酒・喫煙などの嗜好，7) 女性に関しては結婚・妊娠・分娩歴など，さまざまな要因を考慮する必要がある．

7・3 分 析 疫 学

分析疫学の目的は，ある健康事象（疾患の発生，流行）とその要因との関連性を検討することである．おもな分析疫学の手法として，**症例対照研究**と**コホート研究**がある．また，現時点から将来に向かって調査を進める**前向き研究**と，過去にさかのぼって調査を行う**後ろ向き研究**に分けられる（図7・1）．症例対照研究の多くは後ろ向き研究であり，コホート研究の多くは前向き研究である．

症例対照研究（case-control study）：患者対照研究ともいう．

コホート研究 cohort study

前向き研究 prospective study

後ろ向き研究 retrospective study

7・3・1 症例対照研究

ある疾患をもつ者（症例）ともたない者（対照）について，疾患の原因となる要因に曝露されていたかどうかを比較検討する．たとえば表7・1のように，肺癌患者100人とその対照100人について，喫煙歴を調べ，喫煙という要因が肺癌

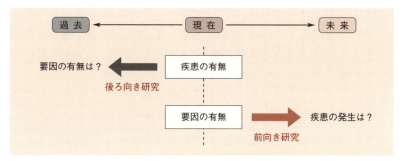

図7・1 前向き研究と後ろ向き研究

発生に寄与しているかを調べる方法である．その要因（喫煙）が疾患（肺癌）の危険因子としてどの程度寄与しているかを評価するためには，オッズ比を求める[*1]．

*1 詳しくはSBO 8を参照．

表7・1 症例対照研究の例

	対象者数	要因あり（喫煙）	要因なし（非喫煙）
疾患あり（肺癌患者）	100人	70人	30人
疾患なし（対照群）	100人	70人	30人

多くの症例対照研究は，現時点で疾患をもつ者ともたない者について，過去に特定の要因に曝露されたかどうかを調べるので，後ろ向き研究である．

また，症例対照研究においては，対照群の選定が重要である．たとえば，症例100人に対し，性・年齢，職業，その他の特性などをマッチング[*2]した対照群を設定する必要がある．

*2 詳しくはSBO 7・7を参照．

症例対照研究の特殊な例として**コホート内症例対照研究**がある．これは，大規模なコホート研究に間借りして行う調査である．コホート研究が一定期間経過した後，経過観察中の対象集団の中から，着目した疾患（心疾患など）の症例とそれにマッチする対照者を選び出し，コホート研究開始時に記録した要因に関する情報（血中コレステロール濃度など）との関係を調べる方法である．コホート研究開始時に採取した血液などから得られる情報を効率よく利用できる方法である．

コホート内症例対照研究
nested case-control study

7・3・2 コホート研究

コホート研究は，何らかの共通の特性をもつ集団を追跡し，その集団にどのような疾患が発生するかを観察して要因との関係を調べる研究である．

要因と疾患発生との関係を明らかにするため，コホート研究では，要因に曝露されている集団（喫煙者群など）と曝露されていない集団（非喫煙者群など）をコホート[*]として追跡し，数年間の間に発生した疾患の罹患率を比較検討することで，要因（喫煙）が疾患の発生に及ぼすかどうかを調べる（表7・3）．喫煙などの要因が疾患（肺癌，心疾患）の危険因子としてどの程度寄与しているかを求めるため，相対危険度，あるいは寄与危険度を計算する．

通常，コホート研究は要因に曝露されている群と非曝露群を将来にわたって追

* 元来，ローマの軍隊の300～600人くらいの歩兵隊を表す言葉であったが，疫学では，ある共通の性格をもつ集団を意味する言葉として用いられる．同じ年に出生した集団を特に"出生コホート"という．

跡する前向き研究として実施されることが多い．しかし，入社時あるいは入学時など，過去の記録から要因曝露に関する情報が得られる場合は，過去の要因曝露と現在までの疾患発生率との関係を検討する後向きコホート研究が可能となる．

表7・2 コホート研究の例

	調査開始時の対象者数	10年間で発生した患者数	
		疾患A（肺癌）	疾患B（心疾患）
要因あり（喫煙者）	10,000人	50人	500人
要因なし（非喫煙者）	10,000人	10人	300人

　コホート研究は長い期間にわたって大規模な集団の追跡が必要なため，多大な費用，労力が必要である．しかし，特定の要因によって発生する複数の疾患を同時に観察することができるという長所もある．一方，症例対照研究は，時間・費用・労力が少なくて済むし，きわめてまれな疾患についても症例を集めれば調査が可能となる．しかし，要因曝露に関する情報（薬を飲んだかどうかなど）を患者の記憶に頼って取得することが多いため，要因曝露に関する情報の信頼性が低い場合もある．表7・3に症例対照研究とコホート研究の特徴をまとめた．

表7・3 症例対照研究とコホート研究の比較

	症例対照研究	コホート研究
調査方法	後ろ向きが多い	前向きが多い
調査に必要な期間	短い	長い
費用・労力	小さい	大きい
まれな疾患の調査	可能	不可能
要因曝露に関する情報の信頼性	患者の記憶に頼る場合，信頼性が低い可能性がある	調査開始時点での要因曝露情報の信頼性が高い
疾患の判定	確実	調査中に診断基準が変化したり，追跡不能例が生じる
同時に検討できる疾患	一つ	多数
検討可能な要因	複数の要因について検討可能	検討できる要因は，調査開始時点に固定される
相対危険度	近似値を求められる場合がある†	直接計算できる
寄与危険度	計算できない	直接計算できる

† 対象となる疾患の発生率が低い場合に限る．

7・4 横断的研究・生態学的研究

横断的研究
cross-sectional study
(prevalence study)

生態学的研究
ecological study

　横断的研究は，ある一時点における疾病の有無と要因との関連性を調べる研究である．個人を対象とする横断的研究（運動習慣の有無と肥満との関係など）もあるが，特に市町村，県，国のレベルでの疾病と要因との関連を比較検討するものを**生態学的研究**という．国別の脂肪摂取量と心臓血管系疾患の死亡率，塩分摂取量と胃癌発症率の県別の比較などが生態学的研究である．横断的研究・生態学

的研究*は，ある一時点で同時に要因と疾病に関する情報を得ているので，要因と疾病との時間的前後関係がわからない．すなわち，運動習慣がないから肥満になったのか，肥満だから運動習慣がなくなったのかはわからない．そのため，横断的研究・生態学的研究から要因と疾病との関連性は示すことができても，因果関係を推定することはできない．

* 横断的研究と生態学的研究を記述疫学，分析疫学のどちらに分類するかは公衆衛生学の専門書によっても統一されていない．要因と疾病に関する現象論にすぎないと考えるか，要因と疾病の関連性に関する仮説を検証していると考えるのかによる違いであろう．

7・5 介入研究

分析疫学によってある要因と疾病との間に因果関係が推定された場合，次に，その要因を除去，あるいは負荷して要因への曝露状況を変化させることで，実際に疾病の発症に変化が起こるか，予防・治療効果があるかどうかを調べるのが**介入研究**である．たとえば，塩分摂取量が多いと血圧が上昇する傾向があるとの観察的疫学の結果に基づいて，塩分摂取の制限によって血圧が低下するかどうかを調べる，あるいは，新しいワクチンの接種によって実際に感染症の流行を抑制できるかどうかを調べる，などが介入研究である．患者を対象に医薬品（治験薬を含む）や手術などの効果を調べる**臨床研究**も介入研究に相当する．

介入研究：個人を対象としたものだけでなく，水道水にフッ素を添加して虫歯が減少するかどうか，など集団を対象とするものもある．

臨床研究
clinical research

介入研究は人間を対象とした実験的研究であるので，対象者に要因の負荷，除去を行う前に**インフォームドコンセント**を得るなど，倫理的な対応が必要となる．また，介入研究の対象者の選定，要因群と対照群の割り付けの際に，結果をゆがめてしまうような偏りや意図的な割り付けが起こらないようにするため，無作為化比較試験や二重盲検法などさまざまな手法が確立されている．介入によって疾病の発症，予防，治療に効果があったかどうかはコホート研究と同様の手法で評価する．

無作為化（ランダム化）比較試験は，研究対象集団の個人個人を介入群と対照群のいずれかに割り付ける際，乱数表などを使ってランダムに（無作為に）割り付けていく方法である．たとえばピロリ菌が検出された集団を対象として，除菌する人と除菌しない人を（乱数などを使って）ランダムに割り付け，一定期間後に除菌群と非除菌群の間で胃癌発生率を比較する．無作為化比較試験は，**最も信頼度の高い疫学手法**と考えられている．

無作為化（ランダム化）比較試験 randomized control trial, RCT

臨床研究の場合，介入群（治療群）と対照群がどのように割り付けられたかに関する情報を隠す目隠し（盲検）法が用いられることがある．患者だけでなく，結果を解析する研究者に対しても割り付けの情報を隠す場合を**二重盲検法**という．これは，どの患者に新しい治療法が割り付けられたかを研究者が知ってしまうことで，治療効果について過剰に有利な判断をしてしまうなどの影響が出ることを防ぐために行う．

二重盲検法
double blinding

7・6 薬剤疫学

薬剤疫学は"人の集団における薬物の使用による効果と副作用を，疫学的手法を用いて研究する学問"と定義されている（日本薬剤疫学会）．特に，市販後医薬品の有効性と安全性を評価し，医薬品の適正使用に貢献することを目指している．

薬剤疫学
pharmacoepidemiology

医薬品が認可されるまでには実験的研究のみならず，人間を対象とした治験に

よってその有効性と安全性が評価される．しかし，治験を大規模な集団で行うのは困難であり，投薬期間も比較的短期間で，超高齢者や複雑な合併症をもつ患者で治験が行われることはほとんどない（表7・4）．ところが，実際に医薬品として認可されて使用が開始されると，数千人，あるいは数十万人の人々にその医薬品を処方され，中には特異体質をもつ人，合併症をもつ人，他の多くの医薬品を同時に処方されている人も含まれるため，治験のときには観察されなかったようなさまざまな副作用が発生することがある．**医薬品市販後調査（PMS）** は，市販前には発見が困難だった医薬品による有害事象を監視し，評価すること，あるいは市販後に得られた情報から新たな有効性を発見することを目的とする．薬剤疫学はおもにPMSに基づいて実施されるため，有害事象の発生を早期に発見する監視機構とデータベースの構築が重要となる．

医薬品市販後調査　post marketing surveillance, PMS

表7・4　治験段階と市販後での医薬品使用の違い

	治　験	市販後
投与される患者数	少ない	非常に多い
投与方法	単　純	他剤との併用も多い
投与期間	短　い	長期にわたる場合もある
投与される患者の年齢	年齢制限がある	小児から高齢者まで
患者の背景	合併症をもつ患者を除外	合併症を含めて非常に多様

7・7　疫学におけるバイアスと交絡因子

　実験的研究においても，測定には誤差がつきものである．ましてや人間集団を対象とする疫学研究においてはさまざまな誤差が起こりうる．誤差は**偶然誤差**と**系統誤差**に分けられる．系統誤差とは＋あるいは−の方向性をもった誤差であり，**偏り（バイアス）** ともいう．偶然誤差を減らすには標本数を増やすなどの手段しかないが，系統誤差は研究デザインを適正にすることによって避けられるものもある．

偶然誤差　random error
系統誤差　systematic bias
偏り（バイアス）　bias

　疫学におけるバイアスは，対象者を選び方などの**選択バイアス**（サンプリングバイアスともいう），および，曝露情報などを得る際の**情報バイアス**（測定バイアスともいう）に分けられる．たとえば地域での健康診断に参加した人を対象者とした場合，健康に対する意識の高い人に偏った対象者となっている可能性もある．あるいは工場労働者のうち特殊作業に従事している人を曝露群とした場合，対照群として選んだ事務職員に比べて身体的特徴が異なった集団となる場合もある．一方，情報バイアスは，症例対照研究において過去の曝露情報を聞き取り調査する際などに起こりやすい．調査者が症例群に対しては熱心に曝露情報を聞きだそうとしたり，本人の協力の度合いも両群で異なってくることがある．

選択バイアス　selection bias
情報バイアス　information bias

　バイアスの一種として**交絡因子**がある．たとえば，飲酒と肺癌との関係についてコホート研究を行ったとする．その際，飲酒者の群に喫煙者が偏って多く含まれていると，あたかも飲酒によって肺癌のリスクが増加するような結果となってしまう．この場合，喫煙が交絡因子となっている．

交絡因子　confounding factor

　実際，どのような疫学研究においても結果に影響を及ぼす第三，第四の要因

（交絡因子）は必ず存在する．性・年齢などは交絡因子となりやすい．また，二つ以上の要因が重なることによってある疾患の発症が相乗的に増加することもありうる（交絡作用）．重要なことは，調査対象者の群を設定する際に交絡因子が均等に分布させているかどうかである．疫学研究をデザインする際，性・年齢・喫煙歴などの交絡因子となりやすいものは，比較する群間において均等に分布するように割り付ける必要がある．そのため，症例対照研究では，一人の症例に対してほぼ同じ性・年齢・喫煙歴・職歴などをもつ対照を選び出す**マッチング**という手法が用いられる．

マッチング　matching

7・8　システマティックレビューとメタアナリシス

　国内外でさまざまな疫学研究が実施され，次々と新たな報告が蓄積されるにつれ，一つの報告だけに依存していると，リスクを過大評価，あるいは過小評価する危険性がある．そこで，多くの疫学研究から得られた個々のリスク評価の結果を統合的に評価する必要性が生じている．このため，近年，入手可能なすべての疫学報告のデータを用いて，統合的なリスク評価を行う**システマティックレビュー**が重要となっている．その手法として**メタアナリシス**が活用されている．

システマティックレビュー
systematic review

メタアナリシス
meta analysis

　たとえば，ある疾患に対する喫煙の影響について，これまで多くの症例対照研究が行われ，さまざまな値のオッズ比が報告されているとする．メタアナリシスでは，これまで報告されたオッズ比とその 95% 信頼区間を年代順に並べ，最後にすべての研究から求めた統合オッズ比を求める（図 7・2）．図 7・2 のような表記方法は Forest plot とよばれ，オッズ比以外の指標についても同様の解析が行われている．

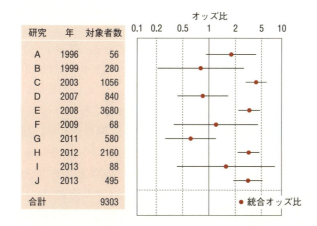

図 7・2　メタアナリシスにおける Forest plot の例

　システマティックレビューやメタアナリシスの有効性を高めるためには，多くの臨床研究，疫学研究のデータを蓄積し，利用可能にする必要がある．1992 年に英国が始めた**コクラン共同計画**は，無作為化比較試験（RCT）の成果を中心にデータを蓄積し，解析を行っており，システマティックレビューに関する国際的なセンターとなっている．

コクラン共同計画
Cochrane Collaboration

SBO 8
D1(1)③4

リスク要因の評価として，オッズ比，相対危険度，寄与危険度および信頼区間について説明し，計算できる．（知識・技能）

8・1 症例対照研究とオッズ比

症例対照研究では，症例（患者）群と対照群との間で，原因となった可能性のあるリスク因子と疾患との関連性の強さを比較することにより，その疾患の原因に関する仮説を検証する．たとえば，図8・1のように"肺の中皮腫は職業的なアスベスト曝露によってひき起こされたのではないか"との仮説を検証するため，中皮腫の患者100人と，その対照群200人について，過去のアスベスト曝露の有無を調べる後ろ向き研究である．症例対照研究において，リスク因子と疾患との関連性の強さを評価するのに**オッズ比**を用いる．

オッズ比　odds ratio，OR

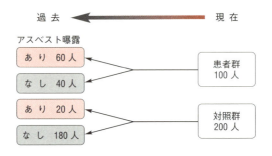

図8・1　症例対照研究の方法

オッズとは，本来は賭け事で使われる用語で，賭けに勝つ見込みを表す．たとえば，サイコロで1の目が出る確率（p）は1/6である．一方，1の目が出ない確率（$1-p$）は5/6である．オッズとは，ある事象が起こる確率（p）と起こらない確率（$1-p$）の比のことであり，ここでは1/5＝0.2がサイコロの目が1となるオッズである．

同様にして，患者がある要因に曝露されていた見込み（オッズ）を計算できる．図8・1の例では，中皮腫の患者がアスベストに曝露されていたオッズは60／(100−60)＝1.5である．これに対し，対照群がアスベストに曝露されていたオッズは，20／(200−20)＝0.11である．オッズ比は患者群のオッズが対照群のオッズの何倍になっているか，すなわち，あるリスク因子（アスベスト）に曝露されていた可能性が，患者群で対照群の何倍になっているかを計算したものである．

$$\text{オッズ比} = \frac{\text{患者群のオッズ}}{\text{対照群のオッズ}} = \frac{\dfrac{p}{1-p}}{\dfrac{p'}{1-p'}} = \frac{\dfrac{60}{40}}{\dfrac{20}{180}} = \frac{1.5}{0.11} = 13.5$$

症例対照研究のデザインは，患者群か対照群か，曝露があるかないかで下記のように2×2分割表に表すことができる．この表からオッズ比を求める場合，計

算方法は表8・1のように表すこともできる．

表8・1　2×2分割表からのオッズ比の求め方

	曝露あり	曝露なし	合計
患者群	60 (a)	40 (b)	100 ($a+b$)
対照群	20 (c)	180 (d)	200 ($c+d$)

$$\text{オッズ比} = \frac{a/b}{c/d} = \frac{a \times d}{b \times c} = \frac{60 \times 180}{40 \times 20} = 13.5$$

8・2　オッズ比の 95 % 信頼区間

統計学的にいうと，症例対照研究で選んだ患者群の 100 人や対照群の 200 人は，もっと大きな母集団から偶然取出されたサンプルであると考えられる．同じ母集団から別の患者群と対照群を選び出したときに，オッズ比がまったく同じ値になるとは限らない．すなわち，1 つの調査で求めたオッズ比は，調査対象者が含まれる母集団における真のオッズ比の推計値にすぎない．

もし母集団から繰返しサンプリングを行ったとすると，オッズ比の推計値はある平均値（母平均）を中心に一定のばらつきをもって分布すると考えられる．この分布が正規分布であれば，平均値－1 SD から平均値＋1 SD [*1] の間に全体の 95 % が含まれる．すなわち，この母集団の真のオッズ比は，95 % 以上の確率で平均値±1 SD の範囲のどこかに存在するはずである．この範囲を **95 % 信頼区間**という．

たとえば，ある調査で得られたオッズ比が 3.0 で，95 % 信頼区間が 2.0 ～ 4.0 であったとする．その場合，同じ母集団から 100 回調査を行ってオッズ比を求めたときに，少なくとも 95 回はオッズ比が 2.0 ～ 4.0 の間に入る（その区間に入らない確率は 5 % 以下の）はずである．また，その調査における対象者の数が多ければ，そこから計算される 95 % 信頼区間は狭くなり，推定値の信頼度が増す．オッズ比の 95 % 信頼区間が 0.8 ～ 5.1 のように 1 を含んでいる場合，真のオッズ比が 1 である可能性，すなわち症例群と対照群で差がない可能性もある．逆に，オッズ比の 95 % 信頼区間が 1 を含まない場合，そのオッズ比は 5 % の有意水準で統計学的に有意であると考える [*2]．

オッズ比の 95 % 信頼区間は下記の公式で求められる [*3]．

$$95\,\%\text{信頼区間} = \text{オッズ比} \times \exp\left(\pm 1.96 \times \sqrt{\frac{1}{a} + \frac{1}{b} + \frac{1}{c} + \frac{1}{d}}\right)$$

表 8・1 の場合，下記の計算から 95 % 信頼区間は 7.33 ～ 24.84 となる．

$$1.96 \times \sqrt{\frac{1}{60} + \frac{1}{40} + \frac{1}{20} + \frac{1}{180}} = 0.611$$

95 % 信頼区間：$13.5 \times e^{-0.611} = 7.33$ ～ $13.5 \times e^{0.611} = 24.84$ （7.33 ～ 24.84）

8・3　コホート研究の方法

コホート研究はあるリスク因子に曝露された群と，そのリスク因子に曝露されていない群を最初に設定し，将来にわたってさまざまな疾病などの健康事象が起

[*1] SD（standard deviation）：標準偏差

95 % 信頼区間 confidence interval，CI

[*2] 図 7・2 のメタアナリシスの例には，オッズ比とその 95 % 信頼区間が示されている．対象者数の少ない研究では 95 % 信頼区間が広く，統計的に有意ではないオッズ比も含まれていることがわかる．

[*3] 99 % 信頼区間の場合は 1.96 の代わりに 2.58 を用いる．

式中の a, b, c, d は表 8・1 と同じ．

*1 SBO 7・3・1で説明したように特殊な例として後ろ向きコホート研究もある.

こる頻度を追跡調査する前向き研究である[*1]. たとえば, 表 8・2 に示したように, 1000 人の喫煙者（曝露群）と 1000 人の非喫煙者（非曝露群）を設定し, その後 5 年間にわたってさまざまな疾患の発生を追跡する. その間の疾病の発生頻度の比, あるいは差を, 喫煙者（曝露群）と非喫煙者（非曝露群, 対照群）との間で比較する.

表 8・2 コホート研究の例 I（閉じたコホート）

	疾患 A の発症あり	疾患 A の発症なし	合計
曝露群（喫煙）	80 (a)	920 (b)	1000 (N_1)
非曝露群（非喫煙）	20 (c)	980 (d)	1000 (N_0)

調査対象者（1000 人）を最初に固定し, 全員を 5 年間追跡.

$$\text{相対危険度（リスク比）} = \frac{a/N_1}{c/N_0}$$

$$\text{寄与危険度（リスク差）} = a/N_1 - c/N_0$$

現実には, ある一時点で 1000 人の喫煙者, 非喫煙者を一挙に設定し, 調査を一斉に開始するのは困難である. 実際の疫学調査では, 一定期間の間に徐々に対象者の数を増やしていくことが多い. また, 追跡の過程においても, 調査地域からの移動, 事故死, 喫煙・禁煙習慣の変化, あるいはさまざまな理由による追跡不能例などが起こりうる.

表 8・2 の例のように, 最初に曝露群, 非曝露群を固定した後, 対象者の出入りがないのは閉じたコホートであり, 調査期間中に対象者が増えたり減ったりするのは開いたコホートである. どちらのコホートであるかによって, 以下に述べるように疾病の発生頻度を比較する手法が異なってくる.

8・4 累積罹患率と人年法による罹患率

ある人口集団において一定期間に**新たに発生**した健康事象（疾患）の頻度を数値化したものが**罹患（りかん）率**である. 起こった事象が死亡の場合は死亡率になる. コホート研究では, 曝露群と非曝露群を追跡して, 新たに起こった健康事象の頻度を比較するので, 両群の罹患率を比較することになる. 罹患率は一般的な用語であるが[*2], 疫学の領域では, **累積罹患率**と人年法による"罹患率"を区別して用いる. 累積罹患率は, 図 8・2(a) に示したように, 対象者を調査開始時に固定している（閉じている）コホートで用いられる. 分母となるのは調査開始時点におけるこの群の人口[*3]である. 図 8・2(a) の例では累積罹患率は 3/6 (6 年間) となる. 調査期間を明記するのは, 調査期間をどのくらいとるかによって累積罹患率が変化するからである.

一方, 図 8・2(b) のように調査期間中に対象者の出入りのある（開いた）コホートの場合, 対象者によって観察期間が異なる. 対象者一人一人について追跡開始時点から疾患が発症した時点, あるいは調査終了時点までの期間を求め, 対象者数（人）に個人ごとの期間（年）を乗じた**人年**を求める. すべての対象者の人年を合計し, それに対する発症数を"罹患率"とする.

罹患率　incidence rate

*2 SBO 3・6・1 "罹患率と有病率"を参照.

*3 ある疾患に罹患する可能性がある人口, という意味で危険人口（population at risk）ともいう.

(a) 累積罹患率 (b) 人年法による罹患率

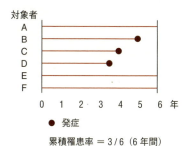
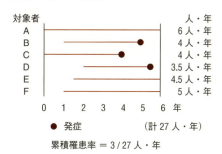

図8・2　累積罹患率と人年法による罹患率

8・5　相対危険度と寄与危険度
8・5・1　相対危険度

　コホート研究では，リスク因子と疾患の発生頻度との関連性の強さを**相対危険度**で示す．ただし，相対危険度を示す英語 relative risk は"相対的なリスク"という曖昧な意味をもつため，オッズ比も含めたリスク指標全般を示す概念であるかのような誤解を受ける可能性が懸念され，近年，疫学の領域ではあまり用いられなくなりつつある．また，対象者が固定された閉じたコホートの場合と，対象者の出入りのある開いたコホートの場合では相対危険度の計算手法が異なるため，それぞれの方法で求めた"相対危険度"を区別するため，"リスク比"あるいは"罹患率比"などの用語が用いられるようになってきた[*1]．

相対危険度
relative risk, RR

　表8・2に示したように，対象者が固定されたコホート研究の場合（図8・2(a)のイメージ）曝露群と非曝露群と"累積罹患率"を比較する．リスク因子に曝露されている群の累積罹患率（a/N_1）が，非曝露群の累積罹患率（c/N_0）の何倍になっているかが相対危険度となる．近年，この方法で求める相対危険度を**リスク比**とよぶようになってきた．表8・2の例では，曝露群の累積罹患率（80/1000・5年間）は，非曝露群の累積罹患率（20/1000・5年間）の4倍になっているので，相対危険度（リスク比）は4.0である．ほとんどの薬学の教科書に記載されている相対危険度の計算方法は，このリスク比の例である．

　一方，対象者の出入りがあるコホート（図8・2(b)のイメージ）で同様の調査を行った場合，表8・2と同様，1000人を5年間追跡することを目標に調査した

[*1] 現在，コホート研究の指標に関する用語は非常に混乱している．従来，相対危険度とよばれていた指標は，現在，相対危険，リスク比，罹患率比，発生率比などに，寄与危険度は，寄与危険，リスク差，罹患率差，発生率差などに置き換えられつつある．しかし，考え方の基本は，比としての相対危険度，差としての寄与危険度であることに変わりはない．

リスク比　risk ratio, RR

表8・3　コホート研究の例2（開いたコホート）

	疾患Aの発症あり	人　年
曝露群（喫煙）	80 （a）	4800 （NY_1）
非曝露群（非喫煙）	20 （c）	4800 （NY_0）

調査対象者（1000人）は途中からの参加者もあり，調査期間は約5年間

$$相対危険度（罹患率比）= \frac{a/NY_1}{c/NY_0}$$

$$寄与危険度（罹患率差）= a/NY_1 - c/NY_0$$

としても，個々の対象者の観察期間が異なるため，分母は人年となる（表8・3）．すべての対象者の人年を合計した数値を分母として図8・2(b) のように罹患率を求め，曝露群の罹患率（a/NY_1）が非曝露群（c/NY_0）の何倍になっているかを計算する．近年，このようにして求める相対危険度を**罹患率比**，あるいは**発生率比**とよぶようになった．表8・3の例では，曝露群の罹患率 80/4800 人年を非曝露群の罹患率 20/4800 人年で除すると，相対危険度は 4.0 となる．この場合，両群の合計の人年が偶然同じであったため，見かけ上，表8・2で求めた相対危険度と同じ値になっているが，計算の考え方が異なっていることに注意する必要がある[*2]．

罹患率比　rate ratio, RR

*2 曝露群と非曝露群の人数がほぼ同じだった場合，曝露群の方が早めに発症するために，人年（人数 × 発症までの期間）は曝露群で小さくなる可能性がある．

8・5・2　相対危険度の 95 ％信頼区間

相対危険度の 95 ％信頼区間は，表8・2のようにリスク比として求めたか，表8・3のように罹患率比（発生率比）として求めたかによって計算方法が異なる．

$$\text{リスク比の 95 ％信頼区間} = \text{リスク比} \times \exp\left(\pm 1.96 \times \sqrt{\frac{b}{aN_1} + \frac{d}{cN_0}}\right)$$

表8・2の例の場合，下記の計算から 95 ％信頼区間は 2.47 〜 6.48 となる．

$$1.96 \times \sqrt{\frac{920}{80 \times 1000} + \frac{980}{20 \times 1000}} = 0.482$$

95 ％信頼区間：$4.0 \times e^{-0.482} = 2.47$ 〜 $4.0 \times e^{0.482} = 6.48$ （2.47 〜 6.48）

一方，罹患率比（発生率比）の 95 ％信頼区間は下記の式で求める．

$$\text{罹患率比の 95 ％信頼区間} = \text{罹患率比} \times \exp\left(\pm 1.96 \times \sqrt{\frac{1}{a} + \frac{1}{c}}\right)$$

表8・3の例の場合，下記の計算から 95 ％信頼区間は 2.47 〜 6.53 となる．

$$1.96 \times \sqrt{\frac{1}{80} + \frac{1}{20}} = 0.49$$

95 ％信頼区間：$4.0 \times e^{-0.49} = 2.45$ 〜 $4.0 \times e^{0.49} = 6.53$ （2.47 〜 6.53）

いずれの場合も 95 ％信頼区間は 1 を含まない範囲なので，求めた相対危険度の 4.0 は 5 ％の水準で有意であると判断される．

8・5・3　寄与危険度

相対危険度が，リスク因子の有無によって疾患の発症頻度が何倍になるかの"比"を評価するのに対し，発症頻度の"差"を評価するのが**寄与危険度**である．近年，寄与危険度についても，**リスク差**，あるいは**罹患率差**（発生率差）という用語を用いるようになってきた．具体的な計算方法は表8・2，表8・3に示した．

相対危険度と寄与危険度の相違とそれぞれの意義は，SBO 7・3・2 の表7・2

寄与危険度　attributable risk, AR
リスク差　risk difference
罹患率差　rate difference

の例で考えるとわかりやすい．この調査により，喫煙群では肺癌の相対危険度（リスク比）は 5 倍と計算される．一方，寄与危険度は 50/10,000 − 10/10,000 = 0.004 である．つまり，喫煙によって増えた肺癌患者の数は 10,000 人中 40 人である．これに対し，心疾患の相対危険度（リスク比）は 1.67 倍（500 / 300）で肺癌より低いが，寄与危険度は 500/10,000 − 300/10,000 = 0.02 である．つまり，喫煙によって増えた心疾患の患者の数は 10,000 人中 200 人である．逆にいうと，喫煙という因子がなければ，200 人が心疾患にならなかった可能性がある．これは肺癌の場合の 40 人の 5 倍である．

このように，もともと発症数の多い疾患の場合，少しでもリスク因子となる要因が変化すると，患者の数が大きく変化する可能性がある．寄与危険度は，このようにトータルの患者の"数"をどのように減らすか，という公衆衛生学的見地に立ったときに意義がある．これに対して，相対危険度は，喫煙と肺癌発症との因果関係を証明するような研究において，要因と疾患との因果関係の強さを推定するうえで重要な指標となる[*1]．

[*1] SBO 5・4（表 5・2）を参照．

寄与危険度についても 95 ％信頼区間を求めることができる．表 8・2 の例ではリスク差，表 8・3 の例では，罹患率差（発生率差）の 95 ％信頼区間を下記の式で求める．

$$\text{リスク差の 95 \%信頼区間} = \text{リスク差} \times \exp\left(\pm 1.96 \times \sqrt{\frac{ab}{N_1^3} + \frac{cd}{N_0^3}}\right)$$

$$\text{罹患率差の 95 \%信頼区間} = \text{罹患率差} \times \exp\left(\pm 1.96 \times \sqrt{\frac{a}{NY_1^2} + \frac{c}{NY_0^2}}\right)$$

いずれも，95 ％信頼区間が 0（差なので 0）を含まない範囲である場合，5 ％の有意水準で統計学的に有意であると考える．

例題 8・1 表 7・2 のデータから，喫煙による心疾患発症の相対危険度（リスク比）は 1.67 と計算される．この値は統計的に有意な値か？
解答 95 ％信頼区間を求めて，1 を含むかどうかを調べる．

$$\text{リスク比の 95 \%信頼区間} = \text{リスク比} \times \exp\left(\pm 1.96 \times \sqrt{\frac{b}{aN_1} + \frac{d}{cN_0}}\right)$$

ここで $a = 500$, $b = 10,000 − 500 = 9500$, $c = 300$, $d = 10,000 − 300 = 9700$, $N_1 = N_0 = 10,000$

$$1.96 \times \sqrt{\frac{9500}{500 \times 10,000} + \frac{9700}{300 \times 10,000}} = 0.140$$

95 ％信頼区間：$1.67 \times e^{-0.140} = 1.45 \sim 1.67 \times e^{0.140} = 1.92$

95 ％信頼区間 1.45 〜 1.92 は 1 を含まないので，この調査で得られた相対危険度 1.67 は 5 ％の水準で統計的に有意である[*2]．

[*2] 対象者の数が多いので，95 ％信頼区間の幅が狭いことに注意．

II 疾病の予防

　一般目標：健康を理解し疾病の予防に貢献できるようになるため，感染症，生活習慣病，職業病などについての現状とその予防に関する基本的事項を修得する．

　生まれてから死ぬまでの生涯を通して健康を維持するため，疾病予防の施策にはさまざまな改善や工夫が加えられている．第Ⅱ部では，疾病予防の施策に関してその背景と科学的な裏付けを理解しつつ，その意義と効果を説明するために知識を身につける．

　生活習慣を理想的な形にシフトすることは，疾病の予防と健康の増進，健康寿命の延長に直結する．数十年前，痘瘡や結核をはじめとする感染症の制御が一定の効果を収め，感染症の脅威は過去のものという概念が広まった．しかし，その考えは次々と生まれる新興感染症や院内感染の対策に追われる中に崩れ去った．また，医療技術の進歩は，結果的に病原体に感染しやすい状態（易感染宿主）を増やし，薬剤耐性病原体を生み出した．その結果，日和見感染・院内感染を増加させた．社会経済活動は生態系に影響を与え，これまで経験したことがない感染症の発生の一因となっている．人類は今なお新たな感染症が出現するたびに，起因する病原体を同定し，その制圧法の開発と適応に追われているのが現状である．とりわけ，薬剤耐性病原体の出現の抑止とそれによる疾病の薬物治療に果たす薬剤師の役割は大きくなっている．薬剤師には，医療チームの一員としてはもとより，学校や職場などの住環境において感染症や有害物質による健康障害を防止するために適切なアドバイスを与えるなど，地域住民の疾病の予防と健康寿命の延長に向けた役割がある．

（久下周左）

第4章 疾病の予防とは

> **SBO 9**
> D1(2)①1
> 疾病予防について，一次，二次，三次予防という言葉を用いて説明できる．

主要死因別にみた死亡率の年次推移（図4・5を参照）で示されているように，第二次世界大戦前後では，わが国の死因順位第1位は結核であったが，その後1951年では脳血管疾患が第1位となり脳血管疾患，悪性新生物（がん），心疾患が三大死因となった．1981年には悪性新生物が第1位となり，わが国の疾病構造は大戦前後急激に変化してきた．1955年ころに悪性新生物，心疾患，脳血管疾患といった疾患は40〜60歳と年齢が上昇するのに伴い急に死亡率が増加したため"成人病"とよばれ，これら慢性疾患に対する国民の関心も高まった．その後，1996年に公衆衛生審議会において"生活習慣に着目した疾病対策の基本的方向性について"が取りまとめられ，新たに**"生活習慣病"**という概念が導入された．現在でも悪性新生物，心疾患，脳血管疾患が死因の上位を占めその割合は全死因の50％を超えている．

生活習慣病
lifestyle-related disease

わが国は欧米諸国に比べ高齢化社会へと急速に進行した．そのため国民医療費は年々増加し，2012年度には39兆2117億円（2011年度は38兆5850億円）となっている．国民医療費の国内総生産（GDP）に対する比率は8.30％，国民所得に対する比率は11.7％となっている．また，国民の健康に対する考え方も"無病息災"から"一病息災"と移り変わってきたよう健康の概念も変化し，疾病予防の重要性が盛んに説かれるようになった．一般的な考え方では，疾病予防は一次予防，二次予防，三次予防のように3段階に分類される（表9・1）．

表9・1 疾病予防の分類

予防	予防の段階	目的	例
一次予防	健康な段階で行う予防	健康増進	栄養指導，生活習慣の改善，生活環境の改善，健康教育，ほか
		特異的予防	予防接種，職業病予防，がん原性物質の除去，ほか
二次予防	疾病が不顕性の段階で行う予防	早期発見・早期治療	新生児マススクリーニング，がん検診，ほか
三次予防	疾病が顕性化した段階で行う予防	能力低下防止機能回復	リハビリテーション，再発防止のための定期検診，ほか

一次予防

一次予防は，健康な段階で行う予防であり，健康増進や特異的予防などが該当する．健康を維持増進するための予防には，食事（栄養）・運動などの生活習慣の改善や健康に関する教育などがある．疾病に関する健康教育（生活習慣病をはじめとする疾病の原因やその防御方法など正しい知識の普及）も一次予防となる．さらに特異的な予防には，病原体に対する予防接種や職場などにおける発がん性物質の除去などがあり，学校薬剤師の環境衛生検査なども一次予防に含まれる．

二次予防

二次予防は，疾病が不顕性な段階で行う予防である．おもに早期発見・早期治

療を目的に行われる．自覚症状がない状態で疾病の初期段階に疾病を発見できれば，疾病が重症化して発見された場合に比べ治療にかかる時間も費用も患者の負担も少ないと考えられる．また，早期に治療することで疾病が重症化や合併症を起こす場合も少なくなる．一般的に用いられる**健診**という言葉は"健康診断"あるいは"健康診査"の略であり，これらはもともとは健康であることを確認する一次予防に重点が置かれたものであったが，定期的に健診を受けていれば早期発見につながるので二次予防も含むものである．特定健康診査，妊産婦健康診査，3歳児健康診査などがこれにあたる．一方，検診は，特定の病気を早期に発見し，早期に治療することを目的として行われる．肺癌検診，胃癌検診，大腸癌検診，乳癌検診，子宮癌検診などがこれにあたる．出生前後に実施されるB型肝炎防止事業，新生児マススクリーニングも疾病の早期発見をめざした二次予防である．

　三次予防は，疾病が顕性化した段階で行う予防である．病名が診断された後の予防であり，理学療法や作業療法などのリハビリテーションにより機能低下を防止し，失われた機能を回復させることで，社会復帰などを目指して行われる．また，近年では疾病の悪化防止や合併症を防ぐことも広義では三次予防に含まれ，再発防止のためのがん検診，腎不全患者の人工透析，末期がん患者の疼痛緩和対策などがこれにあたる．

三次予防

SBO 10 健康増進政策（健康日本 21 など）について概説できる．
D1(2)①2

21世紀における国民健康づくり運動（健康日本21）

健康日本21（第二次）

わが国では健康づくり施策として，1978 年に"第一次国民健康づくり対策"が，1988 年からの"第二次健康づくり対策"を経て，2000 年からは"第三次国民健康づくり対策"として **21 世紀における国民健康づくり運動（健康日本 21）** を推進してきた．2013 年からは"第三次国民健康づくり対策"で新たに **健康日本 21（第二次）** が進められている（健康づくり対策の流れ）．この間に 2003 年に健康増進法の施行，2006 年に医療制度改革関連法の成立，2008 年には特定健康診査・特定保健指導の開始が行われた（図 10・1）．

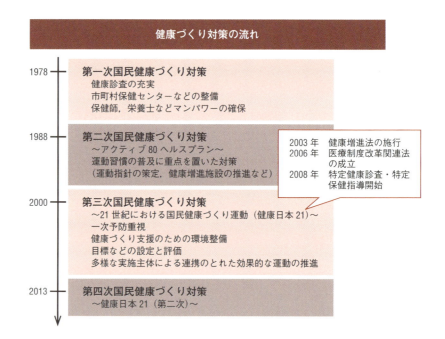

図 10・1　健康づくり対策の流れ　出典："健康日本 21（第二次）の推進に関する参考資料"

2000〜2012 年に実施された **健康日本 21** では，1) 壮年期死亡の減少，2) 健康寿命の延伸と，3) 生活の質の向上を目的に，一次予防重視，健康づくり支援のための環境整備，目標などの設定と評価，多様な実施主体による連携のとれた効果的な運動の推進を方針として取組んできた．その最終評価から第四次運動の基本的な方針が示された．

21 世紀のわが国において少子高齢化や疾病構造の変化が進む中で，生活習慣および社会環境の改善を通じて，子供から高齢者まですべての国民がともに支え合いながら希望や生きがいをもち，ライフステージに応じて，健やかで心豊かに生活できる活力ある社会を実現する．その結果，社会保障制度が持続可能なもの

となるよう，国民の健康の増進の総合的な推進を図るための基本的な事項を示し，2013～2022年度までの"21世紀における第二次国民健康づくり運動〔**健康日本21（第二次）**〕"を推進することとした．具体的な方向として，① 健康寿命の延伸と健康格差の縮小，② 生活習慣病の発生予防と重症化予防の徹底，③ 社会生活を営むために必要な機能の維持および向上，④ 健康を支え，守るための社会環境の整備，⑤ 栄養・食生活，身体活動・運動，休養，飲酒，喫煙，歯・口腔の健康に関する生活習慣の改善および社会環境の改善が目標として盛り込まれた（図10・2）．

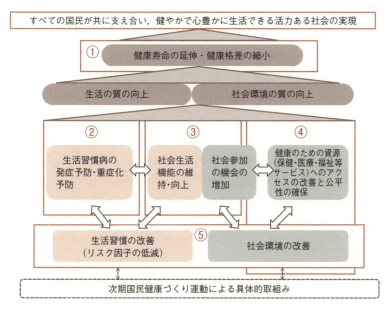

図10・2 健康日本21（第二次）概念図 出典："健康日本21（第二次）の推進に関する参考資料"

わが国では2013年の**平均寿命**は男性80.21年，女性86.61年であるのに対し，**健康寿命**は男性71.19年，女性74.21年で平均寿命と健康寿命の差は男性で9.02年，女性12.40年であった（図10・3）．この平均寿命と健康寿命の差は日常生活に制限のある"不健康な期間"を意味する．わが国では今後，平均寿命の延伸に伴い，健康な期間だけではなく，この不健康な期間も延びることが予測される．そのため国民の健康づくりのいっそうの推進を図り，平均寿命の延び以上に健康寿命を延ばす（不健康な状態になるのを遅らせる）ことは，個人のQOL（生活の質）の低下を防ぐ観点からも，社会的負担を軽減する観点からも，重要である．

健康日本21（第二次）の最終的な目的として，1）の**健康寿命**（日常生活に制限のない期間）の延伸に加え，**健康格差**（地域や社会経済状況の違いによる集団における健康状態の差）の縮小を実現するために，あらゆる世代の健やかな暮らしを支える良好な社会環境を構築することとした．また，がん，循環器疾患，糖尿病およびCOPD（慢性閉塞性肺疾患*）などの非感染性疾患に対処するために**一次予防**ならびに合併症や重症化の予防に重点を置いた対策を推進する．具体

平均寿命
life expectancy

健康寿命　healthy life expectancy

健康格差
health inequities

* たばこ煙などの有害物質の長期吸入による肺の炎症に起因する疾患．

一次予防

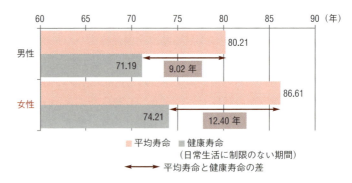

図10・3 平均寿命と健康寿命の差（2013年）

健康増進法が2003年に施行された。健康日本21を推進するとともに、健康づくりや疾病予防に重点を置いた施策を講じていくために、法的基盤整備が必要であるとの認識が高まったためである。そこで内容としては、国民の健康増進の総合的な推進を図るための基本的な方針を定めること、**健康診査**の実施などに関する指針を定めること、**国民健康・栄養調査の実施**に関すること保健指導などの実施に関すること、**受動喫煙**の防止に関することなどが定められている。

国民健康・栄養調査: 国民の身体の状況、栄養摂取量および生活習慣の状況を明らかにし、国民の健康の増進の総合的な推進を図るための基礎資料を得ることを目的として、毎年実施するもので健康増進法に基づき、層化無作為抽出した約6000世帯を対象に身体状況（身長、体重、腹囲、血圧測定、血液検査など）、栄養摂取〔食品摂取量、栄養素など摂取量、食事状況（欠食・外食など）〕、生活習慣〔食生活、身体活動・運動、休養（睡眠）、飲酒、喫煙、歯の健康などに関する生活習慣全般を把握〕について調査する。

表10・1 健康日本21（第二次）のおもな目標

	項　目	現　状	目　標
健康寿命・健康格差	健康寿命の延伸（日常生活に制限のない期間の平均の延伸）	男性　70.42年 女性　73.62年 (2010年)	平均寿命の増加分を上回る健康寿命の増加 (2022年度)
	健康格差の縮小（日常生活に制限のない期間の平均の都道府県格差の縮小）	男性　2.79年 女性　2.95年 (2010年)	都道府県格差の縮小 (2022年度)
がん	75歳未満のがんの年齢調整死亡率の減少（10万人当たり）	84.3 (2010年)	73.9 (2015年)
	がん検診の受診率の向上	胃癌　　男性 36.6 % 　　　　女性 28.3 % 肺癌　　男性 26.4 % 　　　　女性 23.0 % 大腸癌　男性 28.1 % 　　　　女性 23.9 % 子宮頸癌　女性 37.7 % 乳癌　　女性 39.1 % (2010年)	50 % （胃癌、肺癌、大腸癌は当面は40 %） (2016年)

表 10・1 （つづき） 健康日本 21（第二次）のおもな目標

	項　目	現　状	目　標
循環器疾患	脳血管疾患・虚血性心疾患の年齢調整死亡率の減少（10万人当たり）	脳血管疾患　男性 49.5 % 　　　　　　女性 26.9 % 虚血性心疾患　男性 36.9 % 　　　　　　女性 15.3 % （2010 年）	脳血管疾患　男性 41.6 % 　　　　　　女性 24.7 % 虚血性心疾患　男性 31.8 % 　　　　　　女性 13.7 % （2022 年）
	高血圧の改善（収縮期血圧の平均値の低下）	男性 138 mmHg 女性 133 mmHg　（2010 年）	男性 134 mmHg 女性 129 mmHg　（2022 年）
	脂質異常症の減少	総コレステロール 240 mg/dL 以上の者の割合 　男性 13.8 % 　女性 22.0 % LDL コレステロール 160 mg/dL 以上の者の割合 　男性 8.3 % 　女性 11.7 %　（2010 年）	総コレステロール 240 mg/dL 以上の者の割合 　男性 10 % 　女性 17 % LDL コレステロール 160 mg/dL 以上の者の割合 　男性 6.2 % 　女性 8.8 %　（2022 年）
	メタボリックシンドロームの該当者および予備群の減少（糖尿病の項目でもある）	1400 万人 （2008 年）	1500 万人 （2022 年）
	特定健康診査・特定保健指導の実施率の向上（糖尿病の項目でもある）	特定健康診査の実施率 41.3 % 特定保健指導の実施率 12.3 % （2009 年）	特定健康診査の実施率 70 % 特定保健指導の実施率 45 %
糖尿病	合併症（糖尿病腎症による年間新透析導入患者数）の減少	16,247 人 （2010 年）	15,000 人 （2022 年）
	治療継続者の割合の増加	63.7 %　（2010 年）	75 %　（2022 年）
	血糖コントロール指標におけるコントロール不良者の割合の減少（HbA1c が JDS 値 8.0 %（NGSP 値 8.4 %）以上の者の減少）	1.2 %　（2009 年）	1.0 %　（2022 年）
	糖尿病有病者の増加の抑制	890 万人　（2007 年）	1000 万人　（2022 年）
COPD	COPD の認知度の向上	25 %　（2011 年）	80 %　（2022 年）

出典：厚生労働省，"国民の健康の増進の総合的な推進を図るための基本的な方針"

第5章 感染症とその予防

> **SBO 11** 現代における感染症（日和見感染，院内感染，新興感染症，再興感染症など）の特徴について説明できる．
> D1(2)②1

現代における感染症の発生や蔓延は人間活動・社会経済活動と密接に関係する．医療技術の進展は，多くの疾病から生命を救ってきた一方で，新たな感染症を生み出した．輸血や血液製剤は未同定の病原体を拡散させ，抗微生物薬の投与は薬剤耐性病原体の発生要因となることも事実である．治療効果の上昇は易感染性宿主を増加させることにつながり，その結果，通常は病原性を示さない病原体による**日和見感染症**を増やした．医療機関は，易感染宿主と薬剤耐性病原体が遭遇する場となり**院内感染**の機会を増加している．また，生活習慣病は免疫機能の低下を招き，易感染状態を誘導する．人口増加や経済成長は地球規模の環境の変化（温暖化）をもたらし，森林の開拓は生態系を変え，これまでにない動物とヒトとの接触の機会を増やしている．このような社会経済活動は，動物由来・媒介性の新たな感染症（**新興感染症**）の発生とその拡散につながる．これらの複合的な要因により，かつて流行した感染症で再流行するものを**再興感染症**という．

11・1 日和見感染

易感染性宿主
compromised host

免疫機能が低下したために容易に感染症を発症しやすくなった人を**易感染性宿主**という．免疫機能は加齢や疾患，およびその治療により低下することがある．易感染性宿主においては"通常では病原性を示さない病原体による感染症"（**日和見感染**）を起こす．代表的な日和見感染と疾病などの易感染性の要因を表11・1に示す．

日和見感染
opportunistic infection

11・2 院内感染

院内感染
hospital-aquired infection

市中感染 community-aquired infection

医療関連感染 healthcare-associated infection

＊ SBO 6 を参照．
接触感染
飛沫感染
空気感染
血液感染
標準予防策
感染経路別予防策

院内感染は"医療機関の中で新たに病原体に罹患する"ことである．これに対して病院外で感染症に罹る場合や入院後48時間以内に発症した場合を**市中感染**という．また，医療従事者が針刺し事故などで血液感染するのも院内感染に含まれる．近年，病院内のみならず在宅ケア，老人保健施設などにおける医療行為によりひき起こされる感染を含めて"**医療関連感染**"という言葉が定着しつつある．代表的な院内感染症とその予防策を表11・2に示す．

院内感染を予防するためには，**感染成立の三要因**（宿主の感受性，感染経路，感染源）＊の中の感染経路の遮断がおもな対策となる．ヒト－ヒト感染をする病原体の感染経路は1) **接触感染**，2) **飛沫感染**，3) **空気感染**がある．院内ではこれらの感染経路に針刺し事故などによる**血液感染**が加わる．院内感染の予防には，**標準予防策**（手洗いの励行，手袋・マスク・ゴーグル・ガウン着用）と**感染経路別予防策**（接触感染予防策，飛沫感染予防策，空気感染予防策，血液感染予防策）がある（表11・2）．多くの医療機関は，感染対策委員会や感染管理部門を設け，インフェクションコントロールドクター，感染管理認定看護師，感染制御専門薬

表 11・1　易感染性宿主と日和見感染症

易感染性の要因（疾病等）	メカニズム	日和見感染症	病原体
膠原病	副腎皮質ステロイドや免疫抑制剤の投与による免疫抑制作用	ニューモシスチス肺炎	*Pneumocystis jirovecii*
		サイトメガロウイルス感染症	サイトメガロウイルス（CMV）は成人までに不顕性感染している場合が多い（内因感染）
		結核	潜在性の結核が再燃する（内因感染）
		深在性真菌症（口腔カンジダ症，消化管カンジダ症，侵襲性肺アスペルギルス症，その他肺病変，髄膜炎）	*Candida* 属（内因感染），*Aspergillus* 属，*Cryptococcus* 属
透析患者	①免疫機能の低下，②バスキュラーアクセス（人工血管，留置カテーテルなど），腹膜カテーテルが原因微生物の侵入経路やバイオフィルム形成の場所となり，後者は治療抵抗性の原因となる．透析患者29万人，透析患者の死亡原因の21％が感染症であり増加傾向	呼吸器感染症，皮膚軟部組織感染症，尿路感染症，グラフト・カテーテル感染，深在性真菌症	肺炎球菌，メチシリン耐性黄色ブドウ球菌（透析患者の16％が保菌），緑膿菌，その他腸内細菌，結核菌，C型肝炎
糖尿病	糖代謝異常・高血糖により，好中球機能の低下や細胞性免疫の低下，動脈硬化，細小血管障害，自律神経障害の進展による組織血流低下などによる	尿路感染症	グラム陰性桿菌（大腸菌，*Klebsiella* 属，*Proteus* 属など），*Candida* 属
		呼吸器感染症	肺炎球菌，*Klebsiella* 属，*Proteus* 属，黄色ブドウ球菌），*Candida* 属
		皮膚・口腔内感染症（癰，癤，表在性真菌症，白癬症，カンジダ膣炎，歯周炎）	黄色ブドウ球菌，*Candida* 属など
	糖尿病に特異的な感染症	腹膜炎（腹膜透析）	表皮ブドウ球菌
		ガス産生性感染症	大腸菌，*Klebsiella* 属，*Proteus* 属が嫌気下で高血糖が加わると発酵しガス産生
		壊死性筋膜炎	通性嫌気性菌と *Bacteroides* 属などの嫌気性菌の混合感染
がん	固形がん存在部位に感染症を起こす場合がある．がん病態の進行に伴う免疫機能の低下やがん化学療法による事象	血液悪性腫瘍治療：キャリアのB型肝炎ウイルスの再活性化，ニューモシスチス肺炎，帯状疱疹	B型肝炎ウイルス（HBV；内因感染），*Pneumocystis jirovecii*，水痘・帯状疱疹ウイルス（内因感染）
高齢者	疾患によるもののほか，栄養状態の悪化，加齢による細胞性免疫・液性免疫の低下，施設内での流行に曝露されやすい	呼吸器疾患	肺炎球菌，インフルエンザ菌
		尿路感染症	大腸菌（約70％），ブドウ球菌，緑膿菌，腸球菌，セラチア
AIDS（後天性免疫不全症候群）	HIV感染後約10年経過後にCD4$^+$ T細胞数が減少し日和見感染を起こす	真菌症（カンジダ症，ニューモシスチス肺炎），細菌感染症（結核，非結核性抗酸菌感染症），ウイルス感染症（CMV感染症），日和見腫瘍（カポジ肉腫）	常在真菌，常在菌，潜伏感染率の高いヘルペスウイルスによる

剤師，感染制御認定薬剤師，感染制御認定臨床微生物検査技師などの専門職で構成される**感染制御チーム（ICT）**を置き，サーベイランスや院内感染予防を推進している．

感染制御チーム
infection control team, ICT

表 11・2 院内感染症とその感染経路

感染経路	感染源（起因微生物が存在する場所）	疾　患	感染予防策
接触感染	院内環境	多剤耐性緑膿菌感染症	（接触感染予防策）個室管理，または同じ疾患を発症した患者の同室管理，器具の個別化，マスク・ガウンの着用；ノロウイルス，および空気下では芽胞として存在するディフィシル菌は不活性化しにくいため，手指消毒でなく手洗いで除き，物品の消毒は塩素などの高水準消毒薬を用いる．
	上咽頭，唾液，皮膚	ペニシリン耐性肺炎球菌感染症	
	鼻腔・咽頭より	メチシリン耐性黄色ブドウ球菌感染症	
	糞便（芽胞形成）	ディフィシル菌による偽膜性大腸炎	
		アデノウイルスによる流行性角結膜炎	
	吐瀉物，糞便	ノロウイルスによる下痢症	
	糞　便	腸管出血性大腸菌などの腸管感染症	
飛沫感染	罹患者のくしゃみなどによる飛沫	インフルエンザ，風疹	（飛沫感染予防策）できるだけ患者は個室に収容する．患者間を 1 m 以上離す．マスクを着用する．
空気感染	罹患者のくしゃみなどによる飛沫が乾燥し長時間空気中を漂う飛沫核となり，空気感染の原因となる	結核，水痘，麻疹	（空気感染予防策）陰圧に空調が管理された個室に患者を収容する．医療従事者は N95（0.3 μm 以上の粒子を 95 ％ 遮断する規格）のマスクを着用して病室に入る．
血液感染	血　液	HIV，HCV，HBV 感染症	（血液感染予防策）針刺し曝露により感染する確率は，HBV 30 ％，HCV 3 ％，HIV 0.3 ％である．HBV はワクチン接種により予防する．HBV に曝露した可能性がある場合は，HB グロブリンを投与，HIV に対しては抗 HIV 薬を投与する．

11・3 薬剤耐性菌

薬剤耐性菌

メチシリン耐性黄色ブドウ球菌 methicillin-resistant *Staphylococcus aureus*, MRSA

入院患者の約 4 ％ は**薬剤耐性菌**による院内感染を起こしており，そのほとんどは**メチシリン耐性黄色ブドウ球菌（MRSA）**による感染である．

全国の医療機関における薬剤耐性菌による院内感染の情報は，厚生労働省の院内感染サーベイランス事業（JANIS）により収集されている．図 11・1 に 2009～

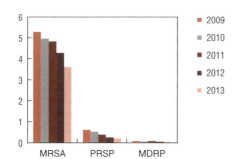

図 11・1　入院患者の新規薬剤耐性菌罹患率　出典：JANIS 公開情報をもとに作成．全入院患者 100 人当たり．MRSA: メチシリン耐性黄色ブドウ球菌，PRSP: ペニシリン耐性肺炎球菌，MDRP: 多剤耐性緑膿菌

2013 年の入院患者の新規薬剤耐性菌の罹患率の推移を示した．2013 年の年報によると，全国の医療機関（200 床以上に限ると全医療機関の 25.8 ％に相当）において新たに薬剤耐性菌に感染した 16,556 人（全入院患者の 3.86 ％に相当）の中で，93.7 ％は MRSA，5.1 ％がペニシリン耐性肺炎球菌（PRSP），1.2 ％が多剤耐性緑膿菌（MDRP）による感染であった．また，2013 年の MRSA 感染の 36.8 ％が肺炎，16.1 ％が菌血症，ついで皮膚軟部組織感染（13.6 ％），手術創感染（11.61 ％）の原因となった．PRSP はおもに肺炎，呼吸器感染症を起こし，MDRP は尿路感染症，肺炎の原因となった．新規耐性菌感染患者の感染症で最も多いのは肺炎（38.7 ％）であった．

PRSP: penicillin-resistant *Streptococcus pneumonia*

MDRP: multiple-drug-resistant *Pseudomonas aeruginosa*

薬剤耐性菌による院内感染は年々低下している（2009 年の全罹患率 6 ％が 2013 年には 3.9 ％に低下）が，依然として大きな問題である．

抗菌薬治療時に発生する抗菌薬関連下痢症の起因菌として，MRSA に加えて，20〜30 ％は**ディフィシル菌**である．抗菌薬投与により腸管内常在菌が抑制された状態で，比較的抗菌薬抵抗性のディフィシル菌が増加し，下痢症や偽膜性大腸炎を起こす．嫌気性菌であるディフィシル菌は体外では芽胞として存在していることから，アルコールなどの消毒剤には抵抗性があり病室から排除しにくいことが院内感染の原因となっている．

ディフィシル菌 *Clostridium difficile*

MRSA は院内感染のみならず"市中感染の起因菌"になる．外来患者から分離される黄色ブドウ球菌の 10〜30 ％が MRSA であることから，MRSA は健常人の皮膚・軟部組織の市中感染の原因にもなっている．

11・4 新興感染症

新興感染症とは，新たにヒトでの感染が証明された疾患，また，それまでその土地には存在しなかったが，新たにそこでヒトの感染症として現れてきたものなどである．また，原因不明であった疾患のうち，病原微生物が明らかとなり，地域的あるいは国際的に公衆衛生上問題となるものも含まれる．米国疾病管理予防センター[*1] の定義によると，過去 20 年に見いだされた感染症とされているが，わが国では 1970 年以降に出現した感染症を含める場合が多い．表 11・3 に代表的な新興感染症と発生年と特徴を示す[*2]．新興感染症の多くは動物由来の人獣共通感染症であることがわかる．1940 年から新たに発生した感染症の 60 ％は**人獣共通感染症**でその大半（72 ％）は野生動物を起源とした病原体である．

新興感染症 emerging infectious diseases

[*1] Center for Desease Control and Prevention, CDC

[*2] 表には示していないが，食肉生産過程で発生した新たな病原性をもつ病原性大腸菌，および，畜産や治療における抗菌薬使用の過程で発生した薬剤耐性菌も数多く報告されている．

過去 10 年に焦点を当ててみると，2009 年に世界中に感染拡大した**新型インフルエンザ H1N1**，2011 年に中国で発見された**重症熱性血小板減少症候群（SFTS）**は日本にも存在することが判明した．また，2013 年に中国で発生した**鳥インフルエンザ H7N9** や，2014 年から西アフリカでこれまでにないレベルで感染拡大している**エボラ出血熱**など，新興感染症は人類の健康と生活を脅かし続けているのが現状である．

エボラ出血熱

[*3] 感染症法による分類であり，1 類から 5 類までに分けられている．SBO 12 を参照．

11・4・1 エボラ出血熱（1 類感染症[*3]）

1976 年にコンゴ民主共和国で発生したエボラ出血熱は，中央アフリカの国々

表 11・3 新興感染症

発生年	病原微生物	種類	疾病・症状	起源・感染経路	報告数
1973	ロタウイルス	ウイルス	小児の下痢	家畜, ヒト→ヒト	世界で5歳以下の死亡180万人/年間
1975	病原性大腸菌 O157:H7	細菌	出血性大腸炎, 溶血性尿毒症	家畜, ヒト→ヒト	
1976	クリプトスポリジウム	原虫	下痢症	家畜, ペット→水道水→ヒト	345人（日本累積1999〜2013）1996年日本集団感染事例8812名, 1993年米国で40万人規模の集団感染
1976	エボラウイルス	ウイルス	エボラ出血熱	オオコウモリ, ヒト→ヒト	19,568人（7653人死亡）世界累積2014年12月5日
1977	レジオネラ・ニューモフィラ	細菌	レジオネラ症（在郷軍人病）		7440人（1999〜2013）日本増加傾向
1977	ハンタウイルス	ウイルス	腎症候性出血熱	ネズミ→ヒト	
1980	HTLV-1	ウイルス	成人T細胞白血病	ヒト-ヒト（血液）	
1983	HIV	ウイルス	AIDS	ヒト-ヒト（血液）	
1983	ヘリコバクター・ピロリ	細菌	胃潰瘍	環境中	
1984	多剤耐性緑膿菌（MDRP）			抗菌薬使用	
1984	日本紅斑熱	リケッチア	日本紅斑熱	ダニ媒介性（野生動物）	1629人（1984〜2013）
1986	バンコマイシン耐性腸球菌（VRE）			農業生産の変化	
1988	E型肝炎ウイルス	ウイルス	E型肝炎	ブタ, 野生動物（イノシシ, シカ）	736人（1999〜2013）
1989	C型肝炎ウイルス	ウイルス	C型肝炎	ヒトの血液	
1992	ビブリオ・コレラ O139	細菌	コレラ	ヒト→ヒト（糞口感染）	
1996	ウシ海綿状脳症プリオン	プリオンタンパク質	変異型クロイツフェルト・ヤコブ病	ウシ→ヒト	229人（229人死亡）世界累積
1997	トリインフルエンザウイルス H5N1	ウイルス	鳥インフルエンザ	トリ→ヒト	668人（393人死亡）世界累積2003〜2014年12月5日
1998	多剤耐性アシネトバクター（MDRA）	細菌		抗菌薬使用	
1998	ニパウイルス	ウイルス	脳炎	コウモリ→ブタ→ヒト	
1999	ウエストナイルウイルス	ウイルス	ウエストナイル熱/脳症		
2002	SARS コロナウイルス	ウイルス	肺炎	コウモリ由来 ヒト→ヒト	
2002	バンコマイシン耐性黄色ブドウ球菌（VRSA）	細菌		農業生産の変化	
2009	新型インフルエンザウイルス H1N1	ウイルス	インフルエンザ	ブタ由来 ヒト→ヒト	＞284,500人死亡, 世界累積
2011	SFTSウイルス	ウイルス	重症熱性血小板減少症候群（SFTS）	ダニ媒介性（家畜, 野生動物）	107人（32人死亡）日本
2012	MERSコロナウイルス	ウイルス	中東呼吸器症候群（MERS）	ヒトコブラクダ	699人（209人死亡）世界累積2014年12月5日まで
2013	トリインフルエンザウイルス H7N9	ウイルス	鳥インフルエンザ	トリ→ヒト	453人（175人死亡）

で数十〜数百人の感染を繰返し，2012 年までに 2380 名の患者，死者 1586 名（平均致死率 67％）を出した感染症であった．しかし 2014 年 3 月以降，エボラ出血熱は西アフリカのギニア，シエラレオネおよびリベリアを中心に感染拡大し，これまでと様子を異にしている．患者発生から 1 年（2015 年 9 月 6 日現在）で感染者 28,183，死亡者 11,300 を超えた．治療に当たった医療スタッフにも 880 例の感染者（死亡者 512）が発生した．これまでに日本にエボラ出血熱の発症例はないが，国内での発生を防ぐため感染地域への渡航者の検疫が重要である．病原体はエボラウイルス（フィロウイルス科，マイナス鎖 RNA ウイルス）で，予防法はなく，治療法は対症療法である．現在ワクチンや抗ウイルス薬の開発が進んでいる[*2]．

エボラウイルスの自然宿主はオオコウモリと考えられているが，一度ヒトに感染すると，ヒト-ヒト間の接触感染（血液，体液）で伝播する．

11・4・2　重症急性呼吸器症候群（SARS）および中東呼吸器症候群（MERS）（2 類感染症）

SARS はコウモリ由来のコロナウイルスによる感染症で，2002 年中国の広東省で患者が発見された後，香港などに感染拡大し 8422 例（死亡者 916），2003 年 8 月には終息をみた．日本における感染例はない．

MERS はヒトコブラクダ由来のコロナウイルスによる感染症で，ラクダとヒトとの接触で発症し，さらにヒト-ヒト間（飛沫・接触感染）で伝播し感染拡大した．中東を中心に 2014 年 3 月〜5 月に感染者数のピークがありその後増加し続け，感染者 1374 例，死亡者 490（2015 年 7 月末現在）となっている．一方，2015 年 5 月に，中東から韓国に帰国した感染者により韓国国内で感染拡大し，7 月に終息するまでに 186 例の感染者（死亡者 36）に達した．治療にあたった複数の医療機関内で二次，三次の院内感染により感染拡大した．日本に発症例はないが，流行地域への渡航者は，ラクダとの接触や未殺菌のラクダ乳の喫食を避けるなど注意が必要である．両感染症の病原体であるコロナウイルスはプラス鎖 RNA ウイルスで，予防法はなく，対症療法により対応する．

11・4・3　特定鳥インフルエンザ[*]（2 類感染症）

鳥インフルエンザ H5N1 は 1997 年に，同 H7N9 は 2013 年 3 月に発見された．いずれも鳥に濃密に接触した場合に発症する鳥インフルエンザで，ヒト-ヒト間での伝播はめったに起こらない．いずれの病原体もヒトに免疫はなく，H5N1 は鳥に対してもヒトに対しても病原性が高いが，H7N9 は鳥に対する病原性が低いことが特徴としてあげられる．H5N1 は 676 例の感染者，死亡者 398（2003 年から 2014 年 12 月）が，アジア・中東諸国やエジプトなどの広い範囲で発生している．H7N9 の感染は中国（台湾に輸入例あり）に限定され，感染者 450 人，死亡者 180 人を超えようとしている．日本において，これらの鳥インフルエンザの症例は報告されていない．しかし H5 型のトリインフルエンザウイルスは，日本においても渡り鳥の死骸から分離されたり，養鶏場における家禽への伝播の原因と

[*2] 日本で開発され新型インフルエンザなど感染症に条件付きで承認されたアビガン（一般名はファビピラデル）は，抗エボラウイルス効果が示唆され，臨床試験が開始された．

重症急性呼吸器症候群 severe acute respiratory syndrome, SARS

中東呼吸器症候群 Middle East respiratory syndrome coronavirus, MERS

特定鳥インフルエンザ
[*] 鳥インフルエンザ H5N1，鳥インフルエンザ H7N9

新型インフルエンザ（A/H1N1）（5類感染症）についてはSBO 12参照．

なっていることから，渡り鳥を介して日本国内にも侵入している可能性がある．鳥の死骸や，渡り鳥が生息する環境に流行時に近づく際には注意が必要である．

重症熱性血小板減少症候群
severe fever with thrombocytopenia syndrome, SFTS

11・4・4　重症熱性血小板減少症候群（SFTS）（4類感染症）

2009年中国中央部（湖北省，湖南省）で原因不明の疾患が発生し，2011年に原因ウイルスとしてSFTSウイルスが発見された．おもにマダニにより媒介されるが，ヒトの血液・体液との接触感染も報告されている．2013年に日本における症例が報告され，感染者は100例を超え死亡者は32例が報告されている（2014年12月）．現在までの症例は西日本（九州，四国，中国地方と関西の一部）に限定されるが，ほぼ全国で採集されたマダニからSFTSウイルスが検出されているため，発生地域が広がる可能性も考えられる．SFTSウイルスはRNAゲノムをもつウイルスである．SFTSウイルス感染を特異的に予防する方法はないため，草むらに近づく場合には肌の露出を避け，マダニに接する機会を減らす．治療は対症療法である．

成人T細胞白血病
adult T cell leukemia, ATL

ヒトT細胞白血病ウイルス1型　human T cell leukemia virus, HTL-1

HAM, HTLV-1 associated myelopathy

11・4・5　成人T細胞白血病（ATL）

ヒトT細胞白血病ウイルス1型（HTLV-1）のキャリアは全国に108万人前後と推定されて，キャリアが一生涯で**成人T細胞白血病（ATL）**を発症する危険性は5％とされており，年間約1000人がATLを発症する．ATLの発症は40歳以上で中央値は67歳である．ATLに加えて**HAM**（HTLV-1関連脊髄症）は慢性進行性の痙性脊髄麻痺を示す疾患で，人口10万人当たり3人の頻度で起こす．

HTLV-1の感染経路は輸血，性行為，母子感染である．輸血は，献血者の抗体スクリーニングにより完全に阻止された．現状ではHTLV-1の感染経路の6割以上は，母乳を介した母子感染であり，人工栄養によって感染のリスクが一定程度低減できる．したがって，妊婦健康診査においてHTLV-1抗体検査を実施し，その結果に基づき適切な保健指導やカウンセリングが行うなどの母子感染予防対策が行われる．

後天性免疫不全症候群
acquired immunodeficiency syndrome：エイズ（AIDS）ともいう．

ヒト免疫不全ウイルス
human immunodeficiency virus, HIV

＊　2013年度血液凝固異常症全国調査より．

11・4・6　後天性免疫不全症候群（エイズ，AIDS）（5類感染症）

1981年に**AIDS**の病原体である**ヒト免疫不全症ウイルス（HIV）**が発見された．日本においては**薬害エイズ事件**が発生した．1982〜1985年に血友病患者に投与された血液凝固因子製剤（HIVが不活性化されていなかった）により1432例（うち688人死亡）がHIVに感染した．この中には二次・三次感染事例も含まれている＊．

HIVは感染後，感冒様症状または無症状で6〜8週間経過し，抗HIV抗体が産生され抗体検査が陽性になる．平均10年経過後にHIV感染細胞である$CD4^+T$細胞数が低下し，細胞性免疫が低下する．この免疫不全の状態は，帯状疱疹，サイトメガロウイルス感染症，カポジ肉腫など潜伏感染したヘルペスウイルスによる感染症や，常在真菌によるカンジダ症，ニューモシスチス肺炎，非結核性抗酸菌感染症，結核などのAIDS（日和見合併症）を発症する．

日本においては，図11・2に示すようにHIV感染者，AIDS患者ともに増加傾向にあり，累積HIV感染者（2013年）は115,812例，累積AIDS患者は7203例である．HIVは，血液，精液，膣分泌液などを介して感染するため，感染経路はHIV感染者との性行為，静注薬物の使用，母子感染であるが，ほとんどが性行為による感染である．男性の場合は多くが同性間で，女性の場合は異性間の性行為でHIVに感染している．

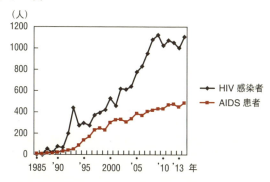

図11・2　新規HIV感染者およびAIDS患者の年次推移（国籍別，性別）
出典：厚生労働省エイズ動向委員会，"2013年エイズ発生動向調査"

AIDSを発症している場合は，日和見感染症の原因となる病原体を薬物療法により減少させた後に，抗HIV治療に移行する．HIVは変異ウイルスを産生しやすく，これを防止し治療効率を上げるため，作用点を異にする抗HIV薬を3〜4種同時に投与するARTが実施される*．現在のところHIV感染者からHIVを排除するのは難しく，HIV感染者は生涯にわたり持続的にARTを受ける必要がある．

2013年におけるHIV感染者1106名のうち1060名が男性である．また異性間の性的接触によるものが194名，同性間の性的接触によるものが780名となっている．

* HIVは複製時のゲノム変異率が高いため，単剤投与ではすぐに薬剤耐性HIVが出現するが，ART（anti-retroviral therapy）では変異ウイルスの出現が抑えられる．

11・4・7　日本紅斑熱（4類感染症）

1994年ころまで，日本紅斑熱の報告人数は10〜15例程度であったが，2011年から180例前後と漸増した．日本紅斑熱の病原体はリケッチアであり，マダニにより媒介される．マダニとげっ歯類や野生のシカとの間で感染サイクルがあり，野山に入り病原体をもったマダニに刺されると感染する．春から秋の感染が多く，潜伏期間2〜8日で発熱，発疹，刺し傷の三つの特徴が現れる．

11・4・8　E型肝炎（4類感染症）

わが国におけるE型肝炎はウイルスによる人獣共通感染症であり，その報告数は漸増している．WHOは，世界で2000万人がE型肝炎ウイルスに感染し，300万人が肝炎を発症，56,600人が死亡（致死率1〜2％）と推察している．E型肝炎ウイルスは汚染された水や食物の喫食で経口感染する．日本においては開発途上国に渡航した人からの感染事例があり，輸入感染症というとらえ方であった．

C型肝炎（5類感染症）については SBO 12 を参照.

しかし，2003 年に野生のシカの生肉から E 型肝炎に感染した事例が初めて報告され，その後野生のイノシシ肉からの感染や，レバーを含む豚肉を生で喫食した場合に感染のリスクがあることが判明したため，日本における E 型肝炎は人獣共通感染症と認識されるようになった．

再興感染症 re-emerging infectious diseases

11・5 再興感染症

再興感染症とは，発生数が著しく減少し，もはや公衆衛生上問題でないと考えられていた感染症のうち，再び出現し増加し始めたもの，とされている．わが国で着目すべき再興感染症として，風疹，結核，マラリア，エキノコックス，デング熱，劇症型溶血性連鎖球菌などがあげられる．

結核 tuberculosis

11・5・1 結核（2類感染症）

結核は明治以降国内に蔓延し，国民病といわれたが，1950 年に死因の順位 1 位であったものが 2010 年には 26 位に低下した．しかし，減少傾向ではあるものの，いまだ毎年 2 万人の新規登録患者が報告されている（表 11・5）．新規登録患者の年齢分布は 60 歳以上が 60％以上と高く，特に 80 歳以上の患者数の占める割合が年々増加している．また，日本の結核罹患率（人口 10 万人対の新規登録結核患者数 16.1）は，米国（3.1），ドイツ（4.9），オーストラリア（5.7）などの他の先進国と比べて数倍高い．

表 11・5 新規登録結核患者数，罹患率[a]

	2009	2010	2011	2012	2013
新登録結核患者数	24,170	23,261	22,681	21,283	20,495
罹患率（人口10万対）	19	18.2	17.7	16.7	16.1
菌喀痰塗抹陽性肺結核患者数（新規登録結核患者数に占める割合）	9675（40.0％）	9019（38.8％）	8654（38.2％）	8237（38.7％）	8119（39.6％）

a) 出典：厚生労働省，"2013 年結核登録者情報調査年報集計結果"

結核の予防は予防接種（BCG 接種，SBO 14 を参照）および健康診断により行われる．後者は，対象者を特定した定期健康診断（高齢者などのハイリスク者，医療従事者や教育関係者など発病すると周囲に感染を広げるおそれのある職業従事者，高校生以上の学校入学者が対象）および，接触者に対する健康診断が行われる．患者に対しては，病状，受療状態，生活環境などを把握するため，保健所による結核登録票が整備され，保健師による家庭訪問指導，検診などが進められる．また，結核に関する特定感染症予防指針が策定され，特定の病院での管理および地域 DOTS（直接服薬確認療法）が行われる．

DOTS: directly observed treatment short-course

デング熱

11・5・2 デング熱（4類感染症）

デング熱の病原体であるデングウイルスの自然宿主は，ヒトでおもにネッタイ

シマカとヒトスジシマカにより媒介され，地球温暖化による蚊の生息域の拡大により感染が拡大している．デング熱はアジア，太平洋の諸島，オーストラリア北部，アフリカ，中南米の熱帯，亜熱帯地域に広く分布する．ウイルスとしては1～4型の血清型が存在する．初感染時には比較的軽症のデング熱（高熱，関節痛，目の奥の痛みを1～2週間）を発症し，感染者のうち5％程度がより重篤なデング出血熱を発症する．異なる血清型のデングウイルスに再感染すると，デング出血熱やデングショック症候群の発症頻度が上昇する．わが国においては海外渡航者が帰国後に発症する事例（輸入例）が2010年より200例前後となった．2014年には70年ぶりに非海外渡航者間で感染が広がった．同一型のデングウイルスがヒトスジシマカにより媒介され162例に広がった．近年，デング熱の世界における発生地域は拡大しており，WHOの推計では，世界で年に5000万人から1億人が感染し，世界人口の40％がリスクに曝されている．1970年には9カ国でデング出血熱が発生していたが，現在は100カ国に及ぶ．限られた地域で発生してきたデング熱が，気候変動に伴って拡大するおそれが指摘されている．たとえば，エルニーニョ現象とアジアや南米，太平洋諸島などのデング熱流行の関連性が指摘され，台湾南部のデング熱の流行にはその地域の温暖化によるネッタイシマカの生息の寄与が示唆されている．

梅毒（5類感染症）についてはSBO 13，麻疹，風疹（5類感染症）についてはSBO 14を参照．

11・5・3　劇症型溶血性連鎖球菌（5類感染症）

いわゆる"人食いバクテリア"と称されるA群溶血性連鎖球菌による感染症で，感染すると疼痛，腫脹，発熱，悪心，嘔吐，血圧低下などがみられる．病態が進行すると数十時間以内に軟部組織壊死，多臓器不全，呼吸不全，播種性血管内凝固症候群（DIC）を起こし，ショック症状から死に至る場合が多い．致死率は30～40％であり，報告数は2000～2005年までは50例程度であったが，2011年から2013年にかけて200例以上の報告があり，漸増傾向にある．

劇症型溶血性連鎖球菌

SBO 12 感染症法における，感染症とその分類について説明できる．
D1(2)②2

12・1 感染症の分類の特徴と施策

感染症法　"感染症の予防および感染症の患者に対する医療に関する法律"を**感染症法**とよび，わが国の感染症対策の基盤となる法令である．感染症法では，公衆衛生上重大な影響を及ぼす感染症を，その危険度と特徴に応じて**1類から5類，新型インフルエンザ等感染症**に分類し，それぞれに対応した施策を講じることとしている．1類から5類の特徴と対応を表12・1に示す．また，既知の感染症の中で1～3類および新型インフルエンザ等感染症に該当しない感染症で対応が必要となったものを**指定感染症**として，新規の感染症を**新感染症**として対応することとしている．各類型に分類される感染症とその特徴および現状を表12・2に示す*．

指定感染症
新感染症

* 第5章で詳細を記した感染症を色で示した．

表12・1　感染症法の類型とおもな対応*

類型	特徴	おもな対応・処置
1類感染症	感染力，罹患した場合の重篤性等に基づく総合的な観点からみた**危険性がきわめて高い**感染症	**原則入院**．消毒などの対物処置，疑似症患者および無症候病原体保有者を患者として対応，特定職種への就業制限
2類感染症	感染力，罹患した場合の重篤性等に基づく総合的な観点からみた**危険性が高い**感染症	**状況に応じて入院**．消毒などの対物処置，疑似症患者および無症候病原体保有者を患者として対応，特定職種への就業制限
3類感染症	感染力，罹患した場合の重篤性等に基づく総合的な観点からみた危険性が高くはないが，特定の職業への就業によって**感染症の集団発生を起こしうる**感染症	**特定職種への就業制限**，消毒などの対物処置
4類感染症	**動物**，飲食物等の物件を介してヒトに感染し，国民の健康に影響を与えるおそれのある感染症（ヒトからヒトへの感染はない場合が多い）	**動物の処置**を含む消毒などの対物処置
5類感染症	国が感染症の**発生動向調査**を行い，その結果等に基づいて必要な情報を一般国民や医療関係者に提供・公開していくことによって，発生・拡大を防止すべき感染症	感染症の**発生状況の収集・分析**とその結果の公開，提供を行う
新型インフルエンザ等感染症	（**新型インフルエンザ**）：新たにヒトからヒトに感染する能力をもつこととなったインフルエンザウイルスを病原体とする感染症 （**再興型インフルエンザ**）：かつて，世界規模で流行したインフルエンザであって，その後は流行することなく長期間経過しているものが再興したもの．両型とも，全国的かつ急速な蔓延により国民の生命・健康に重大な影響を与えるおそれがあると認められるもの	**原則入院**．消毒などの対物処置，疑似症患者および無症候病原体保有者を患者として対応，特定職種への就業制限
指定感染症	既知の感染症の中で1～3類，新型インフルエンザ等感染症に分類されない感染症で1～3類に準じた対応の必要が生じた感染症	1類から3類感染症に準じた入院対応や消毒などの対物処置の実施，1年以内の政令で定められる期間
新感染症	ヒトからヒトに伝染すると認められる疾病であって，その感染力，罹患した場合の重篤度から判断して**危険性がきわめて高い**感染症	[当初]都道府県知事が厚生労働大臣の技術的指導を得て対応する．[要件指定後]政令で症状等の要件指定をした後，**1類感染症と同様の扱い**をする．

*　感染症法の内容は随時変更されるので，最新情報は厚生労働省のホームページ，東京化学同人ホームページの補遺などを参照されたい．

表 12・2 (a) 感染症における感染症の分類（1～3類）2016年4月1日施行

感染症類型	疾病名	感染様式 自然宿主（病原体）	感染様式 動物→ヒト	感染様式 ヒト→ヒト	発生状況 世界	発生状況 日本	予防法・特異的治療法	届出
1	エボラ出血熱	コウモリ（ウイルス）	接触	体液，血液	中央アフリカ；2014年西アフリカで感染拡大 2万以上の感染者（死者8400人）	なし	なし	直ちに（全数）
	クリミア・コンゴ出血熱	家禽，野生の哺乳類（ウイルス）	ダニによる咬傷	血液	2010年パキスタン26例（2人死亡）；2006年トルコ242例（20人死亡），致死率～40%	なし	なし	
	痘瘡	ヒト（ウイルス）		接触，飛沫，飛沫核	1770年インドの流行は300万人死亡，1980年に根絶宣言，現在なし，致死率20～50%	1946年1.8万例（3000人死亡），日本では1956年以降なし	ワクチンあり	
	南米出血熱	ネズミ（ウイルス）	ネズミの排泄物，血液，唾液との接触	体液，血液	中南米2004年ボリビアで発生，致死率約30%	なし	なし	
	ペスト	ネズミ，イヌ，ネコ（細菌）	ダニによる咬傷	飛沫	ベトナム，ケニア，ボリビアで毎年数百例，致死率10%（未治療で50%以上）	なし	なし	
	マールブルグ病	コウモリ（ウイルス）	接触	体液，血液	現在までに数百例，致死率24～80%	なし	なし	
	ラッサ熱	ネズミ（ウイルス）	糞，尿との接触	体液，血液	西アフリカ，中央アフリカで毎年20万例と推定，致死率15～20%	なし	なし	
2	急性灰白髄炎（ポリオ）	ヒト（ウイルス）		接触（糞口感染）	1988年に125カ国で35万例が感染したが，2014年にはアフガニスタン，ナイジェリア，パキスタンのみで416例	野生株ウイルスによるものは1980年以降ない，ワクチン関連症例は2013年まで毎年1,2名	2012年より不活化ワクチンに変更されている	直ちに（全数）
	結核	ヒト（細菌）		飛沫核	2013年に900万人が感染150万人が死亡，48万人が多剤耐性結核菌（MDR-TB）に感染，死亡者は減少傾向（2013年までの24年間で死亡率が45%に減少）	年間3万人の新登録結核患者数，減少傾向	BCG	
	ジフテリア	ヒト（細菌）		飛沫感染		なし（2000年に1例その後なし）		
	SARS；重症急性呼吸器症候群（病原体がβコロナウイルス属SARSコロナウイルスであるものに限る）	コウモリ（ウイルス）	不明	体液，飛沫	2002～2003年中国から世界の多くの国に感染拡大し（8422例），916人の死亡者，2003年8月に終息	なし	なし	
	MERS；中東呼吸器症候群（病原体がβコロナウイルス属MERSコロナウイルスであるものに限る）	ラクダ（ウイルス）	感染ラクダ，血液，体液，乳との接触	飛沫，体液，血液	2012年に発見，感染者941例，死者347人（2015年1月現在）	なし	なし	
	特定鳥インフルエンザ；鳥インフルエンザ（A型であり血清亜型が新型インフルエンザ等感染症の病原体に変異するおそれが高いもので政令で定めるもの）	家禽（ウイルス）	感染家禽との濃密な接触	飛沫，体液，血液	鳥インフルエンザH5N1は676例の感染者，死者398人（2003年から2014年12月まで）；鳥インフルエンザH7N9は450人例感染，死者も180人（2014年12月まで）	なし	H5N1ワクチンを備蓄，抗インフルエンザ薬	

表 12・2（a）（つづき）感染症における感染症の分類（1〜3類）2016 年 4 月 1 日施行

感染症類型	疾病名	感染様式 自然宿主（病原体）	感染様式 動物→ヒト	感染様式 ヒト→ヒト	発生状況 世界	発生状況 日本	予防法・特異的治療法	届出
3	コレラ			汚染された水や食物による経口感染	毎年 140 万〜430 万例感染し 2.8 万から 14.2 万人死亡と見積もられている（WHO）	1999 年から 2011 年まで 2 桁台，12 年より数例，輸入例が多い	経口補液の投与で 80%が治療可能，経口不活化コレラワクチン（未承認），対象療法，抗菌薬投与，汚染地域の生もの，水，氷などを喫食しない	直ちに（全数）
	細菌性赤痢			汚染された水や食物による経口感染，接触感染	発展途上国を中心に，毎年 8000 万例が感染し 70 万人死亡と見積もられ，その多くは 5 歳未満の子供である	戦後しばらくは 10 万例以上，現在では数百例，輸入例多い	対象療法，抗菌薬投与，汚染地域の生もの，水，氷などを喫食しない	
	腸管出血性大腸菌感染症	ウ シ	感染ウシの汚染された水や野菜，生肉などの食物による経口感染	接触感染，汚染された水や食物による経口感染（糞口感染）		1999 年より毎年 3 千〜4 千例感染（平均 3800 例）		
	腸チフス			汚染された水や食物による経口感染		1999 年より毎年数十例（平均 55 例），輸入例多い		
	パラチフス			汚染された水や食物による経口感染		1999 年より毎年数十例（平均 32 例），輸入例多い		

表 12・2（b）感染症法における感染症の分類（4, 5 類）2016 年 4 月 1 日施行

感染症類型	疾病名	特徴	届出	感染症類型	疾病名	特徴	届出
4	E 型肝炎（ウイルス）	増加傾向（2004 年 40 例程度が 2013 年には 127 例），輸入例もある	直ちに（全数）	4	炭疽（細菌）	なし	直ちに（全数）
	ウエストナイル熱（ウエストナイル脳炎含む）（ウイルス）	2005 年に 1 例のみ			チクングニア熱（ウイルス）	2011 年に追加，毎年十数例	
	A 型肝炎（ウイルス）	輸入例，年間平均 80 例			つつが虫病（リケッチア）	過去 14 年平均 440 例	
	エキノコックス症（条虫）	単包条虫 1〜3 例，多包条虫は過去十年で平均 20 例			デング熱（ウイルス）	増加傾向，2010 年より 200 例程度，2014 年は国内で感染が広がる（162 例，合計 341 例）	
	黄熱（ウイルス）	なし			東部ウマ脳炎（ウイルス）	2007 年より追加，なし	
	オウム病（クラミジア）	10 年前 40 例，現在 1 桁台			鳥インフルエンザ（特定鳥インフルエンザを除く）（ウイルス）	2003 年追加，なし	
	オムスク出血熱（ウイルス）	2007 年より追加，なし			ニパウイルス感染症（ウイルス）	2003 年追加，なし	
	回帰熱（細菌）	過去数年は年間 1 例			日本紅斑熱（リケッチア）	2008 年より増加傾向，平均 160 例	
	キャサヌル森林病（ウイルス）	2007 年より追加，なし			日本脳炎（ウイルス）	1 桁台	
	Q 熱（リケッチア）	過去 10 年 1 桁台			ハンタウイルス肺症候群	なし	
	狂犬病（ウイルス）	2006 年に 2 例			B ウイルス病（ウイルス）	なし	
	コクシジオイデス症（真菌）	過去 10 年間，1〜5 例			鼻疽（細菌）	2007 年追加，なし	
	サル痘（ウイルス）	2003 年追加，なし			ブルセラ症（細菌）	数 例	
	ジカウイルス感染症	2016 年より追加，輸入例			ベネズエラウマ脳炎（ウイルス）	2007 年追加，なし	
	重症熱性血小板減少症候群（ウイルス）	2011 年中国で発見，2013 年追加，100 例超 32 人死亡			ヘンドラウイルス感染症（ウイルス）	2007 年追加，なし	
	腎症候性出血熱（ウイルス）	なし			発疹チフス（リケッチア）	なし	
	西部ウマ脳炎（ウイルス）	2007 年より追加，なし					
	ダニ媒介脳炎（ウイルス）	2007 年より追加，なし					

表12・2（b）（つづき） 感染症法における感染症の分類（4, 5類）2016年4月1日施行

感染症類型	疾病名	特徴	届出	感染症類型	疾病名	特徴	届出
4	ボツリヌス症（細菌）	まれに食餌性，乳児が数例	直ちに（全数）	5（全数）	風疹（ウイルス）	2008年より全数把握，2011年まで300例程度，2012年2386例，2013年14,344例	直ちに（全数）
	マラリア（原虫）	輸入例，年間平均80例，熱帯熱マラリアが多く，ついで三日熱マラリア			麻疹（ウイルス）	2008年より全数把握，2008年に11,013例，2013年には229例に減少	
	野兎病（細菌）	2003年追加，なし			薬剤耐性アシネトバクター感染症（細菌）	2013年より全数把握	7日以内（全数）
	ライム病（細菌）	年間平均11例				2004～2013年間の定点当たりの平均報告症例数	
	リッサウイルス感染症（ウイルス）	2003年追加，なし		5（定点）	インフルエンザ（特定鳥インフルエンザ，鳥インフルエンザおよび新型インフルエンザ等感染症を除く）（ウイルス）	264.5（56～643のばらつきあり）	次の月曜（インフルエンザ・基幹定点）
	リフトバレー熱（ウイルス）	2007年追加，なし					
	類鼻疽（細菌）	2007年追加，まれに数例（総計12例）			RSウイルス感染症（ウイルス）	17.4	
	レジオネラ症（細菌）	増加傾向，2013年1000例超			咽頭結膜熱（ウイルス）	19.4	
	レプトスピラ症（細菌）	2003年追加，毎年20～30例			A群溶血性連鎖球菌咽頭炎（細菌）	79.1	
	ロッキー山紅斑熱（リケッチア）	2007年追加，なし			感染性胃腸炎	340.9	次の月曜（小児科定点）
5（全数）	アメーバ赤痢（原虫）	増加傾向，2013年に1000例超	7日以内（全数）		水痘（ウイルス）	74.3	
	ウイルス性肝炎（E型肝炎およびA型肝炎を除く）（ウイルス）	年間平均340例（B型260程度で増加傾向，C型60程度で低下傾向，D型なし）			手足口病（ウイルス）	47.4	
	カルバペネム耐性腸内細菌科細菌感染症（細菌）	2014年9月追加，薬剤耐性菌の把握			伝染性紅斑（ウイルス）	14.2	
	急性弛緩性麻痺（急性灰白髄炎を除く）（ウイルス等）	2018年に追加			突発性発疹（ウイルス）	32.4	
	急性脳炎（ウエストナイル脳炎，西部ウマ脳炎，ダニ媒介脳炎，東部ウマ脳炎，日本脳炎，ベネズエラウマ脳炎およびリフトバレー熱を除く）	2003年追加，年間平均350例（2009～2013年）			ヘルパンギーナ（ウイルス）	38.2	
					流行性耳下腺炎（ウイルス）	38.8	
	クリプトスポリジウム症（原虫）	年間1桁から2桁			急性出血性結膜炎（ウイルス）	1.6	次の月曜（眼科定点）
	クロイツフェルト・ヤコブ病	年間平均150例			流行性角結膜炎（ウイルス）	35.9	
	劇症型溶血性連鎖球菌感染症（細菌）	増加傾向，2011年より200例程度			クラミジア肺炎（オウム病を除く）	1.2	次の月曜（基幹定点）
	後天性免疫不全症候群（HIV感染症，AIDS）（ウイルス）	2007年より横ばい，年間平均1500例（AIDSは平均450例）			細菌性髄膜炎（髄膜炎菌，肺炎球菌，インフルエンザ菌を原因とした場合を除く）	0.9	
	ジアルジア症（原虫）	年間平均80例			マイコプラズマ肺炎	24.3	
	侵襲性インフルエンザ菌感染症（細菌）	2013年追加，2013年に108例	直ちに（全数）		無菌性髄膜炎（ウイルスその他）	2	
	侵襲性髄膜炎菌性髄膜炎（細菌）	年間平均13例			感染性胃腸炎（病原体がロタウイルスであるものに限る）	0.34（2013年）	
	侵襲性肺炎球菌感染症（細菌）	2013年追加，2013年に1001例			性器クラミジア感染症	30.6	翌月初日（STD定点）
	水痘（入院例に限る）（ウイルス）	2014年追加	7日以内（全数）		性器ヘルペスウイルス感染症（ウイルス）	9.4	
	先天性風疹症候群（ウイルス）	年間数例であるが，2013年は32例に激増			尖圭コンジローマ（ウイルス）	6.2	
	梅毒（細菌）	増加，2013年は1228例			淋菌感染症	9.74	
	播種性クリプトコックス症（真菌）	2014年追加，年100例以上			ペニシリン耐性肺炎球菌感染症	11.1	翌月初日（基幹定点）
	破傷風（細菌）	年間平均100例程度			メチシリン耐性黄色ブドウ球菌感染症	48.3	
	バンコマイシン耐性黄色ブドウ球菌感染症（細菌）	2003年に追加，なし			薬剤耐性緑膿菌感染症	1.2	
	バンコマイシン耐性腸球菌感染症（細菌）	年間平均70例程度					
	百日咳（細菌）	2018年全数把握に変更					

検疫感染症

これらの感染症の対策の一つに，国内への侵入を水際で防ぐ**検疫**がある．検疫の対象となる感染症（**検疫感染症**）は1類感染症7種に加えて，2類感染症のMERS，特定鳥インフルエンザ（H5N1，H7N9），4類感染症のデング熱，チクングニア熱，マラリア，ジカウイルス感染症および新型インフルエンザなどである．

12・2 注目される感染症各論
12・2・1 1類感染症

1類感染症の国内発生例はない．1類感染症のうち，エボラ出血熱についてはすでにSBO 11・4で述べたので，ここでは痘瘡についてふれる．

痘瘡

a. 痘瘡 1980年5月に世界保健機関（WHO）により根絶宣言された感染症であるが，バイオテロによる病原体の拡散を懸念して1類感染症とされている．かつては世界中で感染拡大を繰返した感染症である．1770年のインドの流行では300万人が死亡したなどの記録がある．日本でも，明治時代に患者数2万〜7万（死亡者数5千〜2万）の流行が6回発生している．第二次世界大戦後の1946年には1万8千例（死亡者約3千人）の感染があった．1958年に天然痘根絶計画がWHO総会で可決されたとき，33カ国に約2000万人の感染者（400万人の死者）の存在が推計されていた．各国で"患者をみつけ出し，患者周辺にワクチン接種（種痘）を行う"という，サーベイランスと封じ込めの効果は著しく，1977年ソマリアにおける患者発生を最後に痘瘡は発生していない．これに伴って1976年に日本において痘瘡ワクチンの接種が中止され，当然のことながら抗体保持率が低下している．このような状況の中で痘瘡ウイルスがバイオテロなどで散布された場合にはその感染拡大が危惧される．そのため緊急事態に備えて痘瘡ワクチンを国家備蓄するなどの対応をしている．

12・2・2 2類感染症

2類感染症のうち，結核についてはSBO 11・5，重症急性呼吸器症候群（SARS）および中東呼吸器症候群，特定鳥インフルエンザについてはSBO 11・4ですでにふれた．

12・2・3 3類感染症

いずれも感染力が強い細菌感染症で，罹患した場合に下痢などの消化器症状をひき起こす．腸管出血性大腸菌感染症以外は輸入例が多い．コレラは年間数人，腸チフス，パラチフスは数十人発症するが，いずれも発生国に渡航して帰国後に発症する事例が多い．細菌性赤痢は毎年数百人の発症がみられる．発生国に渡航し帰国後に発症する場合に加え，その二次感染や，輸入食品から感染する例もある．

腸管出血性大腸菌
enterohemorrhagic *Escherichia coli*, EHEC

溶血性尿毒症症候群
hemolytic uremic syndrome, HUS

a. 腸管出血性大腸菌感染症 腸管出血性大腸菌（EHEC）O157はベロ毒素（一部の赤痢菌が出す志賀毒素と同一のもの）を産生することでさまざまな症状を起こす大腸菌である．3〜5日程度の潜伏期間を経て，水溶性下痢後に出血性大腸炎を起こす．さらに**溶血性尿毒症症候群**（HUS）や脳症に移行すると予

後が悪く死に至ることがある．

　EHECの自然宿主はウシであり，その糞便で汚染された井戸水，河川などから生野菜を介して，また食肉や乳製品を介してヒトに感染症を起こし，その後ヒト-ヒト間で二次感染する．1996年には大阪府の小学校給食からEHECの食中毒が発生し，二次感染を含めて1万人以上が感染し，その年だけで1万8千人が感染し，12名が死亡した．近年も飲食物を介して集団感染する事例が夏季期間に多発しており，毎年約4千例の感染があり，3類感染症の中では最も多く発生する疾患である．

12・2・4　4類感染症

a. 蚊媒介性感染症　蚊が媒介する感染症として，**黄熱，ウエストナイル熱，日本脳炎，デング熱，ジカウイルス感染症，チクングニア熱，マラリア**があげられる．これらのうちマラリアは原虫による感染症であるが，それ以外は**ウイルス感染症**で，いずれも蚊を介して伝播し，ヒトからヒトへの直接的伝染はない（図12・1）．黄熱はアフリカ，南米に分布し，ネッタイシマカによりヒトからヒトに媒介される．森林では感染したサルによっても媒介される．ウエストナイルウイルスは日本脳炎ウイルスと相同性があり抗原性も類似している．ウエストナイル熱はアフリカ，ヨーロッパ，中東，中央アジアに分布し，トリからトリに蚊が媒介する．マラリアの場合は，ヒト-ハマダラカ間の往来がマラリアの生活環となっている＊．気候変動と蚊の生息域が発症地域を拡大する傾向がある感染症である．

> 黄熱
> ウエストナイル熱
> 日本脳炎
> デング熱：SBO 11・5を参照．
> ジカウイルス感染症
> チクングニア熱
> マラリア
> ウイルス感染症
>
> ＊ ヒト血液内のマラリア雌雄生殖母体が吸血したハマダラカ体内で有性生殖を行い，オーシスト（二倍体）→スポロゾイド（一倍体）と形成され再度の吸血時にヒトに伝染する．

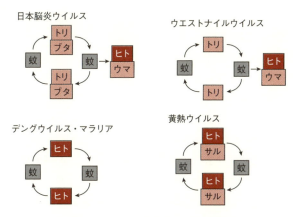

図12・1　蚊媒介性の病原体の生活環

1) 日本脳炎

　日本脳炎は日本，中国，東南アジア，インドなどに分布し，ブタや水鳥の間をコガタアカイエカが媒介する．ブタの血液を吸った蚊の体内で日本脳炎ウイルスが増幅し，その蚊に刺されたヒトに伝播する．突然の高熱，頭痛，嘔吐などで発病し1000例に1例が意識障害や麻痺などの神経系の障害をひき起こし，20～40％が死に至る．世界的には年間3〜4万例の日本脳炎患者の報告があるが，日本においてはワクチンの定期接種により1966年の2017例をピークに減少し，

> 日本脳炎

1992 年以降発生数は毎年 10 例以下である.

2) マラリア

世界で 100 カ国余りに流行があり，WHO の 2013 年の推計では年間 2 億 700 万人前後が感染し，約 62.7 万人が死亡したと推察されている．死亡者のほとんどはアフリカの小児であった．国内における報告は流行国に渡航後に発症する輸入例である．

b. ダニ媒介性感染症　ダニ媒介性感染症として重症熱性血小板減少症候群（SFTS）[*1] や日本紅斑熱[*1] 以外に，つつが虫病の国内発生事例がある．

*1 SBO 11・4 を参照.

3) つつが虫病

ダニの一種であるツツガムシにより媒介されるリケッチア[*2] が原因である．年間 400 例前後の感染者が出ており，毎年数名の死亡例もある．ツツガムシの 0.1〜3％がこのリケッチアを保持しており，中間に動物は介さずにツツガムシのライフサイクルの中で循環していると考えられている．

*2 *Orientia tsutsugamushi*

4) エキノコックス症

キツネやイヌより排泄された多包条虫[*3]（エキノコックス）の虫卵で汚染された水，食物，ほこりなどをヒトが経口的に取込むことで起こる蠕虫感染症である．北海道に住むキツネの 30〜50％前後はエキノコックスの成虫が腸管に寄生している．エキノコックスの虫卵が糞便とともにキツネより排泄され野ネズミに感染する．キツネやイヌは野ネズミを食べて感染する．このように，エキノコックスは野ネズミ-キツネ（イヌ）間での生活環を保持している．北海道居住者および居住経験者を中心として毎年約 20 人が発症する．

*3 エキノコックスには単包条虫と多包条虫があるが，北海道には多包条虫が分布する．

12・2・5　5 類（全数把握）感染症

a. ウイルス性肝炎（B 型肝炎，C 型肝炎）　表 12・3 に特徴を示す．B 型肝炎ウイルス（HBV）および C 型肝炎ウイルス（HCV）は，かつて注射針の使い回し，輸血，血液製剤により感染した．病原体の発見と検査方法の確立により，血液製剤による感染はなくなり，輸血後肝炎は激減した．輸血用血液に関しては 1972 年に HBV 抗原検査が，1989 年に HCV 抗体検査が行われるようになった．1989 年まで，輸血後肝炎は 15％の頻度で発生していたが，HCV 抗体検査の開始とその精度の向上[*4] で輸血後肝炎は限りなくゼロに近くなった．

現在の HBV の感染経路としては，母子感染や性感染，血液の接触（歯ブラシや髭剃りなどの共有），医療機関での針刺し事故があげられる．HBV が母子感染するとその子がキャリア化し急性肝炎などの症状が出るため（垂直感染），これを防止するために乳児の B 型肝炎防止事業が行われている[*5]．一方，成人が HBV に感染した場合，そのキャリア化率は低いとされてきたが，近年キャリア化しやすい遺伝子型（HBV A 型，欧米に多い）の性行為による感染が増加している．現在，日本の HBV のキャリアは約 110〜140 万人と推察されている．HBV キャリアの 90％は特に治療を必要としないまま一生を終えるといわれている．

HCV の感染力は弱く，性行為（夫婦間で生涯感染する率で 3〜5％）や母子感

ウイルス性肝炎
B 型肝炎
C 型肝炎
HBV: hepatitis B virus
HCV: hepatitis C virus

*4 1999 年に HBV，HCV，HIV の 3 ウイルス核酸を検出する NAT（核酸増幅検査）が導入.

*5 SBO 19 を参照.

表 12・3　B 型，C 型肝炎ウイルスと感染症の特徴[a]

	B 型肝炎	C 型肝炎
原因ウイルス	HBV（ヘパドナウイルス科）	HCV（フラビウイルス科）
潜伏期間	1〜6 カ月くらい	2 週間〜6 カ月くらい
感染の特徴	一般に成人が初めて HBV に感染した場合は一過性の感染．急性肝炎を発症する場合と発症しない場合（不顕性感染）とがある．	成人が初めて HCV に感染した場合，そのほとんどは，自覚症状がないまま経過し（不顕性感染），約 30 % は一過性の感染で治り，約 70 % はキャリア化することが知られている．
感染の特徴	特に HBe 抗原陽性の母親から生まれた児では，感染を予防せずに放置すると高率（80 % 以上）にキャリア化する．乳幼児期に感染した場合にもキャリア化することがある．成人感染でもキャリア化する場合が最近報告されている．	HCV キャリアの母親から生まれた児が HCV に感染してキャリア化する率は 2〜3 % 程度に止まる．
感染の特徴	HBV キャリアの一部は慢性肝疾患（慢性肝炎，肝硬変，肝癌）を発症する．	HCV キャリアでは，HBV キャリアに比して慢性肝疾患（慢性肝炎，肝硬変，肝癌）を発病する率が高い．
劇症化	あり	まれ
診断法	血清学的検査：HBs 抗原の検出（ペア血清による HBc 抗体価を併用することが望ましい），ペア血清による HBc 抗体価の測定（HBV キャリアとの鑑別），IgM HBc 抗体の検出	血清学的検査：HCV 抗体の検出，HCV コア抗原の検出
診断法	核酸増幅検査：HBV DNA の検出	核酸増幅検査：HCV RNA の検出
治療法	ラミブジンなどによる抗ウイルス療法，グリチルリチン，ウルソデスオキシコール酸などによる抗炎症療法	インターフェロン，リバビリンなどによる抗ウイルス療法，グリチルリチン，ウルソデスオキシコール酸などによる抗炎症療法
ワクチン	HB ワクチン（場合により Hb イムノグロブリンを併用）	今のところなし

a) 出典：厚生労働省資料

染（2.3 %）での感染率は比較的低い．HCV の場合は感染した年齢にかかわらずキャリア化する率（60〜80 %）が高く，現在日本に 190〜230 万人のキャリアがいると推定されている．HCV キャリアから慢性肝炎に移行し，20〜35 年後に肝硬変，肝癌に移行する．肝細胞癌による死亡は毎年約 3 万人（2012 年）で，その原因の 68 % が HCV，15 % が HBV と推察されており[*]，肝細胞癌による死亡のほとんどはこれらの感染症に起因することがわかる．日本において肝炎総合対策により，HCV 感染の早期発見の促進および，医療費助成を行うことで早期治療につなげている．病態を抑えるためには薬物治療により HCV を排除することが必須である．現在 PEG −インターフェロンとリバビリンまたは新たな抗 HCV 薬を複数組合わせることで，日本人キャリアに多いウイルス型の排除率が 100 % に近づいてきた．

b．カルバペネム耐性腸内細菌科細菌感染症　2014 年 9 月より 5 類全数把握感染症に加えられた．カルバペネム耐性腸内細菌科細菌感染症は，グラム陰性菌による感染症の治療において重要な抗菌薬（メロペネムなどカルバペネム系抗菌薬および広域 β−ラクタム剤）に対して耐性を示す腸内細菌科細菌（大腸菌，肺炎桿菌など）による感染症である．易感染状態，外科手術後，抗菌薬を長期服用などの患者に，肺炎などの呼吸器感染症，尿路感染症，手術部位や軟部組織の感

[*] 2005 年，第 18 回全国原発性肝癌累積調査報告より．

後天性免疫不全症候群（AIDS，エイズ）については SBO 11・4 を参照．

後天性免疫不全症候群（AIDS，エイズ）については SBO 11・4 を参照．

カルバペネム耐性腸内細菌科細菌感染症

発展　WHO の抗菌薬耐性菌の サーベイランスによると肺炎桿菌の第三世代セファロスポリン系抗菌薬耐性やカルバペネム耐性が検出され，そのリスクが高まっていることが報告されている．

劇症型溶血性連鎖球菌感染症についてはSBO 11・5を参照．

侵襲性肺炎球菌感染症

侵襲性インフルエンザ菌感染症

梅毒についてはSBO 13を参照．

風疹，麻疹についてはSBO 14を参照．

先天性風疹症候群

症，敗血症，髄膜炎など多様な院内感染の原因となる．また，腸管内に常在し，健常人に感染を起こすこともある．

c．侵襲性肺炎球菌感染症，侵襲性インフルエンザ菌感染症 肺炎球菌やインフルエンザ菌が血中に浸入して，髄膜炎や菌血症などの侵襲性の症状を起こしたものである．インフルエンザ菌b型（*Haemophilus influenzae b*）をHibという．2013年より予防接種法の定期A類疾患に追加され，5歳以下の子供にHibワクチンの定期接種が開始されたことにより全数把握となった．

d．先天性風疹症候群 母体が初めて風疹に感染すると胎内感染した新生児に先天性風疹症候群（聴力障害，視力障害，先天性心疾患）を起こすことがある．2013年の風疹の激増に伴って，先天性風疹症候群も増加した．妊婦健康診断の血液検査項目に風疹ウイルス抗体が加えられている．

12・2・6 5類（定点把握）感染症

*1 インフルエンザ定点（約4900機関），小児科定点（約3140機関），眼科定点（約680機関），性感染症定点（約970機関），および基幹定点（約470機関）

感染性胃腸炎

ロタウイルス

ノロウイルス

エンテロウイルス

アデノウイルス

*2 2013年より感染性胃腸炎（ロタウイルスによるものに限る）が基幹定点（週単位報告）に加えられた（表12・2b）．

RSウイルス respiratory syncytial virus

インフルエンザウイルス

定められた医療機関*1からの届出情報から，感染症の発生や流行を探知し，蔓延を防ぐための対策や情報提供に役立てる感染症である．定点当たりの患者数では季節性のインフルエンザおよび感染性胃腸炎が多い．

a．感染性胃腸炎（小児科定点） 細菌またはウイルスなどの感染性病原体による嘔吐，下痢を主症状とする感染症である．急に発症する腹痛（新生児や乳児では不明），嘔吐，下痢の症状で，食中毒などの他の届け出疾患によるものは除く疾患である．原因は**ウイルス感染**（ロタウイルス，ノロウイルスなど）が多く，毎年秋から冬にかけて流行する．また，**エンテロウイルス，アデノウイルス**によるものや**細菌性**のものもみられる．病原微生物検出情報によると，ノロウイルスは毎年11月～1月に大きなピークがあり，流行は5月まで続く．ノロウイルスの感染力は強く，おもに経口感染（糞口感染，食品感染）するが，狭い範囲で空気感染したという事例もある．ロタウイルスは2月から5月に検出数のピークがある．ロタウイルスは糞口感染し，少量で感染し感染力は強い．現在ロタウイルスワクチンの任意接種が可能であり，定期接種化に向けて検討されている*2．

b．RSウイルス感染症（小児科定点） RSウイルス感染症の報告数は2004年と2013年を比べると10倍程度に増加している．ほとんどの場合，生後間もなくから2～3歳の間に感染し発熱，鼻汁などの上気道炎を経て細気管支，肺炎など下気道疾患へ進展する．

12・2・7 新型インフルエンザと再興型インフルエンザ

インフルエンザウイルスにはA型，B型，C型がある．毎年流行を繰返すのはA型およびB型である．インフルエンザウイルス遺伝子は速い速度で点突然変異を繰返すことで抗原性を変化させる（抗原ドリフト）．厚生労働省はWHOが世界中から収集したインフルエンザウイルス株の情報から，日本において流行すると考えられる株を予測して，ワクチン製造に供する．

一方，A型インフルエンザウイルスの自然宿主がトリ，ブタ，ヒトであることから，トリインフルエンザウイルスによるトリの感染も頻発する．トリインフル

エンザウイルスの中には，ヒトに感染するのもがあり，この場合ヒトが経験したことがない抗原型であり，免疫がないために重篤な症状を示し，高い致死率を示す．鳥インフルエンザのヒト-ヒト感染はほとんど起こらないため，ヒトとトリの接触を防げば，感染拡大を防ぐことができる．

インフルエンザウイルスは8本の分節ゲノムをもつため，たとえば，ブタ気道上皮細胞内でヒト型のインフルエンザウイルスとトリインフルエンザウイルスが共感染したときに，トリ由来のゲノムとヒト由来のゲノムの両方をもったキメラウイルスが産生されることがある．この遺伝子の取換えと点突然変異の蓄積により，人類が経験したことがない抗原型のウイルスが産生され，それがヒト-ヒト間で伝播する能力をもつように変異すると，パンデミックを起こす新型インフルエンザが生まれる．2009年4月にメキシコで発生した新型インフルエンザ(A/H1N1)*は世界中でパンデミックを起こした．ブタ，トリ，ヒトの遺伝子をもつブタ由来ウイルスで，それまでのインフルエンザウイルスと抗原性をまったく異にしていた．WHOによる発表の半月後に日本においても感染が広がり，12月に感染のピークを迎え，2010年春に沈静化した．基礎疾患をもつ罹患者の死亡例が多く，全体で198例であった．

また，過去に流行したインフルエンザであっても，長い間流行したことがないインフルエンザウイルスの場合，人類のほとんどが免疫をもたないので，パンデミックにつながる．

* 現在は，インフルエンザ（H1N1）2009と改称されている．

例題12・1 次の感染症は，感染症法の類型で何類に分類されるか．
1. 結核，2. マラリア，3. 痘瘡，4. コレラ，5. 風疹，6. MERS，7. 梅毒，8. ポリオ
解 答
1. 2類，2. 4類，3. 1類，4. 3類，5. 5類，6. 2類，7. 5類，8. 2類

SBO 13 代表的な性感染症を列挙し，その予防対策について説明できる．
D1(2)②3

性感染
sexually transmitted
disease, STD

梅毒

性器クラミジア感染症
淋菌感染症
性器ヘルペス感染症
尖圭コンジローマ

わが国における**性感染症**（性行為感染症，STD）は，すでに述べた**HIV感染症**および**B型肝炎ウイルス感染症**など，性行為によって新たに感染拡大する感染症があることに留意する必要がある．サーベイランスの対象となるものとして，まず**梅毒**があげられる．5類感染症全数把握の梅毒は2010年までは700人前後で推移していたのが2013年までに漸増している（図13・1）．また，5類のSTD定点把握の感染症4疾患のうち，報告が最も多いのは**性器クラミジア感染症**（定点当たり26.92人）で，次に**淋菌感染症**（同9.74人），**性器ヘルペス感染症**（同9.01人），**尖圭コンジローマ**（同5.9人）である．性器クラミジア感染症は特に10代から20代の低年齢の間で感染が広がっている．表13・1に示すようにSTDは一般的に自覚症状が少ない中で性行為を介して伝染し，性器クラミジア感染症，淋菌感染症，尖圭コンジローマは20代に多いのが特徴である．また，尖圭コンジローマや性器ヘルペスは接触感染も起こす．

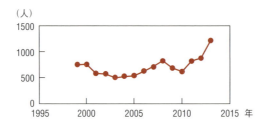

図13・1 梅毒報告数の推移
出典：厚生労働省，"感染症発生動向調査"

表13・1 性感染症の特徴

	感染様式	男性	女性	治療
性器クラミジア感染症	性交	排尿時の痛み，尿道から排膿，不妊の原因となることがある	症状はほとんどない，進行すると不正出血，性交時の痛み，不妊，早期流産	抗菌薬，パートナーと同時に治療する
淋菌感染症	性交	排尿時の激痛，尿道からの排膿，精巣の腫れ，不妊	症状なし，不妊の原因	抗菌薬，パートナーと同時に治療する
尖圭コンジローマ	性交，接触感染もあり	亀頭や陰嚢，肛門の周囲に薄ピンク色のイボ	外陰部，膣，肛門の周囲に薄ピンク色のイボ	薬物治療と外科的治療でイボを取除く
性器ヘルペス	性交，接触感染もあり	性器に水泡，太ももやリンパ節に腫れ，痛み，尿道分泌物	大陰唇や小陰唇から，膣前庭部，会陰部にかけて水泡，太ももやリンパ節に腫れ，痛み，子宮頸や膀胱まで広がることがある	抗ウイルス薬，抗炎症薬

SBO 14 予防接種の意義と方法について説明できる．
D1(2)②4

　予防接種は，固有の病原体に対する獲得免疫を誘導し，病原体の感染を阻止するために**ワクチン**を接種することである．予防接種は，これまで痘瘡（天然痘）の根絶やポリオの征圧など，多くの感染症の流行防止に大きな効果を上げてきた．感染症の伝播を阻止するのに必要なワクチン接種率（集団免疫閾値）は，感染症の伝播しやすさ，および免疫刺激におけるワクチンの有効性の高さに依存する．風疹の集団免疫閾値は 80～85％であるが，麻疹は 83～94％と高めに見積もられている．麻疹は 2008 年に 11,000 名の感染者が報告され，風疹は 2013 年には 14,300 名の感染者があった（表 12・2 参照）．ワクチン接種率の低下や，接種しても十分な免疫が獲得できていなかったなどの理由により，国民の抗体保有率が低下していたことが蔓延につながったと考えられる．2008 年より時限的に麻疹の定期接種回数を 2 回から 4 回に増やした結果，2010 年に 447 例，2013 年に 229 例と漸減した．この事例からも，感染症の流行を防止するためには，国民全体に予防接種を適用し，免疫をもった人の水準（抗体保有率）を高める必要性が明らかである．

　予防接種法では"伝染のおそれがある疾病の発生および蔓延を予防するために公衆衛生の見地から予防接種の実施その他必要な措置を講ずることにより，国民の健康の保持に寄与するとともに，予防接種による健康被害の迅速な救済を図ることを目的"としてその施策を定めている．予防接種対象疾病として **A 類疾病**と **B 類疾病**を定めており（表 14・1），政令で**定期接種**として接種する疾病，接種時期や回数を定めている（定期 A 類および定期 B 類）（図 14・1）．また，定期接種を行う市町村は，A 類疾病の定期接種者に対して，予防の重要性，予防接種

予防接種　vaccination
ワクチン　vaccine

予防接種法

A 類疾病
B 類疾病
定期接種

表 14・1　予防接種法に定められる疾病

A 類疾病*	集団予防目的に比重を置く	ジフテリア 百日咳 急性灰白髄炎（ポリオ） 麻　疹 風　疹 日本脳炎†1 破傷風 結　核 Hib 感染症 肺炎球菌感染症（小児がかかるものに限る） ヒトパピローマウイルス感染症 政令で定めるもの 痘瘡【政令】†2 水痘【政令】
B 類疾病	個人予防に比重を置く	インフルエンザ 肺炎球菌感染症（高齢者がかかるものに限る）【政令】

＊ B 型肝炎（水平感染予防）は，2016 年 10 月，任意接種から定期接種（A 類疾病）に変更された．（予防接種法については，図 14・1 とともに常に最新情報に注意が必要）

†1　都道府県知事の判断で実施が検討される疾病であり，現在北海道では定期接種として実施されていない．
†2　定期予防接種には加えられていないが，厚生労働大臣の指示により実施．

公費負担

に有効性，副反応，接種対象期間を周知し**積極的に勧奨**することとし，予防接種費用の**公費負担**がある．A類疾病の定期接種対象者は，予防接種を受ける**努力義務**が課せられているが，B類疾病の定期接種は被接種者の判断に基づいて接種を受ける．

2010年に侵襲性肺炎球菌感染症，侵襲性インフルエンザ菌感染症，および子宮頸癌を予防するためのワクチンの公的助成が開始され，いずれも2013年に定

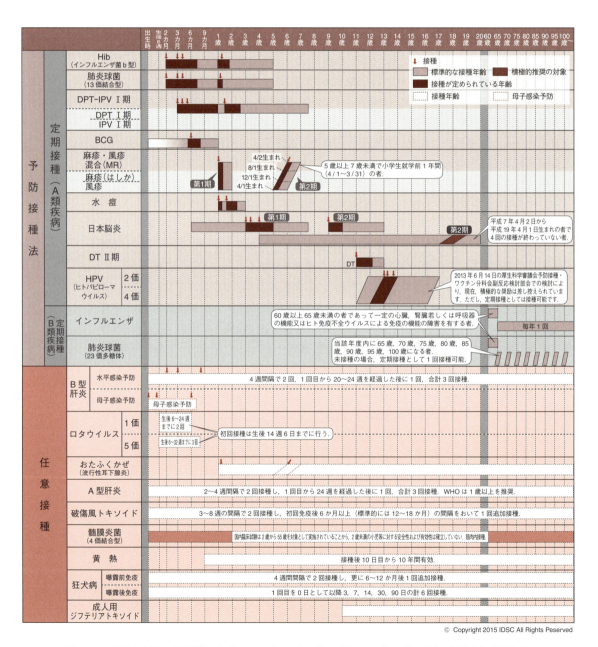

図14・1　日本の定期／予防接種スケジュール（2015年5月18日〜2016年9月30日）　国立感染症研究所ホームページ（http://www.niid.go.jp/niid/ja/vaccine-j/2525-v-schedule.html）より，感染症疫学センター（IDSC）の許可を得て転載．上記ホームページで更新がなされている．

期A類疾病に加えられた．インフルエンザ菌b型（Hib）ワクチンおよび7価結合型肺炎球菌結合型ワクチン（PCV 7）*の公費助成後に，侵襲性肺炎球菌感染症のうち髄膜炎をともなうものが71％減少，非髄膜炎で51％減少した．また，侵襲性インフルエンザ菌感染症の場合も，髄膜炎をともなうものが92％，非髄膜炎で82％減少した．なお，ヒトパピローマウイルスの予防接種は，予防接種との因果関係が否定できない持続的な疼痛が観察されたことから，2013年6月より定期接種の積極的勧奨が差し控えられている．

表14・2に示すようにワクチン接種後にはある一定の頻度で**副反応**が発生することを認識する必要がある．定期接種後の発生する副反応による健康被害は，**予防接種健康被害救済制度**により給付が行われる．また，任意接種および接種時期以外の定期接種は実費負担で受けることができ，副反応による健康被害は医薬品副作用被害として扱われる．

* 肺炎球菌ワクチンには，莢膜型の異なる7種類，13種類，23種類の肺炎球菌をもとに作製された7価，13価，23価結合型ワクチンがある．現在は7価に代わり，13価が使われている（図14・1）．

副反応

予防接種健康被害救済制度

表14・2　先進国の定期予防接種で使用されるワクチンに多い副反応[a]

ワクチンの種類	痛み，腫れ，発赤	38℃以上の発熱	全身症状
BCG（対結核）	90～95％		
Hib	5～15％	2～10％	
B型肝炎	小児5％，成人15％	1～6％	
麻疹，風疹，流行性耳下腺炎	10％程度	5～15％	発疹5％
経口ポリオ	きわめてまれ	1％以下	下痢，頭痛，筋肉痛1％以下
破傷風，ジフテリア	10％程度，追加では50～85％	10％程度	過敏症や倦怠感25％程度
百日咳（全細胞）	50％以下	50％以下	過敏症，倦怠感

a)　出典："ワクチン・ファクトブック2014年"

第6章 生活習慣病とその予防

> **SBO 15** 生活習慣病の種類とその動向について説明できる．
> D1(2)③1

生活習慣病
悪性新生物 malignant neoplasm
糖尿病 diabetes
高血圧 hypertension
脳血管疾患 cerebrovascular disease
虚血性心疾患 ischemic heart disease

総患者数（2011 年患者調査）：悪性新生物 153 万人，虚血性心疾患 76 万人，脳血管疾患 124 万人，高血圧疾患 907 万人，糖尿病 270 万人．

生活習慣病とは，食習慣，運動習慣，休養，喫煙，飲酒などの生活習慣がその発症・進行に関与する疾患群のことである．発症率や死亡率は，生活様式や社会環境の変化，高齢化の影響を大きく受けて変動する．

15・1 生活習慣病の概念と現状

わが国では，この半世紀の間に食生活の欧米化や身体活動の低下，ストレス過剰といった現代社会における生活習慣の変化に伴い，40 歳前後から死亡率が急激に高まる悪性新生物，脳卒中，心臓病などの生活習慣病が増加し，これらの疾患だけで死因の半数以上を占めるようになった．医科診療医療費（2012 年）は，**悪性新生物，糖尿病，高血圧疾患，脳血管疾患，虚血性心疾患**を合計すると 8 兆 9 千億円に上り 31.5 % を占めている．

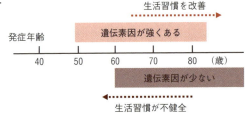

図 15・1 生活習慣病発症への体質と生活改善の影響

脂質異常症 dyslipidemia
肥満 obesity
慢性閉塞性肺疾患 chronic obstructive pulmonary disease, COPD
高尿酸血症 hyperuricemia
逆流性食道炎 reflux esophagitis
骨粗鬆症 osteoporosis
歯周病 periodontal disease
アルコール性肝障害 alcoholic liver injury
認知症 dementia
非感染性疾患 non communicable disease, NCD

健康寿命：SBO 10 を参照．
BMI(body mass index)：BMI＝体重 kg/(身長 m)^2

生活習慣病は，それまで成人病対策として早期発見・早期治療（二次予防）に重点を置いた成人病対策に加え，生活習慣の改善による発症予防（一次予防）を推進するために新たに導入された概念である（図 15・1）．**脂質異常症，肥満，慢性閉塞性肺疾患（COPD），高尿酸血症**，逆流性食道炎，骨粗鬆症，歯周病，アルコール性肝障害，認知症などの発症にも生活習慣が密接に関わる．WHO では，がん，循環器疾患，糖尿病，COPD の四疾患を，重要な**非感染性疾患（NCD）**と位置づけている．

2013 年の日本人の平均寿命と**健康寿命**との間には，男性 9.02 年，女性 12.40 年の差があった（図 10・3 参照）．この期間は介護などの援助を必要とする．介護が必要となる主な原因は，脳血管疾患，認知症，運動機能に関連する骨折・転倒，関節疾患などであり（図 15・2），これらの発症や進行には日頃の生活習慣のあり方が大きく関与している．

15・2 BMI と生活習慣病

簡便に肥満度を判定する指数として **BMI** がある．日本肥満学会では BMI が

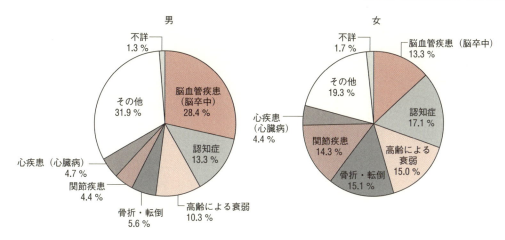

図 15・2　性別にみた介護が必要となったおもな原因の構成割合　出典：厚生労働省，"国民生活基礎調査"（2013 年）

25 以上を肥満，BMI 18.5 未満をやせと判定する．BMI 25 以上の肥満者の割合（2013 年）は，男性 28.6 % であり，40 歳代が最も多く 34.9 % である（図 15・3）．いずれの年齢層においても肥満者の割合は 20 年前に比べ 1.5 倍程度増加している．女性の肥満者の割合は 20.3 % であるが，年齢とともに増加し 70 歳以上では 27.1 % を占める．

　メタボリックシンドローム（内臓脂肪症候群）とは肥満により内臓脂肪が蓄積して肥大化した脂肪細胞から分泌される **TNF-α** などのサイトカインにより**インスリン抵抗性**がひき起こされ，糖代謝異常，脂質代謝異常，高血圧状態となり，**動脈硬化**の発症が相乗的に高まった状態にあることをいう．メタボリックシンドロームを放置しておくと，心筋梗塞や脳血管障害に至る危険が高まる．たとえば，虚血性心疾患の発症リスクは，肥満，高血圧，高血糖および脂質異常症の四つのリスクが重複すると，いずれの因子ももたない群に比べて 30 倍以上に上昇する

メタボリックシンドローム
metabolic syndrome

インスリン抵抗性
insulin resistance

動脈硬化（症）
arteriosclerosis

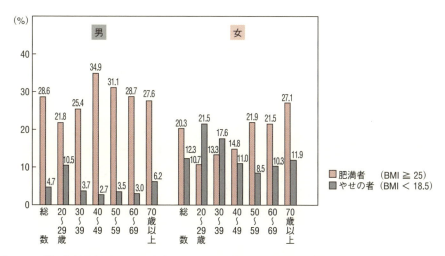

図 15・3　性・年齢階級別にみた肥満者とやせの者の割合　厚生労働省 "国民健康・栄養調査"（2013 年）をもとに作成

ことが報告されている（図15・4）．

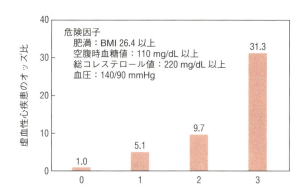

図15・4 虚血性心疾患とリスク因子数との相関　リスクをもたない人を1.0とし，リスク因子数と虚血性心疾患の患者数を相対値（オッズ比）として表している．*Jpn. Circ. J.*, 65, 11-17 (2011) をもとに作成

　メタボリックシンドロームの診断は，内臓脂肪型肥満に加え，高血糖，高血圧，脂質代謝異常の項目のうち，二つ以上の項目の該当により判定される．該当項目が一つの場合は"予備軍"となる（表15・1）．40〜74歳の男性において，2人に1人が"メタボリックシンドロームが強く疑われる者"または"予備群"と判定されている（図15・5）．

表15・1　メタボリックシンドロームの診断基準

検査項目	基準値
内臓脂肪蓄積（必須項目）	腹囲：男性 85 cm 以上 　　　女性 90 cm 以上
高血糖	空腹時高血糖：110 mg/dL 以上
高血圧	収縮期血圧：130 mmHg 以上 　かつ/または 拡張期血圧：85 mmHg 以上
脂質代謝異常	高TG血症：150 mg/dL 以上 　かつ/または 低HDLコレステロール血症：40 mg/dL 未満

メタボリックシンドロームの予備軍と考えられる者：腹囲（必須項目）に加えて，三つ（高血糖，高血圧，脂質代謝異常）のうち，一つに該当する者
メタボリックシンドロームが強く疑われる者：腹囲（必須項目）に加えて，三つ（高血糖，高血圧，脂質代謝異常）のうち，二つに該当する者

　一方，やせの者（BMI < 18.5）の割合は，20歳代と30歳代女性が高い．若い女性のやせすぎは最大骨量の低下を招き，閉経後骨粗鬆症のリスク因子となる．高齢者の適切な栄養摂取は，身体機能を維持し生活の自立を確保するうえで重要であるが，BMI 20以下の**低栄養傾向**にある65歳以上の高齢者の割合は17.4 %（2010年）と推計されている．

15・3　糖尿病の動向

　糖尿病はⅠ型とⅡ型に分けられるが，糖尿病患者の90 %以上を占めるⅡ型糖

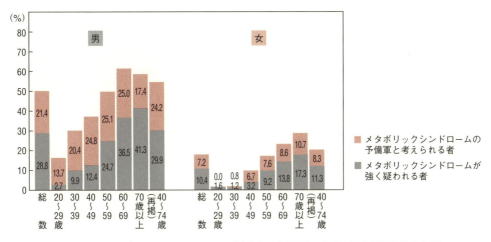

図15・5 メタボリックシンドロームの状況（20歳以上）　出典：厚生労働統計協会 編, "国民衛生の動向 2013/2014", p.98, 厚生労働統計協会（2013）．

尿病の発症に生活習慣が大きく関与する．2012年の調査では，HbA1c（JDS値）6.1 %以上を"糖尿病が強く疑われる人"，5.6〜6.0 %を"糖尿病の可能性が否定できない人"として算出すると，"糖尿病が強く疑われる人"が約950万人，"糖尿病の可能性が否定できない人"が約1100万人いると推定された（図15・6）．総計2050万人は，日本人の中高年では4人に1人という割合になる．前回調査（2007年）に比べて"糖尿病の可能性が否定できない人"が減少に転じたが，10年前（2002年）に比べると，220万人増加している．

HbA1c：2012年4月より JDS値（Japan Diabetes Society；日本糖尿病学会）に代わり NGSP値（national glycohemoglobin standardization program；国際標準値）が使用されている．JDS値6.1 %は，NGSP値6.5 %に相当する．

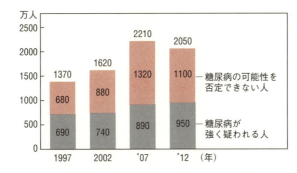

図15・6 年次別にみた糖尿病の状況　出典：厚生労働統計協会 編, "国民衛生の動向 2015/2016", p.96, 厚生労働統計協会（2015）．

2012年の調査によると，糖尿病を指摘されたことがある人のうち，治療を受けている人の割合は62.0 %に止まっている．糖尿病が全死亡に占める割合は1.2 %にすぎないが，脳卒中や虚血性心疾患のリスク因子である．糖尿病はかなり進行した状態となって初めて自覚されることが多く，糖尿病性腎症や視覚障害などの**合併症**の抑制が大きな課題である．

糖尿病合併症：透析導入の原因疾患の第1位（44.1 %）は糖尿病性腎症であり，新規に透析を導入した患者数は38,165人，糖尿病を主原因とした視覚障害者として認定された患者数は1611人（2012年）．

15・4 脂質異常症の動向

脂質異常症は動脈硬化のリスク因子である．脂質異常症の診断基準（空腹時採

血）は表15・2に示した．2011年の患者調査によると脂質異常症は，40代後半から急激に上昇しており，若年期からの生活習慣が顕在化して起こった発症と考えられる（図15・7）．1996年に96万4千人だった総患者数は，2011年には約2倍の188万6千人に増加した．

表15・2 脂質異常症：スクリーニングのための診断基準（空腹時採血[†1]）

LDLコレステロール	140 mg/dL 以上	高LDLコレステロール血症
	120〜139 mg/dL	境界域高LDLコレステロール血症[†2]
HDLコレステロール	40 mg/dL 未満	低HDLコレステロール血症
トリグリセリド	150 mg/dL 以上	高トリグリセリド血症

・LDLコレステロールは Friedewald (TC−HDL−C−TG/5) の式で計算する（TGが400 mg/dL 未満の場合）
・TGが400 mg/dL 以上や食後採血の場合には non HDL−C (TC−HDL−C) を使用し，その基準はLDL−C＋30 mg/dLとする．
[†1] 10〜12時間以上の絶食を"空腹時"とする．ただし，水やお茶などカロリーのない水分の摂取は可とする．
[†2] スクリーニングで境界域高LDLコレステロール血症を示した場合は，糖尿病，慢性腎臓病（CKD），非心原性脳梗塞，末梢動脈疾患（PAD）などの高リスク病態がないか検討し，治療の必要性を考慮する．

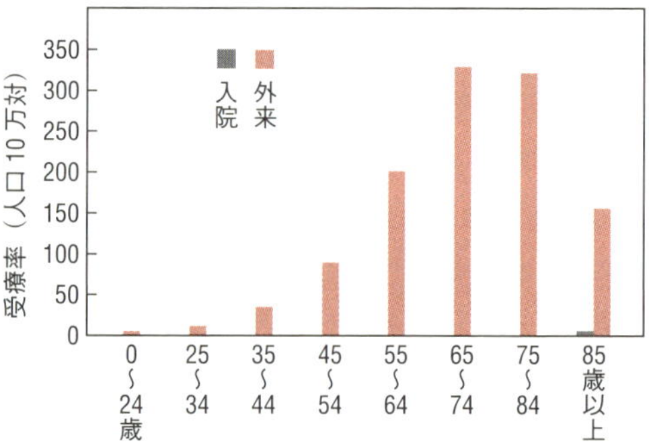

図15・7 年齢階級別にみた高脂血症の受療率 出典：厚生労働統計協会 編，"国民衛生の動向 2015 / 2016"，p. 97，厚生労働統計協会（2015）．

15・5 高血圧症の動向

高血圧は脳血管疾患や心血管疾患のリスク要因であり，高血圧に起因する死亡率は年間10万人と推計されている．収縮期血圧140 mmHg 以上または拡張期血圧90 mmHg 以上を高血圧とする（日本高血圧学会，"高血圧治療ガイドライン 2014"）．2010年の国民健康・栄養調査によると30歳以上の日本人男性の60 %，女性の45 %が高血圧と判定された．高血圧有病率は年齢とともに上昇し，50歳以上の男性と60歳以上の女性では60 %を超えている．NIPPON DATA* 2010 によると高血圧有病者数は，約4500万人（男性2300万人，女性2000万人）と推計されている．

過去50年間で収縮期血圧平均値は男女とも各年齢階級において10〜20 mmHg 低下した．この低下が脳卒中による死亡率を減少させ，平均寿命を世界トップクラスに押し上げたと考えられている．人口の高齢化に伴い，高血圧有病率数の増加が予測されている．治療率（有病者のうち降圧薬服用者の割合）および管理率（降圧薬服用者のうち血圧 140 / 90 mmHg 未満の人の割合）は過去30年間で上昇している．しかし，治療率は60歳代男女で約50 %，70歳男女で約65 %程度

* NIPPON DATA：厚生労働省研究班が1980年，1990年，2010年に実施した循環器疾患基礎調査対象者の長期追跡コホート研究 (national integrated project for prospective observation of non-communicable disease and its trends in the aged).

であり，管理率はいずれも 30〜40 ％にとどまっている．

15・6 循環器疾患の動向

　心疾患には，虚血性心疾患，心不全およびリウマチ性心疾患などが含まれる．心疾患による死亡率の年次推移を見ると 1960 年以降上昇しつづけているが（死亡診断書記入方式変更のため 1995 年に急減），年齢調整死亡率では男女とも横ばい，または低下傾向にあることから（図 4・6 参照），死亡率の上昇は人口の高齢化の影響である．2012 年では**虚血性心疾患**による死亡数は，心疾患による死亡総全体の約 4 割を占めている．わが国の虚血性心疾患による死亡率は欧米諸国に比べて低いが，1970 年ころまで増加傾向にあり，その後は横ばい状態となっている．

　2012 年の脳血管疾患による死亡数は 12 万 2 千人で全死亡者の 9.7 ％を占め，死因順位は第 4 位である．かつて脳血管疾患はわが国の死因順位は第 1 位であったが，死亡診断書の記入方式が変更された 1995 年を除き，1970 年代から死亡率の減少傾向が続いている．1950 年代は脳血管疾患による死因の多くが高血圧による**脳内出血**であったが，1960 年代に入ると激減し，1970 年代半ばに**脳梗塞**が脳内出血を上回った．現在，脳梗塞も減少傾向にある．脳血管疾患は介護が必要となる最大の原因疾患であり，18.5 ％（2013 年）を占める．後遺症や療養時の長期の臥床がきっかけとなり，寝たきりの状態となる場合が多い．

脳内出血
intracerebral bleeding

脳梗塞　brain infarction

15・7　がん（悪性新生物）の動向

　がん（悪性新生物）による 2012 年の死亡数は 36 万 1 千人であり，全死因の 28.7 ％を占めている．1981 年以降わが国の死因順位の第 1 位であり，一生涯に罹患する者の割合は 50 ％を超えている．年齢調整死亡率の年次推移でみると，ほぼ横ばいか，むしろ減少傾向にあり（図 4・6 参照），死亡数の増加は人口の**高齢化**の反映である．がんの部位別の年齢調整死亡率の年次推移は，部位により大きく異なるが（図 4・7 参照），これは食習慣などの生活習慣の変化が背景にある．2012 年の主要な発症部位は，男性では**気管・気管支および肺**，胃，大腸，女性では**大腸**，気管・気管支および肺，胃であった．胃は最も多い発症部位であったが，男女とも 1970 年代から大きく低下した．しかし，欧米諸国に比べると顕著に高い．一方，大腸癌は近年横ばいであるが，1960 年代から上昇し欧米諸国に近づいた．気管・気管支および肺のがんは，男女とも 2000 年ころまで上昇したが，その後は減少に転じた．1955 年と 2012 年の年齢調整死亡率を比較すると，男性 5.3 倍，女性 4.1 倍である．乳癌は 1970 年代から上昇しているが，欧米に比べて少ない．子宮癌は近年横ばいであるが，生活面での衛生環境の改善や早期発見，早期治療などにより 2012 年は 1955 年のおよそ 5 分の 1 に低下している．

15・8　慢性閉塞性肺疾患の動向

　慢性閉塞性肺疾患（COPD）疫学調査 NICE Study* によると COPD 有病率は 8.6 ％であり，COPD 患者数は約 530 万人と推計されている．COPD の最大のリ

＊　NICE Study: 2001 年に実施された COPD の大規模疫学調査研究（Nippon COPD Epidemiology Study）．

スク因子は**喫煙**である．一方，COPD 患者数（治療患者数）は約 26 万人（2011 年）にすぎず，大多数の患者が未診療，未治療の状況に置かれている．

15・9　老年症候群の動向

要介護認定数は 2000 年の 218 万人から 2012 年には 533 万人に増加し，介護保険にかかる総費用も 3.6 兆円から 8.9 兆円への 2.5 倍に増えた．2010 年の**認知症**の患者数は約 280 万人であり，2025 年には 470 万人に達すると推計されている．軽度認知障害の段階で運動や趣味などの介入により，認知症発症時期の遅延や認知機能低下の抑制が示されている．**軽度認知障害（MCI）**をもつ者は全高齢者の 10.8〜23.4 % と推計されており，MCI の把握が重要であるが，実際には 0.9 %（2009 年）の把握率にとどまっている．

歩行速度が速い高齢者ほど生活機能を維持しやすく余命も長いことが知られている．**ロコモティブシンドローム**の主要因である**骨粗鬆症**の患者数は 1280 万人（男性 300 万人，女性 980 万人）と推計されている．高齢者の腰や手足の痛みは，**手段的日常生活動作（IADL）**や**日常生活動作（ADL）**障害につながる可能性が高い．国民生活基礎調査（2010 年）によると足腰に痛みのある高齢者は千人当たり，男性 218 人，女性 291 人と推計されている．

老年症候群
geriatric syndrome

軽度認知障害：認知機能低下ハイリスク者（mild cognitive impairment, MCI）

ロコモティブシンドローム：運動器症候群（locomotive syndrome），骨，関節，筋肉などの運動器の障害により要介護になる危険性の高い状態にあること．

手段的日常生活動作（instrumental activity of daily living, IADL）：自立して生活するために必要な買い物，料理，掃除などの高度な日常生活上の動作．

日常生活動作（activities of daily living, ADL）：摂食，排泄，更衣，整容，入浴，室内歩行などの最も基本的な生活動作．

> **SBO 16** 生活習慣病の代表的なリスク要因を列挙し，その予防法について説明できる．
> D1(2)③2

　生活習慣病の代表的なリスク因子＊として，喫煙，高血圧，運動不足などが列挙される．生活習慣の改善が最も効果的な一次予防対策となる．自覚症状を伴わず進行することが多く，早期発見・早期治療ならびに治療の継続が重要である．また，高齢者の社会参加を促す社会環境の整備は，健康寿命の延伸に有効である．

＊ 危険因子ともいう．

16・1　生活習慣病のリスク因子

　非感染性疾患と外因による成人死亡の主要なリスク因子として，**喫煙，高血圧，運動不足，高血糖，塩分過量摂取**などがあげられる（図 16・1）．

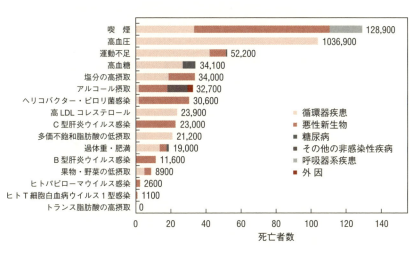

図 16・1　2007 年のわが国におけるリスク因子に関連する非感染性疾患と外因による死亡数（男女計）　N. Ikeda *et al.*, *PLoS Med.*, 2012；9 (1): e 1001160；健康日本 21（第二次）の推進に関する参考資料

16・2　糖尿病のリスク因子と予防法

　Ⅱ型糖尿病の予防においては，**肥満**対策が最も重要である．日本人は欧米人に比べてインスリン分泌能が弱いためにインスリン抵抗性に耐える能力が低く，BMI 24 程度でⅡ型糖尿病の発症に至る．肥満対策として，摂取エネルギー量と栄養バランスの是正，適度な運動を実践する．エネルギー摂取比率は，炭水化物は 50～60％，タンパク質は標準体重 1 kg 当たり 1.0～1.2 g とし，20～25％を脂肪で摂取することが推奨されている．**食物繊維**の摂取を増やし，炭水化物の選択では**グリセミック・インデックス（GI）**の低い食品を選択する．**n−3 系多価不飽和脂肪酸**を多く含む魚を積極的に摂取し，畜肉からのコレステロール摂取量は 300 mg/日未満に抑える．また，高血圧と肥満防止のため食塩の摂取量を減らす．身体活動の増加は，血清脂質値の改善，血圧の低下，インスリン抵抗性や耐糖能異常の是正に有効である．運動は**有酸素運動**を主として，1 日 30 分以上を週 3

食物繊維　dietary fiber

グリセミック・インデックス（glycemic index, GI）：SBO 24 を参照．

n−3 系多価不飽和脂肪酸
n−3 polyunsaturated fatty acid

有酸素運動
 aerobic exercise

回以上，または1週間当たり180分以上行う．服薬を開始した段階においても生活習慣の改善は治療の基本にある．治療の継続と血糖値のコントロールは合併症の進行抑制に重要である．

16・3 循環器疾患のリスク因子と予防法

脳血管疾患の最大のリスク因子は高血圧である．脳血管疾患の発症率は，収縮期血圧115 mmHg，拡張期血圧75 mmHgから血圧上昇に比例して増大する．1970年代以前において，高血圧が多く脳卒中が多発したが，その理由として食塩の過剰摂取があげられており，6 g/日未満への**減塩**が推奨される．そのほか，4 kg以上の**減量**，毎日30分以上の**有酸素運動**，**DASH食**，**節酒**により降圧の効果が示されている．**禁煙**は重要な生活習慣の改善項目である．虚血性心疾患のリスク因子として，特にコレステロールの過剰摂取による**脂質異常症**があげられる．健康日本21（第二次）における循環器疾患の予防対策の概要を図16・2に示した．

DASH食: 米国で提唱された高血圧を防ぐ食事法（dietary approaches to stop hypertension），飽和脂肪酸とコレステロールが少なく，カルシウム，カリウム，マグネシウム，食物繊維を多く含む食品を摂取する方法，降圧効果が単独では弱い栄養素でも組合わせると，有意な降圧が期待できる．

節酒: エタノールで男性20〜30 mL/日以下，女性10〜20 mL/日以下

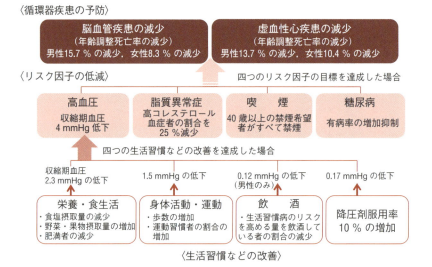

図16・2 健康日本21（第二次）における循環器疾患の予防対策の概要
出典："健康日本21（第二次）の推進に関する参考資料"

16・4 がんのリスク因子とその予防法

がんの主要なリスク因子として，食物35％と喫煙30％による寄与が推定されている．また，**禁煙**，**節酒**，**減塩**，**運動**，**適正体重**の五つの健康習慣のうち，実践している数が多いほど，がんの相対リスクが低下することを国立がん研究センターから発表されている（2012年）．

タバコの煙には，ベンゾ[a]ピレンなど60類種以上の**発がん性物質**が含まれており，肺だけでなく，多くの部位のがん発症のリスク因子である．受動喫煙によるリスクも高い．

食生活の欧米化により，がんの発症部位も欧米型に移行している．**脂肪エネルギー摂取比率の増加**に伴い，大腸癌，乳癌や前立腺癌の発症率が増加した．肥満

発がん性物質 carcinogen
食品中の発がん性物質については SBO 33 を参照．

もがんのリスク因子であり，特に閉経後の女性の乳癌の発症率と関係が示されている．胃癌の主要なリスク因子は，塩分の過剰摂取とヘリコバクター・ピロリである．肺癌では，喫煙のほかに職業性発がん物質（アスベスト，クロム，ヒ素など）が，肝臓癌では，B 型，C 型肝炎ウイルス，飲酒，食品中の発がん性物質（アフラトキシン，ニトロソアミンなど），職業性発がん物質（塩化ビニルモノマーなど）などがある．ヒト T 細胞白血病ウイルスは，主として母子感染により伝播し，感染者の約 1 ％が白血病を発症する．このほか，ヒトパピローマウイルスは子宮頸癌の原因となることが知られている．日本人のためのがん予防法を表 16・1 に示した．

ヘリコバクター・ピロリ
Helicobacter Pylori

B 型肝炎ウイルス

C 型肝炎ウイルス

ヒト T 細胞白血病ウイルス

ヒトパピローマウイルス
human papilloma virus

表 16・1　日本人のためのがん予防法[a]

喫煙	タバコは吸わない．他人のタバコの煙をできるだけ避ける．
飲酒	飲むなら，節度のある飲酒をする．
食事	食事は偏らずバランスよくとる． 　塩蔵食品，食塩の摂取は最小限にする． 　野菜や果物不足にならない． 　飲食物を熱い状態でとらない．
身体活動	日常生活を活動的に過ごす．
体形	成人期での体重の適正な範囲に維持する（太りすぎない，やせすぎない）．
感染	肝炎ウイルス感染の有無を知り，感染している場合はその治療の措置をとる．

a) 出典：厚生労働科学第三次対がん 10 カ年総合戦略研究事業，"生活習慣病によるがん予防法の開発に関する研究"

がんの二次予防対策として，早期発見・早期治療のためのがん検診が，健康増進法に基づき実施されている．胃癌と子宮癌の大幅な低下は，検診の寄与が大きいとされている．がん検診の受診率は増加傾向にあるが，50 ％に達していない[*1]．

がん検診
cancer screening

*1 女性の検診率は男性に比べて低く，2 年に 1 回検診する子宮癌と乳癌を除き，30 ％台にとどまっている．

16・5　老年症候群のリスク要因とその予防

高齢者が積極的に社会と関わることは，虚弱化予防対策となる．身体の良好な機能的能力に加えて，社会的関わりからも評価する成功加齢は，高齢者の QOL（生活の質）の把握に有用である．

成功加齢
successful aging

骨粗鬆症は，転倒と骨折のリスクを高める．転倒不安や生活への意欲低下から IADL や ADL[*2] は急速に低下し，要介護状態に至る．骨粗鬆症の予防として，小児期から思春期にかけて十分なカルシウムの摂取と運動により，最大骨量を増大させることが重要である．血中エストロゲン濃度の低下は骨量減少を加速することから，高齢女性の危険度が高い．カルシウムの摂取，ビタミン K，ビタミン D の補充，十分な日光浴，適度な運動が有効とされている．喫煙，飲酒過多もリスク因子となる．

*2 SBO 15・9 を参照．

認知症，特にアルツハイマー病に関して，肉よりも魚を主とし，抗酸化作用のある野菜や果物，適度に赤ワインを摂取する地中海食や運動が認知機能の低下を抑制することが知られている．また，社会活動やストレス回避，認知訓練の有効性も示されている．

発展　野菜・果物摂取量の増加：重篤な腎障害を伴う患者では高カリウム血症をきたすリスクがあるので，野菜・果物の積極的な摂取は推奨されない．糖分の多い果物の過剰摂取は，肥満者や糖尿病などのカロリー制限がある患者では勧められない．

SBO 17 食生活や喫煙などの生活習慣と疾病の関わりについて討議する．
D1(2)③3 　　（態度）

健康日本 21 の運動の推進などにより，生活習慣病に対する一次予防の啓発や疾病予防に取組む個人の努力を支援するための社会環境の整備が進められてきた．生活習慣と疾病との関わりについて科学的な根拠に基づいた視点から検証し，生活習慣病の抑制および健康寿命の延伸を図る施策の意義や効果について考察することが重要である．

17・1　生活習慣病予防対策

生活習慣病予防には，国民一人ひとりが"自らの健康は自ら守る"という意識のもと，一次予防に取組むことが重要であるが，個人の努力を社会全体が支援する体制の整備も不可欠である．現在，第四次国民健康づくり対策として，**第二次21世紀における国民健康づくり運動〔健康日本21（第二次）〕（2013〜2022年）**が展開されている[*1]．わが国における高齢化の進展および疾病構造の変化をふまえ，生活習慣病の予防，健康寿命の延伸，さらに，健康格差の縮小を目標に掲げている．健康日本 21 を推進するとともに，健康づくりや疾病予防に重点を置いた施策を講じていくための法的基盤として，**健康増進法**が 2003 年に施行されている．また，健康寿命を延ばすことを基本目標に置き，生活習慣病予防対策と介護予防の推進を柱とする**健康フロンティア戦略**（2004 年）ならびにこれを発展させた**新健康フロンティア戦略**（2007 年）が 10 カ年戦略として取組まれている．

がん患者を含めた国民の視点に立ったがん対策を推進するために，**がん対策基本法**が 2007 年に施行され，同法に基づいたがん対策推進基本計画が策定された．がんの予防と早期発見の推進，がんによる死亡者の減少[*2]，緩和ケアの推進，がん登録の推進[*3]などが取組まれている．

17・2　早期発見と生活習慣改善の支援

従来の検診は，個別疾患の早期発見・治療を目的に行われていたが，糖尿病，高血圧，脂質代謝異常，肥満は自覚症状に乏しいことから疾患への対策が放置されがちである．そこで，生活習慣病の予防を目的として，生活習慣の改善に介入する**特定健康診査・特定保健指導**が 40〜74 歳を対象に 2008 年から開始された．特定健康診査の結果をもとに，保健指導対象者の選定・階層化を行い，メタボリックシンドロームの該当者・予備軍に対し，"積極的指導"や"動機付け支援"を行うものである（表 17・1）．2010 年の特定健康診査の対象者は 5219 万人で，実施率は 43.3 ％であり，健診受診者のうち治療を受けていない 18.0 ％が特定保健指導の対象者となった．

17・3　生活習慣病対策の成果と課題

三大死因といわれた，がん，心疾患，脳血管疾患の年齢調整死亡率は減少傾向

[*1] SBO 10 を参照．

健康増進法：第 25 条に，多数の人が利用する施設の管理者に対して，受動喫煙の防止の努力が制定されている．

[*2] 75 歳未満の年齢調整死亡率の 20 ％減少．

[*3] がん登録などの推進に関する法律が 2013 年に成立，病院に罹患情報の届け出義務がかかり，正確な罹患情報，生存率などの情報が得られる．それらの情報を把握・分析することでより正確なデータに基づいたがん対策の実施が可能になる．

特定健康診査・特定保健指導：特定健康診査実施率 70 ％以上，特定保健指導実施率 45 ％以上ならびに 2008 度比でメタボリックシンドロームの該当者・予備軍の 10 ％以上の減少が目標項目として設定されており，目標達成状況をもとに医療保険者による後期高齢者支援の負担額が加減算される．

表 17・1　特定保健指導対象者の階層化

腹囲・BMI	追加リスク[†]		喫煙歴	対象	
	血圧・血糖・脂質			40～64歳	65～74歳
≧ 85 cm（男性） ≧ 90 cm（女性）	二つ以上該当			積極的支援	動機付け支援
	一つ該当		あり		
			なし		
上記以外で BMI ≧ 25	三つ該当			積極的支援	動機付け支援
	二つ該当		あり		
			なし		
	一つ該当				

[†] 追加リスクの判定基準
　　血圧: 収縮期 130 mmHg 以上または拡張期 85 mmHg 以上
　　血糖: 空腹時血糖 100 mg/dL 以上または HbA1c 5.2 % 以上
　　脂質: 中性脂肪 150 mg/dL 以上または HDL コレステロール 40 mg/dL 未満

にある．その背景として，これまでの健康対策による喫煙率や食塩摂取量の減少などがあげられる．

　わが国の 20 歳以上の喫煙習慣者の割合は 1990 年において男性 53.1 %，女性 9.7 % であったが，2013 年は男性 32.2 %，女性 8.2 % に減少した（2013 年 国民健康・栄養調査）．男性の喫煙率は経年的にみると低下傾向にあるが，諸外国に比べて高率である．女性の喫煙率は諸外国に比べて低率であるが，横ばい傾向である．また，習慣的に喫煙している者（20 歳以上）のうち約 4 割は禁煙を希望していることから，禁煙支援を普及させる必要がある．未成年の喫煙に関しては，2000 年において高校 3 年生男子 36.9 %，女子 15.8 % であった喫煙率が，2012 年では高校 3 年生男子 5.6 %，女子 2.5 % に低下したが（未成年者の喫煙および飲酒行動に関する全国調査），0 % を目指している．**受動喫煙**の防止に向けて，受動喫煙のリスクに関する啓発と社会環境の整備も重要である．

　脳内出血や胃癌による死亡率の減少に食塩摂取量の低下が寄与している．2001 年の食塩摂取量は 12.1 g（男性 12.9 g，女性 11.5 g）であったが，2014 年では 10.4 g（男性 11.3 g，女性 9.6 g）となり，健康日本 21（第二次）では食塩摂取量の目標が 8 g に設定された．

　厚生労働省がまとめた健康日本 21（第一次）の最終評価では，59 項目のうち，目標値に達した項目は 10 項目にとどまった．日常生活における歩数の減少，糖尿病合併症の減少などの 9 項目は悪化している項目であり，今後の課題である．

17・4　討　　論

　課題: 生活習慣病の推移について生活習慣や社会環境の変化，高齢化との関係を討議する．健康日本 21（第二次）に掲げられている対策や数値目標に関して，健康寿命の延伸にもたらす効果について科学的根拠をふまえて討議する．

第7章 母子保健

> **SBO 18** 新生児マススクリーニングの意義について説明し，代表的な検査項目を列挙できる．
> D1(2)④1

先天性代謝異常 inborn errors of metabolism

　新生児マススクリーニングは，放置していると障害を残す可能性のある**先天性代謝異常**を新生児の段階で発見し，特殊ミルクなどを与えることでその後の障害を予防する事業である．

マススクリーニング mass screening

18・1 新生児マススクリーニングとは

　わが国では1977年以来，すべての新生児を対象として，スクリーニング検査が実施されている．先天性代謝異常が発見された小児は全額公費で治療を受けることができる（小児慢性特定疾患治療研究事業）．この事業により，1977年以来1万人以上の小児が障害を免れてきた．検査は，新生児の足底から採取した少量の血液を沪紙に浸み込ませて行われる．血液中のアミノ酸などを迅速に測定する方法として，従来は**ガスリー法**やELISA*を用いての検査が行われてきた（表18・1）．従来法による検査項目は，フェニルケトン尿症，メープルシロップ尿症，ホモシスチン尿症，ガラクトース血症，クレチン症（先天性甲状腺機能低下症），先天性副腎過形成症の6種類である．これまで最も発見率の高かった疾患はクレチン症である（表18・1）．近年，新しい検査方法として**タンデムマス法**が導入され，従来法と合わせて，現在**19種類の先天性代謝異常症**を検査している．

ガスリー法 Guthrie test
* ELISA: enzyme-linked immunosorbent assay

タンデムマス法: 質量（マス）分析計を2台直列（タンデム）に並べて微量分析を行う手法．

表18・1 従来法による新生児マススクリーニング

	対象疾患	検査項目	方　法	発見頻度
アミノ酸代謝異常	フェニルケトン尿症 ホモシスチン尿症 メープルシロップ尿症	フェニルアラニン メチオニン ロイシン	ガスリー法， HPLC法，酵素法	1/60,000 1/200,000 1/500,000
糖の代謝異常	ガラクトース血症	ガラクトース ガラクトース1-リン酸	ボイトラー法 ペイゲン法	1/30,000
内分泌疾患	クレチン症 先天性副腎過形成症	甲状腺刺激ホルモン 17-ヒドロキシプロゲステロン	ELISA法 ELISA法	1/3000 1/20,000

18・2 タンデムマス法の導入

　タンデムマス法は，質量分析計を用いてアミノ酸，アシルカルニチンなどの血中代謝物を高感度に検出する方法である．2004年から一部の自治体で運用され，2012年までに195万人の新生児をタンデムマス法で検査した．その結果，"9000人に1人"の割合で先天性代謝異常を発見できることがわかった．この成果を踏まえ，2014年からは全国でタンデムマス法が実施されることになった．
　現在，タンデムマス法で5種類のアミノ酸代謝異常，7種類の有機酸代謝異常，4種類の脂肪酸代謝異常，計16種類の先天性代謝異常症を検査している（表18・2）．従来法で検査されてきたアミノ酸代謝異常（フェニルケトン尿症，メー

発展 対象となる疾患の拡大により，多様な特殊ミルクの安定供給と全国規模での質量分析計の精度管理が今後の課題である．

プルシロップ尿症，ホモシスチン尿症）は，タンデムマス法で検査することになった*．タンデムマス法の導入により，これまで症状が出るまで気づかなかった有機酸や脂肪酸の代謝異常も検出できるようになり，発見率が高まった．

* ガラクトース血症，クレチン症，先天性副腎過形成症については，タンデムマス法が使えないので，ひき続き従来法で検査している．

表 18・2 タンデムマス法による新生児マススクリーニングの対象疾患

アミノ酸代謝異常症	有機酸代謝異常症	脂肪酸代謝異常症
1. フェニルケトン尿症†	6. メチルマロン酸血症	13. MCAD 欠損症
2. メープルシロップ尿症†	7. プロピオン酸血症	14. VLCAD 欠損症
3. ホモシスチン尿症†	8. イソ吉草酸血症	15. TFP/LCHAD 欠損症
4. シトルリン血症（1型）	9. メチルクロトニルグリシン尿症	16. CPT1 欠損症
5. アルギニノコハク酸血症	10. ヒドロキシメチルグルタル酸血症	
	11. 複合カルボキシラーゼ欠損症	
	12. グルタル酸血症 1 型	

† 従来法からタンデムマス法に変更．
MCAD（midium chain acyl CoA dehydrogenase deficiency）：中鎖アシル CoA デヒドロゲナーゼ欠損症
VLCAD（very long chain acyl CoA dehydrogenase deficiency）：極長鎖アシル CoA デヒドロゲナーゼ欠損症
TFP（trifunctional protein deficiency）：三頭酵素欠損症
LCHAD（long chain 3-hydroxyacyl CoA dehydrogenase deficiency）：長鎖 3-ヒドロキシアシル CoA デヒドロゲナーゼ欠損症
CPT（carnitine palmitoyl transferase）：カルニチンパルミトイルトランスフェラーゼ

18・3 アミノ酸代謝異常症

アミノ酸代謝経路の酵素遺伝子の異常によって酵素機能が失われ，アミノ酸代謝の中間体や未代謝物が体内に蓄積する．フェニルケトン尿症やホモシスチン尿症を放置すると**脳の発達障害**をひき起こす．これらの発育異常を予防するため，乳児にそれぞれのアミノ酸含量の低い**特殊ミルク**や特別食を与える．

フェニルケトン尿症は，フェニルアラニンをチロシンに転換するフェニルアラニンデヒドロゲナーゼの異常により，血中フェニルアラニン，尿中フェニルケトン（フェニルピルビン酸など）が増加する．**ホモシスチン尿症**は，メチオニンからシステインを生合成するシスタチオニン経路の酵素の異常によりメチオニンや中間体のホモシスチンが血中，尿中に増加する．**メープルシロップ尿症**は，分枝アミノ酸（バリン，ロイシン，イソロイシン）由来の 2-オキソ酸代謝にかかわる酵素の異常を原因とし，重度の場合ケトアシドーシス発作を起こす．

シトルリン血症 1 型，**アルギニノコハク酸尿症**は，尿素回路*の酵素異常により尿素が生成できず，体内にアンモニアが蓄積する．放置すると高アンモニア血症による興奮，多呼吸，昏睡を起こすため，タンパク質を制限したミルクを与える．

アミノ酸代謝異常症
disorders of amino acid metabolism

フェニルケトン尿症
phenylketonuria

ホモシスチン尿症
homocystinuria

メープルシロップ尿症
maple syrup urine disease

* アンモニア → カルバモイルリン酸 → シトルリン → アルギニノコハク酸 → オルニチン ＋ 尿素

18・4 有機酸代謝異常症

有機酸代謝異常症は，体内でタンパク質を代謝するさまざまな酵素の異常によって中間代謝物である有機酸が体内に増加し，アシドーシスなどの体調不良を生じる．タンデムマス法では，代謝異常で生じたさまざまなアシルカルニチンを測定して検出する．

有機酸代謝異常症
disorders of organic acid metabolism

メチルマロン酸血症: わが国の有機酸代謝異常症の中で最も患者が多い.

*1 イソロイシン→→→プロピオニル CoA→メチルマロニル CoA→スクシニル CoA

*2 ロイシン→→イソ吉草酸→メチルクロトニル CoA→メチルグルタコニル CoA→3-ヒドロキシ-3-メチルグルタリル CoA→ケトン体

*3 ロイシン誘導性の低血糖が起こり，かつ，ケトン体生成が抑制されるので低ケトン性の低血糖が起こる.

*4 表 22・2 を参照

　メチルマロン酸血症とプロピオン酸血症は，イソロイシンの代謝経路*1 の酵素異常により生じる．プロピオン酸やメチルマロン酸などの酸性物質の体内蓄積によりケトアシドーシスを生じる．予防のためにはタンパク質を制限したミルクが必要である．

　イソ吉草酸血症，メチルクロトニルグリシン尿症，ヒドロキシメチルグルタル酸血症は，ロイシン代謝経路*2 の酵素異常により生じる．ロイシンの中間代謝物の蓄積によるアシドーシスや，非ケトン性低血糖*3 を生じる．予防のためにはロイシン除去ミルクが必要である．

　複合カルボキシラーゼ欠損症は，ビオチンを補酵素とする 4 種類のカルボキシラーゼが同時に欠損する疾患で，ケトアシドーシス，高乳酸血症，高アンモニア血症を生じる．早期に発見して大量のビオチン*4 を投与する必要がある．

　グルタル酸血症 1 型は，リシン，ヒドロキシリシン，トリプトファンの中間代謝過程で働く酵素の異常により，体内にグルタル酸，3-ヒドロキシグルタル酸などが蓄積し，中枢神経障害を生じる．予防にはリシン，トリプトファン除去ミルクが必要となる．

脂肪酸代謝異常 disorders of fatty acid metabolism

18・5 脂肪酸代謝異常症

　脂肪酸は，ミトコンドリアで β 酸化を受けてエネルギー源として活用される．脂肪酸の代謝過程で必要な酵素に異常があると，新生児，乳児が空腹時，感染，下痢などの際に脂肪酸を活用できず，非ケトン性低血糖などの症状をひき起こす．乳児の低血糖を放置すると脳の発達障害を起こす場合がある．タンデムマス法では，代謝異常で生じたさまざまなアシルカルニチンを測定して検出する．予防・治療には中鎖脂肪酸（炭素数 8〜10）を主体とした脂肪酸強化ミルクが用いられる．

　中鎖アシル CoA デヒドロゲナーゼ（MCAD）欠損症は，脂肪酸のうち中鎖脂肪酸の代謝酵素の異常，**極長鎖アシル CoA デヒドロゲナーゼ（VLCAD）欠損症**は長鎖脂肪酸の代謝酵素の異常，**三頭酵素（TFP）/長鎖 3-ヒドロキシアシル CoA デヒドロゲナーゼ（LCHAD）欠損症**は長鎖ヒドロキシアシル CoA の代謝酵素の異常により，それぞれの脂肪酸の β 酸化が障害を受ける．**カルニチンパルミトイルトランスフェラーゼ 1（CPT1）欠損症**は，脂肪酸とカルニチン*5 を結合させる酵素の異常により長鎖脂肪酸の代謝異常を生じる．

*5 細胞質の脂肪酸は，カルニチンと結合してミトコンドリア内に輸送され，β 酸化を受ける．中鎖脂肪酸はカルニチンと結合することなくミトコンドリア内に移動できる．

ガラクトース血症 galactosemia

クレチン症 cretinism

先天性副腎過形成症 congenital adrenal hyperplasia

18・6 従来法で検査する先天性代謝異常症

　ガラクトース血症は，乳糖の成分であるガラクトースの代謝酵素の異常により，哺乳開始後にさまざまな発育障害を起こす．乳糖やガラクトースを含まないミルクや食事により予防する．**クレチン症**は先天的に甲状腺ホルモンの分泌欠乏を示す疾患であり，発育障害，知能障害を起こす．早期のホルモン補充療法が必要となる．**先天性副腎過形成症**は，副腎皮質ホルモンの代謝に関わる酵素の欠損症で，早期のステロイドホルモン投与が必要である．

SBO 19　母子感染する代表的な疾患を列挙し，その予防対策について説明できる．
D1(2)④2

　母子感染とは，妊娠中の胎内感染，出産時の産道感染，出生後の母乳を介する感染などの**垂直感染**によって，細菌，ウイルスなどの病原体が母から子に感染することである．母子感染の予防には，妊娠前の予防接種，妊娠中の妊婦健診，出産直後のワクチン接種などが重要である．

母子感染
mother-infant infection

垂直感染
vertical infection

19・1　母子感染の経路と時期

　母子感染の経路と時期はさまざまである．表19・1に母子感染を起こす病原体を感染経路別にまとめた．感染の時期として，母が妊娠前にすでに感染してキャリアとなっている場合と妊娠中に感染する場合がある．妊娠中の**経胎盤感染**では，中枢神経系をはじめとする臓器形成の臨界期である第1三半期にサイトメガロウイルス（CMV）や風疹ウイルスの母子感染を起こすと生涯にわたる臓器障害や奇形をひき起こすおそれがある．ヒト免疫不全ウイルス（HIV），B型肝炎ウイルス（HBV），C型肝炎ウイルス（HCV）は分娩前後の周産期に経胎盤感染，**経産道感染**の両方で感染する．ヒトT細胞白血病ウイルス（HTLV-Ⅰ）は母乳を介して感染するのが特徴である．

経胎盤感染
transplacental infection

経産道感染
birth canal infection

表 19・1　母子感染を起こす病原体

経 路	時 期		病原体
経胎盤	出生前	原 虫 細 菌 ウイルス	トキソプラズマ 梅毒トレポネーマ CMV，風疹ウイルス，ヒトパルボウイルス B19
	周産期†	ウイルス	HIV，HBV，HCV
経産道	周産期	細 菌 クラミジア ウイルス	B 型溶連菌（GBS） クラミジア・トラコマチス HIV，HBV，HCV，CMV，HPV，HSV
経母乳	出生後	ウイルス	HTLV-Ⅰ，HIV，CMV

HPV: ヒトパピローマウイルス
†　分娩が始まって胎盤がはく離する際の経胎盤感染

　発症時期も病原体によって異なる．ヒトパルボウイルス B19 への感染は胎児水腫を起こし，クラミジア，B型溶連菌，単純ヘルペスウイルス（HSV），CMV への感染は，新生児に急性・亜急性の疾患をひき起こす．HIV が母子感染すると新生児は無症状だが，幼児期までにほぼ確実に AIDS を発症する．一方，HTLV-Ⅰ，HBV，HCV が母子感染した場合，多くの人は無症候性キャリアのまま一生を終えるが，一部の人は中高年以降に発症する．また，キャリアの母からの母子感染によって再び次の世代に感染が伝わる．人口構造が高齢化している日本では，HTLV-Ⅰによる白血病の発症（ほぼ50歳以降），肝炎・肝癌の発症を減らすためにも母子感染の予防が重要である．

19・2 TORCH症候群

いくつかの母子感染症は**TORCH症候群**とよばれる共通した症状をひき起こす．TORCHは，Toxoplasma gondii（トキソプラズマ），Others（それ以外，特に梅毒トレポネーマ），Rubella virus（風疹ウイルス），CMV，Herpes simplex virus（HSV，単純ヘルペスウイルス）の略である．共通した症状として，流死産，発育遅延，肺炎，肝機能障害があり，重症例では小頭症，水頭症，脳内石灰化などの中枢神経系の病変が起こる．

トキソプラズマはネコを宿主とする原虫で，ネコの糞に排出されたオーシスト[*1]，あるいはそれで汚染された生肉などが感染源となる．発症例はまれだが，遅発性に視覚障害をひき起こすことがある．風疹ウイルスに免疫のない女性が妊娠初期に風疹に罹患すると，出生児に**先天性風疹症候群**と総称される症状をひき起こすことがある．三大症状は先天性心疾患，難聴，白内障である．先天性心疾患と白内障は妊娠初期3カ月以内，難聴は妊娠6カ月以内の母親の感染で発生する．CMV[*2]による感染は経胎盤感染，母乳を介した感染，および，幼児同士の水平感染によって起こる．実際には，ほとんどが不顕性感染である．

19・3 母子感染の予防

母子感染の予防には，妊娠前の予防接種，妊娠中に病原体との接触を減らす生活習慣，妊婦健診，および，出産後のワクチン接種などが重要である．

風疹ウイルスによる母子感染を防ぐため，風疹のサーベイランスと**予防接種**が実施されている．1995年に男女ともに風疹の予防接種を定期予防接種として実施するようになって以来，先天性風疹症候群は著明に減少し，2005年からはほとんど報告されなくなった[*3]．妊娠中には，トキソプラズマの感染源となるネコとの接触を避けることも予防につながる．B型肝炎母子感染防止事業の一環として，すべての妊婦のHBs抗原[*4]の検査を公費で行っている．また，2011年からは妊婦健診においてHTLV-Ⅰの抗体検査が標準検査項目に追加され，公費ですべての妊婦がHTLV-Ⅰキャリアであるかどうかを調べることになった．

19・4 B型肝炎母子感染防止事業

わが国におけるHBVのキャリアは100万人以上いると推定されている．その一部は慢性肝炎から肝硬変，肝癌へと進展する．HBVへの自然感染は母子感染と性交渉であり，母子感染を防ぐことは成人後の肝炎，肝癌を防ぐことに直結する．わが国では1985年以来，母子感染によって生じるHBVキャリアを減らすことを目的に**B型肝炎母子感染防止事業**が実施されている．HBs抗原陽性，かつHBe抗原[*5]陽性の母から生まれた新生児には，抗HBsヒト免疫グロブリン（HBIG）を直ちに注射し，その後HBワクチンを追加投与する．この事業の継続により，現在，若年者のHBs抗原陽性率は高齢者に比べて著しく低下している．

TORCH症候群

[*1] 原虫は環境中においてオーシストとよばれる囊胞体のような形状となる．

[*2] かつてわが国でのCMV抗体保有率は90％以上であったが，近年低下し，抗体を保有しないCMV感受性の妊婦が増えている．CMVの顕性感染症はまれにしかみられないが，遅発性の難聴をひき起こすことがある．

予防接種

[*3] 2012～2013年に風疹の大流行があり，2013年に32例の先天性風疹症候群が報告されたが，その後終息した．

[*4] （発展） HBVの外殻を構成するタンパク質．HBs抗原陽性はHBV感染の指標となる．

[*5] （発展） HBVの内部にあり，増殖の際につくられるタンパク質．HBe抗原陽性はHBVが活発に増殖している指標となる．

第8章 労働衛生

> **SBO 20** 代表的な労働災害，職業性疾病について説明できる．
> D1(2)⑤1

20・1 労働災害

労働災害（労災）とは，労働者が業務中，負傷，疾病，障害，死亡する災害のことをいう．広義には，業務中のみならず，通勤中の災害も含む．近年，脳・心臓疾患の労災認定数が 300 人前後の高い水準で推移している．この要因の一つとして，長時間にわたる荷重労働による疲労の蓄積との関連が指摘され，"過重労働による健康防止のための総合対策（2002 年）"が作成された．この対策では，事業者に，時間外・休日労働時間の削減，労働時間などの設定の改善，労働者の健康管理に関わる措置の徹底などを図ることが示されている．また，精神障害などによる労災認定数（250 人前後）も高い水準で推移している．

労働災害
industrial accidents

20・2 業務上疾病と職業病

業務上疾病は，特定の職業の作業環境や作業条件によってひき起こされる**職業性疾病（職業病）**と災害によって起こる**災害性疾病**がある．業務上疾病の発生状況（2014 年）は，負傷に起因する疾病が約 73.4 ％を占める．そのほとんど（84.2 ％）が災害性腰痛である．その他の業務上疾病は，物理的因子による疾病（9.0 ％），じん肺および合併症病（3.5 ％），作業態様による疾病（5.7 ％），化学物質による疾病（2.7 ％），病原体による疾病（2.7 ％），酸素欠乏症（0.05 ％），がん（0.08 ％）である．

業務上疾病
職業性疾病（職業病）
occupational disease
災害性疾病
labouv accident

20・3 おもな職業性疾病（職業病）

物理的因子によるおもな職業性疾病を表 20・1，化学的因子によるおもな職業性疾病を表 20・2（無機ガス），表 20・3（有機溶剤），表 20・4（粉じん），表 20・5（金属），表 20・6（職業がん），表 20・7（職業性アレルギー）に示した．

表 20・1　物理的因子によるおもな職業性疾病

要　因	おもな疾病・症状
高温・多湿 （屋内における炉前作業，窯業，金属製錬などや夏季屋外作業）	熱中症 ① 熱痙攣 (heat cramp)：発汗などによる体温調節機能の代償（発汗過多による脱水・塩分喪失，血液電解質バランスの乱れ，特に体内ナトリウム濃度の低下）による． ② 熱ストローク (heat stroke；熱射病，日射病)：体温調節機能障害（体温上昇，意識障害）による． ③ 熱疲憊 (heat exhaustion)，熱虚脱 (heat collapse)，熱失神 (heat syncope)：慢性的過度の発汗による脱水・塩分不足および循環機能障害による．
低　温 （冷凍・製氷工場作業や高地作業）	① 凍傷 (frostbite, freezing)：第 1 度：血管拡張，発赤・腫脹（局所の血管運動神経麻痺）→第 2 度：水泡形成，滲出性炎→第 3 度：組織の壊死 ② 凍死 (freezing death)：体温低下（体温調節能力を超える）→身体諸器官の機能低下→組織の窒息状態→凍死 ③ 冷房病：外気と温度差が 6〜5 ℃以上の室内外を頻繁に出入りする場合に起こる自律神経失調症

表 20・1 （つづき） 物理的因子によるおもな職業性疾病

要因	おもな疾病・症状
気圧	① 減圧症（潜函病，潜水病，ケイソン病）：高圧環境下から急激に常圧に戻るときに発症する．高圧環境下で体内に溶解していた窒素の体内での発泡による． ② スクイーズ：常圧から高圧（低圧）環境への移行時に起こる． ③ 窒素酔い：高圧滞在中に発症する．体内で過剰に溶解した窒素の麻酔作用による． ④ 高山病：急激に気圧の低いところで作業する場合に起こる酸素不足による症状
騒音	騒音性難聴（C^5dip）：85 dB 以上の騒音の慢性曝露によって生じる 4000 Hz 付近の聴力低下を特徴とする難聴
振動	全身振動障害 局所振動障害（レイノー症候群：白ろう病）：振動工具使用＋寒冷環境条件下で発症する末梢血管，神経障害
作業条件	① VDT（visual display terminal）障害：コンピュータ操作など VDT 作業に従事する作業者に起こる（眼性疲労，頸肩腕症候群，自律神経失調症など）． ② 職業性腰痛：重量物の取扱いに従事する労働者に起こる．
紫外線	電気（光）性眼炎（溶接作業），雪眼炎（雪上作業）：紫外線は目の角結膜に対する透過性が小さいので，角結膜などに吸収され，急性の角結膜炎を発症する．
赤外線	① 白内障：水晶体に吸収されて起こる． ② 火傷，熱中症：赤外線の熱作用により起こる．

表 20・2 おもな無機ガスによる職業性疾病

無機ガス	症状	特記事項
酸素（欠乏）	酸素欠乏症	＜欠乏要因＞ ・化学反応（酸化）による消費 ・生物の呼吸による消費 ・燃焼 ・窒息性ガスの漏えいなど ・減圧による空気の希釈 ＜作業＞ ・隧道掘削，井戸・マンホール・地下室・倉庫，浄化槽，タンクなどでの内部作業
酸素（過剰）	酸素中毒	・急性中毒 ・慢性中毒
一酸化炭素	組織の酸素欠乏 中枢神経障害	・ヘモグロビン（Hb）に対する親和性は酸素の 250～300 倍 ・Hb-Hb 生成 ・有機物の不完全燃焼により発生（燃焼作業，コークス炉作業など）
シアン化水素	組織の酸素欠乏 意識障害，痙攣，呼吸停止	・シトクロム c オキシダーゼ阻害 ・メッキ工業，溶鉱炉，コークス炉作業などで発生
亜硫酸ガス	咽頭浮腫，気管支炎，肺浮腫，呼吸麻痺	・水に溶け亜硫酸・硫酸となり，強い粘膜刺激作用がある． ・硫酸製造，製紙，石油精製作業などで発生
二酸化窒素	メトヘモグロビン血症 気管支炎，肺水腫	・水と反応して，硝酸，亜硝酸となる． ・電気溶接，硝酸製造，高温燃焼作業などで発生
硫化水素	眼・気道粘膜の刺激 反射性呼吸障害 呼吸麻痺，呼吸停止	・人絹・パルプ製造，石油精製，硫化鉄製錬などで発生

表 20・3 おもな有機溶剤による職業性疾病

有機溶剤	症状	特記事項（発生作業など）
ベンゼン	（慢性）再生不良性貧血，白血病	・有機化合物の合成，接着作業，塗装，グラビア印刷作業などで発生
トルエン	神経炎，麻酔作用	・接着剤，印刷，塗装作業などで発生
二硫化炭素	神経障害 （慢性）多発性神経炎，精神分裂様症状	・溶剤，有機化合物の合成作業などで発生

第8章 労働衛生

表 20・3 （つづき） おもな有機溶剤による職業性疾病

有機溶剤	症 状	特記事項（発生作業など）
四塩化炭素	肝障害，肝癌，腎障害	・溶剤，有機化合物の合成で発生
トリクロロエチレン	麻酔作用，中枢神経障害，三叉神経麻痺	・金属脱脂洗浄作業，ドライクリーニング作業などで発生
塩化ビニル	肝血管肉腫，肝障害	・塩化ビニル樹脂製造で発生
トリレンジイソシアネート（構造式）	粘膜・気道刺激，喘息様発作，気管支炎，肺水腫	・ポリウレタンフォームの製造，絶縁材の製造などで発生
アニリン ニトロベンゼン	メトヘモグロビン血症	・火薬・薬品・染料などの製造作業で発生

表 20・4 粉じんによる職業性疾病（おもなじん肺）

じん肺名	原因物質	症 状
じん肺[†]	各種粉じん	・肺線維化，呼吸機能低下，肺結核，肺癌
ケイ肺	二酸化ケイ素（遊離ケイ酸）	・肺線維化，呼吸機能低下 ・肺結核，肺癌
石綿肺（アスベスト肺）	石綿（アスベスト）	・肺線維化，肺癌，中皮腫

[†] 粉じんを吸入することによって肺に生じた線維増殖性反応を主体とする病変（じん肺法）.

表 20・5 おもな金属による職業性疾病

金 属	症 状	特記事項
無機鉛	・貧血（ヘム合成阻害），鉛疝痛	・鉛蓄電池，鉛顔料，製錬作業などで発生
四エチル鉛 $Pb(C_2H_5)_4$	・中枢神経障害，神経錯乱，幻覚，痙攣	・加鉛ガソリン製造（アンチノック剤）製造作業などで発生
亜 鉛	・金属熱（酸化亜鉛の吸入），頭痛，悪寒	・金属製錬，溶接作業などで発生
六価クロム	・鼻中隔穿孔	・クロム化合物製造，クロムメッキ作業などで発生
カドミウム	・気管支炎，肺水腫，（慢性）腎（近位尿細管）障害，肺気腫	・金属製錬，カドミウムイエロー製造作業などで発生
水 銀	・化学形態により症状が異なる 　無機：腎障害 　有機：中枢神経障害	・水銀鉱山，体温計・温度計・気圧計の製造作業などで発生
ヒ 素	・ヒ素疹，ヒ素黒皮症	・ヒ素鉱山，亜ヒ酸製造作業などで発生
マンガン	・肺炎，（慢性）パーキンソン症候群	・マンガン鉱山，乾電池，マンガン合金製造作業などで発生

表 20・6 おもな職業がん

物 質	構造式（化学式）	職業がん	用 途
ベンジジン	$H_2N{-}\bigcirc{-}\bigcirc{-}NH_2$	膀胱癌	・染料，顔料 （安衛法：製造・輸入・使用禁止）
2-ナフチルアミン	(ナフタレン環にNH_2)	膀胱癌	・染料，顔料 （安衛法：製造・輸入・使用禁止）

表20・6 (つづき) おもな職業がん

物 質	構造式(化学式)	職業がん	用 途
4-アミノジフェニル	H_2N-C$_6$H$_4$-C$_6$H$_5$	尿路系腫瘍	・染 料 (安衛法: 製造・輸入・使用禁止)
4-ニトロジフェニル	O_2N-C$_6$H$_4$-C$_6$H$_5$	尿路系腫瘍	・染 料 (安衛法: 製造・輸入・使用禁止)
オーラミン	$(CH_3)_2N$-C$_6$H$_4$-C(NH·HCl)-C$_6$H$_4$-$N(CH_3)_2$	肺 癌	・染 料 (安衛法: 製造・輸入・使用禁止)
ビス(クロロメチル)エーテル	ClCH$_2$-O-CH$_2$Cl	肺 癌	・殺虫剤
ニッケル	Ni	肺 癌	・製 錬
ヒ素	As	肺癌, 皮膚癌	・製 錬
クロム	Cr	肺 癌	・製 錬
アスベスト	SiO$_2$	肺 癌 中皮腫	・建材・断熱材 (安衛法: 製造・輸入・使用禁止)
1,2-ジクロロプロパン	CH$_3$CHClCH$_2$Cl	胆管癌	・洗浄剤
ジクロロメタン	CH$_2$Cl$_2$	胆管癌	・洗浄剤
塩化ビニルモノマー	H$_2$C=CHCl	肝血管肉腫	・プラスチック
コールタール (ベンゾ[a]ピレン)	(ベンゾ[a]ピレン構造式)	皮膚癌	・建設作業
ベンゼン	C$_6$H$_6$	白血病	・溶 剤 (安衛法: 製造・輸入・使用禁止)

表20・7 おもな職業性アレルギー

職業性アレルギーの種類	特記事項
職業性皮膚アレルギー	・職業性皮膚アレルギーの種類は多岐にわたり, 職業としては医療関係, 化学工業, 植物を扱う職業, 理容美容業, カラーフィルム現像, 建築業, 農業などに多くみられ, 抗原物質としてはクロム, ニッケル, 合成樹脂, 植物, 木材, 色素 (p-フェニレンジアミン, アニソールなど), 薬品 (ペニシリン, テトリルなど) などがある.
農夫肺	・農作業に従事する人に起こる慢性型の過敏性肺炎. サイロの干草に好んで繁殖する好熱性放線菌類 (カビ胞子の一種) の胞子を吸入して発症する.
職業性鼻アレルギー	・基本的には一般の鼻アレルギーと差がない. 抗原の種類や量によってその頻度はさまざまであり, 同じ職場環境での発症は数%~十数%程度である. 成人では約24%に気管支喘息を合併し, 職業性鼻アレルギーの約40%に眼アレルギーを合併するとされている. 職業性アレルゲンの種類は多く, 植物性, 動物性粉じん, 薬物, 化学物質および花粉胞子などがある. なかでもビニルハウス内での野菜・果樹の栽培者や, 果樹の人工交配の作業者には鼻アレルギーが多い.

SBO 21 労働衛生管理について説明できる．
D1(2)⑤2

21・1 職業病予防（労働衛生）における三管理

労働衛生管理の三管理は，作業環境管理，作業管理，健康管理（表21・1，図21・1）である．

表21・1 労働衛生管理における三管理

作業環境管理	・管理の目的：有害因子の除去・隔離，発生抑制，快適な環境維持 ・管理の内容：代替え，使用形態・条件，生産工程の変更，設備装置の負荷，遠隔操作，自動化，局所排気，全体換気，建物の構造 ・指標：環境気中濃度（作業環境測定：A測定・B測定・管理区分：第一～第三） ・判断基準：管理濃度（気中濃度）
作業管理	・管理の目的：有害因子の曝露量や作業負担軽減（侵入抑制），作業形態・条件の改善 ・管理の内容：（作業場所，作業方法，作業姿勢，曝露時間，呼吸保護具，教育 ・指標：曝露濃度，生物学的指標 ・判断基準：曝露限界（許容濃度）
健康管理	・管理の目的：障害予防 ・管理の内容：生活指導，休養，治療，適正配置 ・指標：健康診断結果 ・判断基準：生物学的曝露指標（BEI）

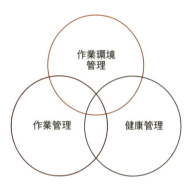

図21・1 労働衛生管理における三管理

21・2 特殊健康診断

特殊健康診断は，粉じん作業，潜函工事などの高気圧室内業務および潜水業務，放射線業務，製造禁止物質・特定化学物質など取扱業務，鉛業務，四アルキル鉛など業務，特定の有機溶剤業務，アスベスト業務，歯に有害な物質を扱う業務，除染業務に義務づけられている（表21・2，表21・3）．

表21・2 特殊健康診断におけるバイオマーカー（金属化合物）

金属化合物	バイオマーカー		
	尿	血液	毛髪
無機鉛	5-アミノレブリン酸 （δ-アミノレブリン酸）	鉛 赤血球中プロトポルフィリン	
四アルキル鉛	コプロポルフィリン	好塩基点赤血球	
水銀および無機水銀	水　銀 尿タンパク		
アルキル水銀	水　銀	水　銀	水　銀
カドミウム	カドミウム 尿タンパク β_2ミクログロブリン		
ヒ　素	ヒ　素		ヒ　素

表21・3 特殊健康診断におけるバイオマーカー（有機溶剤）

有機溶剤	バイオマーカー（尿）	構造式
ベンゼン	フェノール	
トルエン	馬尿酸	
キシレン	メチル馬尿酸	
n-ヘキサン	2,5-ヘキサンジオン	
トリクロロエチレン	トリクロロ酢酸 総三塩化物	
スチレン	マンデル酸	
N,N-ジメチルホルムアミド	N-メチルホルムアミド	

III 栄養と健康

一般目標：食生活が健康に与える影響を科学的に理解するために，栄養と食品機能，食品衛生に関する基本的事項を修得する．

　われわれが健康を維持するために，栄養を摂取する必要があることはいうまでもない．しかしながら，適切な量の栄養を適切に摂取することの重要性を認識して食生活が構築されないと，健康状態に破綻をきたす．

　飽食の時代といわれる現代のわれわれの食生活において，単なる過剰摂取のみならず，偏食，欠食などの食習慣の乱れも問題となっている．その中でも，食習慣の欧米化は国民の食生活に大きく影響しており，それは生活習慣病の増加やその低年齢化などを生じる大きな要因となっている．このような状況において，薬剤師が科学的根拠に基づいた食生活の指導を中心とした適切なセルフメディケーションを推進することは，国民の健康の維持・増進につながり，特に超高齢化を迎えた現代社会における高齢者の健康維持は，医療費の削減を通じて国民の経済的負担を軽減できる．

　また，医療現場において栄養療法は古くから患者の治療に取入れられてきたが，それは単に不足したエネルギーや栄養素を補給することを目的とするものであった．ところが近年，急性期や回復期のみならず，終末期における患者治療への積極的な栄養学的介入が，疾患の早期治癒・快復を含めた患者QOLの向上につながることが明らかにされたことから，より有効かつ安全な栄養療法の実施のために，栄養サポートチームなどにおける薬剤師の科学的根拠に基づいた職能の発揮が強く求められている．

　一方，日本の食糧自給率は先進諸国の中で最低レベルであり，カロリーベースでのそれは約 60 % となっているのが現状である．そのため，有機水銀，カドミウム汚染による公害先進国としてのわが国において，国民の食の安全への関心はより一層高まり，健康を維持するための予防的手段としての食品衛生学の重要性が指摘されている．

　そこで第Ⅲ部は，"疾患を防ぎ，生命を衛（まも）る"の観点から，栄養と食品機能，食品衛生などについての科学的な理解を深めることを目的とする．

（長澤一樹）

第9章 栄養

> **SBO 22** 五大栄養素を列挙し，それぞれの役割について説明できる．
> D1(3)①1

五大栄養素
三大栄養素

　五大栄養素とは，糖質（炭水化物），脂質，タンパク質の**三大栄養素**に，ビタミンとミネラル（無機質）を加えたものであり，生体が活動していくうえで必要となる物質である．

　食品は，含有量の多い六大（一般）成分（水分，タンパク質，脂質，糖質，繊維および灰分）と，含有量の少ない微量成分（ビタミンと色素，香気，呈味などの嗜好成分）からなる．一方，ヒトの生体はおもに，タンパク質，脂質およびミネラル（無機質）で構成されている（糖質の含量は体重の1％以下）．このことは，食品の主要成分である糖質が，タンパク質や脂質とは異なり，生体構成成分としてよりもエネルギー源としておもに利用されていることを示している．また，ミネラルは食品中の含有量は少ないものの，生体では骨などの組織に蓄積し，その主要構成成分として，さらにビタミンは生体内におけるさまざまな生化学的反応に欠かすことのできない成分として，生体の機能維持に重要な役割を果たしている．

　このように，食品に含まれる栄養素の組成と，ヒト生体中での組成が大きく異なることは，適切な食品によって構成された食事を適切に摂ることが，生体の恒常性維持に重要であることを明確に表している．

22・1　糖質（炭水化物）

炭水化物　carbohydrate
単　糖　monosaccharide
二糖類　disaccharaide
オリゴ糖（少糖）
oligosaccharide
多糖類　polysaccharide
デンプン　starch

　炭水化物は，**単糖**またはそれを構成単位とする重合体であり，その重合度によって**二糖類**（重合度2），**オリゴ糖（少糖）類**（重合度3〜9），**多糖類**（重合度10以上）に分類される．さらに多糖類は，アミロースやアミロペクチンなどの**デンプン**と，セルロースやヘミセルロース，ペクチンなどの非デンプン性多糖類に分けられ，前者は生体の最も重要なエネルギー源であるのに対し，後者はおもに食物繊維として生理機能の制御などに重要な役割を果たす（表22・1）．食品の栄養基準では，炭水化物のうち，ヒト消化管で消化できる成分を**糖質**，消化できない成分を**食物繊維**（SBO 25 参照）としている．

22・1・1　糖質の機能・栄養

* SBO 26 参照．

グルコース　glucose

　糖質は，ヒトが1日に摂取するエネルギーの約60％を占める最も重要なエネルギー源である．糖質1 g は，ボンブ（爆発）熱量計を用いて酸素存在下で燃焼させた場合，4.10 kcal の熱量を発生するが，生体では，未消化による損失や未利用エネルギーなどがあるため，実際に利用できる熱量は4 kcal/g とされる*．糖質の体内貯蔵量は成人で350 g 程度であり，その大部分はグリコーゲンとして肝臓や筋肉に貯蔵されている．350 g の糖質がすべてエネルギーに変換されたとしても，1日当たりのエネルギー必要量の約60％にすぎない．さらに脳神経組織，赤血球などのおもなエネルギー源は**グルコース**である．そのため，生体はエネ

表 22・1 おもな炭水化物と構造

分類			名称	構造
単糖			グルコース（ブドウ糖） (α-D-グルコース)	（構造式）
			フルクトース（果糖） (α-D-フルクトース)	（構造式）
			ガラクトース (α-D-ガラクトース)	（構造式）
			リボース (β-D-リボース)	（構造式）
二糖類			スクロース（ショ糖）	（構造式）
			ラクトース（乳糖） (α-ラクトース)	（構造式）
			マルトース（麦芽糖） (α-マルトース)	（構造式）
			トレハロース	（構造式）
多糖類	貯蔵多糖	デンプン	アミロース	（構造式）
			アミロペクチン	（構造式）

表 22・1 (つづき) おもな炭水化物と構造

分類	名称	構造
多糖類(つづき) 構造多糖	セルロース	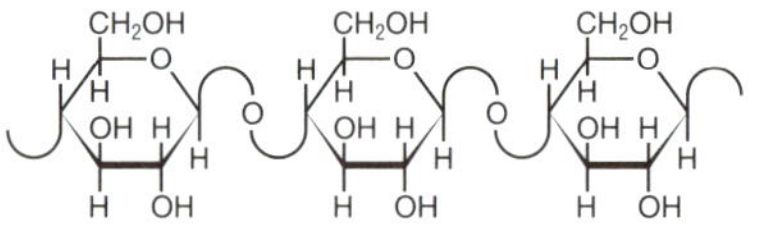 (構造図)
	コンドロイチン硫酸	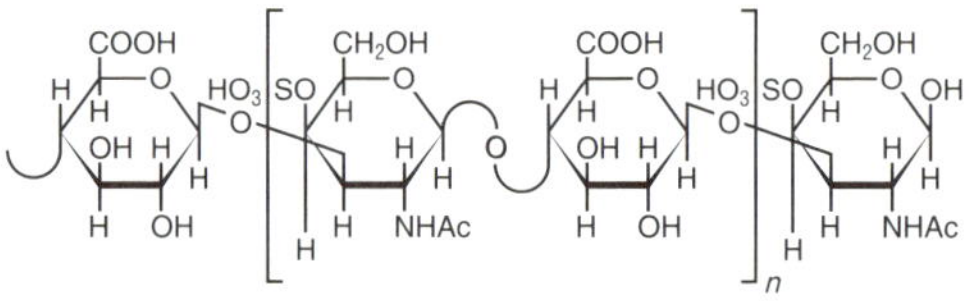 (構造図)
	ヒアルロン酸	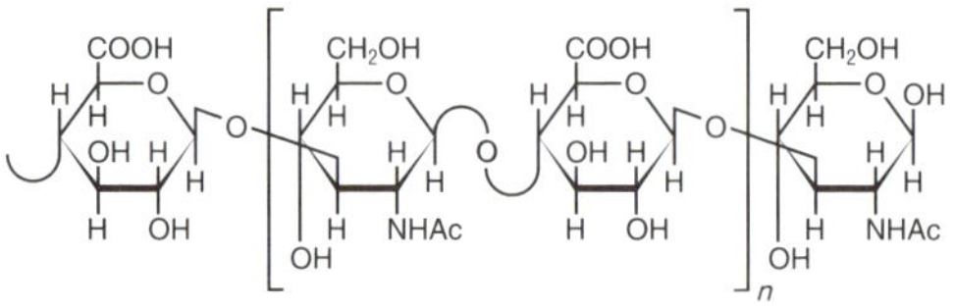 (構造図)

ギー源としての糖質を外部(食事)から常に摂取し続けることが必要となる.

食品中に含まれる最も多い糖質はデンプンである.そのほかにも,**グリコーゲン,スクロース,ラクトース,フルクトース,ガラクトース**などが含まれている.これらはいずれも消化管において最終的に単糖に消化され,グルコース,フルクトース,ガラクトースとして小腸から吸収される.その後,これら単糖は肝臓ですべてグルコースに変換されたのち,各組織においてエネルギー源として利用される.余剰分は,肝臓や筋肉にグリコーゲンとして貯蔵されるか,脂肪に変換されて皮下や腹腔内の脂肪組織に貯蔵される.

グルコースが生体においてエネルギー源として代謝される場合,嫌気的過程の**解糖系**と好気的過程の**クエン酸回路(TCA サイクル)** の二つがある.その他のグルコース代謝経路として,グリコーゲン代謝経路,ペントースリン酸(五炭糖リン酸)経路とウロン酸経路がある.

22・2 脂 質

脂質は生物から単離される水に溶けない物質の総称であり,基本的に**アルコール**と**脂肪酸**の**エステル**である.**脂肪(油脂)** は,脂肪酸とグリセロールのエステルであり,その1分子当たりの脂肪酸(アシル基)の数により,**モノアシルグリセロール,ジアシルグリセロール**および**トリアシルグリセロール**がある.食品中

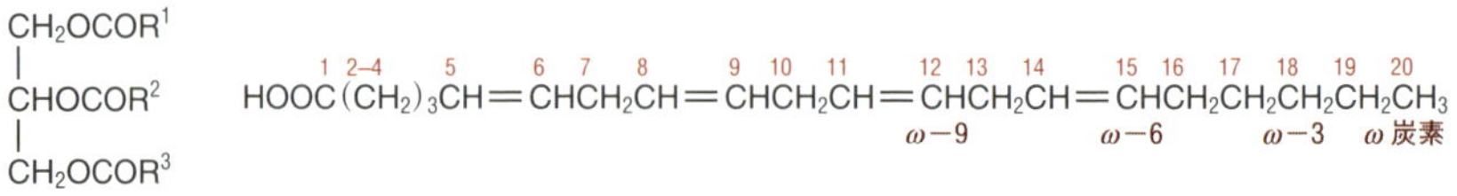

グリコーゲン glycogen
スクロース sucrose
ラクトース lactose
フルクトース fructose
ガラクトース galactose

解糖系 glycolysis
クエン酸回路 critric acid cycle
TCA サイクル tricarboxylic acid cycle

脂質 lipid
アルコール alcohol
脂肪酸 fatty acid
脂肪 fat
油脂 fat and oil
グリセロール glycerol
モノアシルグリセロール monoacylglycerol
ジアシルグリセロール diacylglycerol
トリアシルグリセロール triacylglycerol, TG

$$\begin{array}{l}CH_2OCOR^1\\|\\CHOCOR^2\\|\\CH_2OCOR^3\end{array}$$

トリアシルグリセロール
(R:アルキル基)

$\overset{1}{HOOC}\overset{2-4}{(CH_2)_3}\overset{5}{CH}=\overset{6}{CH}\overset{7}{CH_2}\overset{8}{CH}=\overset{9}{CH}\overset{10}{CH_2}\overset{11}{CH}=\overset{12}{CH}\overset{13}{CH_2}\overset{14}{CH}=\overset{15}{CH}\overset{16}{CH_2}\overset{17}{CH_2}\overset{18}{CH_2}\overset{19}{CH_2}\overset{20}{CH_3}$
　　　　　　　　　　　　　　　　　　$\omega-9$　　　　$\omega-6$　　　$\omega-3$　ω 炭素

アラキドン酸 ($\Delta^{5,8,11,14}$ C20:4)

図 22・1 トリアシルグリセロールとアラキドン酸(不飽和脂肪酸)の化学構造

の油脂，生体内の脂肪細胞やリポタンパク質の脂肪は，主としてトリアシルグリセロールで構成される（図 22・1）．脂肪は，食物由来の脂質のほとんどを占めており，栄養学では液体（油）と固体（脂）のいずれをも含む油脂をさす．

22・2・1 脂質の機能・栄養

脂質は，ボンブ（爆発）熱量計で測定すると 9.45 kcal/g の熱量を生じるが，生体内ではその構成成分である脂肪酸の代謝によって，約 9 kcal/g のエネルギーを産生し，それは糖質やタンパク質の約 2 倍である[*1]．脂肪組織に蓄積される脂肪は**中性脂肪**ともよばれ，生体のエネルギー貯蔵形態として重要な役割を担う．脂肪組織において脂肪は脂肪酸とグリセロールに分解され各組織に運ばれた後，脂肪酸は主として β 酸化に，グリセロールは肝臓での糖新生に利用される．

脂質を構成する脂肪酸は，生体膜リン脂質の構成成分でもあり，その脂肪酸組成は生体膜の機能に大きく影響する．リン脂質を構成する脂肪酸からはさまざまな生理活性物質が産生されることから，その適切な摂取は生体の恒常性維持のために重要である．また，**コレステロール**は細胞膜の構成成分となるだけではなく，ステロイドホルモンや胆汁酸の前駆物質としての役割をもつ．

a. 脂 肪 酸　生体構成成分としての脂肪酸の多くは，偶数個の炭素から成る一塩基酸であり，炭素-炭素間二重結合の有無により**飽和脂肪酸**と**不飽和脂肪酸**に分類される．

脂肪酸の融点は，不飽和度が同じ脂肪酸では脂肪酸の炭素数が少なくなるほど低くなり，また同じ炭素数の脂肪酸では不飽和度が高くなるほど低くなる．したがって，飽和脂肪酸の多い牛脂や豚脂などの動物性油脂は室温で固体であるのに対し，不飽和脂肪酸の多い植物性油脂は液体となる．

食品中には炭素鎖の長さの異なるさまざまな飽和脂肪酸が存在するが，生体内におけるおもな飽和脂肪酸としては，**パルミチン酸**（C16 : 0）と**ステアリン酸**（C18 : 0）があげられる．

天然の不飽和脂肪酸は，1,4-ペンタジエン構造をもっており，二重結合はシス形である．二重結合が一つのものを一価不飽和脂肪酸（オレイン酸など），二つ以上含むものを**多価不飽和脂肪酸**という．不飽和脂肪酸は，メチル基末端（ω 炭素）から数えて何番目の炭素に二重結合があるかによって，$n-3$（$\omega-3$）系，$n-6$（$\omega-6$）系および $n-9$（$\omega-9$）系に分類される（図 22・1）．**必須脂肪酸**である **α-リノレン酸**（C18 : 3）は $n-3$ 系，**リノール酸**（C18 : 2）および**アラキドン酸**（C20 : 4）は $n-6$ 系の脂肪酸であり，これらは体内で合成されないか，合成されたとしても必要量に達しないため，食事などから摂取される必要がある．

トリアシルグリセロールの脂肪酸組成は由来する食品によって異なる．魚油は $n-3$ 系の**エイコサペンタエン酸**（EPA）や**ドコサヘキサエン酸**（DHA）などの高度不飽和脂肪酸を多く含む．牛乳はヘキサン酸（カプロン酸）などの中鎖脂肪酸（C6～C10）[*2] を他の食品よりやや多く含む．

b. ワックス　自然界に多く存在する**ワックス**は，脂肪酸と高級一価アルコールのエステルである．ワックスは，難消化性であるため吸収されない．代表

[*1] SBO 26 を参照.

中性脂肪　neutral fat

コレステロール
cholesterol

飽和脂肪酸
saturated fatty acid

不飽和脂肪酸
unsaturated fatty acid

パルミチン酸
palmitic acid

ステアリン酸　stearic acid

多価不飽和脂肪酸
polyunsaturated fatty acid, PUFA

必須脂肪酸
essential fatty acid

α-リノレン酸
linolenic acid

リノール酸　linoleic acid

アラキドン酸
arachidonic acid

エイコサペンタエン酸
eicosapentaenoic acid, EPA

ドコサヘキサエン酸
docosahexaenoic acid, DHA

[*2] 中鎖脂肪酸の定義は，C6～C12，C8～C10 などさまざまある．炭素数だけでなく，栄養学的には，わずかでも水溶性があること（C10 以下）が重要．

ワックス　wax

的なワックスとして，クジラやミツバチの巣から採取される"ろう"があるが，これらを多量に摂取すると下痢などの消化管障害を生じる．

c. ステロール　ステロールはステロイド骨格の3位にヒドロキシ基をもつアルコールの総称であり，動物ステロールとしてコレステロール，植物ステロールとして**シトステロール**や**エルゴステロール**などがある．

植物ステロールは，それ自体はほとんど体内に吸収されないが，同時に摂取されたコレステロールの吸収を抑制するとの報告がある．

ステロール　sterol
シトステロール　sitosterol
エルゴステロール　ergosterol

例題 22・1　次の記述の正誤を判定せよ．
1. 生体内に存在する単糖のほとんどはL体である．
2. 牛脂は大豆油よりも飽和脂肪酸含量が高い．
3. α-リノレン酸は，炭素-炭素間二重結合を二つもつ．
4. オレイン酸は必須脂肪酸である．

解 答　1. ×（ほとんどがD体である），2. ○，3. ×（炭素-炭素間二重結合は三つ），4. ×（オレイン酸は一価不飽和脂肪酸）

22・3　タンパク質

タンパク質は，多数の**アミノ酸**が**ペプチド**結合により結合したものであり，生体の機能維持に欠かすことのできない重要な成分である．タンパク質は，体内で常に生合成と分解を繰返す動的平衡状態にあり，分解によって生じたアミノ酸*は，再びタンパク質の生合成に使われる．成人では1日当たり250〜300gのタンパク質が新たに生合成されている．

タンパク質　protein
アミノ酸　amino acid
ペプチド　peptide
＊アミノ酸プールとよばれる．

22・3・1　タンパク質の機能・栄養

生体内での物質代謝に関与する酵素，また多くの生理活性物質，受容体，抗体などはタンパク質であり，生命活動に重要な役割を担っている．一方，**コラーゲン**は，軟骨，腱などの結合組織に存在する構造タンパク質で，体タンパク質の約30%を占める．また，タンパク質は体液の浸透圧やpHの維持に寄与している．

ヒトのタンパク質を構成するアミノ酸は，19種類のα-アミノ酸と**イミノ酸**（**プロリン**）の計20種類である．**グリシン**以外のアミノ酸は不斉炭素原子をもっているが，天然のアミノ鎖のほとんどはL体である．このうち，**バリン，ロイシン，イソロイシン，トレオニン，メチオニン，フェニルアラニン，トリプトファン，リシン，ヒスチジン**の9種類は**必須アミノ酸**として，食事から摂取しなければならない．

これらアミノ酸の中には，代謝されて解糖系やクエン酸回路（TCAサイクル）の中間体となる糖原性アミノ酸や，脂肪酸代謝系の前駆体となるケト原性アミノ酸がある．このようにアミノ酸はタンパク質の生合成のみならず，一部は代謝されてエネルギー源としても利用される．しかし，エネルギー源としての役割は糖質および脂質よりも小さい．

コラーゲン　collagen
イミノ酸　imino acid
プロリン　proline
グリシン　glycine
バリン　valine
ロイシン　leucine
イソロイシン　isoleucine
トレオニン　threonine
メチオニン　methionine
フェニルアラニン　phenylalanine
トリプトファン　tryptophane
リシン　lysine
ヒスチジン　histidine
必須アミノ酸　essential amino acid

22・4 ビタミン

　ビタミンは，生体内でさまざまな生化学的反応に不可欠な微量の有機化合物であり，生体内で合成できないか，合成できても必要量に満たないため，食品などから摂取しなければならない栄養素である．ビタミンの欠乏は特徴的な症状を発現する*．水溶性ビタミンの多くは腸内細菌によって産生されるが，腸内細菌が産生できないビタミン B_1 やビタミン C は欠乏症を起こす．また，水溶性ビタミンは，十分に摂取されても過剰分が体外に排泄されるため欠乏しやすい．しかし，過剰症は起こりにくい．一方，脂溶性ビタミンは肝臓や脂肪組織に蓄積しやすく，過剰症をひき起こすものもある（表 22・2）．

ビタミン　vitamin

＊ SBO 28 を参照．

発展 抗菌剤とビタミン欠乏症: 一部のビタミンは，不適切な食生活や抗菌剤の使用により，その腸内細菌からの供給が低下したり（ビタミン K, B_1, B_6, B_{12}, パントテン酸, ビオチン, 葉酸），また，疾病などによりビタミンを利用する機構に障害が生じることにより（ビタミン D, K, B_{12}），それらの欠乏症が生じることがあるので，注意を要する．

ワルファリン　warfarin
ジクマロール　dicoumarol

コラム 22・1　血液凝固阻害薬とビタミン K

　ワルファリンやジクマロールなどの血液凝固阻害薬は，ビタミン K エポキシドレダクターゼを阻害することで血液凝固を抑制する．したがって，過剰なビタミン K はワルファリンなどの血液凝固阻害作用を減弱させることになるため，ワルファリン処方患者には納豆などのビタミン K 含有量の多い食品を食べすぎないよう薬剤師が指導する必要がある．

コラム 22・2　輸液療法とビタミン B_1

　ビタミン B_1 を含まない高カロリー輸液による中心静脈栄養を施行されている患者において，ビタミン B_1 欠乏により，乳酸アシドーシスやウェルニッケ脳症などの中枢神経障害などの症状が現れたことがある．そのため現在では，高カロリー輸液療法では 1 日 3 mg 以上のビタミン B_1 の投与が勧告されている．

22・5 ミネラル（無機質）
22・5・1 水

　水はヒトの体重の約 60 % を占め，生体の構成成分としては最も多い．生体内の水の約 55 % は細胞内液として，残り約 45 % は細胞間液やリンパ液，血漿などの細胞外液として存在する．水は生体内において無機質や栄養素など水溶性物質の溶解・運搬・排泄や，体液の pH および浸透圧の調節に寄与する．さらに，汗や呼気として蒸発することにより体温調節にも重要な役割を果たす．

　通常，成人では 1 日当たり 2000〜2500 mL の水を摂取することが必要であり，それは飲料水としての 800〜1200 mL，食事由来の水分としての 800〜1000 mL，栄養素の酸化で生じる代謝水としての約 300 mL で構成される．

　一方，摂取された水分量とほぼ対応する 2000〜2500 mL の水が体外へ排泄される＊ことで，体内の水分平衡が維持される．

　このような水分平衡は，腎尿細管障害，下痢，発熱などにより水分消失が過度となった場合に乱れ，体内の水の約 10 % が消失することにより脱水状態に陥り，約 20 % が失われると死に至る．

水　water

＊ その内訳は，尿として約 1500 mL，不感蒸泄（汗や呼気中の水分）として約 900 mL，糞便として約 100 mL．

22・5・2 ミネラル

ミネラル（無機質）
mineral

ミネラル（無機質）は，体内成分の3～4％を占め，そのうちの約70％がナトリウム，カリウム，カルシウム，マグネシウム，リン，硫黄，塩素であり，これらは1日当たりの推定平均必要量が100 mg以上であり，**多量ミネラル**に分類さ

表22・2 ビタミンの生理作用，欠乏症，過剰症

	ビタミン（おもな化合物名）	生理作用	欠乏症	過剰症	多く含む食品	1日推奨量 (19～29歳・男/女)(単位)
脂溶性ビタミン	ビタミンA（レチノール，レチナール，レチノイン酸）	視覚作用（暗順応），上皮細胞の機能維持	夜盲症，皮膚炎	脳圧上昇に伴う頭痛（急性中毒），催奇形性（慢性中毒）	レバー，ウナギ，緑黄色野菜（プロビタミンA）	850 / 650 (μgRE[†9])
	ビタミンD（カルシフェロール）	カルシウム吸収促進，骨代謝調節	くる病（小児），骨粗鬆症，骨軟化症（成人）	組織の石灰化高カルシウム血症	魚介類，シイタケ	5.5 (μg)
	ビタミンE（トコフェロール）	生体膜の過酸化抑制	溶血性貧血（新生児）		植物油，小麦胚芽，アーモンド	6.5 /6.0 (mg) 目安量
	ビタミンK（フィロキノン）（メナキノン）	γ-グルタミルカルボキシラーゼの補酵素	血液凝固の遅延，新生児ビタミンK欠乏性出血（頭蓋内・腸内），骨形成不全		緑黄色野菜，納豆	150 (μg) 目安量
水溶性ビタミン	ビタミンB_1（チアミン）	TPP[†1]として糖代謝に関与する酵素の補酵素，神経機能の維持	脚気，ウェルニッケ脳症，コルサコフ症候群，多発性神経炎，乳酸アシドーシス		豆類，豚肉，胚芽	1.4/1.1 (mg)
	ビタミンB_2（リボフラビン）	FMN[†2]，FAD[†3]として，糖質，脂質などのエネルギー代謝に関与する酵素の補酵素	口角炎，舌炎，口唇炎		レバー，卵，豆類	1.6/1.2 (mg)
	ビタミンB_6（ピリドキサール，ピリドキシン，ピリドキサミン）	ピリドキサールリン酸として，アミノ酸代謝に関与する酵素の補酵素，GABA[†4]の生合成	皮膚炎，口角症，舌炎，痙攣，貧血，キサンツレン酸尿症		穀類，豆類，レバー，魚介類	1.4/1.2 (mg)
	ナイアシン（ニコチン酸，ニコチンアミド）	NADH[†5]，NADPH[†6]としてエネルギー代謝に関与する酵素の補酵素	ペラグラ皮膚炎	皮膚の紅潮，頭痛，胃腸障害	肉類，魚介類，レバー，酵母	15 / 11 (mgNE[†10])
	パントテン酸	CoA[†7]としてアシル基転移反応に関与する酵素の補酵素			卵，レバー，豆類	5/4 (mg) 目安量
	ビオチン	カルボキシラーゼ（炭酸固定）の補酵素	成長障害，皮膚炎，脱毛		卵黄，レバー，豆類	50 (μg) 目安量
	葉酸（プテロイルグルタミン酸）	THF[†8]として核酸合成（1炭素単位転移反応）に関与する酵素の補酵素	巨赤芽球性貧血，胎児の神経管閉鎖障害・無脳症		緑黄色野菜，果物，豆類，肉類	240 (μg)
水溶性ビタミン	ビタミンB_{12}（コバラミン）	核酸合成に関与する酵素の補酵素，メチル基供与	巨赤芽球性貧血		動物性食品（植物性食品にはほとんど含まれない）	2.4 (μg)
	ビタミンC（アスコルビン酸）	コラーゲン分子のヒドロキシ化，抗酸化作用，副腎から分泌されるホルモンの合成	壊血病，神経障害		新鮮な果実，野菜	100 (mg)

†1 TPP: チアミン二リン酸，†2 FMN: フラビンモノヌクレオチド，†3 FAD: フラビンアデニンジヌクレオチド，†4 GABA: γ-アミノ酪酸，†5 NADH: ニコチンアミドアデニンジヌクレオチド，†6 NADPH: ニコチンアミドアデニンジヌクレオチドリン酸，†7 CoA: コエンザイムA，†8 THF: 5,6,7,8-テトラヒドロ葉酸，†9 RE: レチノール当量，†10 NE: ナイアシン当量

れる.また,これら多量ミネラルは,炭素,水素,酸素,窒素などの主要元素と区別して,準主要元素とよばれる.一方,1日当たりの推定平均必要量が100 mg以下の無機質は**微量ミネラル**に分類され,その中でも鉄,亜鉛,銅,マンガン,ヨウ素,セレン,クロム,モリブデン,コバルトの9種は,生命維持に必要な**必須微量元素**とされている(表22・3).

必須微量元素
essential trace element

表22・3 おもな無機質の生理作用,欠乏症,過剰症

	無機質	生理作用	欠乏症	過剰症	おもな供給源
多量ミネラル	カルシウム (Ca)	骨成分,血液凝固,細胞間・細胞内情報伝達	くる病(小児),骨粗鬆症,骨軟化症	腎結石,鉄の吸収阻害	乳製品,小魚
	リン (P)	骨成分,ATP,リン脂質成分,体液の液性の緩衝	骨形成不全	高リン酸血症,異所性石灰化	食品全般(加工食品に多く含まれる)
	ナトリウム (Na)	浸透圧および細胞膜電位の形成に寄与	脱水症状	高血圧,胃癌のリスク要因	味噌,醤油
	カリウム (K)	浸透圧および細胞膜電位の形成に寄与		心機能障害	野菜全般
	マグネシウム (Mg)	骨・歯の成分,ATPアーゼの補因子	眠気,脱力感	下痢などの消化器障害	全粒小麦,豆,緑黄色野菜
微量ミネラル	鉄[1] (Fe)	ヘモグロビンの成分	貧血	亜鉛の吸収阻害,消化器障害	レバー,ホウレン草,海藻類
	亜鉛[1] (Zn)	酵素の補因子,細胞増殖に関与	皮膚炎,味覚障害,成長障害	銅の吸収阻害による貧血	魚介類,肉類,穀類
	銅[1] (Cu)	セルロプラスミン,SODの成分,ヘム合成に関与	鉄不応性貧血	嘔吐,下痢,溶血性貧血,腎機能不全	レバー,ホウレン草,海藻類
	マンガン[1] (Mn)	酵素の補因子	骨の発育不全,糖尿病,肥満	パーキンソン病類似症状	穀類,緑黄色野菜,茶
	モリブデン[1] (Mo)	酵素の補因子	貧血,発育不全	高尿酸血症(痛風)	豆類,海藻類,乳製品,肉類
	コバルト[1] (Co)	ビタミンB_{12}の構成成分	貧血(巨赤芽球性貧血)	甲状腺腫	動物性食品
	セレン[1] (Se)	酵素の補因子	克山病(心筋症),発がん	下痢,嘔吐,脱毛	魚介類,卵類,肉類
	クロム[1] (Cr)	耐糖因子の成分 (Cr^{3+})[2]	耐糖能低下 (Cr^{3+})[2]	鼻中隔穿孔 (Cr^{6+})	魚介類,肉類
	ヨウ素[1] (I)	甲状腺機能	甲状腺腫,クレチン症(先天性)	甲状腺腫	海藻類,魚介類
	フッ素	骨・歯の成分	虫歯,骨多孔症	斑状歯	飲料水

[1] 必須微量元素
[2] クロム含有耐糖因子はいまだに見つかっていない(おそらく存在しない).クロムによる耐糖能の改善は食事からの摂取量を大きく上回る量による薬理作用であり,現在クロムが必須元素であること自体が否定されつつある.

SBO 23 各栄養素の消化，吸収，代謝のプロセスを概説できる．
D1(3)①2

日本人が1日に平均的に摂取する量は，"2012年 国民健康・栄養調査"の結果から，炭水化物で約260 g（糖質約246 g＋食物繊維約14 g），脂質で約55 g，タンパク質で約68 gに加え，微量のビタミンやミネラルである．生体は，生命活動維持のために，これらの栄養素を摂取した食べ物から効率よく取出し，利用する必要がある．食べ物を栄養素として体内に取込むことができる状態に分解することを**消化**といい，それには咀嚼や消化管運動による機械的消化と酵素作用による化学的消化がある．一連の消化は口から小腸の管腔，および小腸粘膜で起こる．栄養素を体内に取込むことを**吸収**といい，胃ではアルコールと一部の水が吸収されるが，ほとんどの栄養素は小腸で吸収される．大腸では水に加え，未消化物の発酵で生成した有機酸やガスの一部を吸収し，最終的に吸収されることなく排泄されたものが糞便である．

消化 digestion

吸収 absorption

23・1 糖質の消化と吸収

ヒトの摂取する糖質の大部分はデンプンで，グルコースがα1→4 グリコシド結合だけで重合した直鎖状のアミロースとα1→6 グリコシド結合による分枝を多くもつアミロペクチンを含む．それに以外には，スクロース（ショ糖），ラクトース（乳糖），マルトース（麦芽糖），トレハロースなどの二糖類や，果物に含まれるフルクトース（果糖）のような単糖を食物から摂取している．

23・1・1 糖質の消化

糖質の消化は，口腔内で食物が歯と舌によって粉砕され混和される過程で，唾液に含まれる**唾液アミラーゼ（プチアリン）**によって開始される．冷たい食べ物やすぐに飲込む食べ物は口腔内での消化はあまり進まない．胃内腔に移行した食べ物は胃酸と混和され，pH 4以下になると唾液アミラーゼの消化は阻害される．つぎに，十二指腸に送られた食塊は塩基性の膵液と混和され，α1→4 グリコシド結合を切断するエンド型酵素であるα-アミラーゼ（**膵アミラーゼ**）によって，胃内で消化されなかったデンプンやデキストリンをオリゴ糖類にまで消化する．さらに，小腸粘膜上皮細胞の微絨毛膜に局在するマルターゼ-**グルコアミラーゼ複合体**，**スクラーゼ-イソマルターゼ複合体**，**ラクターゼ**，トレハラーゼによって膜消化を受けて単糖にまで分解される（表23・1）．

グルコアミラーゼ (glucoamylase)：非還元性末端からグルコース単位でα1→4 およびα1→6 グリコシド結合を切断するエキソ型酵素

成人型乳糖不耐症：成人してラクターゼ活性が低下する．

23・1・2 糖質の吸収

膜消化により生成した単糖のうち，グルコースとガラクトースはナトリウム/グルコース共輸送体（SGLT 1）*によって能動的に細胞内に取込まれる．SGLT 1は小腸粘膜上皮細胞の管腔側細胞膜に局在し，血管側に局在する Na^+, K^+-ATPアーゼがATPを消費してつくる細胞膜内外のナトリウムイオン濃度勾配を利用

* SGLT (sodium glucose transporter)：SGLT 1は小腸や近位尿細管に，SGLT 2は近位尿細管に発現する．

表 23・1 糖質の消化

消化部位	分泌器官	消化酵素および関与物質	消化酵素の基質	分解産物
口 腔	唾液腺	唾液アミラーゼ（プチアリン）	デンプン	デキストリン マルトース
胃		塩 酸		消化阻止
小 腸	膵 臓	膵アミラーゼ（α-アミラーゼ）	デンプン	デキストリン マルトース
	小腸微絨毛膜	マルターゼ	マルトース（麦芽糖）	グルコース
		イソマルターゼ	イソマルトース	グルコース
		グルコアミラーゼ	α-限界デキストリン	グルコース
		スクラーゼ	スクロース（ショ糖）	グルコース フルクトース
		ラクターゼ	ラクトース（乳糖）	グルコース ガラクトース
		トレハラーゼ	トレハロース	グルコース
大 腸	腸内細菌		食物繊維	ガス，単鎖脂肪酸

して，ナトリウムイオンとともに管腔側の糖を能動的に細胞内に取込む．一方，膜消化により生成したフルクトースはグルコース輸送体（GLUT 5）*による促進拡散で取込まれるが，その輸送速度はグルコースやガラクトースに比べ遅い．さらに，細胞内に取込まれたこれらの単糖は，血管側細胞膜に局在する GLUT 2 によって促進拡散的に毛細血管側へ輸送される（図 23・1）．小腸粘膜細胞の GLUT 5 は特異性が高く，フルクトースしか輸送しないが，GLUT 2 は特異性が低く，いろいろな単糖を輸送する．

* GLUT（glucose transporter）: GLUT 1 はほとんどの臓器に発現しているが，GLUT 2 は小腸，肝臓，膵臓に，GLUT 3 は肝臓に，GLUT 4 は骨格筋，心筋，脂肪組織に，GLUT 5 は小腸に発現していて，単糖の取込みに関与している．

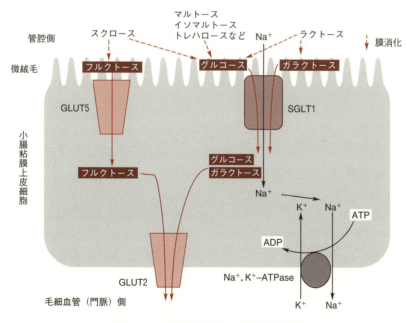

図 23・1　小腸粘膜における単糖の吸収機構

23・2 脂質の消化と吸収

中性脂肪（トリアシルグリセロール）

ヒトが摂取するおもな脂質成分は，**中性脂肪（トリアシルグリセロール）**で，ほかにはコレステロールとその脂肪酸エステルやリン脂質などがある．

23・2・1 脂質の消化

脂質は疎水性であるため，消化酵素の作用を受けにくい（表23・2）．舌リパーゼでは食品中の脂質はほとんど消化を受けずに小さな油滴を形成して胃に移行する．胃では食品に含まれる脂質の約30％が胃液リパーゼによって，1,2-ジアシルグリセロールと脂肪酸に加水分解されるとともに，胃の激しい蠕動運動によって脂質の乳化が促進される．十二指腸では胆汁および膵液と混合されると，**膵液リパーゼ**（ステアプシン）はトリアシルグリセロールの1位と3位のエステル結合を特異的に加水分解して，**2-モノアシルグリセロール**と脂肪酸に分解する．また，膵液に含まれるホスホリパーゼA_2はリン脂質をリゾリン脂質に消化することで，胆汁酸とともに親水性ミセルを形成する．

胆汁酸は強い界面活性作用があり，乳化，水溶性ミセルの形成，リパーゼによる消化や小腸での吸収を容易にする．肝臓で合成され，胆管に分泌された後，胆嚢に一時貯蔵され，膵液とともに十二指腸に分泌される．消化管ホルモンであるコレシストキニンにより，分泌が促進される．分泌された胆汁酸の99％が再吸収されて門脈から肝臓に戻る（腸肝循環）．胆管閉鎖による胆汁酸供給の低下や腸管切除による胆汁酸の再吸収の抑制は，脂質や脂溶性ビタミンの吸収低下をもたらす．

膵液リパーゼ pancreatic lipase

2-モノアシルグリセロール 2-monoacylglycerol

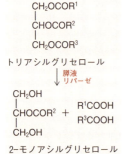

胆汁酸 bile acid

表23・2 脂質の消化

消化部位	分泌器官	消化酵素および関与物質	消化酵素の基質	分解産物
口腔	舌	舌リパーゼ	トリアシルグリセロール	ほとんど分解しない油滴を形成
胃	胃	胃液リパーゼ	トリアシルグリセロール	約30％が分解 ジアシルグリセロール，脂肪酸
小腸	肝臓	胆汁酸		酵素作用はなく，乳化する
小腸	膵臓	膵液リパーゼ	トリアシルグリセロール	2-モノアシルグリセロール，脂肪酸
		ホスホリパーゼA_2	リン脂質	リゾリン脂質，脂肪酸
		コレステロールエステラーゼ	コレステロールエステル	コレステロール，脂肪酸

23・2・2 脂質の吸収

脂質の吸収はおもに十二指腸や空腸で行われる（図23・2）．消化により形成されたミセルは小腸粘膜上皮細胞の微絨毛表面に接すると，2-モノアシルグリセ

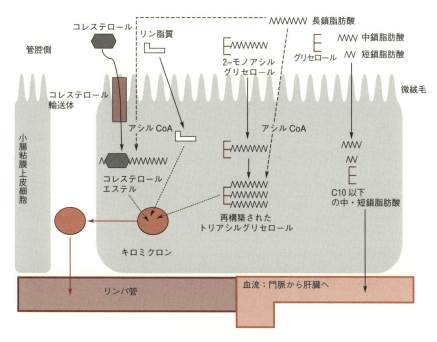

図 23・2　小腸粘膜における脂質の吸収機構

ロールや長鎖脂肪酸が単純拡散により吸収される．小腸粘膜細胞内で長鎖脂肪酸はアシル CoA に変換され，2-モノアシルグリセロールとともにトリアシルグリセロールに再構成される．また，コレステロールは小腸粘膜上皮細胞のコレステロール輸送体を介して吸収された後にエステル化される．コレステロールは 50％程度が吸収され，それ以外は腸内細菌で代謝されて排泄される．再構成されたトリアシルグリセロール，コレステロールエステルに加え，リン脂質や脂溶性ビタミンなどの脂溶性物質は**キロミクロン**に組込まれる．キロミクロンは巨大分子であるため，門脈ではなくリンパ管に放出される．リンパ管を移動したキロミクロンは左鎖骨下で血管に合流し，血流から肝臓に取込まれる．一方，炭素数 10 以下の中鎖脂肪酸は，わずかに水溶性があるため，直接門脈に移行して肝臓で代謝される．

キロミクロン (chylomicron)：
リポタンパク質の一種

23・3　タンパク質の消化と吸収
23・3・1　タンパク質の消化

タンパク質の消化は口腔内ではほとんど起こらず，胃から始まる（表 23・3）．胃酸（約 0.5％の塩酸）はタンパク質の高次構造を壊して，消化酵素との反応性を高めるとともに，主細胞から分泌されるペプシノーゲン（不活性型）を**ペプシン**（活性型）に変換する．ペプシンは最適 pH 2 のエンドペプチダーゼで，食品中タンパク質の約 10〜20％を消化する．フェニルアラニン，チロシン，メチオニン，ロイシンなどの芳香族アミノ酸や酸性アミノ酸部位の C 末端側を比較的よく加水分解するエンドペプチダーゼである．また，ペプシンはペプシノーゲンをペプシンに変換する．

ペプシン　pepsin

発展　乳児の胃液では胃酸によって活性化されたレンニン（キモシン）が含まれていて，乳汁凝固作用によりカゼインの胃内滞留時間を延長し，消化性を高めるが，成人ではほとんど含まれない．

表23・3 タンパク質の消化

消化部位	分泌器官	チモーゲン	活性型酵素	最適pH	型	作用部位
胃	胃	ペプシノーゲン	ペプシン	1.5～2.2	エンドペプチダーゼ	フェニルアラニン,チロシン,メチオニン,ロイシンなどの疎水性アミノ酸
小腸	膵臓	トリプシノーゲン	トリプシン	8	エンドペプチダーゼ	アルギニン,リシンのC末端側
		キモトリプシノーゲン	キモトリプシン	8	エンドペプチダーゼ	フェニルアラニン,チロシンのC末端側
		プロエラスターゼ	エラスターゼ	8	エンドペプチダーゼ	アラニン,ロイシン,イソロイシンのC末端側
		プロカルボキシペプチダーゼ	カルボキシペプチダーゼ	7.4	エキソペプチダーゼ	C末端アミノ酸
小腸微絨毛膜による膜消化			アミノペプチダーゼ		エキソペプチダーゼ	ペプチドのN末端
			トリペプチダーゼ			
			ジペプチダーゼ			

胃液の分泌は飲食物の味覚や嗅覚,あるいは咀嚼などの原因となり,迷走神経(副交感神経)の刺激によって増加する.反対に精神的緊張状態や激しい運動時には交感神経の影響によって抑制される.また,アミノ酸およびその誘導体,アルコール,二酸化炭素などの化学的な刺激によって,**ガストリン**が内分泌されて,胃酸分泌を促す.一方,**セクレチン**は膵臓からの炭酸水素塩の分泌を促し,ガストリン分泌を抑制する.

部分消化物が十二指腸に移行すると,消化管ホルモンであるセクレチンや**コレシストキニン**により塩基性の膵液や胆汁の分泌が促進され,胃酸が中和される.膵液に含まれるタンパク質分解酵素は胃液のペプシノーゲンと同様に,**チモーゲン**(酵素前駆体)として分泌される.膵液に含まれるトリプシノーゲンは十二指腸で,腸液中のエンテロキナーゼによって,**トリプシン**に活性化される.活性化されたトリプシンはキモトリプシノーゲン,プロエラスターゼ,プロカルボキシペプチダーゼを**キモトリプシン**,エラスターゼ,**カルボキシペプチダーゼ**にそれぞれ活性化するとともに,トリプシノーゲン自身も活性化する.トリプシンは塩基性アミノ酸であるアルギニンやリシンのC末端側を,キモトリプシンは芳香族アミノ酸であるフェニルアラニンやチロシンのC末端側を加水分解するエンドペプチダーゼで,胃で部分分解されたポリペプチドをオリゴペプチドまで消化する.ここまでは十二指腸,空腸,回腸の管腔で行われる管腔内消化である.さらに,オリゴペプチドは小腸粘膜上皮細胞の微絨毛膜において,膜結合型消化酵素による膜消化を受ける.エキソペプチダーゼであるアミノペプチダーゼ(N末端からアミノ酸を切断)に加え,トリペプチダーゼおよびジペプチダーゼでアミ

ガストリン (gastrin):胃幽門部G細胞から内分泌される消化管ホルモン.

セクレチン (secretin):十二指腸S細胞から内分泌される消化管ホルモン.

コレシストキニン (cholecystokinin):十二指腸I細胞から分泌される消化管ホルモンで,膵液の分泌だけでなく,胆嚢収縮により胆汁分泌も促進される.

チモーゲン zymogen
トリプシン trypsin
キモトリプシン chymotrypsin
カルボキシペプチダーゼ carboxypeptidase

ノ酸にまで消化される．

23・3・2 アミノ酸およびペプチドの吸収

消化により生成したアミノ酸やオリゴペプチドは，種々の**輸送体**を介して，エネルギーに依存した能動輸送によって小腸上皮細胞に取込まれる．アミノ酸輸送体には，ナトリウム依存性と非依存性があり，中性アミノ酸輸送系，酸性アミノ酸輸送系，塩基性アミノ酸輸送系，プロリンやヒドロキシプロリン輸送系，β-アラニンやタウリン輸送系などが知られている．一方，一部のジペプチドやトリペプチドはアミノ酸に消化されずにそのまま吸収されるが，小腸上皮細胞内でアミノ酸にまで分解される．これらのアミノ酸等は門脈血を経て肝臓に運ばれる*．

輸送体　transporter

* 発展 乳幼児ではタンパク質の消化・吸収機能が未発達であるため，抗原性をもつペプチドをそのまま体内に取込むことがある．これが乳幼児にのみ卵や乳に対するアレルギーが多い原因の一つとなっている．

23・4 ビタミンの吸収
23・4・1 脂溶性ビタミンの吸収

脂溶性ビタミンは，脂質とほぼ同じ経路で吸収される．ビタミン A, D, E, K は胆汁酸で乳化されて複合ミセルを形成して脂質とともに吸収され，小腸上皮細胞でキロミクロンに組込まれてリンパ管を経由して血流に入る．ビタミン A のうち，レチノールの脂肪酸エステルは，加水分解されてレチノールとして小腸上皮細胞に受動輸送で取込まれる．小腸上皮細胞で再び脂肪酸エステル（レチニルパルミテート）に変換され，キロミクロンに組込まれてリンパ管へ入る．

23・4・2 水溶性ビタミンの吸収

食品中に含まれる補酵素型ビタミン B_1, B_2, B_6 は消化管でホスファターゼによって遊離型となり吸収される．**ビタミン B_{12}** は食品中ではタンパク質と結合しているが，胃で胃酸とペプシンによって遊離し，胃壁細胞から分泌される糖タンパク質の**内因子**と結合し，内因子-ビタミン B_{12} 複合体となって回腸で吸収される．内因子を含めた吸収機構が飽和するため，健康な成人における食品中ビタミン B_{12} の吸収率はおよそ 50％ である．**葉酸**は食品中ではほとんどがポリグルタミン酸型で，消化酵素によってモノグルタミン酸型に消化された後に，小腸の上皮細胞から吸収される．パントテン酸は食品中で大半が CoA やホスホパンテテイン誘導体として，タンパク質と結合した状態で存在している．胃酸で遊離型になり，腸内酵素によって消化されてパントテン酸となった後に吸収される．ナイアシンは，動物性食品中ではニコチンアミド，植物性食品中ではニコチン酸として存在する．ニコチンアミドおよびニコチン酸のいずれも小腸で pH 依存的な促進拡散で速やかに吸収されるが，高濃度では受動拡散が主となる．ビオチンは，食物中では大部分がタンパク質と共有結合している．膵臓から分泌されるビオチニダーゼによってビオチンが遊離し，能動輸送によっておもに空腸から吸収される．卵白に含まれるアビジンはビオチンと強固に結合して腸管吸収を抑制する*．食品中のビタミン C は消化管から輸送体によって能動輸送され，血中に移行する．

ビタミン B_{12}

内因子（intrinsic factor）: 胃切除手術を受けた場合や胃萎縮がみられる高齢者では，胃壁細胞から分泌される内因子が欠損あるいは低下するため，ビタミン B_{12} の吸収ができずに貧血などの欠乏症をひき起こす．

葉酸（folic acid）: サプリメントとして摂取する葉酸はモノグルタミン酸型であるので，吸収率は食品に含まれる場合よりも高い．

* 生化学反応や染色で用いられるアビジン-ビオチン法は，この性質を利用している．

23・5　ミネラル（無機質）の吸収

　ミネラルの吸収率は全体的に低いが，食品中の存在形態や共存物質のみならず，生体の栄養状態による輸送体の発現量変化によって変動する．食物から摂取した亜鉛は，小腸の亜鉛輸送体を介して吸収されるとともに，食物の消化によって生じるアミノ酸，有機酸，リン酸などと複合体を形成して吸収される．小腸での吸収率は約 30％で，摂取量や同時に摂取した鉄や銅の摂取量によっても影響を受ける．また，食品中の銅 Cu^{2+} は，Cu^+ に還元された後に小腸の銅輸送体で吸収され，その吸収は亜鉛や鉄によって阻害される．

23・5・1　鉄の吸収

　植物性食品に含まれる鉄の大部分は非ヘム鉄で Fe^{3+} として存在し，小腸微絨毛の鉄レダクターゼやビタミン C で Fe^{2+} に還元されて，二価金属輸送体などの鉄輸送体を介して吸収される．一方，肉や魚のミオグロビンやヘモグロビンに由来する鉄はヘム鉄で，非ヘム鉄とは異なる輸送系で吸収され，非ヘム鉄の 2～3 倍の吸収率を示す．鉄の肝臓蓄積量が増加すると**ヘプシジン**が分泌され，鉄の消化管からの吸収を抑制することで生体内の鉄代謝を調節している．また，非ヘム鉄の消化管吸収は，食品成分によっても影響を受け，ビタミン C で促進され，逆に食物繊維やフィチン酸，シュウ酸，ポリフェノールなどで阻害される．

> ヘプシジン（hepcidin）：鉄代謝を制御するペプチドホルモンで，炎症や鉄過剰状態で分泌されて，非ヘム鉄の消化管吸収を抑制する．

23・5・2　カルシウムの吸収

　食品から摂取したカルシウムは Ca^{2+} として小腸微絨毛に存在するカルシウム輸送体などを介して吸収され，小腸下部では濃度の差による受動輸送で吸収される．カルシウムの吸収は活性型ビタミン D の作用により促進され，ライフステージのうち，乳児期，思春期，妊娠後期で特に高くなる．逆に，野菜に含まれるシュウ酸や穀物に含まれるフィチン酸，多量の脂質摂取で低下する．

23・6　栄養素の代謝

　消化管から吸収された栄養素の代謝は，食事直後と空腹時では異なる（図23・3）．食後直後では，吸収された栄養素からエネルギーに変換されると同時に，栄養素の貯蔵が行われる．一方，空腹時では貯蔵した栄養素および貯蔵物質をもとの栄養素に再変換し，特に脂肪をおもなエネルギー源とし，タンパク質を温存しようとする．さらに，手術，外傷，感染などの外的ストレス時では損傷した組織を修復しようとするため，エネルギー代謝は亢進し，筋タンパク質の異化が亢進する．

> インスリン（insulin）：膵臓のランゲルハンス島の β 細胞から分泌されるペプチドホルモンで，肝臓におけるグリコーゲンの合成促進・分解抑制，糖新生の抑制，骨格筋におけるグルコースなどの取込み促進，脂肪組織における糖の取込みと利用促進，脂肪の合成促進・分解抑制などの作用により血糖を抑制する．

23・6・1　糖質の代謝

　吸収された単糖は門脈を経て肝臓に運ばれ，ガラクトースやフルクトースはグルコースに変換される．肝臓に運ばれてきたグルコースの一部はそのまま肝臓から血糖として血流に移行し，各細胞のエネルギー源として代謝される．食事摂取後に血糖値が上昇すると**インスリン**が分泌され，肝臓からの糖の放出を抑制する

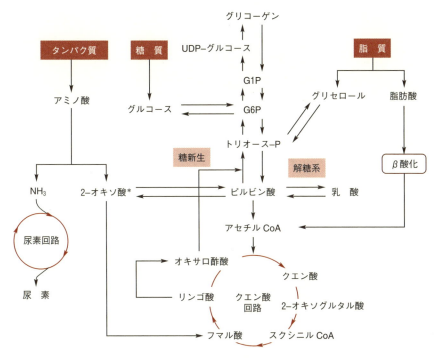

図 23・3 三大栄養素の代謝経路

* 2-オキソ酸 (ピルビン酸や 2-オキソグルタル酸など) はクエン酸回路でエネルギー産生に用いられる (表 23・4 参照).

と同時に，肝臓への糖の取込みを促す．吸収されたグルコースの約 50％は肝臓に取込まれ，残りは全身へと移行し，全身の細胞に取込まれて，血糖値が下がる．骨格筋細胞や脂肪細胞に血糖（グルコース）を取込む輸送体 GLUT 4 は，GLUT の中で唯一インスリン依存的に活性化されて血糖の取込みを促進する．肝臓および骨格筋では，グルコースをグリコーゲンに変換して貯蔵し，さらに余剰分は肝臓や脂肪細胞でグリセロールに変えられ，中性脂肪として脂肪細胞に貯蔵される．しかし，インスリンの分泌不全や抵抗性によって血糖値がおよそ 180 mg/dL を超えた場合では，腎臓でのグルコースの再吸収能力を超えるため尿に糖が排出される．

　空腹時には，まず肝臓に貯蔵されたグリコーゲンが分解され，グルコース 6-リン酸 (G6P) を経てグルコースが生じ，血糖として放出されて全身に供給される．一方，筋肉では G6P ホスファターゼ (G6Pase) の活性がほとんどないため，貯蔵されたグリコーゲンから生じた G6P は血糖として放出されることはなく，筋肉の中の解糖系でピルビン酸に代謝されてエネルギーを生成する．さらに生成したピルビン酸の一部はアラニンに変換されて，血流により肝臓に運ばれてグルコースに変換される（グルコース-アラニン回路）．貯蔵脂肪は脂肪酸とグリセロールになるが，脂肪酸は中枢神経細胞以外のエネルギー源となり，グリセロールは肝臓にてグルコースに変換される．さらに飢餓状態では，筋肉などのタンパク質がアミノ酸にまで分解され，糖原性アミノ酸が糖新生に利用される．

　手術，外傷，感染などの外的ストレス時にはエネルギー代謝が亢進する．糖質

発展　腎臓でのグルコースの再吸収: 腎臓の近位尿細管では，ほとんどのグルコースが再吸収される．それにはナトリウム／グルコース共輸送体 (SGLT 2) で行われていることから，SGLT 2 阻害薬が糖尿病の治療薬として用いられている．

だけでは増加したエネルギー消費量を補うことができないために，生体は筋タンパク質を崩壊し，グルタミンやアラニンなどのアミノ酸は糖新生により肝臓でグルコースに変換され，赤血球や脳のエネルギー源となると同時に，損傷した組織タンパク質の合成に利用される．したがって，高度な外的ストレスが生体に加わると，全身のタンパク質の分解の方が合成よりも亢進するので，身体機能の低下をもたらす．

細胞に取込まれたグルコースは嫌気的過程の解糖系と好気的過程のクエン酸回路によって二酸化炭素と水に代謝されると同時にエネルギーを産生する．酸素供給が十分な心臓や肝臓などの臓器では，グルコースは細胞質の解糖系でピルビン酸に代謝され，直接アセチル CoA に変換されてミトコンドリアのクエン酸回路で代謝されるため，乳酸はほとんど産生されない．一方，酸素供給が少ない骨格筋や赤血球では，乳酸が最終産物となる．産生された乳酸は血流を経て肝臓に運ばれて，乳酸デヒドロゲナーゼによってピルビン酸に変換され，糖新生によってグルコースに変換される（コリ回路）．

23・6・2 脂質の代謝

食事摂取直後には，脂質は小腸上皮細胞でキロミクロンに組込まれ，リンパ管を経て血流に取込まれる．キロミクロンに含まれるトリアシルグリセロールは**リポタンパク質リパーゼ（LPL）**によって脂肪酸とグリセロールに分解され，脂肪酸は脂肪組織の細胞内に取込まれる．キロミクロンはより小さな粒子（キロミクロン・レムナント）となり，肝臓に取込まれる．肝臓で生合成されたトリアシルグリセロールとコレステロールは，キロミクロン・レムナント由来の脂質成分とともに**超低密度リポタンパク質（VLDL）***を構成し，血液中に放出される．VLDL に含まれるトリアシルグリセロールは各細胞に取込まれてエネルギー源として利用される．食事摂取直後では吸収された糖質がおもなエネルギー源として用いられるため，不要な脂肪酸とグリセロールは脂肪細胞内でトリアシルグリセロールに再合成され，体脂肪として貯蔵される．

空腹時には，中枢神経系以外の細胞は，貯蔵脂肪の分解によって得られた血中の遊離脂肪酸やグリセロールをそれぞれβ酸化や糖新生によって代謝し，エネルギーを産生する．遊離脂肪酸は，まず，細胞質でアシル CoA に変換され，カルニチンによってミトコンドリアマトリックスに運搬され，そこでβ酸化を受ける．β酸化は脂肪酸のカルボン酸末端から炭素を2個ずつ分解し，アセチル CoA を生成するとともにエネルギーを産生する．たとえば，炭素数16のパルミチン酸1分子が完全に燃焼すると，β酸化を7回受け，8分子のアセチル CoA と $FADH_2$ および NADH が7分子ずつ産生する．脂肪酸アシル CoA に変換する際に2分子の ATP を消費することから，正味129分子の ATP が生成する．一方，遊離したグリセロールは糖新生によりグルコースを生成し，エネルギー源となる．

脂肪酸のβ酸化によって生成したアセチル CoA はクエン酸回路で代謝されるが，過剰に産生されると肝臓で2分子のアセチル CoA から**ケトン体**が合成され，血中へ放出される．生成したケトン体のうち，アセトンは揮発性のため呼気から

リポタンパク質リパーゼ（lipoprotein lipase, LPL）: 脂肪組織などで合成・分泌され，毛細血管の血管内皮細胞表面に存在する．トリアシルグリセロールを遊離脂肪酸とグリセロールに分解する．脂肪細胞に取込まれた遊離脂肪酸は中性脂肪に再合成されて貯蔵される．

* VLDL については SBO 24・2を参照．

ケトン体（ketone bodies）: アセト酢酸，β-ヒドロキシ酪酸，アセトンの総称で，アセチル CoA から合成される．

放出されるが，アセト酢酸および β-ヒドロキシ酪酸は筋肉組織や心臓，腎臓に運ばれ，そこでアセチル CoA に分解され，さらにクエン酸回路によって重要なエネルギー源として利用される．重度の糖尿病ではアセチル CoA から大量のケトン体が生成され，血中に放出される．その結果，アシドーシスとなり，脱水や昏睡をひき起こす．

23・6・3 アミノ酸およびペプチドの代謝

吸収されたアミノ酸やペプチドは毛細血管に入り，門脈を経由して各組織に運ばれる．食事由来，およびタンパク質の分解で生じたアミノ酸は，アミノ酸プールを形成し，各細胞におけるタンパク質合成の材料に用いられる．また，一部のアミノ酸は，ビタミン B_6 を補酵素とするアミノ基転移反応によって 2-オキソ酸 (α-ケト酸) となり，表 23・4 に示すように糖質や脂質の代謝経路に入り，糖や脂肪に変換されるか，あるいはエネルギー源となる (図 23・3)．なお，アミノ酸のアミノ基は 2-オキソグルタル酸に転移してグルタミン酸となり，さらにグルタミン酸デヒドロゲナーゼにより 2-オキソグルタル酸とアンモニアに分解される．アンモニアは肝臓の尿素回路で尿素に変換され，尿中排泄される．

アミノ酸のうち血中濃度が最も高いのはグルタミンである．脳や筋肉から供給されたグルタミンは小腸や肝臓のグルタミナーゼによってグルタミン酸となる．小腸ではグルタミン酸デヒドロゲナーゼによってさらに 2-オキソグルタル酸を生じ，クエン酸回路でエネルギー源として使われる*．

* 小腸粘膜上皮細胞の主たるエネルギー源はグルコースではなく，グルタミンである．

表 23・4 糖原性アミノ酸およびケト原性アミノ酸

分 類	アミノ酸	反 応
糖原性アミノ酸	グリシン，アラニン，セリン，トレオニン，システイン，トリプトファン	ピルビン酸→オキサロ酢酸 (クエン酸回路)
	メチオニン，バリン，イソロイシン	スクシニル CoA (クエン酸回路)
	アスパラギン酸，アスパラギン	オキサロ酢酸 (クエン酸回路)
	グルタミン，グルタミン酸，ヒスチジン，アルギニン，プロリン	2-オキソグルタル酸 (クエン酸回路)
	フェニルアラニン，チロシン	フマル酸 (クエン酸回路)
ケト原性アミノ酸	トリプトファン，チロシン，イソロイシン，フェニルアラニン	糖新生にも使われるが，アセチル CoA にも変換される．
	リシン，ロイシン	アセト酢酸やアセチル CoA に変換されるが，糖新生には使われない．

糖原性アミノ酸 (glucogenic amino acid)：脱アミノされて，炭素骨格が糖新生に用いられるアミノ酸．

ケト原性アミノ酸 (ketogenic amino acid)：アセチル CoA となり，ケトン体や脂肪酸の合成に利用されるアミノ酸．

23・6・4 ビタミンの代謝

ビタミンのうち，ビタミン D は体内で代謝を受けてはじめて活性型ビタミン D となり，その機能を発揮する．プロビタミン D_3 (7-デヒドロコレステロール) はおもに皮膚に多く存在し，紫外線 (UVB) によって開裂反応を受け，ビタミン D_3 となる．ビタミン D_2, D_3 ともに肝臓で 25 位が，続いて腎臓で 1 位が CYP によっ

7-デヒドロコレステロール
7-dehydrocholesterol,
7-DHT

て水酸化され，ジヒドロキシ体の 1,25-$(OH)_2$ ビタミン D となる．

ビタミン A は，食品中ではレチノール，および，そのエステルとして存在する．体内で代謝されてレチノイン酸，および，レチナールとなり，レチノイン酸は皮膚や全身で，レチナールは網膜でそれぞれの機能を発揮する．ビタミン A は肝臓の**伊東細胞**においてレチノールエステルとして貯蔵され，血中の**レチノール結合タンパク質**によって運搬される．**β-カロテン**はプロビタミン A ともよばれ，食品から摂取した β-カロテンは，体内で代謝されてビタミン A となる．ただし，その効率は約 1/6 である．β-カロテンはそれ自身としても抗酸化物質としての機能をもつ．

伊東細胞（星細胞）
Ito cell, stellate cell

レチノール結合タンパク質
retinol binding protein, RBP

β-カロテン β-carotene

例題 23・1 次のうち，膵臓から十二指腸に分泌される消化酵素はどれか二つ選べ．
1. ペプシン　　2. エラスターゼ　　3. プチアリン
4. トリプシン　　5. インスリン　　6. ラクターゼ

解 答 2, 4

例題 23・2 次の記述のうち，正しいものはどれか二つ選べ．
1. 糖質は単糖にまで消化されなくても，二糖のままで一部が吸収される．
2. ビタミン E は消化管で吸収されるとキロミクロンに取込まれる．
3. ケトン体は糖尿病患者で産生される人体に有害な物質である．
4. 脂肪酸の β 酸化はおもに脂肪組織内で起こる．
5. アラニンの一部は肝臓でピルビン酸に変換され，クエン酸回路や糖新生に利用される．

解 答 2, 5
1. ×　糖質は単糖にならない限り，消化管から吸収されない．
2. ○
3. ×　肝臓で生成したケトン体は血中に放出され，心臓や腎臓などのエネルギー源となる．糖尿病患者で血中ケトン体濃度が異常に高くなるとケトアシドーシスを起こす．
4. ×　脂肪組織から血中に放出された脂肪酸は，肝臓，腎臓，心臓などで β 酸化を受けてエネルギー源となる．
5. ○

SBO 24　食品中の三大栄養素の栄養的な価値を説明できる．
D1(3)①3

24・1　糖質（炭水化物）

　糖質は，生体のおもなエネルギー源として利用される．小腸から吸収され，体循環に入ったグルコースの一部はグリコーゲンとして肝臓や筋肉に貯蔵される．肝臓に貯蔵されているグリコーゲンは，グルカゴンなどの刺激により分解され，グルコースとして血中に放出されることにより全身組織に運ばれ，エネルギー産生に用いられる．一方，筋肉のグリコーゲンは筋収縮のためのエネルギーとして利用され，血糖の維持には寄与しない（図24・1）．

　成人男性におけるグリコーゲンの重量は200～300gであり，900～1300 kcalの熱量に相当するが，これは成人男性の1日の基礎代謝量にも満たない程度である．したがって，生体の恒常性を維持するためには，常にグルコースが供給される必要がある．

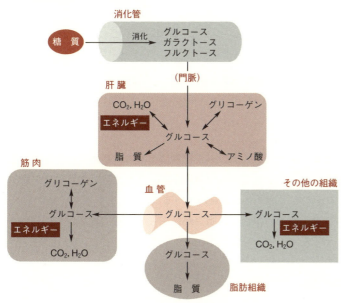

図24・1　糖質の体内動態

24・1・1　グリセミック・インデックス

　糖質はその摂取方法や食品によって，消化管における消化・吸収の速度が異なる．このような差異は，グルコースの消化管から血中への移行速度，すなわち食後血糖値の上昇プロファイルの違いを生じる．このような糖質の消化吸収における質的評価を行うための指標が**グリセミック・インデックス（GI）**である．GIは，50gの炭水化物を含む各食品を摂取させた後の血糖値上昇曲線下面積を，同重量の基準となる炭水化物（グルコース，または白パンや白飯）のそれと比較したものである．GI値が低い食品ほど，小腸での消化吸収が遅いことを意味する．GI値の高い食品の摂取が，糖尿病や心筋梗塞の発症リスクを増加させる可能性

グリセミック・インデックス
glycemic index, GI

発展 輸液療法において，グルコースなどの糖質は血糖値の上昇にもつながるため，血糖コントロールが必要な患者では，インスリンの追加投与などが行われる．このような場合，輸液の浸透圧調整にはフルクトースやソルビトール，キシリトールが用いられることがある．

が疫学研究から示唆されている．

24・2 脂 質

脂質の生体における役割は，中性脂肪としてのエネルギー貯蔵，および各種生理活性物質の生合成や細胞膜の構成成分となることである（図24・2）．

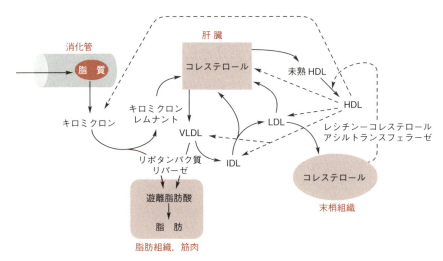

図24・2 脂質の体内動態 破線：逆輸送系

24・2・1 リポタンパク質

トリアシルグリセロールやコレステロールは水に不溶のため，タンパク質を含む両親媒性のリポタンパク質として体内を循環する．リポタンパク質のリン脂質の層にはコレステロールやアポタンパク質が，内部にはトリアシルグリセロール，コレステロールエステルなどの疎水性の脂質が存在している．表24・1にリポタンパク質の組成を示した．

24・2・2 脂 肪 酸

脂質を構成する脂肪酸のアシル基の炭素数の違いにより，その吸収様式が異な

表24・1 ヒトリポタンパク質の組成（%）

	キロミクロン	VLDL	IDL	LDL	HDL
直径〔Å〕	800～5000	300～800	190～220	150～250	75～100
密 度	＜0.96	0.96～1.006	1.006～1.019	1.019～1.063	1.063～1.210
トリアシルグリセロール	85	55	24	10	5
コレステロール	2	7	13	8	5
コレステロールエステル	5	12	33	37	15
リン脂質	6	18	12	22	26
タンパク質	2	8	18	23	50

VLDL: 超低密度リポタンパク質 (very low-density lipoprotein), IDL: 中間密度リポタンパク質 (intermediate-density lipoprotein), LDL: 低密度リポタンパク質 (low-density lipoprotein), HDL: 高密度リポタンパク質 (high-density lipoprotein)

るが，この違いはそれらの体内での代謝の違いにつながる．

炭素数 11 程度以上の**長鎖脂肪酸**は小腸から吸収された後，トリアシルグリセロールに再合成され，キロミクロンを形成し，リンパ管，静脈角（鎖骨下静脈と内頸静脈の合流点）を介して全身循環に至る．長鎖脂肪酸は，生体成分として利用されるほか，その多くが脂肪組織に貯蔵される．

これに対し，炭素数が 6〜10 程度の**中鎖脂肪酸**は，長鎖脂肪酸より水溶性が高いため，小腸から吸収された後，単糖やアミノ酸の場合と同様に，門脈を介して肝臓に至る．この中鎖脂肪酸が細胞内で β 酸化されるには，ミトコンドリア内に移行する必要があるが，長鎖脂肪酸の場合とは異なり，その移行にカルニチンを必要としないことから，中鎖脂肪酸は肝臓で効率的に β 酸化される．したがって，小腸から吸収された中鎖脂肪酸は全身組織に至る量が少なく，エネルギーとしての利用効率が高く，肥満などにつながる可能性が小さいため，中鎖脂肪酸を含有する脂質は，経腸栄養などの栄養療法*において活用される．

長鎖脂肪酸
long chain fatty acid

* SBO 29 を参照．

24・3 タンパク質

通常，食品中のタンパク質に由来するアミノ酸は，分解されたタンパク質を補うための生合成や，核酸や神経伝達物質などさまざまな生体構成成分の生合成に使われる（図 24・3）．

24・3・1 窒素出納

食品から摂取したタンパク質やアミノ酸に由来する窒素の摂取量と，糞便や尿などへ排泄された窒素量の差を**窒素出納**という．正常な成人の窒素出納はゼロで

窒素出納
nitrogen balance

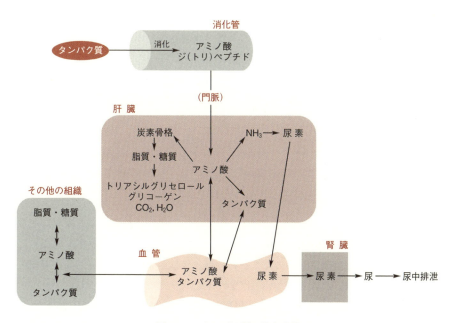

図 24・3　タンパク質の体内動態

窒素平衡
nitrogen equilibrium

あり，摂取した窒素量と排泄された窒素量が等しい状態にある．これを**窒素平衡**の状態とよぶ．一方，成長期や妊娠期では窒素出納は正になり，飢餓状態などでは窒素出納は負になる．

BCAA: branched chain amino acid

> **発展** コラム 24・1　BCAA と肝疾患
>
> 　アミノ酸の中で，ロイシン，イソロイシンおよびバリンは，側鎖が枝分かれしているのが特徴であることから，分枝アミノ酸（BCAA）とよばれる．体内において多くのアミノ酸が肝臓で代謝されるのに対し，BCAA は肝臓ではほとんど利用されず，特に筋肉によって優先的に取込まれ，クエン酸回路でエネルギーを産生する．また，BCAA はタンパク質合成促進作用および分解抑制作用をもっていることが知られており，特にロイシンがその中心的役割を担うとされている．
>
> 　肝機能不全などによる肝性脳症*の原因物質の一つはアンモニアである．このアンモニアの解毒に BCAA が用いられる．通常，アンモニアは肝臓の尿素回路で処理される．しかし，尿素回路をもたない脳や骨格筋において，BCAA はクエン酸回路の 2-オキソグルタル酸にアミノ基を供給することでグルタミン酸に変換させる．このグルタミン酸はアンモニアと結合しグルタミンとなることでアンモニアを解毒する．したがって，肝性脳症などに対して，BCAA を多く含む輸液を投与することとなる．

* **発展** 腸内細菌の産生するウレアーゼによって，腸管内のアミノ酸や排泄された尿素から有毒なアンモニアが生成し，吸収される．通常では肝臓に運ばれて尿素回路で尿素に解毒されるが，非代償性肝硬変ではこのアンモニア処理能力が低下するだけでなく，アンモニア処理する骨格筋も減少するため，高アンモニア血症となり昏睡状態となる．

24・3・2　栄 養 価

　タンパク質のアミノ酸組成がヒトの必要とするものに近いほど，そのタンパク質は良質であると評価される．その評価には，生物学的評価法と化学的評価法が用いられる．

　a．生物学的評価法　タンパク質の栄養価の生物学的評価では，実験動物に対して被検タンパク質のみをタンパク質源として与え，そのときの窒素出納を基準にして，窒素が生体成分としてどれだけ保留されたかを推定し，それを**生物価**として表す．生物価は次式で示される．

生物価　biological value

$$\text{生物価} = \frac{\text{体内保留窒素量}}{\text{吸収窒素量}}$$

体内保留窒素量 ＝ 吸収窒素量 －（被検タンパク質食摂取時の尿中窒素量 －
　　　　　　　　　　　　　　　　　　　　　無タンパク質食摂取時の尿中窒素量）
吸収窒素量 ＝ 被検タンパク質食摂取窒素量 －（被検タンパク質食摂取時の糞中窒素量 －
　　　　　　　　　　　　　　　　　　　　　無タンパク質食摂取時の糞中窒素量）

　吸収されたタンパク質の窒素は尿素として尿中に排泄されるので，吸収窒素量と尿中窒素量の差が体内保留窒素量になる．ただし，タンパク質を摂取しなくても糞や尿に窒素が排泄されるので，その分は食事に由来しない不可逆的窒素損失量として差引かなければならない（図 24・4）．

正味タンパク質利用率
net protein utilization, NPU

　また，**正味タンパク質利用率**は，摂取した窒素量に対して，体内に保持された窒素量を計算したものである．生物価は高いが，正味タンパク質利用率が低

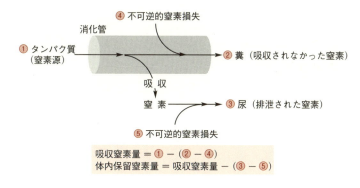

図 24・4　タンパク質の生物価

い場合には，そのタンパク質の消化吸収率が低いことになる．

$$\text{正味タンパク質利用率} = \frac{\text{体内保留窒素量}}{\text{摂取窒素量}} \times 100 = \text{生物価} \times \text{消化吸収率}$$

b. 化学的評価法　ヒトの必須アミノ酸必要量に関するデータを参考にして作成した基準となる必須アミノ酸含量のパターンを**アミノ酸評点パターン**という．食品中の必須アミノ酸パターンを化学分析によって求め，アミノ酸評点パターンと比較することにより，タンパク質の栄養価を評価するのが**アミノ酸価**（アミノ酸スコア）である．アミノ酸価は次式で表される．

アミノ酸評点パターン
amino acid in requirement pattern

アミノ酸価
amino acid score

$$\text{アミノ酸価} = \frac{\text{食品中の第一制限アミノ酸の量}}{\text{基準となるアミノ酸パターンでの当該アミノ酸量}} \times 100$$

食品中の必須アミノ酸の中で，基準アミノ酸パターンと比較して基準値に達しないものを**制限アミノ酸**という．なかでも，最も不足しているアミノ酸を第一制限アミノ酸とよび，それ以外の不足アミノ酸を順次，第二制限アミノ酸，第三制限アミノ酸という．食品の第一制限アミノ酸がどの程度不足しているかを表すのが，アミノ酸価である．

制限アミノ酸
limiting amino acid

一般に，植物性タンパク質は，動物性タンパク質と比較して制限アミノ酸が多い．このようなとき，制限アミノ酸が異なる2種類以上のタンパク質，たとえば，リシンが制限アミノ酸である米と，メチオニンが制限アミノ酸である大豆を同時に摂取すれば，それらの不足するアミノ酸が補われる（**補足効果**）．

24・3・3　低栄養状態

臨床における栄養療法の現場では，エネルギーとタンパク質が欠乏して起こる**低栄養状態（PEM）**が認められる（図24・5）．PEMはさらに，おもにエネルギーが欠乏した，いわゆる飢餓状態を示す**マラスムス**（栄養失調）と，主としてタンパク質欠乏状態を示す**クワシオルコル**に分類される（表24・2）．

低栄養状態　protein energy malnutrition, PEM

マラスムス　malasmus

クワシオルコル
kwashiorkor

マラスムスは，長期にわたるエネルギー摂取不足により起こるが，その不足分が貯蔵脂肪と筋タンパク質の異化により代償されている状態であり，血中タンパ

栄養の摂取がない飢餓などによって，健常時には100％の**除脂肪体重**（lean body mass, LBM）が70％になると**窒素死**（nitrogen death）といわれる生命が危うい状態となる．このようにLBMが低下する間には，筋肉量や内臓タンパク質が減少し，免疫能が障害され，生命維持に必要な臓器の機能が低下することで，最終的に生体適応の障害となり窒素死に至る．

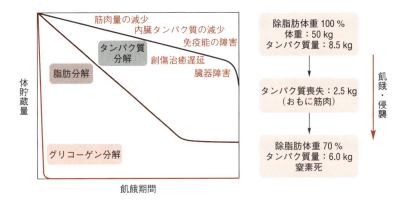

図24・5　飢餓時の異化の状態と窒素死

表24・2　栄養不良の臨床病型別にみた栄養指標の変化

	マラスムス	クワシオルコル	マラスムス性クワシオルコル
体　重	低　下	変化なし	低　下
上腕周囲径	低　下	変化なし	低　下
血清アルブミン濃度	変化なし	低　下	低　下
血中リンパ球数	変化なし	低　下	低　下
免疫機能	変化なしまたは低下	低　下	低　下

ク質濃度は大きく低下せず，浮腫は生じない．臨床的には，食道癌などによる慢性的な経口摂取障害時に認められる．

一方，クワシオルコルは，エネルギー摂取量は相対的に保たれているものの，タンパク質摂取量が必要量を満たしていない場合に起こり，血中アルブミン濃度が低下するため，浮腫が生じる．臨床的には，重症感染症や大手術などの侵襲により異化が亢進する急性消耗性疾患で認められる．

また，臨床的には慢性消耗性疾患でPEMを呈する患者において，マラスムスとクワシオルコルが混在するマラスムス性クワシオルコルが多く認められる．

例題24・1　次の記述の正誤を判定せよ．
1. 糖尿病患者などには，グリセミック・インデックスの小さな食品の摂取が推奨されている．
2. 長鎖脂肪酸を含有する脂質は，エネルギー効率が高く，肥満などにつながる可能性が低い．
3. タンパク質の生物価は高いが，正味タンパク質利用率が低い食品は，そのタンパク質の消化管からの吸収率が低いことを意味する．
4. アミノ酸価は，食品中の制限アミノ酸の総量をもとに計算される．

解　答　1. ○，2. ×（長鎖脂肪酸ではなく中鎖脂肪酸），3. ○，4. ×（第一制限アミノ酸の含有量をもとに計算）

> **SBO 25** 五大栄養素以外の食品成分（食物繊維，抗酸化物質など）の機能
> D1(3)①4　について説明できる．

　食品中に含まれている成分のうち，ヒトの生命活動（発生，成長，成熟，維持，生殖など）に必要な成分が栄養素である．糖質，脂質，タンパク質，ビタミン，ミネラルは五大栄養素とよばれ，エネルギー源や生体を構成する成分であるとともに，生体機能を調節する役割をもつ．食品の栄養素としての機能を**一次機能**という．また，食品は嗜好品としての機能（**二次機能**；におい，味，色，香り，テクスチャーなど）をもち，食品中にはこれに関係する嗜好成分も含まれる．食品の第三の機能（**三次機能**）として生体機能の調節があげられる．

一次機能
二次機能
三次機能

　食品の三次機能は作用する場を基盤にすると，免疫系調節因子，内分泌系調節因子，神経系調節因子，循環器系調節因子，消化器系調節因子および細胞系調節因子（がん抑制，抗ウイルス・抗菌作用など）に分類される．このような機能をもつのが**機能性食品**[*]であり，生活習慣病のリスクを軽減し，その発症を遅らせることによって健康寿命を延ばすことに役立つ．機能性成分には，糖質（難消化性多糖類など），脂質（多価不飽和脂肪酸など），タンパク質（乳タンパク質，大豆タンパク質など），ペプチド，ビタミン，ミネラル，ヌクレオチド，カロテノイド，イソプレノイド，ポリフェノール，含硫化合物，微生物（乳酸菌，ビフィズス菌）などがある．代表的な成分を以下に列挙する．食品成分の生体機能に関する研究は急速に進展しているが，有効性の評価に関してはエビデンスに留意する必要がある．

[*] SBO 35 を参照．

25・1　食物繊維

　食物繊維は，それ自身は消化・吸収されないが，代謝性疾患や腸疾患と密接な関係をもつことが示唆され，その生理作用が注目されている．食物繊維の機能として，消化管運動にかかわる整腸作用，糖質の吸収抑制，コレステロールの排泄促進があげられる．また，腸内細菌による発酵基質としての機能も示されている．

食物繊維　dietary fiber

25・1・1　食物繊維とは

　食物繊維は，一般に"ヒトの消化酵素で分解されない食物中の難消化性成分の総体"とされるが，現在その定義は統一されていない．植物の細胞壁を構成する多糖類とリグニン（フェニルプロパン誘導体），細胞壁の構成成分ではない水溶性の植物ガムや粘質物のほか，海藻や動物由来のものも知られている．デンプン性の難消化性多糖，難消化性オリゴ糖も食物繊維に含む考え方もある．

25・1・2　食物繊維の分類

　食物繊維はその起源による分類がよく用いられており，細胞壁の構成成分（セルロース，ヘミセルロース，ペクチン質，リグニン，キチンなど）と，それ以外の成分（ペクチン，植物ガムと粘質物など）に分類する（表 25・1）．リグニン

を除き，これらは非デンプン性の多糖類である．また，難消化性オリゴ糖やポリデキストロースのように人工的につくられたものもある．一方，難消化性デンプン（レジスタントスターチ）や難消化性デキストリンはデンプン性である．おもな食品の食物繊維含量を表 25・2 に示した．

表 25・1 食物繊維の分類および含有食品

由来			成分	含有食品	備考
非デンプン性	陸生植物	細胞壁成分（不溶性）	セルロース	豆類，果物，野菜	
			ヘミセルロース	穀類，豆類，果物，野菜	
			ペクチン質		細胞壁ではカルシウムイオンと結合し，分子間架橋構造をつくり水に不溶
			リグニン		フェニルプロパン誘導体
		細胞壁非構造成分（水溶性）	ペクチン質	果物，野菜	カルボン酸のメチル化率が低いと水溶性となる
		植物ガム粘質物（水溶性）	グアーガム		分子量 2 万程度の分解物は特定保健用食品に利用
			アラビアガム		乳化剤などの用途で食品添加物として利用
			グルコマンナン	こんにゃく	
	海藻		寒天	紅藻類（テングサ，オゴノリ）	
			アルギン酸	褐藻類（コンブ，ヒジキ，ワカメなど）アイスクリーム，ドレッシング	特定保健用食品に利用
	動物		キチン	エビ，カニ	
	合成		難消化性オリゴ糖		特定保健用食品に利用
			ポリデキストロース	スナック菓子，キャンディー，飲料	特定保健用食品に利用
デンプン性			レジスタントスターチ		
			難消化性デキストリン		特定保健用食品に利用

表 25・2 おもな食品の食物繊維量[a]

食品名	可食部 100 g 当たりの含量〔g〕			食品名	可食部 100 g 当たりの含量〔g〕		
	水溶性	不溶性	総量		水溶性	不溶性	総量
玄米	0.7	2.3	3.0	ニンジン（生）	0.7	2.0	2.7
精白米	Tr.	0.5	0.5	キャベツ（生）	0.4	1.4	1.8
小麦	0.7	10.1	10.8	レタス（生）	0.1	1.0	1.1
小麦粉（薄力粉）	1.2	1.3	2.5	リンゴ（生）	0.3	1.2	1.5
トウモロコシ（生）	0.6	8.4	9.0	バナナ（生）	0.1	1.0	1.1
ジャガイモ（生）	0.6	0.7	1.3	カキ（生）	0.2	1.4	1.6
サツマイモ（生）	0.5	1.8	2.3	干しガキ	1.3	12.7	14.0
板コンニャク（製粉）	0.1	2.1	2.2	ブドウ（生）	0.2	0.3	0.5
大豆（乾）	1.8	15.3	17.1	シイタケ（生）	0.5	3.0	3.5
小豆（乾）	1.2	16.6	17.8	干しシイタケ	3.0	38.0	41.0
納豆	2.3	4.4	6.7	角寒天			74.1
ゴボウ（生）	2.3	3.4	5.7	干しヒジキ			43.3
カボチャ（生）	0.7	2.1	2.8	ワカメ（素干し）			32.7

a) 文部科学省 科学技術・学術審議会 資源調査分科会報告，"日本食品標準成分表 2010" より抜粋
Tr.: 微量

25・1・3 おもな食物繊維成分

食物繊維のおもな成分について以下に述べる.

a. セルロース　D-グルコースが β-1,4 結合した直鎖状の多糖である. 陸生植物の細胞壁の主要な構成成分である.

b. ヘミセルロース　ヘミセルロースは，植物細胞壁のマトリクス多糖類からペクチン質を抽出したのちにアルカリ性水溶液により抽出される一群の多糖類の総称であり，セルロースやペクチンのように化学構造をもとに定義された分類ではない. 代表的なヘミセルロースには，キシラン，キシログルカン，グルコマンナンなどがある.

c. ペクチン質　細胞壁を熱水やキレート溶液で抽出して得られる酸性多糖の総称で，D-ガラクツロナンやラムノガラクツロナン，アラビノガラクタンなどがある. かんきつ類やリンゴ，バナナ，ニンジン，カボチャなどに豊富に含まれる.

d. リグニン　フェニルプロパノイドが高度に重合した高分子化合物である. 木質に多量に含まれる繊維であるが，食品中の含有量はそれほど多くない.

e. グアーガム　マメ科植物グアーの種子胚乳部分より得られる多糖であり，冷水によく溶け強い粘性を示す. D-マンノースが β-1,4 結合した主鎖の側鎖にガラクトースが結合したガラクトマンナンを主成分とする.

f. アラビアガム　マメ科植物アラビアガムノキから採取される樹液で水溶性の多糖類タンパク質複合体である. アラビノガラクタンが主成分である.

g. コンニャクマンナン　サトイモ科のコンニャクイモから得られる水溶性の多糖である. D-マンノースと D-グルコースが β-1,4 結合したグルコマンナンを主成分とする.

h. 寒天　テングサ属，オゴノリ属などの紅藻類の細胞間に存在し，熱水抽出により得られる多糖である. 90℃から 100℃の温水に溶解するが 30℃から 40℃に冷却すると粘度が増しゲル化する. 中性のアガロースと酸性のアガロペクチンが約 7:3 の割合で構成される.

i. アルギン酸　D-マンヌロン酸と D-グルロン酸が β-1,4 結合した酸性の多糖で，褐藻類（コンブやワカメ）に含まれる. 生のワカメではアルギン酸はカルシウムやマグネシウムとの塩を形成し不溶性の状態で存在する. 加熱により低分子化し溶出する. アルギン酸にアルカリ処理を行うとナトリウム塩やカリウム塩を形成し水溶性となって高い粘性を示す.

j. キチン　N-アセチル-D-グルコサミンが β-1,4 結合した多糖である. 酵母，カビ，キノコなどの菌類，一部の藻類，エビ，カニなどの甲殻類やイカなどの軟体動物に含まれる. キトサンは，キチンをアルカリ処理により脱アセチルを行い調製する.

k. 難消化性デンプン（レジスタントスターチ）　健常人の小腸で消化・吸収されずに大腸に達するデンプン，デンプンの部分分解物の総称である. 難消化性となる理由から RS 1〜RS 4 に分類される. 食品マトリクス構造中に組込まれ，物理的に消化酵素が作用できない（RS 1）. アミロースの割合が高いため，α-ア

難消化性デンプン
resistant starch, RS

デンプンの構造については表 22・1 を参照.

ミラーゼが作用しにくい（RS 2）．α化デンプンを冷却するとアミロース部分の結晶構造の形成が促進されα-アミラーゼが作用しにくくなる（デンプンの老化，RS 3）．加工により消化抵抗性を示す（RS 4）．食事内容や調理方法により異なるが，摂取デンプンの2〜10％が難消化性デンプンといわれている．難消化性デンプンは，大腸において腸内細菌による発酵を受け，生成した短鎖脂肪酸は吸収されエネルギー源として利用される．

l. 難消化性オリゴ糖　植物や動物由来の多糖類，デンプンを分解する，あるいはショ糖や乳糖を原料に合成するなどの方法で人工的に製造される．植物にも天然に含まれる．ヒトの小腸では消化・吸収（代謝）されにくいが，大腸において腸内細菌による発酵を受け，ヒトの健康に有用な生理作用を示すオリゴ糖である．

m. ポリデキストロース　グルコース，ソルビトール，クエン酸を混合し，反応させて製造する水溶性の多糖である．β-1,6結合が主体であるため消化酵素では消化されない．大腸において腸内細菌による発酵を受け，生成した短鎖脂肪酸は吸収されエネルギー源として利用される．

n. 難消化性デキストリン　デンプンに微量の酸を添加し高温で加熱分解を行い，アミラーゼで処理し得られる難消化性成分で，水溶性である．

25・1・4　食物繊維の機能

a. 物理・化学的特性と機能　食物繊維そのものは，大腸に到達するまで代謝を受けない．しかしながら食物繊維は物理・化学的特性として，1) 保水性，2) 粘性，3) 吸着性，4) イオン交換能をもつため，他の栄養素の消化吸収に影響を及ぼすと考えられる．

食物繊維を摂取すると，口腔内では咀嚼回数の増加，胃内では内容物の希釈や滞留時間の延長が起こる．小腸においては内容物の希釈，栄養素の消化・吸収の抑制，胆汁酸の吸収の抑制が，大腸では内容物の希釈，水分の吸着，通過時間の短縮，糞便量の増大が起こる．

腸内細菌叢

b. 腸内細菌叢との関連　大腸（結腸，直腸）には**腸内細菌叢**があり，消化されずに結腸に到達する食物繊維を発酵により短鎖脂肪酸へと代謝する．短鎖脂肪酸は吸収され大腸のエネルギー源として利用される．食物繊維は，腸内細菌叢の量やバランスに影響し，ヒトの健康に有益な状態に整える作用をもつ．

血糖調節作用

血漿コレステロール低下作用

排便・便性改善効果

c. 生理的機能　食物繊維の生理作用については，多くの実験的研究，臨床試験が行われ，エビデンスが集積しつつある．**血糖調節作用，血漿コレステロール低下作用，排便・便性改善効果**がよく知られているが，これらの生理作用はすべての食物繊維に共通するものではない．

水溶性で粘性の高い食物繊維（サイリウムやオーツ麦など）には血漿コレステロールを低下させる作用が知られている．この作用は，食物繊維が小腸内で高粘度のゲルマトリクスを形成し，コレステロールと胆汁酸の吸収を妨げること，これにより胆汁酸の排泄が促進されるとコレステロールから胆汁酸への異化が促進されることによると考えられている．粘度の低いセルロースやリグニン，小麦フ

スマなどには効果が認められない.

粘性の高い食物繊維の摂取は，食後の**血糖値上昇を抑制**し，インスリン分泌を抑える．食物繊維によって胃内容物の粘度が上がり，胃内滞留時間が延長され腸への移行速度が低下すること，小腸においてデンプンの消化が妨げられるとともに，消化物の拡散も抑制されるため，吸収が遅くなることによると考えられている．

食物繊維は，大腸内の通過時間を短縮し，便の重量を増加させ，排便回数を増加させる（**排便・便性改善効果**）．一般に，フスマ（穀類の表層でセルロース，ヘミセルロース，リグニンなどで構成される）などの不溶性で腸内細菌による発酵を受けにくい食物繊維は便重量を増加させる．また，ペクチンなどの発酵性多糖類，野菜や果物の摂取により腸内細菌塊が増加し便重量が増加する．

血糖値上昇抑制

25・1・5 食物繊維摂取の目標量

食物繊維の不足が生活習慣病の発症に関連するため，日本人の食事摂取基準（2015年版）では目標量が設定されている（表25・3）*．米国，カナダの食事摂取基準では，コホート研究のプールドアナリシスの結果をもとに 14 g/1000 kcal を目安量としている．この値を参考とすると理想的には 24 g/日となるが，実際の摂取量ははるかに低いのが現状である（2010，2011年度国民健康・栄養調査における18歳以上の日本人の中央値は 13.7 g/日）．そこで日本人の食事摂取基準（2015年版）では，達成可能な目標量を両者の中間値とし，これをもとに年代別の目標量が設定された．

＊ SBO 27・9を参照．目標量の設定にあたって証拠として用いられたのは心筋梗塞のリスク低減効果である．

表25・3　食物繊維の食事摂取基準〔g/日〕a)

性　別	男　性		女　性	
年齢など	摂取量†	目標量	摂取量†	目標量
3～5（歳）	—		—	
6～7（歳）	10.8	11 以上	10.3	10 以上
8～9（歳）	11.8	12 以上	11.7	12 以上
10～11（歳）	12.7	13 以上	12.4	13 以上
12～14（歳）	14.9	17 以上	13.2	16 以上
15～17（歳）	14.0	19 以上	11.8	17 以上
18～29（歳）	11.8	20 以上	10.8	18 以上
30～49（歳）	12.6	20 以上	11.6	18 以上
50～69（歳）	14.9	20 以上	15.1	18 以上
70歳以上	15.5	19 以上	14.8	17 以上

a) 厚生労働省，"日本人の食事摂取基準（2015年版）"より抜粋
† 摂取量は 2010 年，2011 年国民健康栄養調査における食物繊維摂取量の中央値〔g/日〕

25・2 抗酸化物質

食品中にはさまざまな抗酸化物質が含まれており，これらの中には機能性食品の成分として使用されるものもある．食品中の代表的な抗酸化物質を列挙する．

抗酸化物質

25・2・1 ビタミン

ビタミンC（L-アスコルビン酸）は強力な抗酸化剤であり，生体内で酸化的傷

ビタミンについては SBO 22 を参照．

害に対する防御因子として働く．

　ビタミンEの一種であるα-トコフェロールは脂溶性の抗酸化物質であり，脂質の過酸化反応により生じるラジカルを捕捉し，連鎖反応を停止させる．生じたα-トコフェロールラジカルはビタミンCによって還元，再生される．

25・2・2　カロテノイド

カロテノイド　carotenoid

　カロテノイドとは天然に存在し，長鎖ポリエン構造をもつ色素の総称であり，一般に水に不溶で酸化を受けやすく，抗酸化作用を示す．炭素と水素のみからなるものをカロテン，アルコール類をキサントフィルという．カロテンには，緑黄色野菜に多いα-カロテン，β-カロテン，γ-カロテンや，トマト，カキ，スイカに豊富に含まれるリコピンなどがある．キサントフィルには緑黄色野菜に豊富なルテイン，エビやカニに多いアスタキサンチンなどがある．α-カロテン，β-カロテン，β-クリプトキサンチンはプロビタミンAである．

25・2・3　ポリフェノール

ポリフェノール
polyphenol

　ポリフェノールは分子内にフェノール性ヒドロキシ基を二つ以上もつ分子の総称で，構造によりフラボノイド類，リグナン類，フェノール酸類などに分類される．ポリフェノールは抗酸化作用をもち，ほぼすべての植物に含まれている．緑茶に含まれるカテキン，ブドウや赤ワインに多く含まれるアントシアニンやレスベラトロールなどが知られている．茶カテキンは特定保健用食品の許可成分である．

25・3　そ の 他

イソフラボン　isoflavone

　イソフラボンは大豆，レッドクローバー，クズ，カンゾウなどのマメ科の植物に含まれるフラボノイドの一種である．エストロゲンに類似した構造をもっており，エストロゲン受容体に結合して弱いエストロゲン様作用を示すことから植物エストロゲンとよばれている．特定保健用食品には大豆イソフラボンが関与成分として"骨の健康維持が気になる人に"という表示が許可されたものがある．

SBO 26　エネルギー代謝に関わる基礎代謝量，呼吸商，推定エネルギー必要量の意味を説明できる．
D1(3)①5

26・1　エネルギー代謝とは

ヒトが食物を摂取する最大の理由はエネルギーを得るためである．栄養学においてエネルギー量は熱量〔kcal〕で表される．エネルギー源となる栄養素である糖質，脂質，タンパク質を**熱量素**ともいう．摂取したエネルギー量と消費したエネルギー量が等しければ，体重は維持され，そのバランスが崩れると肥満ややせの原因となる．

食品からの摂取エネルギー量を推測するには，その食品を摂取したときに体内で産生されるエネルギー量を知る必要がある．食品を試験管内で燃焼させた際に得られる熱量と，体内での代謝で静かに燃焼させたときに得られる熱量は等しい，との考え方に基づき，ボンブ（爆発）熱量計で各食品のもつエネルギー量（カロリー）を推測できる．一方，エネルギー消費量は，酸素消費量から求める．さらに，消費した O_2 と排出した CO_2 の量比（呼吸商）を求めれば，体内で糖質，脂質のどちらをより多く燃焼させているかを推測することができる．

ヒトが必要とするエネルギー量は，寝ていても内臓の活動で消費する基礎代謝量と，身体活動によって生じる活動代謝量の合計である．基礎代謝量はその人の体格，活動代謝量は活動レベルによって変化する．つまり，必要エネルギー量は一人ひとり異なっている．本 SBO では，これらの概念と実際の計算方法を説明する．

26・2　食品のエネルギーとアトウォーター係数の意義

食品中の栄養素（糖質，脂質，タンパク質）がもつエネルギー（食品からの摂取エネルギー）は，これを酸素存在下で燃焼させて，食品熱量計[*1]で総エネルギーとして求めることができる．栄養素 1 g を完全に燃焼させた場合，糖質で 4.1 kcal，脂質で 9.45 kcal，タンパク質で 5.65 kcal のエネルギー（1 kcal = 4.184 kJ）を生成する（表 26・1）．しかし，これは物理的燃焼熱であり，ヒトが実際にこれらの食品成分を摂取した場合は，消化吸収率を考慮する必要がある（表 26・1）．また，タンパク質は窒素を含んでおり，これが酸化されずに尿素などの窒素代謝物として 1.3 kcal/g のエネルギーを残したまま尿中に排泄される．これらを補正

[*1] 爆発（bomb，ボンブ）熱量計ともいう．

表 26・1　呼吸商とアトウォーター係数

	糖質	脂質	タンパク質
1 g を酸化するのに必要な O_2 量〔L〕	0.75	2.03	0.95
1 g を酸化した場合に発生する CO_2 量〔L〕	0.75	1.43	0.76
呼吸商	1.00	0.71	0.80
1 g の酸化で生成する正味の熱エネルギー〔kcal〕	4.10	9.45	4.35[*]
消化吸収率（％）	98	95	92
アトウォーター係数〔kcal/g〕	4.0	9.0	4.0

[*]　物理的燃焼熱（5.65 kcal/g）－ 尿中窒素代謝物に残存する熱量（1.3 kcal/g）＝ 4.35 kcal/g

して三大栄養素 1 g を摂取した際に体内で得られるエネルギー量を求めたものを**アトウォーター係数**という．1 g 当たりの利用エネルギーが糖質で 4.0 kcal，脂質で 9.0 kcal，タンパク質で 4.0 kcal として算出され（表 26・1），食品や加工食品などのエネルギー換算に用いられる[*1]．

アトウォーター係数
Atwater coefficient

[*1] 食品だけでなく，体内の糖質（グリコーゲン）などにも応用できる．グリコーゲン 200 g は 200 × 4 = 800 kcal のエネルギーに換算される．SBO 24・1 を参照．

呼吸商
respiratory quotient, RQ

26・3 エネルギー代謝量の測定と呼吸商

呼吸商（RQ） とは，生体内で栄養素（糖質，脂質，タンパク質）が分解されてエネルギーに変換（燃焼，酸化）する際の単位時間当たりにおける酸素（O_2）消費量に対する二酸化炭素（CO_2）排出量の体積比（モル比）（O_2 / CO_2）のことで，呼吸率，呼吸係数ともよばれる．糖質，脂質，タンパク質の呼吸商はそれぞれ，ほぼ固有の値（表 26・1）を示し，これを求めることで体内での各栄養素の燃焼割合を知ることができる．

$$RQ = \frac{CO_2}{O_2}$$

26・4 呼吸商の計算法

1 モルのグルコースが体内で完全に燃焼して酸化分解されるときの化学式は，次式のように 6 モルの酸素を消費して 6 モルの二酸化炭素が排出されるので，RQ は $6\,CO_2 / 6\,O_2 = 1.0$ となる．

$$C_6H_{12}O_6 + 6\,O_2 = 6\,CO_2 + 6\,H_2O$$

脂肪の場合，たとえばグリセロールトリパルミテートを例にすると，RQ は $102\,CO_2 / 145\,O_2 = 0.703$ となる．さまざまな脂肪酸について同様に RQ を求めて平均値を算出すると $0.707 ≒ 0.71$ になる．

タンパク質は，糖質や脂質のように体内で完全に酸化分解されて二酸化炭素と水になるだけでなく，クレアチン，クレアチニン，尿素などの窒素代謝物として尿中に排泄される[*2]．そのため，その RQ は化学式から計算することはできない．しかし，タンパク質が分解されて，これらの代謝物を構成する窒素が尿中に 1 g 排泄される場合，消費する酸素量は 5.923 L，生成する二酸化炭素量は 4.754 L とされており，タンパク質の RQ は 0.803 と計算される．

また，タンパク質の窒素含有量が平均 16 % であることから，尿中に排泄される窒素量に **窒素係数** 6.25（= 100 / 16）を掛けることで燃焼したタンパク質の量が求められる．

[*2] 糖質，脂質の構成元素は C, H, O なので，燃焼によってほぼすべて CO_2 と H_2O になる．一方，タンパク質は C, H, O, N が基本構成元素であり，N は燃やせないのでアミノ基転移反応で 2-オキソ酸（C, H, O のみ）に変換してから燃やす．

窒素係数：タンパク質の窒素含有量が平均 16 % であることから，食品中の総窒素量を求め，これに 6.25 を掛ければ食品中のタンパク質量を推計することができる．

26・5 非タンパク質呼吸商とその測定意義

タンパク質の燃焼によるエネルギー産生はわずかなので，それを差引いた**非タンパク質呼吸商（NPRQ）** を求めて，糖質と脂質の燃焼割合を評価する．消費する酸素量と発生する二酸化炭素量を呼気ガス分析計で測定し，それらの量からタンパク質の燃焼によって消費される酸素量と生成する二酸化炭素量をそれぞれ差引くと，糖質と脂質の燃焼に消費された酸素量と発生した二酸化炭素量が得られ

る．NPRQ の値は，NPRQ と発生熱量の相関に示すように，0.707〜1.00 の間の数値であり，1.00 に近ければ糖質が，0.707 に近ければ脂質がおもなエネルギーとして利用されていることを表している（表 26・2）．

$$\text{NPRQ} = \frac{(\text{全 } CO_2 \text{ 発生量}) - (\text{タンパク質の燃焼による } CO_2 \text{ 発生量})}{(\text{全 } O_2 \text{ 消費量}) - (\text{タンパク質の燃焼による } O_2 \text{ 消費量})}$$

タンパク質の燃焼による CO_2 発生量〔L〕＝ 尿中排泄窒素量〔g〕× 4.754〔L〕
タンパク質の燃焼による O_2 消費量〔L〕＝ 尿中排泄窒素量〔g〕× 5.923〔L〕

表 26・2　非タンパク質呼吸商と発生熱量[a]

非タンパク質呼吸商	発生熱量比（％）		酸素 1 L 当たりの発生熱量〔kcal〕	非タンパク質呼吸商	発生熱量比（％）		酸素 1 L 当たりの発生熱量〔kcal〕
	糖質	脂質			糖質	脂質	
0.707	0	100.0	4.686	0.86	54.1	45.9	4.875
0.71	1.1	98.9	4.690	0.88	60.8	39.2	4.900
0.72	4.8	95.2	4.702	0.90	67.5	32.5	4.924
0.74	12.0	88.0	4.727	0.92	74.1	25.9	4.948
0.76	19.2	80.8	4.751	0.94	80.7	19.3	4.973
0.78	26.3	73.7	4.776	0.96	87.2	12.8	4.998
0.80	33.4	66.6	4.801	0.98	93.6	6.37	5.022
0.82	40.3	59.7	4.825	1.00	100.0	0	5.047
0.84	47.2	52.8	4.850				

a) ツンツ・シュンベルグ・ラスク，Zuntz-Schumberg-Lusk による．

26・6　エネルギー消費と基礎代謝量

われわれは労働や運動などの身体活動を営まなくとも，呼吸や体温の維持など生命維持に必要なエネルギーを常に消費している．この生理的に必要最低限のエネルギー代謝のことを**基礎代謝（BM）**といい，そのエネルギー消費量を**基礎代謝量（BMR）**または**基礎エネルギー消費量（BEE）**という．基礎代謝量は，早朝空腹時に室温などを適切に設定した快適な室内において安静仰臥位・覚醒状態で測定する．また基礎代謝量と**参照体重**＊より，体重 1 kg 当たりの基礎代謝量の代表値が求められ，これを**基礎代謝基準値**という．

"日本人の食事摂取基準（2015 年版）"（SBO 27・1，27・2 を参照）では，安静仰臥位・覚醒状態時のエネルギー消費量から得られた値をもとに，性・年齢別に基礎代謝基準値と基礎代謝量が設定されている（表 26・3）．基礎代謝基準値は，男性に比べて一般的に筋肉量が少ない女性が約 5〜10 ％ ほど低い値を示す．また，男性・女性ともに生後 1〜2 年で最高値になり，以後年齢に従って漸減する．一方，基礎代謝量は，男性 15〜17 歳，女性 12〜14 歳で最高値を示し，それ以降は年齢に従って減少する．さらに基礎代謝量は，気温や甲状腺ホルモン，栄養状態などによっても左右される．

基礎代謝
basal metabolism, BM

基礎代謝量
basal metabolism rate, BMR

基礎エネルギー消費量
basal energy expenditure, BEE

＊ **参照体重**: 従来は"基準体位（基準身長・基準体重）"と表現していたが，望ましい体位ということではなく，日本人の平均的な体位であることから，2015 年の食事摂取基準の策定において，その表現を"参照体位"（参照身長・参照体重）と改めた．

26・7　基礎代謝量（エネルギー消費量）の測定と計算方法

生体内に取込まれた糖質，脂質，タンパク質は，代謝反応によりエネルギーを産生するが，この代謝反応の過程で，酸素を消費し，二酸化炭素と水，熱を産生

表26・3 性・年齢別基礎代謝基準値, 基礎代謝量および参照体重[a]

性別	男性			女性		
年齢（歳）	基礎代謝基準値〔kcal/kg体重/日〕	参照体重〔kg〕	基礎代謝量〔kcal/日〕	基礎代謝基準値〔kcal/kg体重/日〕	参照体重〔kg〕	基礎代謝量〔kcal/日〕
1〜2	61.0	11.5	700	59.7	11.0	660
3〜5	54.8	16.5	900	52.2	16.1	840
6〜7	44.3	22.2	980	41.9	21.9	920
8〜9	40.8	28.0	1140	38.3	27.4	1050
10〜11	37.4	35.6	1330	34.8	36.3	1260
12〜14	31.0	49.0	1520	29.6	47.5	1410
15〜17	27.0	59.7	1610	25.3	51.9	1310
18〜29	24.0	63.2	1520	22.1	50.0	1110
30〜49	22.3	68.5	1530	21.7	53.1	1150
50〜69	21.5	65.3	1400	20.7	53.0	1100
70以上	21.5	60.0	1290	20.7	49.5	1020

a) 出典: 厚生労働省, "日本人の食事摂取基準（2015年版）", 策定検討会報告書

直接熱量測定法
direct calorimetry

間接熱量測定法
indirect calorimetry

ハリス・ベネディクトの推定式（ハリス・ベネディクトの基礎エネルギー消費量推定式） Harris Benedict equation, HBE

する．この原理に基づき，酸素消費量からエネルギー消費量を算出することが可能である．また産生した実際の熱量の測定には，生体の放熱量を水の温度上昇（水1kgを1℃上昇するのに必要なエネルギーが1kcalに相当する）として測定する**直接熱量測定法**と，ダグラスバッグ（呼気を集めるための気密な袋）などを用いた呼気ガス分析によって求めたRQにより消費熱量を算出する**間接熱量測定法**がある．臨床の現場においては，身長〔cm〕，体重〔kg〕，年齢（歳）を考慮して作成された**ハリス・ベネディクトの推定式（HBE）**を用いて基礎代謝量（基礎エネルギー消費量，BEE）を算出することが一般的である．

ハリス・ベネディクトの推定式〔kcal/日〕
 男性の場合: BEE = 66.47 +（13.75×体重 kg）+（5.00×身長 cm）−（6.75×年齢）
 女性の場合: BEE = 655.1 +（9.56×体重 kg）+（1.85×身長 cm）−（4.68×年齢）

身体活動レベル
physical activity level, PAL

＊**食事誘発性体熱産生**(diet induced thermogenesis, DIT): 食物を摂取すると，エネルギー代謝が亢進し体熱が発生する現象で，食後1時間後に最高になり，徐々に減少して5〜10時間ほど続く．DITは，食事誘導性熱産生，食事産熱効果 (thermic effect of food, TEF) などともよばれ，以前は特異動的作用 (specific dynamic action, SDA) とよばれていた．また，DITとして消費されるエネルギーは，栄養素によって異なり，タンパク質で約30％，脂質で約4％，炭水化物で約5％とされており，日本人の1日の食事を総合すると，総消費エネルギーの約10％をDITが占めるといわれている．

しかし，欧米人を対象としているハリス・ベネディクトの推定式は，日本人にはやや過大評価の傾向があり，これは特に全年齢階級の女性と20〜49歳の男性で著しい．これに対し，日本人の集団を対象として作成された基礎代謝基準値（表26・3）と国立健康・栄養研究所の推定式は，すべての年齢階級においてその妥当性が比較的高いとされている．

国立健康・栄養研究所の推定式〔kcal/日〕
 男性の場合:
  BEE =（0.0481×体重 kg + 0.0234×身長 cm − 0.0138×年齢 − 0.4235）× 1000 /4.186
 女性の場合:
  BEE =（0.0481×体重 kg + 0.0234×身長 cm − 0.0138×年齢 − 0.9708）× 1000 /4.186

26・8 活動時のエネルギー消費と身体活動レベルの目安

ヒトは単に生存しているだけではなく，それぞれ個人ごとの日常生活における**身体活動レベル**によって，1日に必要な活動時の総エネルギー量が異なってくる．なお身体活動レベルは，**食事誘発性体熱産生（DIT）**＊の影響も受ける．

第9章 栄　　養　　143

> 身体活動レベル＝1日当たりの総エネルギー消費量÷1日当たりの基礎代謝量

身体活動レベルを推定するために必要な各身体活動の強度を示す指標としては，従来，**動作強度**（Af：基礎代謝量の倍数として表した各身体活動における単位時間当たりの強度を示す値）を用いていたが，"日本人の食事摂取基準（2010年版）"からは**メッツ値**（METs：座位安静時代謝量の倍数として表した各身体活動における単位時間当たりの強度を示す値）が用いられている．

動作強度
activity factor, Af

メッツ値
metabolic equivalent, METs

表26・4に身体活動レベルの活動内容と活動時間の代表例を示す．

また，1日のメッツ値の平均値から身体活動レベルを推定するには，次の換算式を用いるのが妥当であると考えられている．

> 身体活動レベル ≒ 1日のメッツ値の平均値（Σメッツ値・T/24時間）×1.1÷0.9
> T：個々の身体活動の時間
> Afにおいては，活動時のエネルギー消費量には，1日の総エネルギー消費量の約10%に相当するDITが含まれているのに対し，メッツ値にはほとんど含まれていないと考えられるため，これを補正する必要がある

表26・4　身体活動レベル別にみた活動内容と活動時間の代表例（20〜59歳）[a]

身体活動レベル[†]	低い（Ⅰ） 1.50 (1.40〜1.60)	ふつう（Ⅱ） 1.75 (1.60〜1.90)	高い（Ⅲ） 2.00 (1.90〜2.20)
日常生活の内容	生活の大部分が座位で，静的な活動が中心の場合	座位中心の仕事だが，職場内での移動や立位での作業・接客など，あるいは通勤・買物・家事，軽いスポーツなどのいずれかを含む場合	移動や立位の多い仕事への従事者，あるいは，スポーツなど余暇における活発な運動習慣をもっている場合
睡眠（0.9メッツ）〔時間/日〕	7〜8	7〜8	7
中等度の強度（3.0〜5.9メッツ）の身体活動の1日当たり合計時間〔時間/日〕	1.65	2.06	2.53
仕事での1日当たり合計歩行時間〔時間/日〕	0.25	0.54	1.00

a) 厚生労働省，"日本人の食事摂取基準（2015年版）"，策定検討会報告書，p.67の表7に一部追加改変.
† 代表値．（　）内はおよその範囲．

26・9　推定エネルギー必要量とは

"日本人の食事摂取基準（2010年版）"が策定（SBO 27・1を参照）されて以降，個人の**推定エネルギー必要量**（EER）は，"当該年齢，性別，身長，体重，および健康な状態を損なわない身体活動量をもつ人において，エネルギー出納（成人の場合，エネルギー摂取量−エネルギー消費量）が0となる確率が最も高くなると推定される，習慣的なエネルギー摂取量の1日当たりの平均値"と定義されている（図26・1）．すなわち，エネルギー必要量の推定値であるEERには，年齢（または年齢階級），性，身長，体重（身長と体重に代えてBMI*（体格指数）が用いられる場合がある），身体活動レベルがおもな関連する要因となっている．

推定エネルギー必要量は，成人（18歳以上）の場合，基礎代謝量と身体活動レ

推定エネルギー必要量
estimated energy requirement, EER

* SBO 27・2を参照

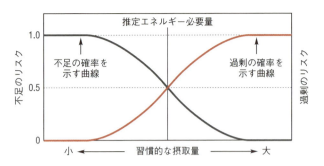

図 26・1 **推定エネルギー必要量を理解するための概念図** 縦軸は個人の場合は不足または過剰が生じる確率を,集団の場合は不足または過剰の者の割合を示す.出典:厚生労働省,"日本人の食事摂取基準 (2010 年版)"

ベルの積として示されるが,小児の場合は,成長に伴う組織の増加を考慮する必要があるため,エネルギー蓄積量を追加する.乳児も小児と同様で,身体活動に必要なエネルギーに加えて,組織の合成に要するエネルギーとエネルギー蓄積量相当分を摂取する必要がある.また,妊婦では胎児と母体の組織の増加に相当するエネルギーを,授乳婦では泌乳に必要なエネルギーおよび産後の体重変化に相当するエネルギーを考慮する必要がある.

例題 26・1 60 歳の男性 (身長 170 cm,体重 65 kg) で身体活動度が "低い" 場合,必要エネルギー量は 1 日どのくらいか?

解 答 ハリス・ベネディクトの推定式を用いて基礎代謝量を求め,1.50 倍する.
基礎代謝量 = 66.47 + (13.75 × 65) + (5.00 × 170) − (6.75 × 60) = 1405 kcal
必要エネルギー量 = 1405 × 1.50 = 2108 kcal/日

例題 26・2 高カロリー輸液 1 L にブドウ糖 120 g,アミノ酸ミックス 25 g が含まれている.この輸液から得られるエネルギー量はどのくらいか計算しなさい.

解 答 アトウォーター係数を用いてエネルギー量に換算する.
ブドウ糖 → 糖のアトウォーター係数 = 4   120 g × 4 = 480 kcal
アミノ酸 → タンパク質のアトウォーター係数 = 4   25 g × 4 = 100 kcal
480 + 100 = 580 kcal

SBO 27 日本人の食事摂取基準について説明できる．
D1(3)①6

27・1 食事摂取基準とは

食事摂取基準（DRI）とは，健康な個人または集団を対象として，国民の健康の保持・増進，生活習慣病の予防のために，エネルギーおよび各栄養素の摂取量の基準を，性別，年齢別に示したものである．食事摂取基準は，国の健康増進や栄養改善に対する施策の基本となるもので，1969 年に厚生省（当時）において"日本人の栄養所要量"として策定されたのに始まる．これが 2005 年度からは"日本人の食事摂取基準（2005 年版）"として名称を改めて作成され，2010 年度には"日本人の食事摂取基準（2010 年版）"が策定され，2014 年 3 月には"日本人の食事摂取基準（2015 年版）"策定検討会報告書が取りまとめられた．

食事摂取基準 dietary reference intake, DRI

厚生労働省により"日本人の食事摂取基準"として 5 年ごとに改訂版が策定・公表されている．

27・2 日本人の食事摂取基準（2015 年版）

2013 年度から開始されている"健康日本 21（第二次）"において，主要な生活習慣病の発症予防と重症化予防の徹底を図ることがその基本方針として掲げられていることから，"日本人の食事摂取基準（2015 年版）"は，健康の保持・増進とともに，生活習慣病の予防について，その発症予防とともに重症化予防も視野に入れた策定方針で作成された（図 27・1）．

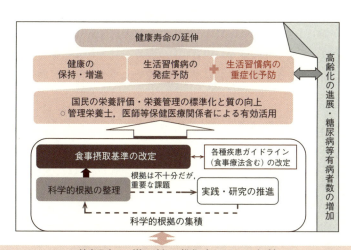

図 27・1 日本人の食事摂取基準（2015 年版）策定の方向性　出典：厚生労働省，"日本人の食事摂取基準（2015 年版）"の概要

"日本人の食事摂取基準（2015 年版）"の策定の基本的事項として，エネルギーの摂取量および消費量のバランス（エネルギー収支バランス）の維持を示すエネルギーの指標に **BMI（体格指数）** を新たに採用し，観察疫学研究において報告された総死亡率が最も低かった 18 歳以上の男女の BMI の範囲，日本人の BMI

BMI（body mass index）: BMI は，BMI＝体重〔kg〕/（身長〔m〕）^{2} として算出され，BMI < 18.5: 低体重（やせ），18.5 ≦ BMI < 25: 普通体重（正常），BMI ≧ 25: 肥満として，BMI による肥満の判定基準が設定されている．

の実態などを総合的に検証し，成人期を三つの区分に分けてBMIの目標範囲を提示している（表27・1）．この目標とするBMIの達成には，肥満とともに，特に高齢者における低栄養の予防が重要となる．実際には，エネルギー摂取の過不足について体重の変化を測定することで評価し，測定されたBMIが，目標とするBMIの範囲を下回っていれば"不足"，上回っていれば"過剰"のおそれがないか，あらゆる要因を含めた総合的な判断を行う．

表27・1 目標とするBMIの範囲（18歳以上）[a), †1, †2]

年齢（歳）	目標とするBMI〔kg/m^2〕
18～49	18.5～24.9
50～69	20.0～24.9
70以上	21.5～24.9[†3]

a) 出典：厚生労働省，"日本人の食事摂取基準（2015年版）"の概要
†1 男女共通．あくまでも参考として使用すべきである．
†2 観察疫学研究において報告された総死亡率が最も低かったBMIをもとに，疾患別の発症率とBMIとの関連，死因とBMIとの関連，日本人のBMIの実態に配慮し，総合的に判断し目標とする範囲を設定．
†3 70歳以上では，総死亡率が最も低かったBMIと実態との乖離がみられるため，虚弱の予防および生活習慣病の予防の両者に配慮する必要があることもふまえ，当面目標とするBMIの範囲を21.5～24.9とした．

栄養素の指標としては，"日本人の食事摂取基準（2010年版）"からの従来通りで，摂取不足の回避を目的として**推定平均必要量**，**推奨量**，**目安量**を，過剰摂取による健康障害を防ぐ目的として**耐容上限量**を，生活習慣病の予防を目的として**目標量**が設定されている（図27・2）．十分な科学的根拠が得られず，推定平均必要量と推奨量が設定できない場合に目安量が設定されている．目安量以上を摂取している場合は不足のリスクはほとんどないと考えられる．また，特にサプ

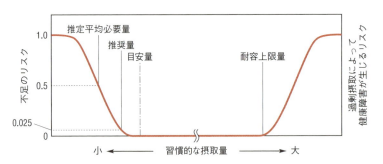

図27・2 食事摂取基準の各指標（推定平均必要量，推奨量，目安量，耐容上限量）を理解するための概念図　縦軸は，個人の場合は不足または過剰によって健康障害が生じる確率を，集団の場合は不足状態にある人または過剰摂取によって健康障害を生じる人の割合を示す．不足の確率が推定平均必要量では0.5（50％）であり，推奨量では0.02～0.03（中間値として0.025）（2～3％または2.5％）であることを示す．そして，推奨量と耐容上限量との間の摂取量では，不足のリスク，過剰摂取によるリスクがともに0に近いことを示す．目安量については，推定平均必要量ならびに推奨量と一定の関係をもたない．しかし，推奨量と目安量を同時に算定することが可能であれば，目安量は推奨量よりも大きい（図では右側）と考えられるため，参考として付記した．目標量は，ここに示す概念や方法とは異なる性質のものであることから，ここには図示できない．厚生労働省，"日本人の食事摂取基準（2015年版）"策定検討会報告書より．

リメントの過剰摂取による健康障害からの回避を目的とした耐容上限量は，十分な科学的根拠が得られない栄養素については設定されていない．これらの指標が設定されている栄養素としては，**エネルギー産生栄養素バランスを含むタンパク質，脂質，炭水化物（糖質，食物繊維），ビタミン，ミネラルなどの34種類**がその対象となっている（表27・2）．

エネルギー産生栄養素バランス：タンパク質，脂質，炭水化物（アルコールを含む）が，総エネルギー摂取量に占めるべき割合（％エネルギー）

なお，"日本人の食事摂取基準（2015年版）"の使用期間は，2015年度から2019年度の5年間である．

表27・2 基準を策定した栄養素と設定した指標（1歳以上）[a), †1]

栄養素		推定平均必要量（EAR）	推奨量（RDA）	目安量（AI）	耐容上限量（UL）	目標量（DG）
タンパク質		○	○	—	—	○[†2]
脂質	脂質	—	—	—	—	○[†2]
	飽和脂肪酸	—	—	—	—	○[†2]
	n−6系脂肪酸	—	—	○	—	—
	n−3系脂肪酸	—	—	○	—	—
炭水化物	炭水化物	—	—	—	—	○[†2]
	食物繊維	—	—	—	—	○
エネルギー産生栄養素バランス[†2]		—	—	—	—	○
ビタミン	脂溶性	ビタミンA	○	○	—	○	—
		ビタミンD	—	—	○	○	—
		ビタミンE	—	—	○	○	—
		ビタミンK	—	—	○	—	—
	水溶性	ビタミンB_1	○	○	—	—	—
		ビタミンB_2	○	○	—	—	—
		ナイアシン	○	○	—	○	—
		ビタミンB_6	○	○	—	○	—
		ビタミンB_{12}	○	○	—	—	—
		葉酸	○	○	—	○[†3]	—
		パントテン酸	—	—	○	—	—
		ビオチン	—	—	○	—	—
		ビタミンC	○	○	—	—	—
ミネラル	多量	ナトリウム	○	—	—	—	○
		カリウム	—	—	○	—	○
		カルシウム	○	○	—	○	—
		マグネシウム	○	○	—	○[†3]	—
		リン	—	—	○	○	—
	微量	鉄	○	○	—	○	—
		亜鉛	○	○	—	○	—
		銅	○	○	—	○	—
		マンガン	—	—	○	○	—
		ヨウ素	○	○	—	○	—
		セレン	○	○	—	○	—
		クロム	—	—	○	—	—
		モリブデン	○	○	—	○	—

a) 出典：厚生労働省，"日本人の食事摂取基準（2015年版）"の概要
†1 一部の年齢階級についてだけ設定した場合も含む．
†2 タンパク質，脂質，炭水化物（アルコール含む）が，総エネルギー摂取量に占めるべき割合（％エネルギー）．
†3 通常の食品以外からの摂取について定めた．

27・3 推定平均必要量

推定平均必要量（EAR）は，日本人のある対象集団（性・年齢階級）におい

推定平均必要量
estimated average requirement, EAR

て測定された栄養素の必要量の平均値を示すもので，当該集団に属する 50 % の人が必要量を満たす（また同時に，50 % の人が必要量を満たさない）と推定される 1 日の摂取量として定義されている．この値を下回っている場合は問題が大きく，緊急の対応が必要となる．

27・4 推 奨 量

推奨量 recommended dietary allowance, RDA

推奨量算定係数（個人差変動）

推奨量（RDA）は，日本人のある対象集団（性・年齢階級）において測定された必要量の分布に基づき，その集団に属するほとんどの人（97～98 %）が 1 日の必要量を充足している摂取量と定義され，理論的には，推奨量 ＝ 推定平均必要量 ＋ 2 × 推定平均必要量の標準偏差として算出される．しかし，実際には推定平均必要量の標準偏差が実験から正確に与えられることはまれであるため，推定値を用いざるをえない．そのため，"日本人の食事摂取基準"の 2010 年改訂からは，推奨量を求めるために個人間変動の標準偏差，変動係数（＝個人間変動の標準偏差／必要量の平均値）が用いられており，推奨量 ＝ 推定平均必要量 ×（1 ＋ 2 × 変動係数）＝ 推定平均必要量 × **推奨量算定係数**として，推奨量を求めている．表 27・3 に推定平均必要量から推奨量を推定するために用いられた変動係数と推奨量算定係数の一覧を示す．なお，設定された推奨量値の付近かそれ以上を摂取していれば，不足のリスクはほとんどないと考えられる．

表 27・3 推定平均必要量から推奨量を推定するために用いられた変動係数と推奨量算定係数の一覧 [a]

変動係数	推奨量算定係数	栄 養 素
10 %	1.2	ビタミン B_1, ビタミン B_2, ナイアシン, ビタミン B_6, ビタミン B_{12}, 葉酸, ビタミン C, カルシウム, マグネシウム, 鉄（成人, 15～17 歳）, 亜鉛, セレン, クロム, モリブデン
12.5 %	1.25	タンパク質
15 %	1.3	銅
20 %	1.4	ビタミン A, 鉄（6 カ月～14 歳）, ヨウ素

[a] 出典: 厚生労働省，"日本人の食事摂取基準（2010 年版）"

27・5 目 安 量

目安量 adequate intake, AI

目安量（AI）は，特定の集団における，ある一定の栄養状態を維持するのに十分な量として定義されている．実際には，特定の集団において不足状態を示す人がほとんど観察されない量として与えられ，健康な多数の人を対象として，栄養素摂取量を観察した疫学的研究によって得られるもので，十分な科学的根拠が得られず推定平均必要量（または推奨量）が算定できない場合に算定される．

目安量は，栄養素や性および年齢階級によって異なるが，次の三つの概念のいずれかに基づく値として設定されている．

① 特定の集団において，生体指標などを用いた健康状態の確認と当該栄養素摂取量の調査を同時に行い，その結果から不足状態を示す人がほとんど存在しない摂取量を推測し，その値を用いる場合: 対象集団で不足状態を示す人

がほとんど存在しない場合には栄養素摂取量の中央値を用いる．
② 生体指標などを用いた健康状態の確認ができないが，日本人の代表的な栄養素の分布が得られる場合：栄養素摂取量の中央値を用いる．
③ 母乳で保育されている健康な乳児の摂取量に基づく場合：母乳中の栄養素濃度と哺乳量との積を用いる．

　目安量は，その設定値以上を摂取していれば不足のリスクは非常に低いことになり，その定義から，理論的に推奨量よりも高値を示すと考えられる．また，目安量の設定値未満を摂取していても，不足の有無やリスクを示すことはできない．

27・6 耐容上限量

　耐容上限量（**UL**）は，健康障害をもたらすリスクがないとみなされる習慣的な摂取量の上限を与える量として定義されており，これを超えて摂取すると潜在的な健康障害のリスクが高まるものである．また，この健康障害とは，過剰摂取によって生じる健康障害（過剰症）であり，不足による健康障害（欠乏症）は含まれていない．すなわち，耐容上限量は健康の保持・増進，生活習慣病の発症予防を目的としたものではなく，過剰摂取による健康障害に対する指標として設けられたものである．理論的には，真の耐容上限量は，人を対象とした研究による"健康障害が発現しないことが知られている習慣的摂取量"の最大値（**健康障害非発現量**，**NOAEL**）と"健康障害が発現したことが知られている習慣的な摂取量"の最小値（**最低健康障害発現量**，**LOAEL**）との間に存在することになる．しかし，人の健康障害非発現量に関する研究はきわめて少なく，これは特殊な集団を対象としているものに限られていることから，安全を考慮して，得られた健康障害非発現量を**不確実性因子**（**UF**）で除した値を耐容上限量として次のように算出している．

> ヒトを対象として通常の食品を摂取した報告に基づく場合：
> 　　UL = NOAEL ÷ UF（UFには1〜5の適当な値を用いる）
>
> ヒトを対象としてある栄養素の摂取量が過剰に多いサプリメントなどを摂取した報告に基づく場合，または動物実験や *in vitro* の実験に基づく場合：
> 　　UL = LOAEL ÷ UF（UFには10を用いる）

　なお，不確実性因子については十分な科学的根拠が存在していないため，上述のように，通常の食品を摂取したヒトにおける報告に基づく場合は1〜5の範囲で適当と思われる値を，ヒトを対象としたサプリメントの摂取や動物を用いた実験報告に基づく場合は基本的には10を用いている．このように耐容上限量の算定は，科学的根拠の不十分さから理論的にも実験的にも難しく，耐容上限量は"これを超えて摂取してはならない量"というよりは"できるだけ接近を回避する量"と理解される．

27・7 目標量

　目標量（**DG**）は，生活習慣病の（一次）予防を目的として，特定の集団にお

耐容上限量　tolerable upper intake level，UL

健康障害非発現量
no observed adverse effect level，NOAEL

最低健康障害発現量
lowest observed adverse effect level，LOAEL

不確実性因子
uncertain factor，UF

目標量
tentative dietary goal for preventing life-style related diseases，DG

いて，その疾患のリスクや，その代理指標となる生体指標の値が低くなると考えられる栄養状態が達成できる量として算定されたもので，現在の日本人が当面の目標とすべき摂取量として設定されている．これは，疫学研究によって得られた知見を中心とし，これに実験栄養学的な研究による知見を加味して策定されたものであるが，栄養素摂取量と生活習慣病のリスクとの関連は連続的で，閾値が存在しない場合が多く，好ましい摂取量として，ある値または範囲を提唱することは困難である．そこで，諸外国の食事摂取基準や疾病予防ガイドライン，現在の日本人の摂取量，食品構成，嗜好などを考慮し，実行可能性を重視して設定されている．

また，生活習慣病の発症原因は多岐にわたり，食事はその一部にすぎないため，目標量だけを厳しく守っても，生活習慣病予防の観点から決して正しいこととはいえない．

27・8　食事アセスメントと食事摂取状況のアセスメント

食事アセスメント（食事評価） dietary assessment

食事アセスメント（食事評価）とは，食べているものや食べるという行為，摂取した食品の種類と量を調査し，摂取した栄養素の種類と摂取量を把握することをいい，食事摂取状況のアセスメントに基づき，エネルギー・栄養素の摂取量が適切であるか否かを総合的に評価するものである．実際に食事摂取状況のアセスメントを実施するには，食事調査による個人の摂取量を用い，これから食事摂取基準の指標を適用してアセスメントを行う．また，エネルギー摂取量の過不足に関しては，BMI または体重変化量を用いて評価する．BMI については，BMI の目標範囲（表 27・1）を目安とするが，体重が増加傾向または減少傾向にある場合は，エネルギー収支バランスが正または負になっており，BMI の目標範囲内であっても留意して適切に対応することが重要である．

図 27・3 に個人の食事改善を目的として食事摂取基準を活用した，食事摂取状況のアセスメントの概要を示す．

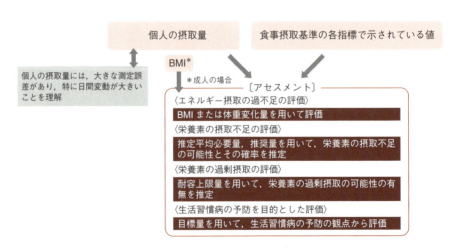

図 27・3　食事改善（個人）を目的とした食事摂取基準の活用による食事摂取状況のアセスメント
出典：厚生労働省，"日本人の食事摂取基準（2015 年版）"策定検討会報告書

27・9　食事摂取基準の基準値と食事摂取状況

　日本人の食事摂取基準（2015年版）では，特に生活習慣病の予防を目的とした目標量を充実させており，高血圧予防の観点から，ナトリウム（食塩相当量）については男女ともにその値を前回の日本人の食事摂取基準（2010年版）よりも低めに変更している（18歳以上の男性：8.0 g/日未満，18歳以上の女性：7.0 g/日未満）．2010年版の食事摂取基準では，食塩の目標量として，成人男性で9.0 g/日未満，成人女性で7.5 g/日未満と設定していた．しかし，2013年の**食塩の摂取状況**は，男性で平均10.6 g，女性で平均9.1 gであり，依然として目標量の基準値を超えている状況にある．わが国の2011年の国民健康・栄養調査による成人の食塩摂取状況は，食塩摂取量の中央値で見ると，男性で10.5〜11.8 g，女性で8.8〜10.0 gと，2010年版の食事摂取基準の策定時に比べ減少しているものの，まだ2010年版の食事摂取基準で設定した目標量の基準値を超えている．しかしながら，わが国をはじめ諸外国のナトリウムに対するガイドラインを考慮すると高血圧の予防・治療のためには，6.0 g/日未満の食塩摂取量が望ましいと考えられる．できるだけこの値に近づくべきであるとの考えから，日本人の食事摂取基準（2015年版）の食塩の目標量の基準値が設定されている*．

　また，小児期からの生活習慣病予防のため，食物繊維とカリウムについて，従来の18歳以降の目標量の基準値に加えて6〜17歳における基準値が新たに設定されている．

　食物繊維の摂取量と心筋梗塞発症との関連性は明らかであり，これに関するコホート研究のデータを統合した再解析の結果，24 g/日以上の食物繊維の摂取で心筋梗塞の死亡率の低下が，逆に12 g/日未満の摂取でその上昇が観察されている．したがって，理想的には24 g/日以上の食物繊維の摂取が求められる．しかし，2011年の国民健康・栄養調査の結果に基づく日本人の食物繊維摂取量の中央値は，すべての年齢階級でこれより少ないため，この値を目標量として掲げてもその実施の可能性は低いと考えられるため，次式で目標量を算定している．すなわち，現在の日本人の成人（18歳以上）における食物繊維の摂取量の中央値（13.7 g/日）と24 g/日との中間値（18.9 g/日）を，目標量を算出するための参照値とし，成人における参照体重の平均値（57.8 kg）と性別および年齢階級ごとの参照体重との体重比の0.75乗によってぞれぞれの体表面積を推定することで，性別および年齢階級ごとに目標量を算出している．

　カリウムの摂取量に関しては，2012年にWHOから提案された成人を対象とした高血圧予防のための摂取量3510 mg/日を，カリウム摂取の目標と考えるが，現在の日本人のカリウム摂取状況はこれよりも少ない．2013年のわが国のカリウムの摂取状況は，男性で平均2329 mg，女性で平均2143 mgである．そこで，2011年国民健康・栄養調査の結果に基づく日本人の成人（18歳以上）におけるカリウム摂取量の中央値（2201 mg/日）と3510 mg/日との中間値である2856 mg/日を，目標量の算出のための参照値とし，体表面積を推定する方法により，性別および年齢階級ごとに目標量を算定している．ともに目標量の基準値に達していない．

---

*　**発展**　食事摂取基準（2015年版）からナトリウム摂取量〔mg/日〕として表記され，食塩相当量〔g/日〕はカッコ内に併記となった．

食塩相当量〔g〕
$= ナトリウム〔g〕 \times \dfrac{58.5}{23}$
$= ナトリウム〔g〕 \times 2.54$

SBO 28 栄養素の過不足によるおもな疾病を列挙し，説明できる．

D1(3)①7

28・1 栄養障害

わが国の場合，栄養欠乏による障害は，一部のビタミンやミネラルの欠乏あるいは先天性代謝異常などを除いてまれであるが，死因の上位を占めるがん，脳血管疾患，心疾患や高血圧などの**生活習慣病**と栄養過多の関係が問題となってきている（表28・1）．

表28・1 栄養素の過不足と疾病

栄養素・食品成分	過不足	関連する疾病
エネルギー（糖質・脂質）	過多	糖尿病，肥満，高脂血症，高血圧，心疾患，脳血管障害
脂肪	過多	肥満，胃癌，乳癌，大腸癌，脳血管障害
食塩	過多	胃癌，高血圧
カルシウム	不足	骨粗鬆症
鉄	不足	貧血
抗酸化物質（ビタミンC，ビタミンE，β-カロテン）	不足	発がん，老化，動脈硬化
食物繊維	不足	大腸癌

28・2 栄養素の過不足による疾病

* SBO 27を参照．

わが国ではほとんどの栄養素について必要十分な摂取が行われている*．しかし，2010年度の"国民の栄養摂取量の調査"によると，20〜40歳代で不足している栄養素として，カルシウムおよびビタミンCがあげられる．

28・2・1 水溶性ビタミンの過剰症と欠乏症

水溶性ビタミンは蓄積性が低いので過剰症は起こりにくいが，逆に不足しやすい．しかし，通常，多くの水溶性ビタミンは腸内細菌により産生されるので，食事からの摂取量が不足してもすぐに欠乏症が発症するわけではない．水溶性ビタミンは，その多くが固有の生化学反応の**補酵素**（補因子）として機能しているので，欠乏症は，その反応が関係する代謝異常に起因する場合が多い．

ビタミンB_1はチアミン二リン酸として糖質や脂質のエネルギー代謝に関係する．代表的な欠乏症としては末梢神経炎である**脚気**，中枢神経炎である**ウェルニッケ脳症**が知られている．過剰症は知られていない．

ビタミンB_2は多くのフラビン酵素の補酵素であり，その欠乏はエネルギー代謝や脂質代謝などに異常を来す．欠乏症は口角炎，皮膚炎などであるが，全身に影響が出る．過剰症は知られていない．

ビタミンB_6はアミノ酸代謝に必須であり，その欠乏症は口角炎や末梢神経炎，神経障害として現れる．通常の食事では欠乏はないが，結核治療薬イソニアジド，ペニシリン，抗うつ薬フェネルジン硫酸塩はビタミンB_6活性体と複合体をつくるので，欠乏しやすくなる．治療目的でピリドキシンとして大量投与された場合，

過剰症として無感覚神経障害が出ることが報告されている．

ビタミンB_{12}は，メチオニンシンターゼの補酵素であり，この反応が低下するとタンパク質やS-アデノシルメチオニン（SAM）の生成が低下しさまざまな障害が起こる．また，この反応は葉酸の代謝にも関係し，ビタミンB_{12}の欠乏は葉酸の欠乏症である**巨赤芽球性貧血**をひき起こす[*1]．さらに，ビタミンB_{12}はメチルマロニルCoAムターゼの補酵素で，欠乏により血中のメチルマロン酸が上昇する．

[*1] 本ページの葉酸についての記述を参照．

ナイアシンはNAD，NADPとして多くの酸化・還元反応に関わり，欠乏症としては**ペラグラ皮膚炎**が特徴的であるが，下痢や認知症の発症も知られている．ペラグラ皮膚炎は日光に曝露された部分に症状が現れる皮膚炎で，従来トウモロコシを主食とする地方で多発したが[*2]，アルコールの常用や偏食があると起こりやすい．

[*2] トリプトファンの一部がナイアシンの生合成に用いられるが，トウモロコシはトリプトファン含量が少ない．

パントテン酸は補酵素A（CoA）の構成要素として機能し，糖代謝，脂質代謝，アミノ酸代謝に関わり，また，ホスホパンテテインとして脂肪酸の生合成に必須である．パントテン酸はほとんどすべての食品に含まれるため欠乏する可能性は低いが，欠乏すると栄養障害，低血糖，末梢神経障害などが起こる．過剰症はない．

ビオチンは種々のカルボキシラーゼの補酵素として機能し，糖代謝，脂質代謝，アミノ酸代謝に必須である．多くの食品に含まれ欠乏することはまれだが，ビオチンと強く結合する糖タンパク質アビジンを含む生鶏卵を大量摂取すると欠乏することがある．欠乏症としては剥離性皮膚炎，脱毛，食欲不振などの症状がみられる．過剰症は知られていない．

葉酸はアミノ酸代謝，チミジル酸やプリン体生合成反応などの1炭素転移反応に必須である．したがって葉酸の欠乏は核酸合成に影響し，最も影響を受けやすい造血機能の異常から**巨赤芽球性貧血**が起こる．また葉酸の欠乏によりメチオニンシンターゼが阻害されると血液中のホモシステイン濃度が増加し，心疾患をはじめとする各種疾患のリスクが増加する．さらに，葉酸の摂取は胎児の正常な発育に寄与しており，妊娠初期の葉酸の欠乏は神経管閉鎖障害の発症リスクを高める．

ビタミンCの生体内における働きはさまざまであるが，基本的な働きはその還元力によるもので，酵素における作用と抗酸化作用がある．ビタミンCの欠乏症である**壊血病**では，コラーゲンタンパク質のプロリンのヒドロキシ化が低下し，結合組織の形成が阻害され，血管壁の脆弱化による出血や骨形成の異常が起こる．また，ビタミンCは神経内分泌系にも関与しており，欠乏すると脱力感やうつ症状を示す．ビタミンCの抗酸化能は心疾患，動脈硬化症，糖尿病，炎症性疾患，発がんの予防とも関係し，欠乏するとこれら疾患のリスクが増加する．

28・2・2 脂溶性ビタミンの過剰症と欠乏症

脂溶性ビタミンは蓄積性があり欠乏することはまれである．ビタミンAとビタミンDは核内受容体に結合しさまざまな遺伝子の転写調節に関係するので，その欠乏症や過剰症は多くの疾病と関連する．

ビタミンAは食事からの摂取不足で欠乏することは少なく，肝障害や吸収障害などによる場合が多い．ビタミンAの一つである11-*cis*-レチナールは網膜桿

＊ 大型魚の肝臓にはビタミンAが高蓄積するため，食中毒としてビタミンA過剰症が起こることがある．SBO 38・2・3 を参照．

体細胞でロドプシンの構成成分であるので，代表的な欠乏症は夜盲症（暗順応障害）である．さらに，成長障害，骨および神経系の発達障害，皮膚の乾燥・角質化，免疫能の低下など，多くの症状が現れる．一方，過剰症は，ビタミンA製剤の投与，サプリメントの大量服用などで起こり，急性症状では消化器系障害，嘔吐，めまいなどが現れ，ついで，皮膚の落屑がみられる＊．慢性の過剰症としては皮膚の乾燥，脱毛，体重減少，脳圧亢進による頭痛，肝障害などがみられる．さらに，妊娠中の過剰症として胎児の奇形なども起こる．

ビタミンD の欠乏症は，食事からの摂取不足や日光の照射不足から起こり，低血中カルシウム濃度による骨の石灰化障害により，小児ではくる病，成人では骨軟化症として現れる．サプリメントの過剰摂取により過剰症が起こることがある．症状としては，高カルシウム血症，食欲不振，嘔吐，関節痛などで，進行すると心臓や腎臓などの石灰化，腎結石が起こる．

ビタミンE は通常の食事に十分含まれているので，不足することはまれである．欠乏症としては，脂肪吸収障害，不妊や新生児における溶血性貧血が知られている．過剰症は知られていない．

ビタミンK は血液凝固因子の活性化に関係するので，欠乏症は出血傾向を呈する疾患である．新生児では腸内細菌叢の形成が不十分であるため，欠乏しやすく，新生児ビタミンK欠乏性出血症が起こる．抗生剤投与により腸内細菌が供給するビタミンKが不足し，欠乏症を起こしやすくなる．過剰症は知られていない．

28・2・3 ミネラルの過不足による疾病

おもなミネラルの欠乏症，過剰症を表28・2にまとめた．現在，特に問題となっているカルシウムと鉄およびナトリウム（食塩）について以下に記す．

a. カルシウム不足と骨粗鬆症　カルシウムは骨形成に必須であり，成人では1日650〜800 mg以上（年齢・性別で異なる）の摂取が必要とされるが，国民栄養・健康調査では所要量を満たしていない．特に若年層での不足が顕著である．また，骨吸収により骨からカルシウムが溶出しやすくなる中高年層でもカルシウム不足が問題となる．カルシウム不足は**骨粗鬆症**を起こしやすく，骨折しやすくなる．日本の骨粗鬆症患者数は潜在的には1000万人前後という数字もある．カルシウムのよい供給源である牛乳や，吸収を助けるビタミンDの摂取が重要である．また，リン酸やシュウ酸はカルシウムと不溶塩をつくり吸収を妨げるので，それらを多く含む食品の摂取には注意が必要である．

骨粗鬆症　osteoporosis

b. 鉄の欠乏と貧血　鉄の欠乏症はヘムの合成低下による**貧血**である．鉄分は吸収率が低く，阻害因子として作用する食物成分も多い．カルシウムや穀物中の**フィチン酸**なども阻害因子であり，米を主食とするわが国では相対的に鉄分が不足傾向にある．特に，月経過多や妊娠などで若い女性で不足しやすい．鉄の不足は立ちくらみや体のだるさ，集中力・持久力の低下などさまざまな障害をもたらす．日本人の全女性の2〜3割が貧血一歩手前の鉄欠乏症に陥っているというデータもある．ヘム鉄は無機鉄に比べ吸収がよいので，食肉の摂取は貧血の予防となる．

貧血　anemia

フィチン酸　phytic acid

表 28・2 ミネラルの欠乏症と過剰症

ミネラル	欠乏症	過剰症
カルシウム	くる病（小児），骨粗鬆症，骨軟化症	腎結石，鉄の吸収阻害
リン	骨形成阻害	高リン酸血症，異所性石灰化
ナトリウム	脱水症状	高血圧，胃癌のリスク要因
カリウム	高血圧，心疾患	感覚異常，脱力感
マグネシウム	眠気，脱力感	下痢などの消化器障害
鉄	貧血	亜鉛の吸収阻害，消化器障害
亜鉛	成長低下，皮膚炎，味覚障害	銅の吸収阻害による貧血
銅	鉄不応性貧血	嘔吐，下痢，溶血性貧血，腎機能不全
マンガン	骨の発育不全，糖尿病，肥満	マンガン狂気病（パーキンソン症様）
モリブデン	貧血，発育不全	高尿酸血症（痛風）
コバルト	貧血	甲状腺腫
セレン	克山病（心筋症），発がん	下痢，嘔吐，皮膚癌，脱毛
クロム	糖尿病，高血圧	発がん
ヒ素		下痢，嘔吐，色素沈着
ニッケル	貧血，成長阻害	肺癌
スズ		下痢，嘔吐
バナジウム	糖尿病	
ヨウ素	甲状腺腫，クレチン症（先天性）	甲状腺機能亢進症
フッ素	虫歯	斑状歯
ケイ素	成長阻害	

c. ナトリウム（食塩）の過剰摂取と高血圧・がん　日本人の食事摂取基準（2015 年版）の目標値は成人男性で 1 日当たり 8.0 g 未満，成人女性で 7.0 g 未満（食塩換算）であるが，近年の平均の食塩摂取量は 11 g 前後で推移している．高血圧の有病率は食塩摂取量の多い地方で特に高い．食塩摂取の過多により，血液量や細胞外液量が増加し血圧が上昇する．食塩摂取過多は，わが国における胃癌の発生率とも関係している．これは，食塩の発がんプロモーター活性によるものと考えられている．また，カリウムの摂取はナトリウムの排出を促すため降圧効果がある．ナトリウムとカリウムの摂取量のバランスが重要である．食事摂取基準におけるカリウムの目安量は 2500 mg/日（成人男性）である*．

高血圧・がん

* 生活習慣病予防のためのカリウムの目標量は成人男性 3000 mg 以上/日，成人女性 2600 mg 以上/日である．

肥満 obesity

28・2・4 エネルギー摂取量と肥満・やせ

必要以上のエネルギー摂取は，中性脂肪の形で貯蔵脂肪として脂肪組織に蓄えられ肥満をひき起こす．2001 年度の国民栄養調査によれば，BMI ≧ 25 以上の男性は 30〜69 歳で約 3 割であり，いずれの年代においても 20 年前に比べ約 1.5 倍増加している．肥満は糖尿病，高血圧，心疾患などの生活習慣病を誘発し，死亡率を高める（図 28・1）．女性では，60 歳以上で肥満者の割合が多い．一方，若い女性では体重が標準値の−10 ％以下の割合が高く，20 歳代ではその割合が 40 ％以上になっている．これは過度のダイエットが原因と考えられる．

28・2・5 脂質の摂取の過不足と疾病

戦後，わが国の食生活は大きく変化し，特に，糖質の減少と脂肪摂取量の増加が顕著である（図 28・2）．脂質の摂取量の増加は脳血管疾患と心疾患の死亡率の増加や大腸癌，乳癌の発症率の増加と関連している．脂肪源として，畜肉，卵，乳製品などからの摂取が増加したが，魚肉は微増にとどまっている．魚肉の摂取

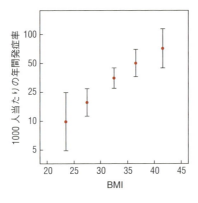

図28・1 肥満と糖尿病の発症率との相関性

が心疾患に予防的に作用することは，イヌイットの人々の食生活と心疾患ついての疫学的調査から示されている．魚肉の油脂に含まれる不飽和脂肪酸は陸上動物の油脂とは異なり，$n-3$ 系列の**エイコサペンタエン酸**（EPA）（20:5）や**ドコサヘキサエン酸**（DHA）（22:6）などを多く含んでおり，これらの脂肪酸が心疾患の発症の抑制に関わるといわれている．

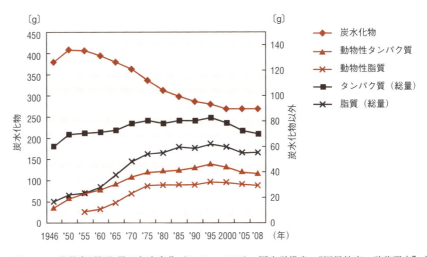

図28・2 栄養素別摂取量の年次変化（1946〜2008） 厚生労働省，"国民健康・栄養調査"をもとに作成

28・2・6 五大栄養素以外の摂取と疾病の予防

食物繊維はほとんどエネルギーとならないが，食物繊維の摂取量と大腸癌などの消化器系のがんの発生率とは負の相関があるという疫学的調査がある．また，食物繊維は胆汁酸やコレステロールを吸着し再吸収を抑制するので，血中コレステロール値が低下し，循環器系疾患や心疾患の予防にも役立つと考えられている[*]．

活性酸素やフリーラジカルは，動脈硬化や老化，発がんと密接に関係するので，抗酸化活性のある食品成分の摂取量は，これら疾患と負の相関がある．野菜や果実は，ビタミンCやβ-カロテンを多く含むので，さまざまな発がんを抑制することが明らかとなっている．

[*] SBO 25・1・4 を参照．

SBO 29　疾病治療における栄養の重要性を説明できる．
D1(3)①8

29・1　栄養管理

患者の栄養状態を的確に把握し，主観的・客観的に栄養状態を評価し，適切な方法・計画で栄養状態を継続的に改善または維持していくステップを**栄養管理**という．

すでに栄養障害状態に陥っている場合は，直ちに栄養管理を行う必要がある．大手術，重症外傷，広範囲熱傷など高度の侵襲を受けたり，エネルギー需要の増大，タンパク質異化の亢進，消化器，肝・腎などの臓器障害がみられる患者では，栄養障害が特に進行しやすい．栄養障害の進行は，組織・臓器の機能不全をひき起こし，創傷治癒の遅延をもたらす．また，免疫機能の低下によって感染性合併症が発生しやすくなり，原疾患に対する治癒障害など悪化状態をもたらす．したがって，栄養管理を適切に行うことは疾病治療の基本であり，栄養評価ならびに栄養療法を的確に行うことが重要となる．

栄養管理
nutrition care, nutrition management

29・2　NST

NST（**栄養サポートチーム**）とは，医師，歯科医師，薬剤師，看護師，管理栄養士，臨床検査技師，言語聴覚士，理学療法士，歯科衛生士など，多職種が協力して適切に栄養管理を行う医療チームである．栄養管理を必要とするすべての患者がNSTの対象症例となる．NSTのおもな役割は，適切な栄養管理法の選択や提言を行ったり，治療にともなう合併症を予防することである．質の高いNST活動を行うためには，NSTのメンバーがそれぞれの職種に応じて，各専門分野の視点で栄養管理に関する高度の知識，技術を提供することが求められる．

栄養サポートチーム
nutrition support team, NST

コラム 29・1　NSTの歴史

1968年に米国のS. J. Dudrickらによって世界で初めて中心静脈栄養法（TPN）*が臨床応用され，絶大な臨床効果がもたらされた．同時に重篤な合併症も頻発した．このような状況をもとに，有効な栄養管理を実施し，TPNによる合併症を予防するため，専門的な知識・技術をもつ多職種で構成するチーム医療が必要と考えられるようになった．米国では1970年代に多職種から成る栄養サポートチーム（NST）が構築され，専任スタッフが連携してTPN管理を中心とする栄養サポートが始まった．

国内では1970年に大学病院を中心にTPNが普及しはじめ，経口摂取が不可能な症例に対してTPN管理を専門とするチーム医療が開始された．その後，2001年には日本静脈経腸栄養学会（JSPEN）によるNSTプロジェクトが発足し，2006年の診療報酬改定においては入院患者に対する栄養管理実施加算，2010年には栄養サポートチーム加算が新設された．すなわち栄養管理は，すべての医療の基盤であり，医師，薬剤師，看護師，管理栄養士，その他の医療従事者が共同で行うものとして位置づけられた．

* SBO 29・8を参照.

29・3 栄養アセスメント（栄養評価）

栄養アセスメント

栄養アセスメントとは，患者の栄養状態を複数の栄養指標や臨床指標を組合わせて判定し，患者に最適な栄養療法を決定するステップである．患者に栄養障害がある場合には，その種類や程度を詳細に判定し，栄養療法の内容を検討し決定する．栄養管理は図 29・1 および以下の 1)〜6) に示す手順で行われる．通常は栄養スクリーニングに続いて栄養アセスメントを行うため，栄養スクリーニングは広い意味においては栄養アセスメントに含まれる．

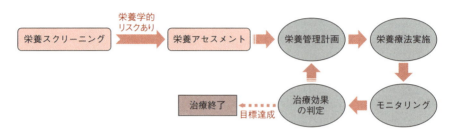

図 29・1 栄養管理のプロセス

栄養スクリーニング

1) **栄養スクリーニング** 栄養障害のある患者あるいは栄養学的なリスクをもつ患者の抽出を行う．患者の病歴，身長，体重，体重変化など，容易に入手できる指標を用いて栄養状態を調査する．栄養療法の適応を判定するために，すべての患者に対して行う．

2) **栄養アセスメント** 栄養スクリーニングで抽出された，栄養学的リスクの高い患者に対して実施する．患者個々の食事摂取状況，理学的所見，身体計測値，臨床生化学検査値，身体機能評価などの指標により，栄養状態を判定する．

栄養必要量

3) **栄養管理計画** 栄養アセスメントの結果に基づいて**栄養必要量**を算出する．栄養必要量の基本的要素は，エネルギー必要量，タンパク質量，脂肪量，糖質量，ビタミン量，微量元素量*，水分量である．患者に必要な補給量・補給方法を検討し，病態を考慮した栄養療法の目標を設定する．

* SBO 22・5 を参照.

4) **栄養療法実施** 栄養管理計画に基づいて，適正な栄養療法を実施する．

5) **モニタリング** 栄養療法の実施後に，患者にとって有効な治療内容であったか否か，NST が栄養指標を用いた総合的な栄養アセスメントを週 1 回程度，定期的に行う．

6) **治療効果の判定** モニタリングに基づいて治療効果の判定を行う．必要に応じて栄養療法の修正や変更を行う．

主観的包括的栄養評価
subjective global assessment, SGA

栄養アセスメントを実施する際，患者への問診と理学的所見に基づいて評価する手段を**主観的包括的栄養評価（SGA）**という（表 29・1）．SGA は栄養障害の有無を短時間で判断することができるため最も頻用されており，急性期入院患者から介護施設入所患者，在宅患者まで広く使用可能である．

客観的栄養評価
objective data assessment, ODA

これに対して，血液や尿の生化学検査値などの客観的データによって評価する手段を**客観的栄養評価（ODA）**という（表 29・2）．ODA は栄養障害の型，不足している栄養素，栄養不良の程度を，より詳細に判断することができる．栄養療

表 29・1 栄養アセスメントで使用する SGA の項目

問 診	病歴（現病歴，既往歴，手術歴，治療薬） 食事摂取（食事内容，食事摂取量の変化） 消化器症状（悪心，嘔吐，下痢） 身体計測（身長，体重，体重の変化，BMI） 身体機能（ADL[†1]，呼吸機能，嚥下機能）
理学的所見	体脂肪の変化（上腕三頭筋皮下脂肪厚[†2]） 骨格筋量の変化（上腕筋囲[†3]） 体型（肥満，普通，やせ） 身体観察（浮腫，腹水，褥瘡）

[†1] ADL（activities of daily living: 日常生活活動）は食事，更衣，移動，排泄，整容，入浴など生活を営むうえで不可欠な基本的行動をさす．行動の自立度または介護の必要性の有無を評価する際の対象となる行動である．
[†2] 上腕三頭筋皮下脂肪厚（triceps skinfolds, TSF）は体脂肪量の指標となる．
[†3] 上腕筋囲（arm muscle circumference, AMC）は骨格筋量の指標となる．AMC は，上腕周囲長（arm circumference, AC）と TSF の測定値を用いて計算によって算出される．

表 29・2 栄養アセスメントで使用する生化学検査項目

血液検査値	総タンパク質 血清アルブミン[†] RTP[†] 　血清トランスフェリン 　レチノール結合タンパク質 　トランスサイレチン（プレアルブミン） 総リンパ球数
尿検査値	窒素平衡（尿中窒素排泄量） 尿中クレアチニン

[†] 血清タンパク質は栄養アセスメント指標として用いられる．特に血清アルブミン値および RTP 値は，手術後は，術後3日目ころまで低下し，その後回復する．したがって血清タンパク質は，単に栄養療法における治療効果の判定指標としてだけではなく，侵襲に対する生体反応であるタンパク質代謝の動態を反映する指標としても重要な意味をもつ．

法の立案や栄養療法開始後の効果判定にも有用な手段となる．RTP は血中半減期の短いタンパク質であり，急性期の異化状態の指標にもなる．

RTP: rapid turnover protein

29・4　窒素平衡（窒素バランス）

窒素平衡は，投与された窒素量から尿中窒素排泄量を差引いて求められる．健常成人で通常の食事を摂取している場合は，窒素平衡はほぼ±0 に維持されている．窒素平衡が**負**の場合は，**異化**すなわち全身のタンパク質代謝が体タンパク質の分解に優位に傾いていることを表し，何らかの有効な栄養療法を必要としていることを意味する．逆に窒素平衡が**正**の場合は，**同化**すなわち体タンパク質合成が優位であり，栄養療法が良好に行われていることを意味する．

窒素平衡　nitrogen equilibrium

異 化　catabolism

同 化　anabolism

29・5　栄 養 療 法

栄養障害のある患者あるいは栄養状態の低下した患者に適切な栄養管理を行うことによって，病気の治癒・回復を促進したり，手術などの合併症を予防することが栄養療法の目的である．栄養療法の種類を図 29・2 に示す．栄養療法には肥満や糖尿病に対する**食事療法**も含まれる．

栄養療法の選択基準は，第一に，腸の機能が維持されている場合は腸を利用することである．**経腸栄養法**は消化管自体がもつ消化吸収機能，腸管免疫機能などを維持し，静脈栄養法に比べてより生理的であるため，経腸栄養法を選択することが基本である．経腸栄養法の施行が不可能な場合や経腸栄養法のみでは必要か

栄養療法　nutrition therapy, nutritional treatment

食事療法　diet

経腸栄養法　enteral nutrition, EN

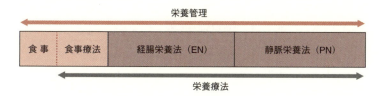

図 29・2　栄養療法の種類

静脈栄養法
parenteral nutrition, PN

つ十分な栄養量を投与できない場合には，**静脈栄養法**の適応となる．

　腸管粘膜は強力な生体防御機能を形成し，細菌や有害物質の侵入に対する機械的・免疫学的バリア機構をもっている．絶食や長期間の静脈栄養法の施行により腸管を利用しない状態が続くと，腸管粘膜の廃用性萎縮が起こり，**バクテリアルトランスロケーション**の要因となる．これに対して，経腸栄養法では腸管粘膜の恒常性が保たれることが確認されている．また臨床においては，経腸栄養法は静脈栄養法に比べて感染性合併症の発生頻度が低いことが示されている．

バクテリアルトランスロケーション (bacterial translocation)：腸管粘膜の防御能の破綻，免疫力の低下，腸管運動障害によって，腸管細菌やエンドトキシンが腸管腔内から腸管壁を越えて腸管粘膜下のGALT (gut-associated lymphoid tissue) まで移行し，サイトカインの産生を惹起して感染をひき起こす状態をさす．

29・6　経腸栄養法

　経腸栄養法（EN）には**経口栄養法**と**経管栄養法**がある．経管栄養法には，投与経路の違いによって経鼻栄養法，消化管瘻（ろう）栄養法（胃瘻，空腸瘻など）がある（図29・3）．

　1）**経口栄養法**　　経口的に栄養を摂取することが最良の栄養法であり，嚥下などの機能が保たれていれば，ENの投与経路として第一に経口投与を選択する．

　2）**経管栄養法**　　経口的に栄養の摂取が不可能な場合，あるいは経口摂取のみでは必要な栄養量を投与できない場合には，経管投与経路を選択する．短期間の経管栄養法の場合は一般に経鼻投与を選択する．経管栄養法の施行が4週間以上あるいは長期になることが予想される場合には，消化管瘻投与を選択する．

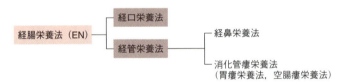

図29・3　経腸栄養法の種類

29・7　経腸栄養剤

経腸栄養剤
enteral nutrient

半消化態栄養剤

消化態栄養剤

成分栄養剤

　経腸栄養剤は，経口的に，あるいは栄養チューブを用いて，胃や小腸に投与される栄養剤である．経腸栄養剤は組成中の窒素源の特徴により，**天然濃厚流動食**と**人工濃厚流動食**に大別される．また人工濃厚流動食は，**半消化態栄養剤，消化態栄養剤，成分栄養剤**に分類される（図29・4）．消化機能が低下して消化液分泌が少ない病態でも，窒素源がアミノ酸のみからなる成分栄養剤は，小腸から容易に吸収される．

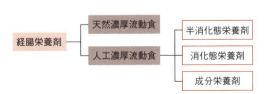

図29・4　経腸栄養剤の分類

現在，国内では肝疾患，腎疾患，糖尿病，呼吸器疾患などの患者に対して，低栄養状態の改善を目的に，栄養成分の配合比率を調整した**病態別経腸栄養剤**が市販されている．たとえば肝不全用栄養剤は，分枝アミノ酸[*1]含量を増やし，フィッシャー比[*2]を高めた組成となっている．

病態別経腸栄養剤

[*1] SBO 24 のコラム 24・1 を参照．

[*2] 分枝アミノ酸（BCAA）と芳香族アミノ酸（AAA）のモル比（BCAA/AAA）．

29・8 静脈栄養法

静脈栄養法は，その投与経路の違いによって**末梢静脈栄養法（PPN）**と**中心静脈栄養法（TPN）**に分類される．両者のおもな特徴を表29・3に示す．

a. 末梢静脈栄養法（PPN） アミノ酸を含む電解質液を基本とし，ビタミン製剤を添加して，おもに前腕の橈側，尺側皮静脈内に投与する．脂肪乳剤は別途投与する．PPNは手技や管理が比較的容易で，静脈栄養法による栄養管理が2週間よりも短期間の場合に用いる．末梢静脈栄養輸液自体はエネルギー含有量としては多くないため，脂肪乳剤を併用することにより1日当たり1200〜1500 kcalのエネルギー投与が可能である．

末梢静脈栄養法
peripheral parenteral nutrition, PPN

b. 中心静脈栄養法（TPN） 中心静脈カテーテル（CVC）の先端を中心静脈（上大静脈，下大静脈）内に留置して，カテーテルを介して高濃度，高浸透圧の輸液を投与する方法である．2週間以上にわたって静脈栄養法を施行する場合に適応となる．TPNの基本組成は，糖・電解質液，アミノ酸製剤，高カロリー輸液用ビタミン剤，高カロリー輸液用微量元素製剤である．原則として脂肪乳剤も併用する．

中心静脈栄養法
total parenteral nutrition, TPN

中心静脈カテーテル
central venous catheter, CVC

TPNは経口からの食事摂取が不可能な患者にも適応となる．その際は，ビタミンB_1不足による重篤な**アシドーシス**の発現を避けるため，必ずビタミンB_1を併用する．微量元素欠乏症発症の回避も重要となる[*3]．

[*3] わが国でTPNが導入された当初，ビタミンB_1欠乏によるウェルニッケ脳症や，亜鉛，セレンなどの微量元素の欠乏症が発生した．現在は，これらの微量栄養素についてもガイドラインができている．

表29・3 静脈栄養法のおもな特徴

	末梢静脈栄養法（PPN）	中心静脈栄養法（TPN）
投与経路	末梢静脈	上大静脈，下大静脈
投与期間	2週間未満	2週間以上
投与エネルギー量	〜1500 kcal/日	1500〜3000 kcal/日
糖濃度	5〜10 %	15〜50 %
浸透圧比†	3以下	4〜7程度

† 生理食塩液に対する浸透圧比

29・9 栄養輸液剤

a. 糖液 血漿浸透圧に近い浸透圧をもつ5%ブドウ糖液が最も使用されている．糖液としてほかにマルトース，フルクトース，キシリトール，ソルビトールの輸液剤がある．ブドウ糖液は，自由水[*4]としての水分補給や栄養補給に有用である．ブドウ糖は1g当たり4 kcalの熱量にしか相当しないため，5%ブドウ糖液はエネルギー補給の目的には使用されない．TPNを施行する際は，患者への水分投与量および必要な投与エネルギー量を考慮して，15〜50%の高濃度の糖液を使用する．

[*4] 細胞外液および細胞内液の浸透圧を調節するために，細胞内，間質，血管内を自由に移動する水をいう．電解質輸液には自由水は含まれない．

b. 脂肪乳剤　脂肪乳剤の投与目的は，エネルギー補給と必須脂肪酸の供給である．現在市販されている脂肪乳剤は，大豆油を主成分として卵黄レシチンで乳化し，濃グリセリンで等張化したものである．すなわち脂肪乳剤は，生理食塩液に対する浸透圧比が約1であるため，末梢静脈からの投与が可能である．脂肪は，体内で，1g当たり9kcalの熱量を産生し，糖質やアミノ酸に比べてエネルギー効率がよいため，エネルギーの補給に有用である．

c. アミノ酸輸液剤　アミノ酸輸液剤は，消化管からの栄養補給が不可能な場合にタンパク質補給の目的で投与される．通常は，TPNの一組成として用いられる．投与されたアミノ酸が生体内で有効利用されることを表す指標として，臨床においては**非タンパク質カロリー（NPC）/ 窒素（N）比**が用いられる．生体内でタンパク質合成が最も効率よく行われる条件は，窒素1gに対して150 kcalのエネルギー補給がある場合である．エネルギーの補給が不十分な場合，アミノ酸はエネルギー源として消費され，タンパク質合成には利用されない．

重症感染症，重度熱傷など侵襲度の高い場合は，体タンパク質異化が亢進するため，十分量のタンパク質の投与が必要となり，NPC/N比を100程度に設定する．腎不全の場合は，窒素投与量が制限され，体タンパク質代謝の亢進を改善するために多くのエネルギーが必要となるため，NPC/N比を300〜500程度に設定する．

非タンパク質カロリー
non-protein calorie, NPC

29・10　在宅栄養療法

家庭での生活や社会への復帰を目的に，栄養療法を継続して居宅で行う方法を**在宅栄養療法**という．病態は安定し入院治療を行う必要はないが，経口摂取のみでは必要な栄養量を満たすことのできない症例が適応となる．

a. 在宅経腸栄養法（HEN）　消化管が機能し，消化管からの栄養補給が可能な場合は，経腸栄養法の選択が推奨される．嚥下障害をもつ症例の場合，短期間のHENではおもに経鼻胃管を利用して経鼻投与を行う．長期間にわたるHENでは，胃瘻，空腸瘻による投与が選択肢となる．

在宅経腸栄養法
home enteral nutrition, HEN

b. 在宅（中心）静脈栄養法（HPN）　特に疾患に対する適応基準はないが，腸管機能が低下しているために長期にわたり中心静脈栄養法の施行が必要で，かつ原疾患が安定し，栄養必要量も安定している症例や，末期がん患者で経腸栄養剤の使用が困難で，かつ本人および家族がHPNを希望する症例に適応となる．HPNでは長期留置型中心静脈（CV）カテーテルが用いられ，輸液の投与方法には，24時間にわたり持続的に注入する**24時間持続注入法**と，患者のQOLを考慮して1日の一定時間のみ注入を行う**間歇注入法**とがある．

在宅（中心）静脈栄養法
home parenteral nutrition, HPN

第10章 食品機能と食品衛生

SBO 30 炭水化物・タンパク質が変質する機構について説明できる．
D1(3)②1

30・1 食品成分の変質

食品中の糖質，脂質，タンパク質などの栄養成分は，熱や光などの物理的要因，酵素などの化学的要因，微生物などの生物学的要因により変化する．このような現象を**変質**という．食品成分は，製造，流通および保存の過程などにおいて，変質することがあり，栄養的な機能を失うのみならず，腐敗物質やヒトの健康に有害な物質を生成することもある．したがって，食品の変質は，安全性といった面からも重要である．特に，食品中に含まれるタンパク質は，多くの微生物中の酵素により分解され，不快臭を放つことから**腐敗**とよばれる．糖質は酵母などの微生物により分解され，有機酸（乳酸や酢酸）やアルコールなどのヒトの生活に有益な物質を生成することから**発酵**とよばれる．脂質が熱や光により分解される過程は，**酸敗**や**変敗**とよばれる．

変 質 deterioration, spoilage

腐 敗 putrefaction

発 酵 fermentation

酸敗，変敗についてはSBO 31を参照.

30・2 腐 敗

腐敗の原因は，食品に付着・増殖した微生物による食品成分の代謝であり，腐敗を起こす微生物は**腐敗細菌**とよばれる．食品の腐敗は，温度，pHおよび水分含量などにより影響され，腐敗細菌の増殖の条件と関係する．

腐敗細菌 putrefactive bacteria

a. 温度およびpH　腐敗細菌の多くは，20〜40℃に最適温度をもつ中温菌である．しかし，微生物の中には，低温菌とよばれる低温で増殖するものもあり，冷蔵保存下でも腐敗することがある．一方，食品の腐敗に関わる微生物の最適pHは，酵母ではpH 4〜5，カビではpH 5〜6，細菌ではpH 6〜7である．また，細菌はpH 5.5以下でほとんど生育できないが，乳酸菌やカビの中にはpH 5以下でも増殖するものもある．

b. 水分含量　食品を腐敗する微生物の増殖には水分が必須であり，食品中の水分含量は，腐敗の重要な因子となる．食品中の水分は，性質の違いにより，自由水と結合水に分類される．**自由水**は，乾燥により蒸発し，0℃で凍結する純水に近い性質をもっている．一方，**結合水**は，食品中の糖質やタンパク質と水素結合などにより相互作用し，0℃でも凍結しない．微生物は増殖する場合，自由水を利用することから，食品の腐敗は，自由水の量に影響されることになる．したがって，微生物が利用できる水分含量は，**水分活性**（A_w）として表され，純水の最大水蒸気圧（P_0）とその温度における食品を入れた密閉容器の蒸気圧（P）との相対値で示される．つまり，水分活性の値が高いほど自由水が多く，食品が劣化しやすいことを示している．純水の水分活性は 1.0 であり，完全に乾燥させた無水の食品の水分活性は 0 である．

水分活性 water activity

$$水分活性\ (A_w) = \frac{食品の蒸気圧\ (P)}{純水の最大水蒸気圧\ (P_0)}$$

微生物は水分活性の値が高いほど増殖しやすいが，一般の微生物が増殖可能な水分活性は，細菌で 0.90，酵母で 0.88，カビで 0.80 以上であり，これ以下では増殖できない．

30・3　腐敗によるタンパク質の分解反応と産物

食品中のタンパク質は，腐敗の進行とともに，プロテアーゼやペプチダーゼによりアミノ酸に分解される．さらに，アミノ酸は腐敗細菌中の酵素により脱炭酸反応や脱アミノ反応を受け，腐敗アミン，アンモニア，硫化水素，スカトールなどの悪臭を放つ有機物質が生成し，ヒスタミンのように生理活性を示すものがある．

アミノ酸がデカルボキシラーゼで代謝されて生じるアミンを腐敗アミンといい，その代表的なものとして，**アグマチン，チラミン，カダベリン，ヒスタミン，トリプタミン，プトレッシン，フェネチルアミン**などがある（図30・1）．特に，ヒスタミンはヒスチジンの脱炭酸反応により生成する不揮発性塩基窒素である．ヒスタミンの生理作用には，気管支収縮，毛細血管拡張および血管透過性亢進などがある．また，ノルアドレナリンと類似の構造をもつチラミンの生理作用には，交感神経の末端に働き，ノルアドレナリンをシナプスの間隙に遊離させて，交感

アグマチン　agmatine
チラミン　tyramine
カダベリン　cadaverine
ヒスタミン　histamine
トリプタミン　tryptamine
プトレッシン　putrescine
フェネチルアミン　phenethylamine

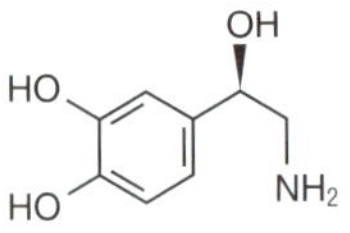

ノルアドレナリン

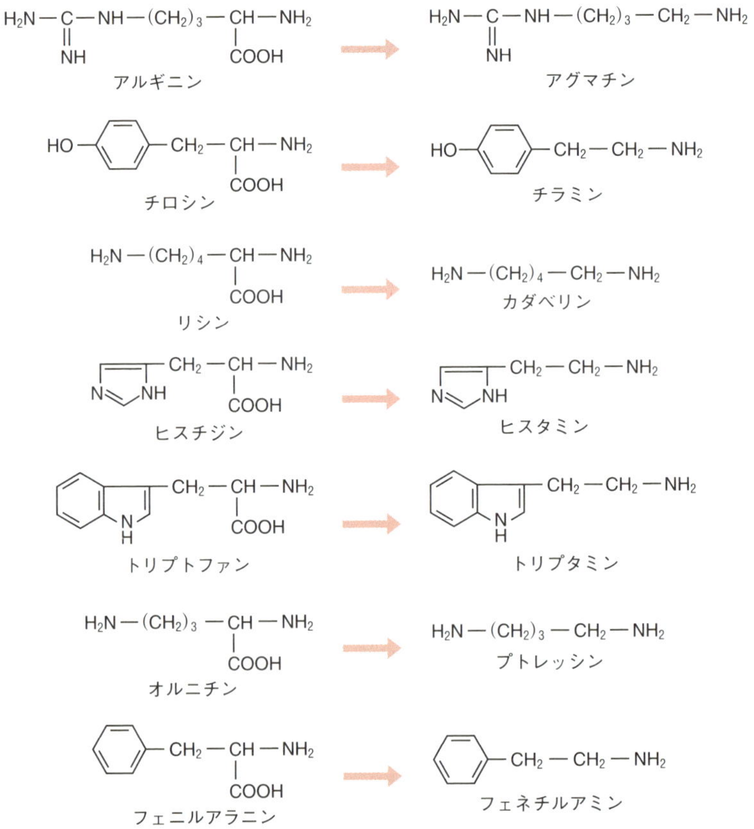

図30・1　生理活性物質を産生するアミノ酸の脱炭酸反応

神経を興奮させることによる血圧上昇がある．さらに，フェネチルアミンはトリプタミンと同様，高血圧をひき起こすことで知られている．一般的に，チラミンはミトコンドリア外膜に存在するモノアミンオキシダーゼ（MAO）により代謝・不活性化されるために問題とならない．しかし，パーキンソン病治療薬であるMAO阻害薬を服用している患者が，チラミン含量の高いチーズや赤ワインなどを多量に摂取した場合，血圧上昇による脳内出血を起こすことがあり，注意しなければならない．

例題 30・1 アレルギー様食中毒の発生機構を答えよ．
解 答 アミノ酸であるヒスチジンは，腐敗細菌であるモルガン菌などにより脱炭酸反応され，熱に安定な化学伝達物質であるヒスタミンを生成する．したがって，肥満細胞やIgE抗体は関与せずに，アレルギーを発症する．

食品の腐敗過程で，アミノ酸は脱アミノ反応により，アンモニアおよび酪酸などの低級脂肪酸を生成する（図30・2）．

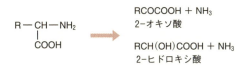

図30・2 アミノ酸の脱アミノ反応と生成物

含硫アミノ酸であるシステインの分解により，**エチルメルカプタン**とともに，アンモニアおよび硫化水素などの悪臭物質を生成する（図30・3）．

エチルメルカプタン
ethylmercaptan

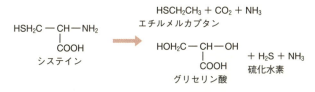

図30・3 システインの分解と生成物

トリプトファンは脱アミノ反応と脱炭酸反応により，**スカトール**とともに，アンモニアおよび二酸化炭素が生成し，さらに**インドール**まで分解される（図30・4）．

スカトール skatole
インドール indole

魚介類のうま味の成分であるトリメチルアミンN-オキシドは，トリメチルアミン-N-オキシドレダクターゼにより，魚が腐敗したときの臭いの原因の一つである**トリメチルアミン**を生成する（図30・5）．

トリメチルアミン
trimethylamine

30・4 腐敗の識別法

食品の腐敗の識別は，食品衛生上，ヒトの健康被害を予防するために必要である．特に，腐敗は初期段階（**初期腐敗**という）で識別することが重要であるが，

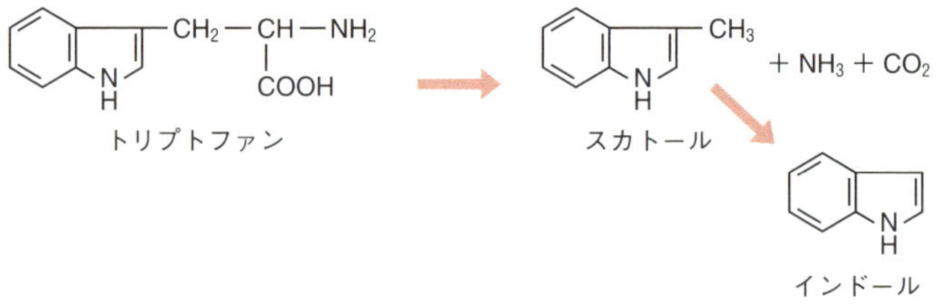

図30・4 トリプトファンの分解と生成物

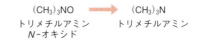

図30・5 トリメチルアミン N-オキシドの還元と生成物

一つの方法のみで識別することが困難であり，いくつかの方法を用いて総合的に判定されている．

1) 感覚（官能）試験

色，臭い，味，軟化度および硬化度などについて，ヒトの五感による識別方法であるが，熟練した検査員が実施することにより信頼性のある結果が得られる．

2) 微生物学的試験

一般に，食品中の生菌数が 10^8 CFU/g で初期腐敗であるといわれている．

CFU（colony forming unit）: コロニー形成単位

3) 化学的試験

- **有機酸**（ギ酸，酢酸，酪酸など）の測定
- **揮発性塩基窒素**（アンモニア，トリメチルアミンなど）の測定

 揮発性塩基窒素は 30 mg/100 g 程度，トリメチルアミンは 4〜6 mg/100 g で初期腐敗といわれている．

- **不揮発性塩基窒素**（ヒスタミンなど）の測定

 ヒスタミンは 3〜10 mg/100 g でアレルギー様食中毒の危険性があり，300 mg/100 g ではほぼすべてのヒトにアレルギー様食中毒が認められる．

- ***K*値**（鮮度判定恒数）の測定

 生体内に恒常的に存在する ATP の死後分解は，ATP → ADP → AMP → イノシン―リン酸 → イノシン → ヒポキサンチンへと分解される．*K*値とは，ATP の分解により生成した総量に対するイノシンとヒポキサンチン量の比で表したものであり，腐敗したものでは 60% 以上となるといわれている．

SBO 31 油脂が変敗する機構を説明し，油脂の変質試験を実施できる．
D1(3)②2 （知識・技能）

31・1 脂質の酸化分解

　食品中の脂質の過酸化は，食品の栄養価を低下させるだけでなく，生成した過酸化脂質をヒトが多量に摂取した場合，嘔吐，下痢および腹痛などの消化器中毒が発生することがある．したがって，油脂または油脂を含有する食品中の過酸化物価および酸価には，基準がある．

　油脂は空気中の酸素により容易に酸化され，さらに，加熱，光および油脂中の金属イオンにより促進される．油脂が酸化されると，色調変化，粘度上昇および不快臭を発するが，この現象は油脂の**変敗**もしくは**酸敗**とよばれる．このおもな原因は，二重結合の数が多い高度不飽和脂肪酸の**自動酸化**によるものである．また，発生する不快臭は，マロンアルデヒドなどの遊離アルデヒドによるものである．さらに，分解物質としては，細胞毒性の強い**4-ヒドロキシノネナール**を生成することが知られている．油脂の自動酸化の防止には，ラジカル発生の防止および生成したラジカルの捕捉が有効である．

変敗　spoilage
酸敗　rancidity
自動酸化　autoxidation

31・2 油脂の自動酸化の機序

　油脂の自動酸化は，開始反応，連鎖反応および停止反応の三つの過程から成っている（図31・1）．

　1) **開始反応**　二重結合の多い高度不飽和脂肪酸であるリノール酸，リノレン酸およびアラキドン酸などは，自動酸化が起こりやすい．高度不飽和脂肪酸の二重結合に挟まれた活性メチレンとよばれる反応性の高い部分から水素が引抜かれ，脂肪酸は**アルキルラジカル**となって反応が始まる．したがって，脂肪酸の自動酸化の速度は，活性メチレン基の数の増大とともに大きくなる．水素の引抜き反応は起こりにくく，徐々に進行することが知られており，**誘導期**とよばれ，油脂の変敗は，下記の連鎖反応により進むため，その防止には誘導期の延長が重要となる．したがって，ジブチルヒドロキシトルエン（BHT）などのラジカル捕捉剤を添加した場合，誘導期が延長する．さらに，金属イオンの共存により誘導期の短縮することがわかっており，クエン酸イソプロピルなどの金属封鎖剤を添加した場合，相乗的に誘導期を延長することができる．

開始反応
initiation reaction

アルキルラジカル
alkylradical

　2) **連鎖反応**　生成した脂肪酸のアルキルラジカルの二重結合は移動し，共役二重結合を形成し，酸素と反応することで**ペルオキシルラジカル**を生成する．しかし，ペルオキシルラジカルは不安定であるため，他の脂肪酸の活性メチレンから水素を引抜くことで，安定な**ヒドロペルオキシド**を生成する一方，ここで水素を引抜かれた他の脂肪酸は，新たなアルキルラジカルとなるため，連鎖的にこれらの反応が進む．また，連鎖的な反応に加えて，ラジカル同士が結合して，重合体を形成することも知られている．さらに，分子内に二重結合が3個以上あるリノレン酸やアラキドン酸などは，ヒドロペルオキシドのほかに，ペルオキシルラ

連鎖反応
propagation reaction

ペルオキシルラジカル
peroxylradical

ヒドロペルオキシド
hydroperoxide

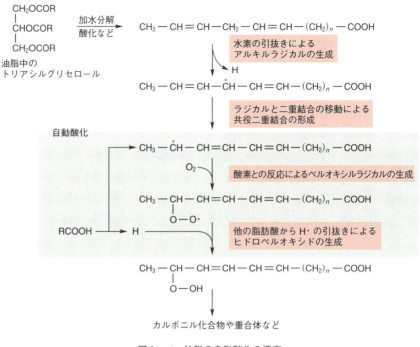

図 31・1 油脂の自動酸化の機序

ジカルが隣接する活性メチレン基と反応し，エンドペルオキシドを生成する．

停止反応
termination reaction

3) **停止反応** 安定なヒドロペルオキシドは，加熱，光および油脂中の金属イオンにより分解されて，アルデヒド，ケトン，カルボン酸などのカルボニル化合物，アルコール類および低級脂肪酸などを生成する．

例題 31・1 エイコサペンタエン酸，オレイン酸，ドコサヘキサエン酸，リノール酸，リノレン酸の自動酸化の速度の順序はどのようになるか，答えよ．

解 答 活性メチレン基の数の増大とともに大きくなるので，オレイン酸＜リノール酸＜リノレン酸＜エイコサペンタエン酸＜ドコサヘキサエン酸 の順に大きくなる．

31・3 油脂の変質試験

油脂または油脂を含有する食品中の脂質は，複雑な反応により自動酸化される．分解による生成物質は，多種類であるために複数の方法を用いて評価される．油脂の変敗の程度を評価するには，各変質試験の方法（図 31・2）および測定される物質について知る必要がある．

酸 価 acid value

a. 酸 価（AV） 油脂 1g 中に含有される**遊離脂肪酸**を中和するのに要する水酸化カリウムのミリグラム数〔mg/g〕で表される．食品中の油脂は，保存の状態が悪い場合，自動酸化により遊離脂肪酸が生成されるので，油脂の変敗により酸価の値は上昇する．

過酸化物価
peroxide value

b. 過酸化物価（POV） 油脂 1kg によりヨウ化カリウムから遊離される

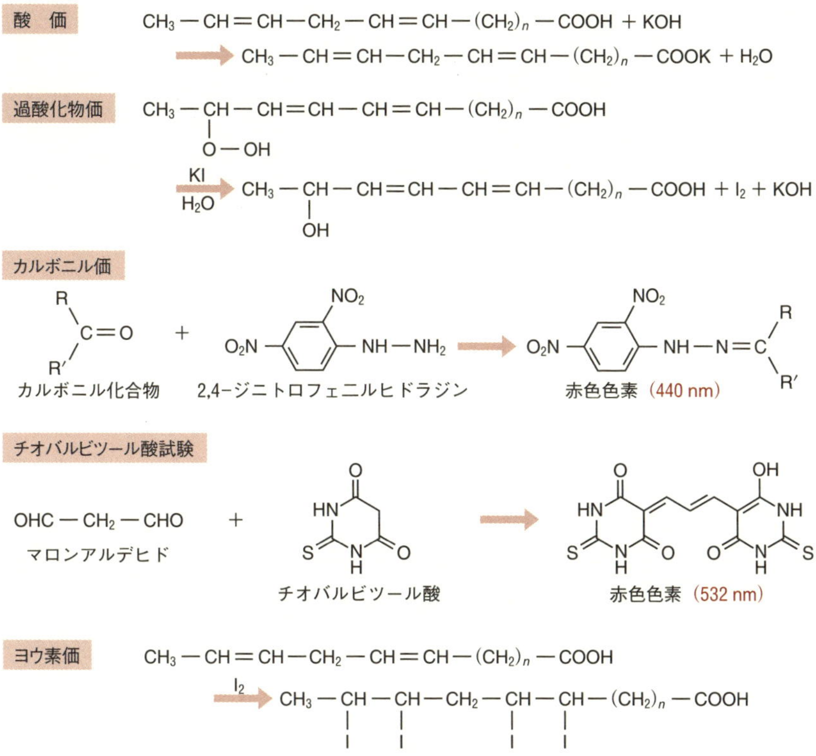

図 31・2　油脂の各変質試験の原理

ヨウ素のミリ当量数〔mEq/kg〕で表される．油脂中に含有される**過酸化物**（おもにヒドロペルオキシドであるが，重合体や過酸化水素なども含む）の量を表すため，油脂の変敗により過酸化物価の値は，初期において上昇するが，加熱および油脂中の金属イオンなどによりカルボニル化合物に分解されるため低下する．

c. カルボニル価（CV）　油脂1g中のカルボニル化合物を2,4-ジニトロフェニルヒドラジンと反応させて生成する赤色色素の2,4-ジニトロフェニルヒドラゾンを比色定量したときの，440nmの吸光度として表す（2,4-ジニトロフェニルヒドラジン・ベンゼン法）．油脂中に含有されるケトンやアルデヒドなどの**カルボニル化合物**の量を表すため，油脂の変敗によりカルボニル価の値は上昇する．

カルボニル価　carbonyl value

d. チオバルビツール酸試験（TBA）値　油脂1g中の**遊離するマロンアルデヒド**（マロンジアルデヒド）をチオバルビツール酸と反応させて生成する赤色色素を比色定量（波長532nm）したときのマイクロモル数〔μmol/g〕で表される．油脂の変敗によりチオバルビツール酸試験の値は上昇する．近年，遊離するマロンアルデヒド類に加え，アルカジエナール類をも含めて測定されるといわれている．

チオバルビツール酸試験　thiobarbituric acid test

マロンアルデヒド　malonaldehyde

e. ヨウ素価（IV）　油脂中100gに吸収されるハロゲンの量をヨウ素のグラム数〔g/100g〕で表したものである．油脂中に含有される**二重結合の量**を表すため，油脂の変敗によりヨウ素価の値は低下する．

ヨウ素価　iodine value

油脂の変敗による油脂の変質試験の各値は，変敗時間により図31・3のように

変化する．

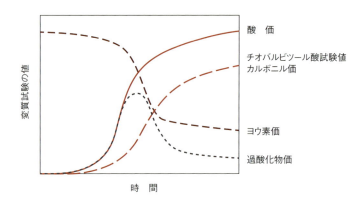

図 31・3 油脂の変敗に伴う変質試験の値の変化

コラム 31・1 身近な食品における油脂に関する規制

食品衛生法では，酸価および過酸化物価についてともに規制値が定められている．即席めん類としては"酸価 3 mg/g"または"過酸化物価 30 mEq/kg"を超えないこと，また，揚げ油としては，"酸価 5 mg/g"または"過酸化物価 50 mEq/kg"を超えないという規格がある．さらに，衛生規範の中で，弁当および惣菜の使用する揚げ油の規格として，"酸価 2.5 mg/g"を超えたものは規制されている．

SBO 32 食品の変質を防ぐ方法（保存法）を説明できる．
D1(3)②3

32・1 食品の保存

食品の変質を防止するには，最適な条件で保存しなければならない．食品の変質に影響する要因としては，微生物や酵素以外に，水分含量，pHおよび温度がある．したがって，食品の変質は，これらの因子を制御することにより防止することが可能となる．

微生物の種類により異なるが，一般に食品中で微生物が繁殖しやすい最適な条件としては，温度が20～40℃，pHが5～8の範囲であり，さらに適度の酸素および微生物が利用できる自由水が必要である．したがって，微生物が増殖するための最適条件以外の保存条件にすることにより，腐敗を防止できる．

32・2 水分活性の低下による保存方法

一般に細菌類の増殖には0.9以上の**水分活性**が必要であり，酵母やカビの増殖には0.6～0.9の水分活性が必要である．また，脂質の酸化反応は，水分活性0.3付近で最も低くなる．したがって，生鮮食品の水分活性は，0.85以上であるため腐敗しやすいが，水分活性0.6以下の低水分食品は，比較的長期保存できる．

たとえば，**塩漬け**や**糖漬け**は浸透圧による原理を用いた保存方法である．つまり，細胞から水分が吸い出されるため，微生物は増殖できない．また，**自然乾燥法**や**凍結乾燥法**などの**人工乾燥法**は自由水の含量を低下させることにより，微生物が増殖できる水分活性の範囲以下にした方法である．しかし，カビや酵母は細菌類に比べて食塩に対する耐性が高く，また，腸炎ビブリオ菌などの好塩菌は，高い食塩濃度で増殖するため注意が必要である．

水分活性：SBO 30・2を参照．

32・3 pHの低下による保存方法

食品の腐敗における微生物の最適pHは，酵母ではpH4～5，カビではpH5～6，細菌ではpH6～7である．したがって，食品のpHを酢酸などにより最適pH以下にする**酢漬け**は，食品の保存法となる．また，食品添加物であるpH調整剤は，食品の変質を防止している．

32・4 温度の低下による保存方法

微生物の活発な増殖は，食品を10℃以下にすることにより抑制することができ，**低温保存**とよばれる．ただし，食品衛生法における**冷蔵保存**とは，10℃以下という保存基準があり，"要冷蔵（保存温度10℃以下）"と表示される．冷蔵保存では，微生物の増殖は抑制できるが，完全でないため長期保存には適さない．食品衛生法における**冷凍保存**とは，−15℃以下という保存基準があり，"要冷凍（保存温度−15℃以下）"と表示される．冷凍保存は，微生物が増殖できないため長期保存できるが，解凍後は，食品組織が破壊され，腐敗が進みやすい．また，

冷蔵　cold storage

冷凍　freezing

保存のために鮮魚などを−3℃前後の凍結状態で保持することをパーシャルフリージングといい，鮮魚などの保存に利用されている．

32・5　加熱による保存方法

殺菌　disinfect

殺菌は食品を加熱することにより微生物を死滅する方法である．特に，**レトルトパウチ食品（容器包装詰加圧加熱殺菌食品）** とは，気密性のある容器包装に入れて，密封後，加圧加熱殺菌したものをいい，120℃，4分以上またはこれと同等の加熱加圧殺菌された食品は常温で保存できる．また，牛乳には，**低温長時間殺菌**（63〜65℃，30分間），**高温短時間殺菌**（73〜75℃，15秒間），**高温長時間殺菌**（75〜85℃，15秒間），**超高温瞬間殺菌**（120〜130℃，2秒間）といった数種類の殺菌方法がある．

32・6　紫外線または放射線による保存方法

紫外線　ultraviolet rays

"波長254 nm"の**紫外線**は，最も強い殺菌作用を示す．しかし，紫外線は短波長であるため**透過性が弱く**，殺菌効果は表面に限られる．したがって，一般的な食品の殺菌には適さないが，飲料水，包丁，まな板などの調理器具の殺菌に用いられる．一方，放射線は透過性および殺菌効果が強く，殺菌，殺虫および発芽防止など，食品の保存には有益な方法である．しかし，安全性の面からわが国では，ジャガイモの発芽防止のために限り ^{60}Coのγ線照射が許可されている．

γ 線　gamma rays

32・7　食品添加物による保存方法

食品添加物についてはSBO 34を参照．
殺菌料　disinfectant
保存料　preservative
防カビ剤　fungicide

食品の腐敗・変質を化学的な方法で防ぐ手段として，食品衛生法で指定された**殺菌料**（過酸化水素など），**保存料**（安息香酸，ソルビン酸など）および**防カビ剤**（チアベンダゾール，o-フェニルフェノールなど）などの食品添加物の使用が対象食品を限定して許可されている．

一方，油脂の自動酸化を防止する方法としては，ラジカルの発生を防止する方法と生成したラジカルを捕捉する方法がある．ラジカル発生の防止する方法としては，光や酸素の遮断（真空包装，**脱酸素剤**の使用など），低温での保存がある．また，生成したラジカルを捕捉する方法としては，食品添加物の**酸化防止剤**（ラジカル捕捉剤）の添加があり，dl-α-トコフェロール，ジブチルヒドロキシトルエン（BHT）およびブチルヒドロキシアニソール（BHA）などが用いられる．

脱酸素剤　oxygen absorber
酸化防止剤　antioxidant

32・8　その他の保存方法

香りのよいサクラなどの木材を不完全燃焼させて多量に発生する煙により，水分活性を低下させた魚などの食品を浸透させる**くん煙法**がある．煙にはメタノールやエタノールなどのアルコール類，ホルムアルデヒドやアセトアルデヒドなどのカルボニル化合物，ギ酸や酢酸などの有機酸およびフェノール類などが含まれており，それらによる殺菌効果により保存性が高まる．また，容器包装に密封，pHが4.6および水分活性が0.94を超える食品は，**容器包装詰低酸性食品**とよばれ，ボツリヌス菌の増殖に注意しなければならない．したがって，中心部温度を

"120℃，4分間加熱"する方法またはこれと同等以上の効果をもつ方法で殺菌するか，"10℃以下で冷蔵保存"するなどの対策が必要となる．

Adv 32・9 酵素的褐変反応

リンゴ，バナナおよびモモなどの果物には，ポリフェノールとよばれる化合物群やポリフェノールオキシダーゼなどの酵素が含まれている．たとえば，果物に含まれる o-ジフェノール類は，空気中でポリフェノールオキシダーゼが作用して酸化されて，o-キノン化合物にとなり，さらに，重合して化学的に安定なメラニン色素が生成するため褐色に変化する（図32・1）．このように食品が褐変することを，**酵素的褐変反応**とよぶ．また，ポリフェノールオキシダーゼによる褐変反応は，水につける（酵素の遮断），食塩水につける（酵素の不活化），加熱（酵素の変性）により防止できる．

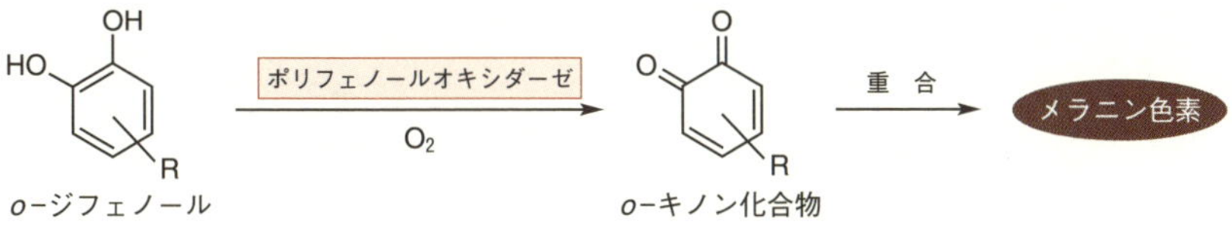

酵素的褐変反応 enzymatic browning reation

ポリフェノールオキシダーゼ polyphenoloxidase

メラニン色素 melanin pigment

図32・1 ポリフェノールオキシダーゼによる酵素的褐変反応

Adv 32・10 非酵素的褐変反応

32・10・1 メイラード反応

食品の調理や加工過程において，非酵素的褐変反応は食品の色調や香りを変化させ，嗜好性を高める一方，貯蔵時間と相関するため，鮮度の低下や品質の劣化の指標にもなる．メイラード反応は，食品中のグルコースやフルクトースなどの還元糖やアルデヒド類などのカルボニル化合物の**カルボニル基**が，アミノ酸，ペプチドおよびタンパク質などのアミノ化合物の**アミノ基**と反応し，**シッフ塩基**を生成することから始まる．生成したシッフ塩基は，アミノレダクトンやアミノケトンなどの**アマドリ転位化合物**を経て，**ジカルボニル化合物**となり，さらに重合して褐色の物質である**メラノイジン**を生成する（図32・2）．この反応は，温度，水分含量およびpHなどによって影響を受ける．また，栄養療法で用いられる輸液中には糖やアミノ酸が含まれており，輸液バッグでもメイラード反応が起こるため，二室式や三室式になっている．投与直前に，圧着してある中央部を押し破り混合して使用される．

食品におけるメイラード反応としては，タンパク質中のリシン残基の ε-アミノ基がシッフ塩基を形成してリシン含量が低下したり，アスパラギンを多量に含有するジャガイモなどを高温で揚げると発がん性の**アクリルアミド**を生成することが知られている．また，グリシン，イソロイシンおよびグルタミン酸などから生成するメラノイジンは，ヒドロキシルラジカルの消去活性（抗酸化作用）があり，さらに，醤油や黒ビールなどに含まれるメラノイジンは**複素環アミン（ヘテロサイクリックアミン）**である Trp-P-1 に対して抗変異原性がある．

非酵素的褐変反応 nonenzymatic browning reation

メイラード反応 Maillard reation

シッフ塩基（Schiff base）：還元糖とタンパク質のN末端アミノ基が反応して生成される物質．

アマドリ転位（Amadori rearrangement）：シッフ塩基から安定なアマドリ化合物になる過程で，ケトースの誘導体に変換されること．

メラノイジン melanoidin

アクリルアミド（acrylamide）：SBO 33・2 を参照．

複素環アミンについては SBO 33・2 を参照．

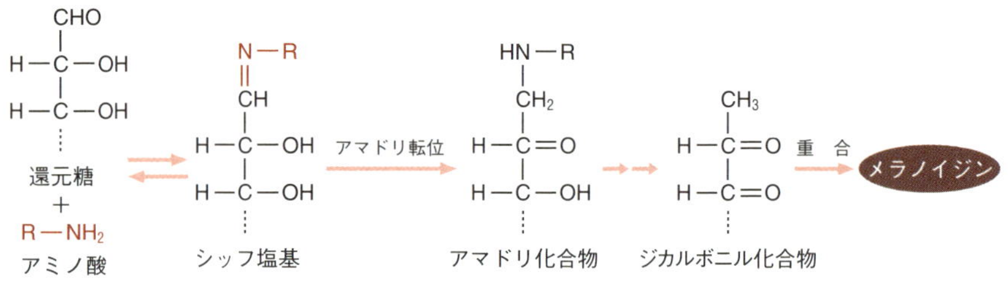

糖化ヘモグロビン
glycosylated hemoglobin

図 32・2 メイラード反応によるメラノイジンの生成

一方，生体内におけるメイラード反応としては，還元糖とヘモグロビン中のアミノ酸が反応して，**糖化ヘモグロビン（HbA1c）**を生成するため，糖尿病の指標として用いられている．HbA1c の値は，採血時の血糖値とは異なり，過去の 1～2 カ月間の血糖の状態を反映しており，6.5 %（NGSP 値）以上の場合には，糖尿病が強く疑われる．

終末糖化産物
advanced glycation end-products, AGEs

> **コラム 32・1　生体内のメイラード反応が生活習慣病の発症に関係**
>
> 生体内でメイラード反応が起こると**終末糖化産物（AGEs）**が生成する．特に，糖代謝中間体のグリセルアルデヒドに由来する AGEs が AGEs 受容体を介して一酸化窒素やサイトカインなどの生成を促進することで毛細血管障害を起こし，糖尿病血管合併症の発症に関与していることが明らかにされている．

ストレッカー分解
Strecker degradation

32・10・2　ストレッカー分解

メイラード反応の過程で生成する**ジカルボニル化合物**と**アミノ酸**が脱水縮合し，さらに，脱炭酸されてアミノレダクトンやアルデヒド類を生成し，さらに，ピラジン類を生成する反応を**ストレッカー分解**という（図 32・3）．醤油，ステーキおよび蒲焼きなどの臭いは，この反応で生成するピラジン類によるものである．また，かんきつ系飲料やアスコルビン酸を多く含む野菜は，貯蔵中にストレッカー分解されることがある．これは，食品中の L-アスコルビン酸が酸化されて，生成したジカルボニル化合物であるデヒドロアスコルビン酸は，アミノ酸と反応して赤色色素を生成する．

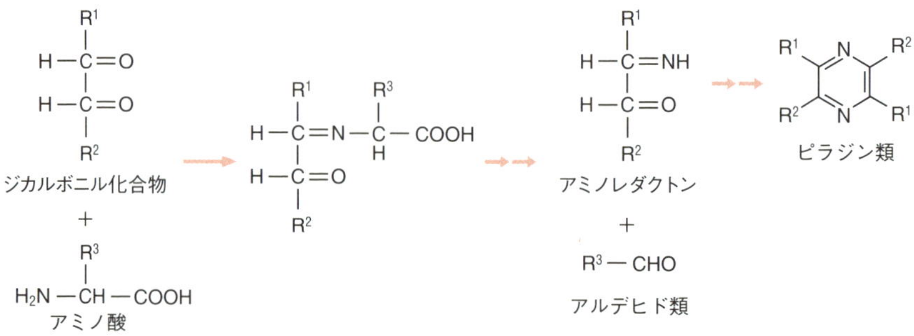

図 32・3　ストレッカー分解によるピラジン類の生成

SBO 33 食品成分由来の発がん性物質を列挙し，その生成機構を説明できる．
D1(3)②4

食品中には生命を維持し，成長を支える栄養成分が含まれているだけでなく，発がん作用をもつ成分も含まれる．食品成分由来の**発がん性物質**としては，1) **植物成分由来のもの**，2) **食品成分が反応してできるもの**，3) **食品添加物**およびマイコトキシンや化学物質などの**食品汚染物質由来のもの**に大別できる．食品は多くの成分により構成されており，発がん抑制作用をもつ成分が共存することも少なくない．そのため，食品中の一つの成分に発がん性が示されたからといって，その食品の発がん性を論じることは危険である．

発がん性物質(carcinogen)：発がん物質ともいう．

33・1 植物成分由来の発がん性物質

食用とされる植物の中には代謝・活性化されて発がん性を発揮するものがある．それらは通常多量に摂取される食品でないため，実際に問題となることは少ない．しかし，食文化として常用（多食）される地域では腫瘍発生の例がある．

a. サイカシン ソテツの種子中のデンプン質に含まれる配糖体の一種である．これは，腸内細菌のβ-グルコシダーゼにより加水分解され，強力な発がん性をもつメチルアゾキシメタノールを放出し，肝癌や神経組織のがんを誘発する．メチルアゾキシメタノールは非酵素的にメチルアゾヒドロキシドを中間体としてメチルカチオンを生成しDNA付加体（メチル化体）を形成する（図33・1a）．ただし，デンプン生成過程で十分に水にさらしたり，日干しすることによ

サイカシン cycasin

発展　南太平洋諸島や琉球諸島ではソテツの実がデンプン源として利用されているため，それらの地域では発がんのリスク要因として注意が必要である．

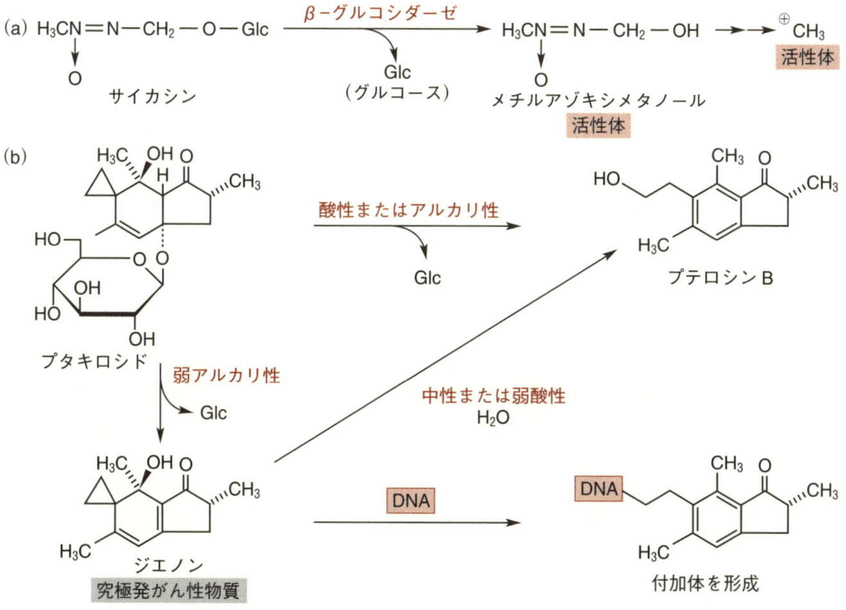

図33・1　植物成分由来の発がん性物質の活性化機構

り，サイカシンは取除かれる．

プタキロシド
ptaguiloside

b. プタキロシド　ワラビに含まれる配糖体の一種である．現在知られている発がん性物質の大部分が酵素による代謝活性化を受けることにより究極発がん性物質になるのに対し，代謝活性化を必要としない発がん性物質である．プタキロシドは弱アルカリ条件下，非酵素的に糖が取れ，きわめて不安定なジエノン（究極発がん性物質）へ変換され，分子内シクロプロパン環が開環してカルボニウムイオンを生成しDNA付加体を形成する（図33・1b）．動物実験における標的臓器は回腸と膀胱である．プタキロシドは，酸，アルカリにきわめて不安定であり，ワラビのアク抜きや塩蔵により大部分が分解される．

発展　スコットランドやイギリス北部のワラビが多く繁殖する地域のウシに消化器系の腫瘍が発生したことが報告されている．

ピロリジジンアルカロイド

c. ピロリジジンアルカロイド（ペタシテニン，シンフィチン）　フキノトウやコンフリーなどキク科やマメ科の食品に含まれるアルカロイドの一種である．フキノトウにはペタシテニンが含まれ，実験動物において肝癌や血管内皮肉腫を誘発する．コンフリーは関節炎や痛風などの炎症性疾患や下痢の民間薬として使われ，健康食品として世界的に利用されてきた．しかし，ラシオカルピンやシンフィチンなどの種々のピリジンアルカロイドが含まれ，肝硬変や肝不全などの肝障害を起こすことが報告され，わが国では食品としての販売が禁止されている．ピロリジジンアルカロイドは350種以上単離されているが，そのほとんどが有毒で，動物実験で発がん性が認められている．食品への混入は多様な経路があることからヒトの健康に与える影響は大きい．

33・2　食品成分が反応してできる発がん性物質

もともと発がん性を示さない食品中の特定成分が加工や調理の過程で，他の成分と反応して発がん性物質が生成する．また，加熱分解反応の結果，新たに発がん性物質に転化することもある．さらに，食品中の特定成分が動物体内（口腔や胃など）で他の成分と反応して，発がん性物質が生成する．

33・2・1　複素環アミン

肉や魚などのアミノ酸，タンパク質を多く含む食品を加熱調理した際，焼け焦げ中に変異原性の強い化合物が生成することが知られている．これら化合物は**複素環アミン類**という共通の構造をもつもので，現在のところ約20種が単離されている．そのうち哺乳類で発がん性が認められているものを表33・1に示す．単独のアミノ酸（Trp-P-1,2やGlu-P-1,2はトリプトファンやグルタミン酸から生成）やタンパク質から生成するものもあるが，MeIQxのように肉に含まれるいくつかの成分が反応して生成するものもある（図33・2）．現在までに単離された複素環アミンのうちMeIQxが最も高い変異原性を示す．PhIPは食品中含量が多く，雌ラットに乳癌，雄ラットに大腸癌や前立腺癌を誘発する．いずれの複素環アミンもヒトが日常摂取している量は0.4〜1.6 μg/日と微量である．さらに，ヒトにおける発がんとの関係を示す十分な疫学調査の結果はまだ得られていない．

複素環アミン
(heterocyclic amine)：ヘテロサイクリックアミンともいう．

表 33・1　複素環アミン

区　分	加熱材料	生成物	構　造
アミノ酸単独	DL-トリプトファン	Trp-P-1	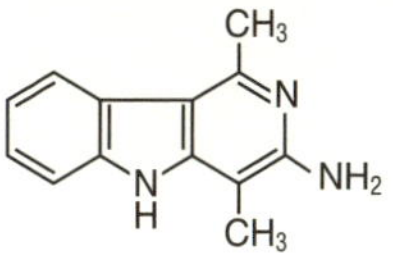
	L-グルタミン酸	Glu-P-1	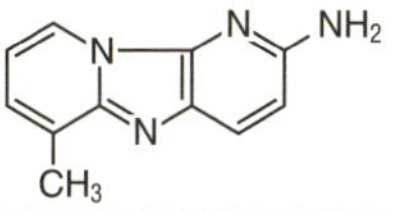
タンパク質	大豆グロブリン	MeAαC	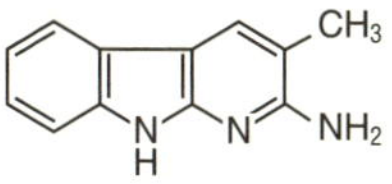
食　品	丸干しイワシ	IQ	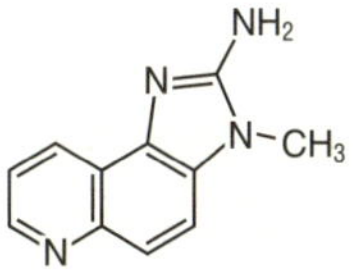
	牛　肉 魚　肉	MeIQx	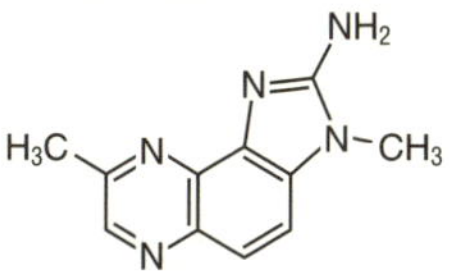
	牛　肉	PhIP	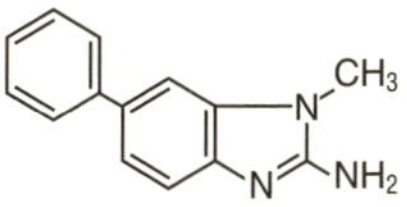

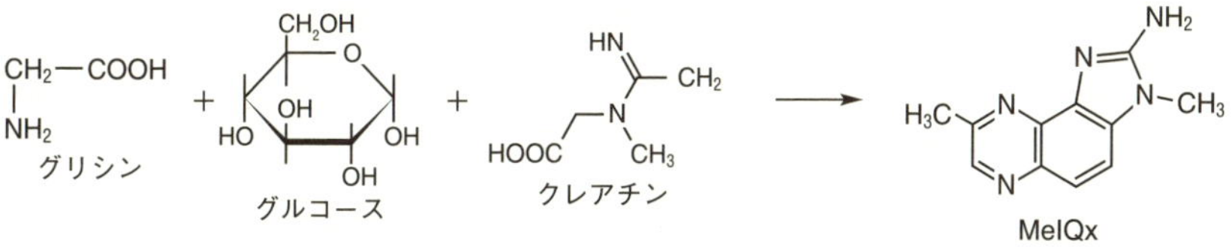

図 33・2　MeIQx の生成機構

（グリシン ＋ グルコース ＋ クレアチン → MeIQx）

33・2・2　多環芳香族炭化水素

　焼肉やくん製品中には**多環芳香族炭化水素**（PAHs）が検出されている．大気汚染物質としても知られており，石油，石炭などの化石燃料や木材，紙などの不完全燃焼あるいは熱分解により生成する．そのなかでベンゾ[*a*]ピレン，ベンゾ[*a*]アントラセン，クリセンなど約 10 数種のものに発がん性が認められている（図 33・3）．ベンゾ[*a*]ピレンは代表的な PAHs であり，タバコの煙にも含まれていることからヒト肺癌の発生と密接に関係があるとされている．食品中では，かつおぶし中の含量が高い（3～110 µg/kg）ことが知られているが発がんとの関連は明らかでない．ベンゾ[*a*]ピレン自身には発がん性はなく，シトクロム P450 によって酸化され生成したエポキシ体が**究極発がん物質**であり，DNA と付加体を形成し，発がん性を示す．

多環芳香族炭化水素
polycyclic aromatic hydrocarbons，PAHs

ベンゾ [*a*] ピレン
benzo[*a*]pyrene

究極発がん物質
ultimate carcinogen

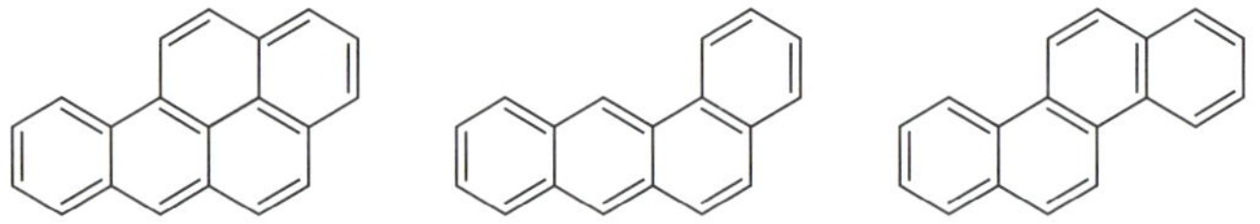

ベンゾ[a]ピレン　　　ベンゾ[a]アントラセン　　　クリセン

図33・3　多環芳香族炭化水素

33・2・3　アクリルアミド

アクリルアミド
acrylamide

アクリルアミド（$CH_2=CHCONH_2$）は，フライドポテトやチップスのような多くの加熱加工食品中から検出され，"揚げたり"，"焼いたり"，"炒ったり"する過程で生成する．アクリルアミドはポリアクリルアミドを製造する際に使用されるモノマーであり，紙の強さを増すための添加剤や工業用の接着剤，塗料の原料など工業的に広く用いられているが，劇物に指定されている神経毒で，実験動物（ラット）で乳腺，甲状腺や子宮に対して発がん性が認められている．加工食品中では，2002年にスウェーデン食糧庁が**ポテトチップス**に高濃度のアクリルアミドが生成していることを発表した．ジャガイモ中には**アスパラギン**が多く含まれるが，高温で揚げると，**グルコース**と反応し**メイラード反応***が進行し数段階のちアクリルアミドが生成する．

* SBO 32・10を参照．

33・2・4　ニトロソアミン

ジメチルアミン
dimethylamine

[発展]　魚類（5〜15 ppm）や魚卵（100〜300 ppm）に多く含まれ，干物やくん製などに加工すると増大する．

ジメチルアミン（第二級アミン）は**亜硝酸**と反応して**ジメチルニトロソアミン**（**N-ニトロソ化合物**）を生成する（図33・4）．N-ニトロソ化合物はニトロソアミンとニトロソアミドに分類でき，これらの多くは実験動物で強力な発がん性を示す．脂肪族や環状のニトロソアミンは肝臓や食道，膀胱に，ニトロソ尿素やニトロソグアニンは前胃にがんを誘発する（表33・2）．このように**化学形の相違により標的臓器が異なる**ことは非常に興味深い．N-ニトロソ化合物は種々の食品中から検出されているが，その濃度は数10 ppb以下であることが多く，実際ヒトに有害な量とは考えられない．しかしながら，食品中の第二級アミンは胃内の酸性条件下で亜硝酸と反応しN-ニトロソ化合物を生成する．生体外からの10〜100倍量が生体内で生成する可能性が指摘されており，生体内で生成したN-ニトロソ化合物は胃癌のリスク要因である．第二級アミンは海産魚介類に多く含まれ，ジメチルアミンは魚の腐敗臭の原因物質であるトリメチルアミンN-オキシドの還元によって生成する．一方，亜硝酸塩は食品添加物（発色剤）として使用されており，N-ニトロソ化合物の生成に関与しているがその量はわずかである．経口的に摂取される亜硝酸塩の大部分は**野菜**由来である．食品中の**硝酸塩**

[発展]　日本人の好む野菜は比較的硝酸塩濃度が高く，日本は諸外国と比べきわめて硝酸塩摂取量が高い（ハクサイやダイコンなどには約2000 ppmの硝酸塩が含まれている）．ヒトの硝酸塩の摂取量と胃癌による死亡率には正の相関があるという疫学研究結果があり，野菜中の硝酸塩を削減する試みがなされている．

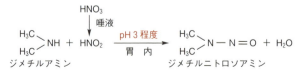

図33・4　ジメチルアミン（第二級アミン）より生成されるジメチルニトロソアミン

表 33・2　*N*-ニトロソ化合物の構造と発がん標的臓器

ニトロソアミン	発がん標的臓器	ニトロソアミド	発がん標的臓器
ジメチルニトロソアミン $O=N-N(CH_3)_2$	肝臓	*N*-ニトロソ *N*-メチル尿素	末梢神経, 脳脊髄
ジエチルニトロソアミン $O=N-N(CH_2CH_3)_2$	肝臓, 食道	*N*-メチル-*N'*-ニトロ-*N*-ニトロソグアニン	胃
ジ-*n*-ブチルニトロソアミン $O=N-N((CH_2)_3CH_3)_2$	肝臓, 食道, 膀胱		

は，口腔内の細菌により容易に還元されて亜硝酸塩になり，胃内の酸性条件下で第二級アミンと反応して *N*-ニトロソ化合物を生成する．

33・3　食品添加物および食品汚染物質由来の発がん性物質

　食品添加物はその効果はもとより，なによりも安全性の確保が最も重要な要件である．発がん性に関する考え方は，従来"動物種，投与量に関係なく，がんを発生させるような食品添加物は州間通商で売買してはならない"(米国：デラニー条項) とする発がん性を閾値のない毒性と捉え，使用を禁止するというものであった．しかし，安全性の基準が必ずしも十分でなかった過去においては，発がん性物質の合成タール系色素 (食用赤色 1 号など多数) や人工甘味料のズルチン，シクラミン酸ナトリウム (チクロ) および殺菌料の AF-2 などが使用された．一方，多くの化学物質について変異原性や発がん試験が行われた結果，有用性の高い化学物質の多くが弱陽性と判定された．そのため，現在ではヒトにおける発がんの確率 (**リスク**) が十分低い場合は，使用することによる社会的利益 (**ベネフィット**) の方が大きいと判断され，**実質安全量 (VSD)** を考慮してひき続き使用されている．ブチルヒドロキシアニソール (BHA)，食用赤色 2 号，甘味料のサッカリン，臭素酸カリウムなどは動物実験などで弱い発がん性が報告されているが現在でも使用されている．農作物に防カビや殺虫の目的で収穫後農薬として外国で使用された発がん性の 2,4-D や二臭化エチレンなどが検出されたことがある．

　食品には環境汚染物質が混入することもあり，ヒト発がん性金属として知られているカドミウムによる発がんは職業性のカドミウム粉じんへの曝露でのみ報告あり．食品中のカドミウムによる発がんの報告はない．ヒ素や発がんプロモーター活性をもつダイオキシン類が検出されている．

実質安全量　virtually safe dose, VSD

食品を汚染するカビが産生する発がん性物質については SBO 39 を参照．

SBO 34 代表的な食品添加物を用途別に列挙し，それらの働きを説明できる．
D1(3)②5

34・1　食品添加物とは

食品添加物 food additive
食品衛生法 food sanitation act
指定添加物
既存添加物
天然香料

指定制度

食品添加物は，**食品衛生法**第4条2項で"添加物とは，食品の製造の過程においてまたは食品の加工もしくは保存の目的で，食品に添加，混和，浸潤その他の方法によって使用するものをいう"と定義され，**指定添加物**，**既存添加物**，**天然香料**，一般に食品として飲食に供されるものであって添加物として使用されるもの（いわゆる**一般飲食物添加物**）に分類される．

わが国では，原則として，使用が認められる食品添加物を厚生労働大臣が個々に指定し，指定されていないものを使用することを禁じる"**指定制度**"が適用される．過去には，指定制度による規制は化学的合成品に限定され，天然物から取出されて用いられる食品添加物は規制の対象にされていなかったが，1995年に食品衛生法を改正し，化学的合成品か天然物かを問わず，新たな食品添加物として使用する場合は，すべて食品安全委員会による安全性の評価を受けた後，厚生労働大臣の指定を受けて，指定添加物として使用を認めることになった．

2014年8月現在，指定添加物として約440品目，既存添加物として約360品目，天然香料として約600品目が使用されている．

一方，従来，指定制度の対象となっていなかった，いわゆる天然添加物のうち，長年にわたり使用されていた実績のあるものとして厚生労働大臣が認めたものを既存添加物名簿に収載し，ひき続き，使用を認めることとした．同時に，リンゴや緑茶，乳などの動植物から得られる着香を目的とした添加物で，一般に使用量が微量であり，長年の食経験で健康被害のないものを天然香料とし，天然香料基原物質リストに収載している．

34・2　食品添加物に関する規格基準

1955年，調製粉乳に用いられた食品添加物の純度が低く，ヒ素が混入していたために，被害者が12,000名にも及ぶヒ素ミルク中毒事件が起こった．1960年，食品衛生法に基づき，食品添加物の**成分規格**や基準をまとめた**食品添加物公定書**が刊行された．成分規格には，**添加物の純度**のほか，製造の際に生じる副産物やヒ素および重金属の含有量の上限値などがあり，この成分規格に合わない添加物を使用したり，販売したりすることはできない．成分規格は，指定添加物だけではなく，既存添加物についても必要に応じて定められている*．

* 2007年に刊行された"第8版 食品添加物公定書"では，既存添加物61品目に対して63規格，一般飲食物添加物1品目に対して1規格の成分規格が新たに設定された．

製造基準
使用基準
表示基準
保存基準

食品添加物公定書には，食品添加物の成分規格と規格に関わる通則，一般試験法，試薬・試液などのほかに，製造基準，使用基準，表示基準，保存基準が収載されている．**製造基準**とは食品添加物を製造する際に守らなければならない基準で，かんすいなどを対象に定められている．**使用基準**は，食品添加物によって対象食品を制限したり，使用量，使用目的，使用方法，残存量を規制する基準で，食品添加物によって，使用基準のあるものとないものがある．**表示基準**は，食品添加物および食品添加物製剤を販売するときに製品に表示する内容を定めた基準で，食品添加物名や成分と含量の記載などが定められている．**保存基準**は分解し

やすい β-カロテンなどを対象に定められている基準である．

34・3　食品添加物の用途別分類と加工食品への表示方法

食品添加物は，用途によっても分類することができる．

加工食品に食品添加物が用いられた際，どのような食品添加物が使用されたのかについての情報を消費者に提供するために，食品表示法の規定に基づく食品表示基準[*1]の中で，食品添加物の加工食品への表示方法について，以下のように定めている．

使用した食品添加物は，原則として，"**物質名**"で記載することとし，指定添加物リストおよび既存添加物名簿に収載された名称が用いられる（いくつかの食品添加物に対しては"**簡略名**"での表示が認められている）．ただし，使用基準があり，安全性の面でも消費者の関心が高く，使用目的を表示する必要性の高いものについては，物質名とともに，食品添加物の使用目的を"**用途名**"として併記することになっている．**甘味料，着色料，保存料，酸化防止剤，発色剤，増粘剤（または，安定剤，ゲル化剤，糊料），防カビ剤（防ばい剤），漂白剤**の合計 8 用途が該当する[*2]．また，同じ目的で添加物を複数使用することが多く，個々の成分を表示する必要性が低いと考えられる場合は，物質名の代わりに用途を表す"**一括名**"で記載する．該当するのは，乳化剤，膨張剤，調味料[*3]，酸味料，ガムベース，かんすい，香料，イーストフード，苦味料，酵素，光沢剤，チューインガム軟化剤，豆腐用凝固剤，pH 調整剤の 14 種類である．また，ビタミンやミネラルなど栄養成分の強化を目的に使用された添加物（栄養強化剤）は**加工食品への表示の免除**が認められている．このほかに食品添加物としての表示の免除が認められる場合として，加工の際に使用されるが最終製品に残存しない場合（**加工助剤**）と原材料から移行して持込まれる場合（**キャリーオーバー**）がある[*4]．

添加物によっては，複数の用途で用いられることがある．たとえば，L-アスコルビン酸は，酸化防止剤として使用される一方，栄養強化の目的でも用いられる．酸化防止剤として使用された場合は，"酸化防止剤（ビタミン C）"といった表示が必要となるが，栄養強化の目的の場合は表示しなくてもよい．

34・4　物質名と用途名を併記して表示する食品添加物
34・4・1　甘　味　料

舌の上の"味蕾"とよばれる組織に存在する細胞に存在する甘味受容体には，ショ糖などの糖類以外にもさまざまな物質が結合して，甘味物質として認識される．甘味料は，古くは経済的な理由からショ糖の代替品として開発・使用された経緯をもつが，近年は，糖尿病や肥満などの生活習慣病罹患者が増大している背景から新たに指定添加物となったものも多く，また，虫歯の原因となるう蝕細菌に利用されにくい性質（抗う蝕性）が着目される添加物もある．

図 34・1 に指定添加物の甘味料の構造を示した．人工甘味料の**サッカリン**は水に溶けにくくショ糖の約 500 倍の甘味がある．使用基準によりチューインガムに対してのみ，使用が認められている．**サッカリンナトリウム**は水に溶けやすく，

[*1] 2009 年 9 月より**消費者庁**が発足し，JAS 法（農林物資の規格化及び品質表示の適正化に関する法律），食品衛生法，健康増進法の表示規制にかかわる事務は消費者庁により一元的に管理されることになり，食品衛生法に規定する虚偽の表示，あるいは誇大な表示のされた食品，食品添加物の取締りは消費者庁が行うことになった．さらに，2015 年 4 月に消費者庁が所管する**食品表示法**（SBO 35・4 参照）が施行された．

[*2] 着色料（銅クロロフィリン Na），保存料（ソルビン酸）などと表示する．

[*3] 調味料については，L-グルタミン酸ナトリウムや L-アスパラギン酸ナトリウムなどは"調味料（アミノ酸）"，5′-イノシン酸二ナトリウムや 5′-グアニル酸二ナトリウムなどは，"調味料（核酸）"，コハク酸や L-酒石酸ナトリウムなどは，"調味料（有機酸）"，塩化カリウムやリン酸三カリウムなどは，"調味料（無機塩）"と表示される．

[*4] たとえば醤油せんべいに用いる醤油に含まれる保存料は，せんべいに移行したときにはほとんど効力をもたない微量レベルになるので表示義務がない．

甘味料

使用基準により種々の食品に対して使用量を限定して使用される．欧米などで広く使用されている**サッカリンカルシウム**はナトリウムを含まないため減塩食摂取者向けの低カロリー甘味料としても有用とされ，2012年，新たに指定添加物として成分規格，使用基準が定められた．2000年に指定された**アセスルファムカリウム**は酢酸由来のジケテンを原料に製造される人工甘味料でエネルギー換算係数は0 kcal/g である．ショ糖の約 200 倍の甘味があり，菓子や清涼飲料水などを対象に使用基準が定められている．**スクラロース**は 1999 年に指定された人工甘味料でショ糖（スクロース）の 3 箇所のヒドロキシ基が塩素原子で置換された構造をもつ．ショ糖の約 600 倍の甘味をもつが，生体内で糖質として利用されないため低カロリー甘味料として用いられる．**アスパルテーム**はアスパラギン酸とフェニルアラニンから成るジペプチド構造をしており，ショ糖に似たすっきりとした甘さをもつ．エネルギー換算係数は 4 kcal/g でショ糖と同じであるが，甘味がショ糖の 200 倍であるので，実質的には少ない使用量で用いられ，低カロリーに抑えられる．フェニルアラニンを分解できないフェニルケトン尿症患者に対する注意喚起として，原材料欄に"甘味料（アスパルテーム・L-フェニルアラニン化合物）"と表示することになっている．**ネオテーム**はアスパルテームを N-アルキル化す

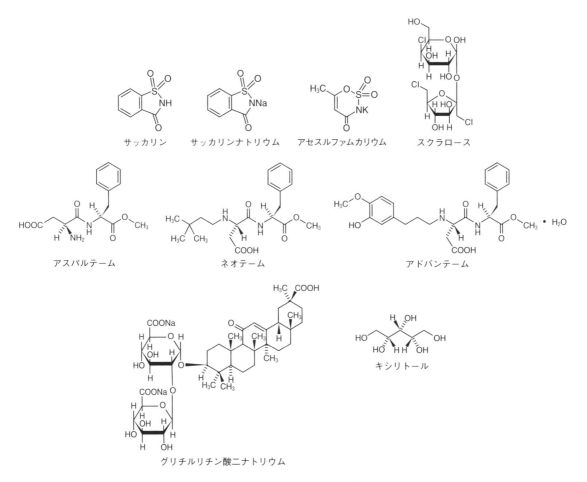

図 34・1　指定添加物の甘味料

ることで得られるジペプチドメチルエステル誘導体でショ糖の 7000〜13,000 倍の甘味をもつ．海外 30 カ国以上で使用されており，わが国でも 2007 年に添加物として指定され，成分規格が定められた．ネオテームの大部分は尿中・糞中に代謝物として排泄され，L-フェニルアラニンに変換されて摂取される可能性は小さいため，L-フェニルアラニンに関する注意喚起は必要ない．**アドバンテーム**はアスパルテームと 3-ヒドロキシ-4-メトキシフェニルプロピオンアルデヒドとの還元アルキル化反応により合成され，ショ糖の 14,000〜48,000 倍の甘味をもつ．2014 年に新規に指定添加物となった．L-フェニルアラニンに関する注意喚起も必要ない．アスパルテーム，ネオテーム，アドバンテームには使用基準はない．**グリチルリチン酸ニナトリウム**はカンゾウ（甘草）根茎からの抽出物からナトリウム塩として精製されたもので，醤油と味噌に対してのみ，使用が認められている．**キシリトール**は果物や野菜などにも含まれているが，工業的には，樹木などから抽出したキシランを加水分解して得られたキシロースを還元後，精製して得られる．使用基準はない．低カロリーであるほか，虫歯になりにくい性質（抗う蝕性）があるため，チューインガムなどに使用されている．既存添加物の甘味料には，カンゾウ抽出物，ステビア抽出物，D-キシロースなどがある．

34・4・2 着 色 料

着色料

食品がもつ色には，食欲を増進させたりすることで豊かな食生活を演出する働きがある．一方，自然状態の食品に本来保持されている色が加工や保存の過程で失われてしまうことがあるため，人為的に色調を調整する目的で着色料が用いられてきた．

食用タール色素は石炭タールを原料として合成され，鮮明な色をもち，退色し

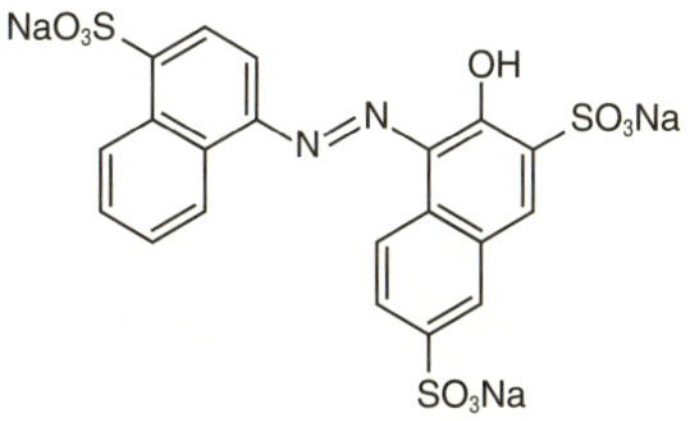

食用赤色 2 号（アマランス） 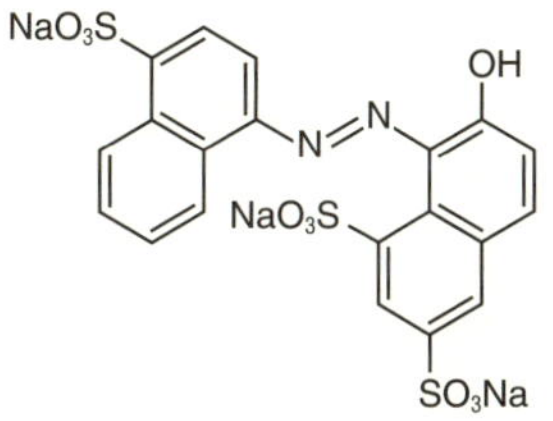　食用赤色 102 号（ニューコクシン）

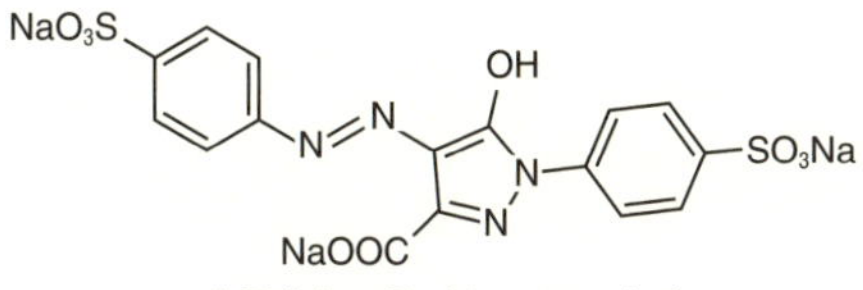

食用黄色 4 号（タートラジン） 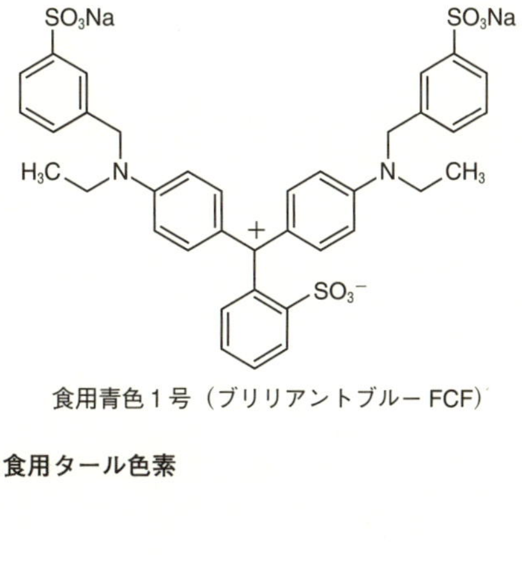　食用青色 1 号（ブリリアントブルー FCF）

図 34・2　代表的な食用タール色素

* 赤色2号について，米国においては，1976年に発がん性を疑う試験結果が報告されたことから使用禁止措置がとられている．一方，わが国では，米国のデータに関して食品衛生調査会の委員らによる検討を行った結果，食用赤色2号がヒトの健康を損なうおそれはないとの結論に至り，禁止措置はとられなかった．1984年，FAO/WHO 合同食品添加物専門家会議（JECFA）は欧州で追加実施された動物試験成績をもとに，赤色2号に発がん性は認められないと結論した．

にくいという特徴をもつ．わが国でもかつて数多くのタール色素が着色料に指定されていたが，その後，発がん性のおそれがあるものなどが相次いで指定削除となり，現在，赤色2号*など12種類が添加物として指定されている（図34・2）．いずれもが，**スルホン酸基**または**カルボキシ基**をもつ**水溶性**の**塩型化合物**であり，使用基準がある．

食用タール色素以外の指定添加物の着色料として，天然に存在する物質を起源にもつものに，カロテノイド系色素，クロロフィル系色素，無機塩類がある．

カロテノイド系の**β-カロテン**は，バターやマーガリンなどの油溶性食品に対して使用されている．もともと緑黄色野菜に含まれているプロビタミンAであるが，工業的に合成された β-カロテンが食用タール色素に代わり黄色系着色料として広く用いられている（図34・3）．使用基準がある．このほかのカロテノイド系の着色料として，ベニノキの種子に由来するものに，指定添加物の**ノルビキシンカリウム**と**ノルビキシンナトリウム**（いずれも**水溶性アナトー**として流通）と既存添加物のアナトー色素，ベニノキ末色素がある．ノルビキシンのカリウム塩またはナトリウム塩はベニノキの種子の被覆物に含まれるビキシンをアルカリ加水分解して得られる（図34・3）．使用基準があり，黄色〜橙色の着色料としてウインナーソーセージなどに使用される．

クロロフィルは植物の葉に含まれる葉緑素のことで緑色を示す．指定添加物の**銅クロロフィル**はクロロフィル a，クロロフィル b の混合物の分子内の Mg を Cu で置換して得られる化合物で，きわめて安定な緑色の着色料である．油溶性

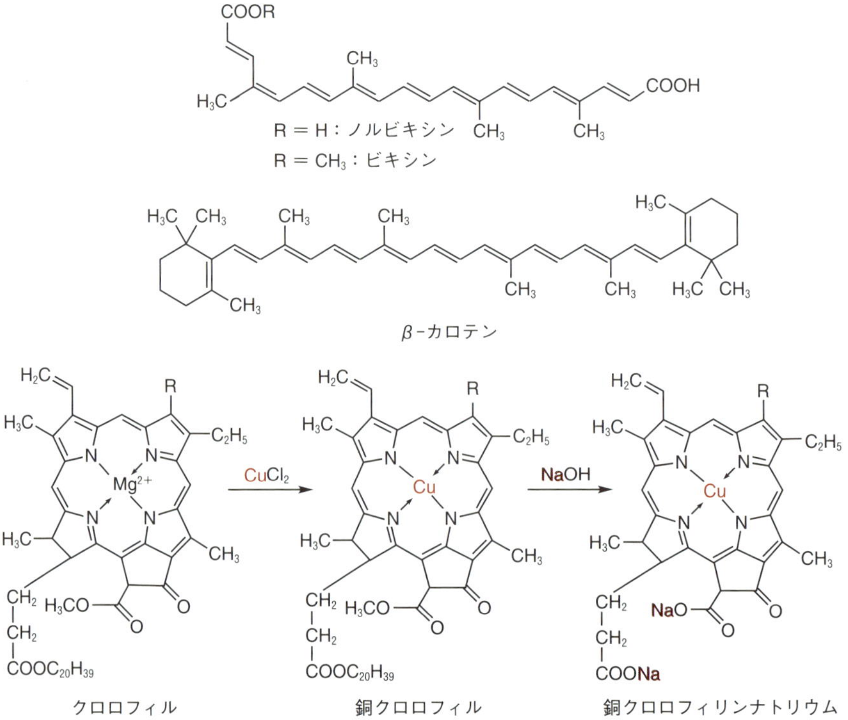

図34・3 天然物を起源とする指定添加物の着色料

で，使用基準が設けられており，コンブ，チューインガムなどに使用される．銅クロロフィルをさらに水酸化ナトリウムで加水分解して得られる水溶性の緑色着色料が**銅クロロフィリンナトリウム**で，使用基準により，コンブ，チューインガム，あめ類などに使用される．同様に，クロロフィル a と b の混合物の分子内の Mg を Fe に置換後，水溶性の緑色着色料としたものが**鉄クロロフィリンナトリウム**で，ソバやみつ豆用寒天などに使用され，使用基準により，コンブ類，茶，野菜などには使用できない（図 34・3）．

無機塩類に該当する着色料の**三二酸化鉄**（Fe_2O_3）は，古来よりベンガラとよばれる赤色の色素で，使用基準により近江地方で食される赤こんにゃくとバナナの果柄（保存処理を行った目印に使用される）に対してのみ用いられる．**二酸化チタン**（TiO_2）は白色の色素で，使用基準によりチーズやチョコレートに使用される．

以上の指定添加物以外にも，カラメル色素やコチニール色素など，数多くの既存添加物が着色料として用いられている．

34・4・3 保 存 料

保存料

微生物の増殖を抑制（静菌）して食品の腐敗を防ぎ，保存性を高める添加物として用いられる．**安息香酸**とそのナトリウム塩，**デヒドロ酢酸ナトリウム**，**ソルビン酸**とそのカリウム塩およびカルシウム塩，**プロピオン酸**とそのナトリウム塩およびカルシウム塩，**パラオキシ安息香酸*エステル類**（エチル，プロピル，イソプロピル，ブチル，イソブチル），**ナイシン**が指定されている（図 34・4）いずれも使用基準がある．安息香酸，デヒドロ酢酸ナトリウム，ソルビン酸，およびプロピオン酸は，**酸型保存料**と称され，酸性領域の方が，中性〜アルカリ性溶液より抗菌性が強く発揮される．これは，非解離分子の方が解離したイオン型の分子より微生物の細胞膜を通過しやすいためである．このため，酸型保存料を用いる場合には，食品の pH を低く保つ必要がある．パラオキシ安息香酸エステル類は，非酸型保存料で pH が中性においても十分に効果を発揮する．2009 年に保存料として指定されたナイシンは，発酵乳から分離された *Lactococcus lactis* が産生する 34 個のアミノ酸から成るペプチドで，*Bacillus* 属と *Clostridium* 属を含むグラム陽性菌の細胞膜に作用して，膜孔を形成することにより，これらの菌の細

* パラオキシ安息香酸: p-ヒドロキシ安息香酸のこと．

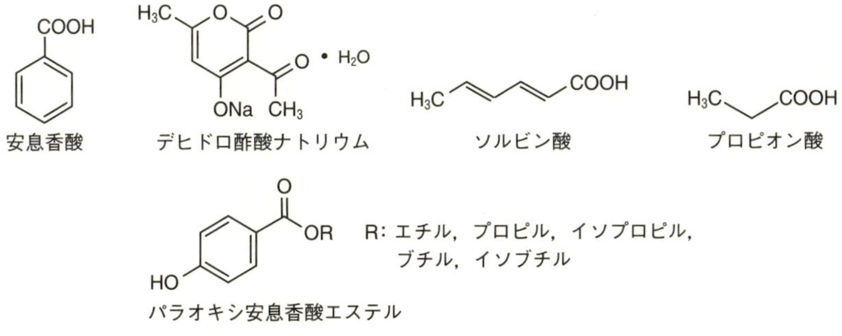

図 34・4 指定添加物の保存料

胞膜の機能を破壊するとされる．使用基準により，洋生菓子，卵加工品，チーズ，ホイップクリーム類などに用いられる．このほか，漂白剤として用いられる亜硫酸塩類（二酸化硫黄を含む）が保存料として用途名表示されることがある．既存添加物の保存料には，ポリリシンなどがある．

34・4・4 酸化防止剤

空気中の酸素により食品中の成分が酸化されて食品の変質・劣化が進む．特に食品中の油脂が酸化されると色や風味が劣化するばかりでなく，酸化によって生じた過酸化物やアルデヒドなどによる健康障害も起こりうる．酸化防止剤は，大きく，水溶性のものと油溶性のものに分けられる．指定添加物としての水溶性酸化防止剤には，還元作用のある **L-アスコルビン酸**および**エリソルビン酸**と金属封鎖作用のある**エチレンジアミン四酢酸ナトリウム**および**エチレンジアミン四酢酸カルシウム・二ナトリウム**がある（図 34・5a）．L-アスコルビン酸とエリソルビン酸は互いに鏡像関係にある立体異性体であるがエリソルビン酸にはビタミンC活性はない．エリソルビン酸には使用基準がある．エチレンジアミン四酢酸塩類は酸化を促進する金属イオンを封鎖する作用があり，缶詰や瓶詰の飲料水や食品に用いられる．使用基準がある．

指定添加物の油溶性酸化防止剤として，フェノール性ヒドロキシ基をもつ**ジブチルヒドロキシトルエン（BHT）**，**ブチルヒドロキシアニソール（BHA）**，***dl*-α-トコフェロール**，**没食子酸プロピル（PG）**がある（図 34・5b）．いずれも使用基準がある．これらは油脂の酸化の際に生成するペルオキシルラジカルに水素を供与して自身がキノンなどに酸化されることで，ラジカルの連鎖反応を断ち切り，油脂の酸化の進行を阻止する（図 34・6）．これらのフェノール性抗酸化剤と水溶性抗酸化剤を併用すると効果が大きい．油溶性酸化防止剤の**クエン酸イソプロピル**はクエン酸イソプロピル（モノエステル 25～27 %，ジエステル 9 %，トリエステル 2～4 %）およびグリセリン脂肪酸エステルの混合物で，油脂やマーガリン中に微量存在する鉄イオンなどを封鎖する作用をもつ．このほか，油溶性

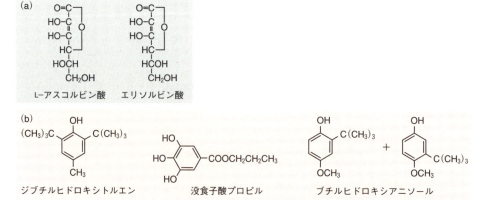

図 34・5 水溶性酸化防止剤（a）と油溶性酸化防止剤（b）

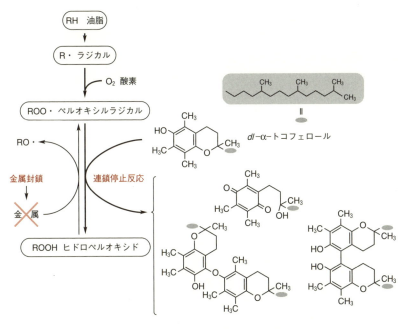

図 34・6　油脂の酸化防止剤の作用機構

酸化防止剤として，L-アスコルビン酸ステアリン酸エステルおよびL-アスコルビン酸パルミチン酸エステルが指定されている．使用基準はない．また，漂白剤として用いられる亜硫酸塩類（二酸化硫黄*を含む）が酸化防止剤として用途名表示されることがある．既存添加物の酸化防止剤には，カテキンやローズマリー抽出物がある．

34・4・5　発 色 剤

ハムやソーセージなどの食肉加工品やタラコやイクラなどに使用され，動物性食品に含まれているヘモグロビンやミオグロビンのもつピンク〜赤い色調を安定化することで，嗜好性を高めるために用いられる．**亜硝酸ナトリウム**（$NaNO_2$），**硝酸ナトリウム**（$NaNO_3$），**硝酸カリウム**（KNO_3）が指定されている．いずれも使用基準があり，ハム，ソーセージ，ベーコン，イクラ，スジコ，タラコなどに用いられ，残存料も定められている．

食肉などに含まれる赤い色素のヘモグロビンやミオグロビンは，分子内のヘムに Fe^{2+} が結合しているが，長く空気に触れたり，加熱されたりすると，Fe^{2+} が酸化されて Fe^{3+} になることで暗褐色のメトヘモグロビン，メトミオグロビンに変わり，食品としての嗜好性が低下する．亜硝酸塩や硝酸塩は，食肉などの加工時に加えると，還元されて**一酸化窒素**（NO）となり，Fe^{2+} 型のヘモグロビン，ミオグロビンに結合して（$-Fe^{2+}\cdot NO$），安定な鮮紅色の**ニトロソヘモグロビン**，**ニトロソミオグロビン**になる．これらは加熱により変性しても鮮やかな赤い色調を残す．還元性をもつL-アスコルビン酸は発色助剤として用いられる．わが国では認められていないが，欧米では，ボツリヌス症予防の目的でハムやベーコンに使用される．

* ワインや干し柿に酸化防止剤として用いられる二酸化硫黄は，実際には硫黄を燃やして発生するガスとして用いられる．ワインの場合は，ワインを熟成させる樽の中で硫黄を燃やすことで，干し柿の場合は，皮をむいて吊るした柿の下で硫黄を燃やして二酸化硫黄を発生させる．

発色剤

34・4・6 増粘剤，安定剤，ゲル化剤，または糊料

水に溶解または分散して粘稠性を生じる高分子物質を**増粘安定剤**あるいは**糊料**とよぶ．糊料（増粘安定剤）は，使用方法によって，少量で高い粘性を示す場合には**増粘剤**，粘性を高めて食品成分を均一に安定化させる効果を目的に使う場合を**安定剤**，液体のものをゼリー状に固める作用（ゲル化）を目的として使う場合には**ゲル化剤**とよんで区別する．

指定添加物の糊料として，**カルボキシメチルセルロース（CMC）ナトリウム**や**アルギン酸塩類**，**アルギン酸プロピレングリコールエステル**などが用いられている[*1]．このほか，既存添加物として，ペクチン，カラギーナン，キサンタンガム，グアーガムなどが使用されている．

34・4・7 防カビ剤（防ばい剤）

農作物を長距離輸送したり，長期間貯蔵したりする間にカビが繁殖することを防ぐ目的で，海外では収穫後の農作物に対して農薬（殺菌剤）が使用される．わが国では，農薬は農作物の生産のために使用されるものであるとされ，カビの繁殖を防ぐことで農作物の腐敗を抑制する収穫後（ポストハーベスト）農薬は"食品の保存のために使用された"と捉えられることから，"食品添加物"として扱われる．1970年代，米国の対日貿易赤字が政治問題化し，米国にとって国際競争力のあるかんきつ類などの農産物を対日輸出するべく，市場開放を迫られた．このため，海外でレモン，グレープフルーツ，オレンジなどに収穫後農薬として使用されていた**ジフェニル（DP）**，**オルトフェニルフェノール**[*2]**（OPP）**とそのナトリウム塩，**チアベンダゾール（TBZ）**が，相次いで防カビ剤として指定された（DP: 1971年，OPP: 1977年，TBZ: 1978年）．その後も，海外で新たに開発され，使用されている収穫後農薬を防カビ剤として指定しており，1992年に**イマザリル**，2011年に**フルジオキソニル**，2013年に**アゾキシストロビン**と**ピリメタニル**が新たに指定添加物となった．図34・7にこれらの防カビ剤の構造式を示した．いずれの添加物にも使用基準がある．防カビ剤が使用されたかんき

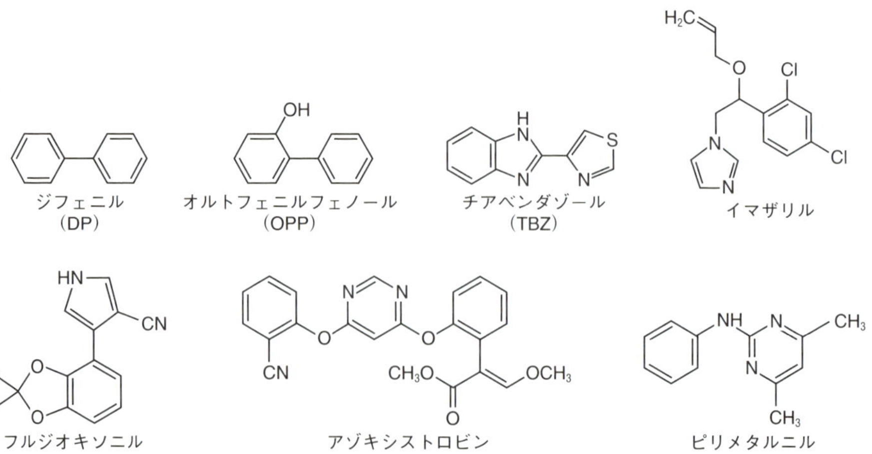

[*1] **発展** CMCは針葉樹などに由来するセルロースをアルカリで処理して製造される．ソースにとろみを与えたり，アイスクリーム中の成分を均一に分散させる目的で使用される．使用基準がある．アルギン酸は海藻に含まれている酸性の多糖類で，マンヌロン酸とグルロン酸とよばれる2種類のウロン酸から構成され，水に溶けにくいが，アルギン酸ナトリウムやアルギン酸アンモニウムなどの塩類は水に溶けて粘稠な溶液となる．CMCと同様，ソースなどの増粘剤やアイスクリームの安定剤として使用される．使用基準はない．アルギン酸プロピレングリコールエステルは酸性条件下でも溶解度や安定性に優れるため，乳酸飲料や果汁飲料など，低pHの食品に対して，乳化安定剤として用いられるほか，ドレッシングや発泡酒，ケチャップなどに安定剤，分散剤，増粘剤などとして用いられる．使用基準がある．

防カビ剤（防ばい剤）

[*2] o-フェニルフェノール

図34・7 指定添加物の防カビ剤

つ類，バナナ，リンゴ，あんず，キウイフルーツなどをばら売りで販売する際には，値札や品名札，あるいは，陳列棚などに用途名である防カビ剤という表示とともに，物質名を表示することになっている[*1].

34・4・8 漂 白 剤

原料に含まれる着色成分を無色にして食品を白くしたり，鮮明な色調を与える目的で使用され，着色成分を還元して漂白するものと酸化して漂白するものに分けられる．

指定添加物の**亜硫酸ナトリウム**（Na_2SO_3），**次亜硫酸ナトリウム**（$Na_2S_2O_4$），**二酸化硫黄**（SO_2），**ピロ亜硫酸**[*2]**カリウム**（$K_2S_2O_5$），および，**ピロ亜硫酸ナトリウム**（$Na_2S_2O_5$）は"亜硫酸塩など"として扱われる．二酸化硫黄は実際には硫黄を燃焼して発生するガスとして使用するため，成分規格はない．これらの亜硫酸塩類には，酵母や雑菌の増殖を抑制する作用や酸化による食品の劣化を抑制する作用があるため，保存料や酸化防止剤を用途名として表示されることもある．いずれも使用基準がある．

酸化作用をもつ漂白剤として，**過酸化水素**（H_2O_2），**亜塩素酸ナトリウム**（$NaClO_2$），**次亜塩素酸ナトリウム**（$NaClO$），および，**高度サラシ粉**が指定されている．いずれも微生物を死滅させる作用をもつため，殺菌料としても用いられる．このうち，過酸化水素は，使用基準で最終食品の完成前に分解または除去することが定められているため，残存した過酸化水素をカタラーゼで分解することが可能なカズノコなどの魚卵の殺菌・漂白に限って用いられている[*3]．これらの酸化作用をもつ殺菌・漂白剤は，いずれも使用基準や使用実態から，分解・除去されるか水洗されるため，最終製品に残存せず，加工助剤として扱われる．

34・4・9 その他の食品添加物

用途名の表示義務のない食品添加物の用途別分類と表示例を表34・1に示した．

発展 34・5 食品添加物の安全性

食品安全委員会が2003年に"食の安全性に関する意識調査"を行ったところ，消費者の多くが"不安に感じている"ものとして，農薬や輸入食品とともに食品添加物をあげていた．このような不安を払拭するために，食品添加物の安全性評価を最新の科学に基づいて中立・公正に，かつ透明性を保って行う必要がある．

食品添加物の新規の指定や規格基準の改定に当たって，申請者が必要となる資料を厚生労働省に提出後，食品安全委員会がリスク評価を行って**許容一日摂取量**（**ADI**）の設定などを行い，薬事・食品衛生審議会による審議，消費者庁との協議を経て，厚生労働省から省令・告示が示される（図34・8）．これまで食品安全委員会による食品健康影響評価がなされていない評価対象添加物については，"指定"のための評価に必要とされる資料を提出することとし，すでに食品健康影響評価が実施された添加物の使用基準改正を求める場合は，"基準改正"のための資料を提出することになっている．

[*1] 発展 ばら売りにより販売される食品に対しては，食品衛生法上，食品添加物の表示義務はないが，例外的に，防カビ剤（DP, OPP, OPP-Na, TBZ, イマザリル，フルジオキソニル，アゾキシストロビン，ピリメタニル）と甘味料のサッカリン，サッカリンCa, サッカリンNaは表示を要する．

漂白剤

[*2] ピロ亜硫酸: 二亜硫酸のこと．

[*3] 亜塩素酸ナトリウムは菓子製造用のかんきつ類の果皮や生食用の卵の殻の殺菌に用いられるほか，塩カズノコの漂白・殺菌にも使用される．使用基準により，使用後は分解または除去することになっている．次亜塩素酸ナトリウムは，使用基準によりゴマを除く食品への使用が認められているが，塩素系漂白剤特有の刺激臭があるため，使用量が制限され，多く使用すると除去の工程が必要となる．高度サラシ粉は次亜塩素酸カルシウムを主要成分とし，食品製造の前処理としての殺菌・漂白に用いられる．使用基準はない．

許容一日摂取量
(acceptable daily intake, ADI): SBO 50・1 を参照．

表 34・1　その他の食品添加物の用途別分類

用途名	使用目的	添加物例	表示例
品質保持剤	保存料や酸化防止剤ほど強い効果はないが，食感，味などの品質を短期間保つために使用される	プロピレングリコール，グルコン酸カリウム	プロピレングリコール，グルコン酸K
色調調整剤	黒豆，ナスやオリーブなどの食品がもつ色調を安定化し，退色を防ぐ目的で用いられる	グルコン酸第一鉄，硫酸第一鉄	グルコン酸第一鉄，硫酸鉄
表面処理剤	カビや酵母の生育を阻害するために，ナチュラルチーズの表面処理に用いられる	ナタマイシン	ナタマイシン
結着剤	食品の保水性や弾力性を高める目的でハム，ソーセージ，かまぼこなどに使用される	ピロリン酸[†]四ナトリウム，ポリリン酸ナトリウム	ピロリン酸Na，ポリリン酸Na
乳化剤	水と油のような，本来混じり合わないものの境界面で働いて，均一な状態をつくる作用をもつ	植物レシチン，グリセリン脂肪酸エステル	乳化剤
膨張剤	"ふくらし粉"，"ベーキングパウダー"ともよばれるもので，炭酸ガスやアンモニアガスを発生させて，蒸し菓子や焼き菓子をふっくらと膨脹させるために使用される	炭酸水素ナトリウム，硫酸アルミニウムカリウム（ミョウバン）	膨張剤
調味料	アミノ酸，核酸，有機酸，無機塩の4グループがあり，表示の際には，"調味料"という一括名の後にカッコ書きでこのグループ名を表示する	L-グルタミン酸ナトリウム，5′-イノシン酸二ナトリウム	調味料（アミノ酸），調味料（核酸）
酸味料	食品に酸味の付与または酸味の調整や味の調和のために使用される	クエン酸，乳酸	酸味料
ガムベース	チューインガムの基材となる物質	酢酸ビニル樹脂，エステルガム	ガムベース
かんすい	中華麺に固有の食感と風味を与えるために加える	炭酸ナトリウム，ポリリン酸ナトリウム	かんすい
香料	香気を付与または増強するために使用されるもので，食品の香りを再現するために多数の物質を調合して用いられることが多い	イソプロパノール[†]，バニリン	香料
栄養強化剤	栄養強化剤とは，栄養成分の強化のために使用される添加物で，ビタミン類，ミネラル類，アミノ酸類に大別される	ビタミンC，乳酸カルシウム	表示を免除

☐ は原材料名記載のときに添加物名を記載する例を示す．
☐ は原材料名記載のときに用途を表す一括名で記載する例を示す．
☐ は表示を省略できる例を示す．
† それぞれ後者が正式名．ピロリン酸：二リン酸，イソプロパノール：2-プロパノール．

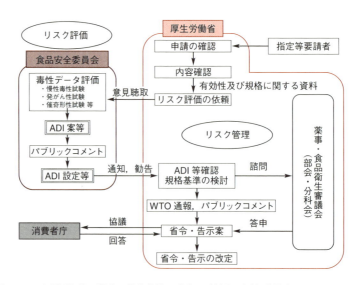

図 34・8　食品添加物の指定・規格基準の改定の手続き　厚生労働省ホームページより

コラム 34・2　指定添加物の発がん性

　指定添加物の発がん性については，サッカリン，過酸化水素，臭素酸カリウム，ブチルヒドロキシアニソール（BHA）などを対象に議論がなされてきた．サッカリンについては，食品安全委員会の検討で幼若段階から雄ラットにサッカリンナトリウムを投与すると膀胱に対する発がん性が認められたが，ラット以外の動物種で明らかな発がん性が確認されないことなどから，問題となるような遺伝毒性はないとされた．ヒトを対象にした大規模な疫学的分析からも，サッカリン摂取とヒト膀胱癌発症に関連性は認められなかったため，FAO/WHO 合同食品添加物専門家会議（JECFA）も使用を容認している．過酸化水素には微弱な発がん性が認められたため，使用基準により，最終食品の完成前に過酸化水素を分解または除去することを条件に使用を認めることになった．臭素酸カリウムについては，JECFA はこれを遺伝毒性発がん性物質であるとし，小麦粉処理剤としての臭素酸カリウムの使用は適当でないと結論しているが，わが国では"最終製品に残存してはならない"という使用基準を設けて，ひき続き指定をしている．薬事・食品衛生審議会食品衛生分科会毒性・添加物合同部会の 2002 年の報告では，パンに含まれる臭素酸カリウムの検出限界が 1 ppb まで向上したが，市販のパン 135 検体で臭素酸の残留は確認されなかったことから，高感度分析法で監視を行うことにより安全性確保に支障はないとしている．BHA については，ラットの前胃に扁平上皮癌の形成が認められたため，パーム原油への使用に限定する旨の規格基準が公布された．その後，ラットの慢性毒性試験で無影響量が求められ，1988 年の食品添加物専門委員会で ADI が設定された．一方，既存添加物についても，アカネ色素に関して，国立医薬品食品衛生研究所による動物実験で発がん性が認められたため，食品安全委員会が食品健康影響評価を行い，遺伝毒性および腎臓への発がん性が認められたため ADI が設定できないとした．これを受けて，厚生労働大臣は，薬事・食品衛生審議会の意見を聴いたうえで，2004 年 7 月，既存添加物名簿からアカネ色素を消除した．

遺伝毒性発がん物質については，閾値の存在に関して，国際的な議論が行われているが，なお合意に達していない．そのため，当面，原則として閾値が存在しないとの考えに基づき評価を行うとし，遺伝毒性発がん物質との評価がなされた添加物については，原則として承認すべきではないとしている．ただし，添加物の製造においてやむをえず含有される不純物（天然に存在するものを含む）または副生成物が遺伝毒性発がん物質である場合には，その含有量を可能な限り低減化させるべきとし，**実質安全量（VSD）**（SBO 50・3 参照）などの考え方に基づき，総合的に評価することになった．また，ヒトにおける適切な臨床試験，疫学データなどがあれば活用することになっている．アレルゲン性が疑われる場合には，動物試験の結果を外挿することが困難なため，ヒトにおける知見が重視される．

Adv　34・6　おもな食品添加物の試験法

　食品添加物の試験法については，衛生試験法・注解に代表的なものが記載されている．以下に，簡略して例を示す．

a. 保存料　食品中の保存料を水蒸気蒸留により回収し，高速液体クロマトグラフィーにより定性分析を行う．

<u>安息香酸・ソルビン酸・デヒドロ酢酸混合標準液または試料溶液</u>
↓
<u>ODS カラム* を用いた高速液体クロマトグラフィー</u>

* オクタデシルシリル(ODS)基が表面に結合したシリカゲルを充填剤とするカラム．

［移動相］
1) 安息香酸，ソルビン酸，デヒドロ酢酸の分離
　　メタノール：アセトニトリル：5 mmol/L クエン酸緩衝液（pH 4.0）= 1:2:7
2) パラオキシ安息香酸エステル類の分離
　　メタノール：5 mmol/L クエン酸緩衝液（pH 4.0）= 6:4

［UV 検出器］
230 nm：安息香酸，ソルビン酸，デヒドロ酢酸
270 nm：パラオキシ安息香酸エステル類

b. 酸化防止剤 植物油に含まれている油溶性の酸化防止剤を回収し，高速液体クロマトグラフィーにより定性分析を行う．

BHA, BHT, PG については SBO 34・4・7 を参照．

<u>BHA・BHT・PG 混合標準液または試料溶液</u>
↓
<u>ODS カラムを用いた高速液体クロマトグラフィー</u>

［移動相］
　A 液：メタノール：アセトニトリル＝1：1
　B 液：5％ 酢酸溶液

移動相の A 液の割合を 15 分で 40％ から 90％ まで変化させ，その後，90％ を保持して溶出する．

［UV 検出器］ 280 nm

c. 発 色 剤 魚肉製品，食肉加工品などを粉砕し，透析後の透析外液に含まれる硝酸を高速液体クロマトグラフィーにより定量する．

<u>硝酸イオン標準液または試料溶液</u>
↓
<u>第四級アンモニウム基を化学修飾した全多孔性シリカゲルを担体とする高速液体クロマトグラフィー</u>

［移動相］ リン酸緩衝液：0.05 mol/L KH_2PO_4 溶液に 0.05 mol/L H_3PO_4 溶液に加えて pH 3.0 とする．

［UV 検出器］ 210 nm

例題 34・1 次の食品添加物の用途は何か．
1. エリソルビン酸，2. ソルビン酸，3. 亜硝酸ナトリウム，4. オルトフェニルフェノール，5. β-カロテン，6. キシリトール，7. α-トコフェロール，8. 安息香酸，9. アスパルテーム

解 答
1. 酸化防止剤，2. 保存料，3. 発色剤，4. 防カビ剤，5. 着色料，6. 甘味料，7. 酸化防止剤，8. 保存料，9. 甘味料

SBO 35 特別用途食品と保健機能食品について説明できる.
D1(3)②6

35・1 食品の機能

食品は栄養素としての役割のほかにさまざまな機能があり，それらは次のように分類される．まずは栄養素としての機能であり，これは食品の**一次機能**とよばれる．また，食品には味覚，嗅覚など感覚に訴える嗜好特性に関わる機能があり，これを**二次機能**という．さらに，これらのほかに生理的機能や免疫系，体調リズム（ホルモン系），精神の高揚や鎮静（神経系）などの生体調節に関与する機能があり，これを**三次機能**という．通常，このような三次機能の特性をもつ食品を**機能性食品**とよんでいる．近年，生活習慣病の増加や高齢化社会の到来などによる健康意識の高まりとともに，食品の三次機能に対する関心が強く，いわゆる"健康食品"の名のもとに，機能性を強調した食品が広く商品として出回るようになった．しかしながら，健康食品という言葉は法律で定義されたものではなく，健康に何らかのよい影響を与える食品という程度の意味で用いられており，その中身は特殊成分を含んだものからビタミンなどごく身近な栄養素を含むものまで多種多様である．

> 一次機能
>
> 二次機能
>
> 三次機能
> 機能性食品

> 食品の生体調節機能
> ① 生体防御
> ② 疾病予防（防止）
> ③ 疲労回復
> ④ 体調リズムの調節
> ⑤ 老化防止

35・2 特別用途食品，保健機能食品などの法令上の位置づけ

表35・1に，特別用途食品，保健機能食品，栄養表示基準などの法令上の区分を示した．

表35・1 特別用途食品，保健機能食品などの法令上の区分

健康増進法	特別用途食品 ① 病者用食品 ② 妊産婦，授乳婦用粉乳 ③ 乳児用調製粉乳 ④ えん下困難者用食品		食品表示法 (健康増進法，食品衛生法等の食品の表示義務の部分を一元化：2015年4月1日施行)
	⑤ 特定保健用食品	保健機能食品	
	栄養機能食品		
	機能性表示食品*		
	一般食品（いわゆる健康食品含む）		

* 食品表示法により2015年4月1日新設

35・3 特別用途食品

特別用途食品とは，健康増進法（栄養改善法）26条に基づくもので，国民栄養の改善を図るという見地から，健康に及ぼす影響が大きく，かつ，特に適正な使用が必要である病者，妊産婦，授乳婦，乳児，高齢者などに用いる食品をいい，その表示については国の許可が必要となっている．それぞれの位置づけは表35・2に示した内容（2009年4月）をもち，マークが定められている（欄外のマーク：特定保健用食品を除く）．なお，マークの"区分"には，"病者用食品"，"乳児用食品"などの用途を記載することになっている．2001年の法律（当時は

> 特別用途食品

特別用途食品の許可マーク

栄養改善法）施行細則改正により，特定保健用食品が医学・栄養学的証明に基づいて人の健康にある種の効果が期待できると認められた食品とし，特別用途食品の一つのカテゴリーとして位置づけられた．

表35・2 特別用途食品

① 病者用食品	許可基準型	低タンパク質食品 アレルゲン除去食品 無乳糖食品 総合栄養食品
	個別評価型	
② 妊産婦，授乳婦用粉乳		
③ 乳児用調製粉乳		
④ えん下困難者用食品		
⑤ 特定保健用食品		

35・4　保健機能食品と保健機能食品制度

保健機能食品制度とは，これまで多種多様に販売されていたいわゆる"健康食品"のうち，国が有効性や安全性などを考慮して設定した規格基準を満たす食品に対して**保健機能食品**と称して販売することを認める制度で，2001年制定された．さらに，2015年4月に施行された**"食品表示法"**により，表35・3に示すように，現在では特定保健用食品，栄養機能食品，機能性表示食品の三つの区分に分類される．すなわち，保健機能食品とはわれわれが日常食べているごく普通の食品一般と，その対極にある医薬品の中間に位置するもので，国民が栄養摂取に当たって惑わされないよう，また過剰摂取などにより健康上の被害をもたらすことがないよう，適切な選択ができるよう表示基準などを定めたものである．

表35・3 保健機能食品制度における保健機能食品の概要

医薬品 （医薬部外品を 含む）	保健機能食品		一般食品 （いわゆる健康 食品を含む）
	1) 特定保健用食品	① 個別許可型 ② 個別許可型・疾病リスク低減表示 ③ 規格基準型 ④ 条件付き	
	2) 栄養機能食品	規格基準型	
	3) 機能性表示食品	事業者の責任で機能性表示	

特定保健用食品は，身体の生理学的機能などに影響を与える保健機能成分を含むもので，特定の保健の用途のために利用される食品である．食品を特定保健用食品として販売するには，個別に特定の保健機能を示す有効性や安全性などに関する国の審査を受け，消費者庁長官の許可を得なければならない．

一方，栄養機能食品は，身体の健全な成長，発達，健康の維持に必要な栄養成分（ミネラル，ビタミンなど）の補給を目的としたものである．栄養機能食品と称して販売するには，国が定めた規格基準に適合する必要があるが，その規格基準に適合すれば国への許可申請や届出の必要はない．いわゆる健康食品（栄養補助食品，健康補助食品，サプリメントなどの名称も含む）と称して販売されてい

る食品は，販売業者が独自の判断で，"健康食品"などと称して販売しているものである．しかし，健康食品という名称は，法令上で定義されているものではない．

また，2015年4月に，新しく"機能性表示食品"の制度が始まった．機能性表示食品とは，事業者の責任において，科学的根拠に関する情報などが消費者庁長官へ届けられた食品である．ただし，特定保健用食品とは異なり，消費者庁長官の個別の許可を受けたものではない．

35・4・1 特定保健用食品

特定保健用食品は，1991年に制度化されたもので，栄養改善法（2002年制定の**健康増進法**にひき継がれた）に規定される特別用途食品の一つであるが，2001年保健機能食品制度の創設に伴い，さらなる安全性や有効性を確保する観点から，食品衛生法施行規則に基づく保健機能食品の一つとしても位置づけられた（表35・1）．

健康増進法については，SBO 10を参照．

2005年2月特定保健用食品の見直しが行われ，四つの区分，すなわち，特定保健用食品は，① **個別許可型**，② **個別許可型・疾病リスク低減表示**（特定保健用食品の表示の一つ），③ **規格基準型**（特定保健用食品としての許可実績が十分であるなど，科学的根拠が蓄積されている関与成分（食物繊維，オリゴ糖）について規格基準を定め，審議会の個別審査なく，事務局において規格基準に適合す

コラム 35・1 特定保健用食品の表示

① 保健機能食品（特定保健用食品）である旨
② 許可または承認を受けた表示の内容（添付文書への記載でも可）
③ 栄養成分量および熱量
④ 原材料の名称
⑤ 内容量
⑥ 1日当たりの摂取目安量
⑦ 摂取の方法および摂取するうえでの注意事項
⑧ 1日当たりの摂取目安量に含まれる機能表示する成分の栄養素等表示基準値に対する割合（栄養素等基準値が定められているものに限る）
⑨ 調理または保存の方法に関し特に注意を必要とするものはその注意事項など

許可表示例

現在（2015年3月）許可品目は1143あり，おもな保健用途の表示内容と保健機能成分を表35・4に示したが，その他に「鉄の供給を必要とする貧血気味の人に適します」，「血圧を正常に保つことを助ける食品です」などの許可表示がある．また，疾病リスク低減表示として「日頃の運動と適切な量のカルシウムを含む健康的な食事は，若い女性が健全な骨の健康を維持し，歳をとってからの骨粗しょう症になるリスクを低減するかもしれません」，「適切な量を含む葉酸を含む健康的な食事は，女性にとって二分脊椎などの神経管閉鎖障害をもつ子どもが生まれるリスクを低減するかもしれません」などがある．規格基準型の許可表示例として「○○が含まれているので，お腹の調子を整えます」，「○○が含まれており，ビフィズス菌を増やして腸内の環境を良好に保つので，お腹の調子を整えます」などがある．条件付き表示としては，「○○を含んでおり，根拠は必ずしも確立されていませんが，△△に適している食品です」などがある．

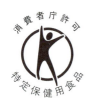

特定保健用食品の許可マーク

規格基準型

るか否かを審査するもの），④**条件付き**（有効性の科学的根拠のレベルには届かないもの，一定の有効性が確認されている食品について，限定的な科学的根拠であるという表示をすることを条件として許可するもの）に分けられることになった．また，個別許可・疾病リスク低減表示食品とは，関与成分の疾病リスク低減効果が医学的・栄養学的に確立されている場合，疾病リスク表示を認める特定保健用食品である．特定保健用食品には，欄外のような許可マークが付けられる．表35・4に特定保健用食品のおもな保健用途の表示内容と保健機能成分を示した．

35・4・2 栄養機能食品

栄養機能食品は**規格基準型**であり，あらかじめ決められている規格・基準（上限値・下限値）に従う必要はあるが，特に許可を受ける必要はない．従来，栄養機能食品には食品衛生法施行規制および健康増進法に基づく栄養表示基準の規定により表35・5に示すようにビタミン13種類とミネラル5種類に規格基準が定められていたが，このたび（2015年4月1日 "食品表示法" 施行），$n-3$系脂肪酸，ビタミンK，およびカリウムの3種類が追加された．表示に当たっては栄養機能表示が認められ，規格は最低含むべき成分量（一日摂取量として）とその上限が決められている．また，栄養素の機能についても表示が可能であり，その内容は規格として決められている．さらに，消費者が安全に摂取するために "本品は，多量摂取により疾病が治癒したり，より健康が増進するものではない"，"1日の摂取目安を守るように" などの注意喚起も表示することになっている．

35・4・3 機能性表示食品

機能性表示食品

2015年4月から導入された特定保健用食品，栄養機能食品とは異なる "食品の新しい制度" で，**機能性表示食品**とは，事業者の責任で，科学的根拠をもとに商品パッケージに機能性を表示するものとして，消費者庁に届けられた商品である．制度の特徴は，下記の通りである．

1) 疾病に罹患していない人（未成年者，妊産婦（妊娠を計画している人を含む），および授乳婦を除く）を対象にした食品
2) 生鮮食品を含め，すべての食品（一部除く）が対象．
3) 安全性および機能性の根拠に関する情報，健康被害の情報収集体制など必要な事項が，商品の販売前に，事業者より消費者庁長官に届け出られる．
4) 特定保健用食品とは異なり，国が安全性と機能性の審査を行っていない．
5) 届けられた情報は消費者庁のウェブサイトに公開される．

表35・4 特定保健用食品のおもな保健用途の表示内容と保健機能成分

表示内容	保健機能成分	備考
お腹の調子を整える食品	フラクトオリゴ糖，ガラクトオリゴ糖，大豆オリゴ糖，ラクチュロース，乳酸菌類（ビフィズス菌類，乳酸桿菌類，プロピオン酸菌），ポリデキストロース，難消化性デキストリン，グアーガム，サイリウム種皮由来の食物繊維	フラクトオリゴ糖は難消化性で，腸内細菌叢を改善する．乳酸菌類は大腸内のビフィズス菌と共生して，腸内細菌叢を改善するほか，便性・便通を改善する．ポリデキストロース以下は食物繊維で，便性・便通改善のほか血中脂肪・コレステロールの低減に役立つ．

表35・4 （つづき） 特定保健用食品のおもな保健用途の表示内容と保健機能成分

表示内容	保健機能成分	備考
血圧が高めの方に適する食品	ラクトトリペプチド, カゼインドデカペプチド, バリルチロシン含有サーデンペプチド, 杜仲葉配糖体	ラクトトリペプチド, カゼインドデカペプチド, サーデンペプチドはアンギオテンシン変換酵素を阻害し, 降圧作用を示す. 杜仲葉配糖体は副交感神経を刺激し, 降圧作用を示す.
コレステロールが高めの（気になる）方に適する食品	大豆タンパク質, キトサン, 低分子化アルギン酸ナトリウム, 植物ステロール, β-シトステロール, EPA/DHA[†1]	大豆タンパク質, キトサンは胆汁酸と結合してコレステロールの排泄を促す. 植物ステロールは胆汁酸ミセルに溶解し, コレステロールのミセルへの溶解を減らす. EPA/DHAには血中コレステロール上昇抑制作用, 中性脂肪上昇抑制作用がある.
血糖値が気になる方に適する（食後の血糖値の上昇を緩やかにする）食品	難消化性デキストリン, 小麦アルブミン, グアバ葉ポリフェノール, L-アラビノース, トウチエキス	小麦アルブミンは糖質の消化を遅らせる. グアバ葉ポリフェノールは糖質の消化酵素を阻害する.
ミネラルの吸収を助ける食品	CCM (クエン酸リンゴ酸カルシウム), CPP (カゼインホスホペプチド), ヘム鉄, フラクトオリゴ糖	CCM, CPPはカルシウムの吸収を促進し, 骨形成を促進する. ヘム鉄は無機鉄より吸収されやすい. フラクトオリゴ糖は整腸作用のほかミネラルの吸収促進作用をもつ.
血清中性脂肪を抑える食品	ジアシルグリセロール, グロビンタンパク分解物, 中鎖脂肪酸	ジアシルグリセロールは, 2位に脂肪酸エステルがないため, 消化後2-モノグリセロールが生成せず, トリアシルグリセロールの生成が行われない. 中鎖脂肪酸は, 胃内のリパーゼで完全に分解され, 2-モノアシルグリセロールを生成しない. 中鎖脂肪酸は門脈から吸収され肝臓で分解される.
虫歯の原因になりにくい（歯の健康維持に役立つ）食品	オリゴ糖 (パラチノース), マルチトール, 糖アルコール (キシリトール), エリスリトール, 茶ポリフェノール	パラチノース, マルチトールなどは歯垢を形成させない.
歯の健康維持に役立つ食品	還元パラチノース, 第二リン酸カルシウム[†2], フクロノリ抽出物, CPP-ACP (カゼインホスホペプチド-非結晶リン酸カルシウム複合体), リン酸化オリゴ糖カルシウム	CPP-ACP, 第二リン酸カルシウム, フクロノリ抽出物には骨の再石灰化促進作用がある.
体脂肪が気になる方に適する食品	ウーロン茶ポリフェノール, ジアシルグリセロール, β-シトステロール, EPA/DHA[†1], 中鎖脂肪酸, 茶カテキン	
骨の健康が気になる方に適する食品	ビタミン K_2, 大豆イソフラボン, フラクトオリゴ糖, ポリグルタミン酸	ビタミン K_2 は, オステオカルシンのGla (グルタミン酸) 化に必要で, 骨形成を促進する. 大豆イソフラボンは, 弱いエストロゲン作用があり, 閉経後のエストロゲン不足による骨吸収を抑制し, 骨量を維持する.

[†1] EPA: エイコサペンタエン酸, DHA: ドコサヘキサエン酸.
[†2] リン酸水素カルシウム ($CaHPO_4$) のこと.

表35・5 栄養機能食品の栄養成分・規格基準・栄養機能表示・注意喚起表示

栄養成分	下限・上限値	栄養機能表示	注意喚起表示
カルシウム	210〜600 mg	カルシウムは, 骨や歯の形成に必要な栄養素です.	本品は, 多量摂取により疾病が治癒したり, より健康が増進するものではありません. 1日の摂取目安量を守ってください.
鉄	2.25〜10 mg	鉄は, 赤血球をつくるのに必要な栄養素です.	
亜鉛	2.10〜15 mg	亜鉛は, 味覚を正常に保つのに必要な栄養素です. 亜鉛は, 皮膚や粘膜の健康維持を助ける栄養素です. 亜鉛は, タンパク質・核酸の代謝に関与して, 健康の維持に役立つ栄養素です.	本品は, 多量摂取により疾病が治癒したり, より健康が増進するものではありません. 亜鉛の摂りすぎは, 銅の吸収を阻害するおそれがありますので過剰摂取にならないよう注意してください. 1日の摂取目安量を守ってください. 乳幼児・小児は本品の摂取を避けてください.

表35・5 (つづき) 栄養機能食品の栄養成分・規格基準・栄養機能表示・注意喚起表示

栄養成分	下限・上限値	栄養機能表示	注意喚起表示
銅	0.18〜6 mg	銅は,赤血球の形成を助ける栄養素です. 銅は,多くの体内酵素の正常な働きと骨の形成を助ける栄養素です.	本品は,多量摂取により疾病が治癒したり,より健康が増進するものではありません.1日の摂取目安量を守ってください. 乳幼児・小児は本品の摂取を避けてください.
マグネシウム	75〜300 mg	マグネシウムは,骨や歯の形成に必要な栄養素です. マグネシウムは,多くの体内酵素の正常な働きとエネルギー産生を助けるとともに,血液循環を正常に保つのに必要な栄養素です.	本品は,多量摂取により疾病が治癒したり,より健康が増進するものではありません.多量摂取すると軟便(下痢)になることがあります.1日の摂取目安量を守ってください. 乳幼児・小児は本品の摂取を避けてください.
ナイアシン	3.3〜60 mg	ナイアシンは,皮膚や粘膜の健康維持を助ける栄養素です.	本品は,多量摂取により疾病が治癒したり,より健康が増進するものではありません.1日の摂取目安量を守ってください.
パントテン酸	1.65〜30 mg	パントテン酸は,皮膚や粘膜の健康維持を助ける栄養素です.	
ビオチン	14〜500 μg	ビオチンは,皮膚や粘膜の健康維持を助ける栄養素です.	
ビタミンA	135〜600 μg (450〜2000 IU)	ビタミンAは,夜間の視力の維持を助ける栄養素です. ビタミンAは,皮膚や粘膜の健康維持を助ける栄養素です.	本品は,多量摂取により疾病が治癒したり,より健康が増進するものではありません.1日の摂取目安量を守ってください. 妊娠3カ月以内または妊娠を希望する女性は過剰摂取にならないように注意してください.
β-カロテン[†]	1620〜7000 μg	β-カロテンは,夜間の視力の維持を助ける栄養素です. β-カロテンは,皮膚や粘膜の健康維持を助ける栄養素です.	本品は,多量摂取により疾病が治癒したり,より健康が増進するものではありません.1日の摂取目安量を守ってください.
ビタミンB_1	0.3〜25 mg	ビタミンB_1は,炭水化物からのエネルギー産生と皮膚や粘膜の健康維持を助ける栄養素です.	本品は,多量摂取により疾病が治癒したり,より健康が増進するものではありません.1日の摂取目安量を守ってください.
ビタミンB_2	0.33〜12 mg	ビタミンB_2は,皮膚や粘膜の健康維持を助ける栄養素です.	
ビタミンB_6	0.3〜10 mg	ビタミンB_6は,タンパク質からのエネルギー産生と皮膚や粘膜の健康維持を助ける栄養素です.	
ビタミンB_{12}	0.60〜60 μg	ビタミンB_{12}は,赤血球の形成を助ける栄養素です.	
ビタミンC	24〜1000 mg	ビタミンCは,皮膚や粘膜の健康維持を助けるとともに,抗酸化作用をもつ栄養素です.	
ビタミンD	1.50〜5.0 μg (60〜200 IU)	ビタミンDは,腸管でのカルシウムの吸収を促進し,骨の形成を助ける栄養素です.	
ビタミンE	2.4〜150 mg	ビタミンEは,抗酸化作用により,体内の脂質を酸化から守り,細胞の健康維持を助ける栄養素です.	
葉酸	60〜200 μg	葉酸は,赤血球の形成を助ける栄養素です. 葉酸は,胎児の正常な発育に寄与する栄養素です.	本品は,多量摂取により疾病が治癒したり,より健康が増進するものではありません.1日の摂取目安量を守ってください. 本品は胎児の正常な発育に寄与する栄養素ですが,多量摂取により胎児の発育がよくなるものではありません.
n-3系脂肪酸	0.6〜2.0 g	n-3系脂肪酸は,皮膚の健康維持を助ける栄養素です.	本品は,多量摂取により疾病が治癒したり,より健康が増進するものではありません.1日の摂取目安量を守ってください.
ビタミンK	45〜150 μg	ビタミンKは,正常な血液凝固を維持する栄養素です.	本品は,多量摂取により疾病が治癒したり,より健康が増進するものではありません.1日の摂取目安量を守ってください. 血液凝固阻止薬を服用している方は本品の摂取を避けてください.
カリウム	840〜2800 mg	カリウムは,正常な血圧を保つのに必要な栄養素です.	本品は,多量摂取により疾病が治癒したり,より健康が増進するものではありません.1日の摂取目安量を守ってください. 腎機能が低下している方は本品の摂取を避けてください.

[†] β-カロテンはビタミンAの前駆体

SBO 36 食品衛生に関する法的規制について説明できる．
D1(3)②7

経済の発展やグローバル化の恩恵と同時に，生産や流通の多様化・複雑化も進み，食の安全を巡る状況も大きく様変わりをしてきている．特に最近は，輸入食品への残留農薬や，腸管出血性大腸菌など食中毒による大規模な健康被害，福島第一原子力発電所の事故に伴う放射性物質の汚染問題などの新たなタイプの事件・事故が起こっている．これらの食の安全を脅かす事象から，国民を守るために多くの法律・条例が制定されている．

36・1 食の安全のための法整備

日本における食の安全を担保するための法律は，1947年に制定された**食品衛生法**に端を発する．当初は食品の品質や食中毒，食品添加物などへの対策を主としていたが，2001年に起こったBSE（ウシ海綿状脳症）感染牛や翌年の牛肉産地偽装問題，同時期に起こった輸入食材への基準を超えた残留農薬など食品の安全に対する国民の不安や不信の高まりを契機に，2003年8月に大幅な改正が行われた．この改正により本法律は，健康被害などの食品問題への対策という二次・三次予防的な見地から，それらが起こらないように国民の健康を保護するという一次予防的なより高度な目的を掲げることとなった．

食品衛生法

また，食品行政は多くの省庁が関わっている．飲食物としての規制を行う食品衛生法は**厚生労働省**が，一次生産物としての管理を行う**JAS法***は**農林水産省**がそれぞれ所管している．さらに，流通する商品としての表示基準は**消費者庁**が監督している．そこで，これら複数の行政機関と生産者，加工・製造業者や消費者の間の関わりを明確化するために，食品衛生法の改正に先立ち2003年7月に**食品安全基本法**が制定された．この法律をもとに，食品衛生法・JAS法の改正がなされ，各省庁が統一された食品行政を行う体制が整えられている．

* SBO 34・3を参照．

食品安全基本法

36・2 食品安全基本法

食品安全基本法は，国民や国際的動向に配慮しつつ科学的知見に基づきさまざまな施策を総合的に推進することを目的とした法律で，その名の通り日本の食品衛生の安全性を担保するための基本となるものである．本法は，1) 基本理念*，2) 国，地方公共団体および食品関連事業者の責務，消費者の役割，3) 施策の基本的な方針などを定めて総合的に推進することの三つを柱としている．

本法では食品安全行政に**リスク分析手法**を導入しており，これに基づき新たに**食品安全委員会**が関連省庁から独立した**内閣府**に設置されることとなった（コラム36・1を参照）．この委員会は食品の安全性の評価を担ういわゆる"リスクアセスメント"のための機関であり，実際の承認は関係各省庁の大臣が本委員会の意見をもとに判断している．この委員会では，食品添加物や農薬類，種々の化学

* 食品安全基本法の基本理念は，国民の健康保護が最も重要であることを行政・事業者・国民の基本的な認識として食品の安全性の確保はなされなくてはならないこととされている．

的汚染物質や食中毒の病原体，器具や容器包装類などのリスク評価のほかに，特定保健用食品*¹や遺伝子組換え食品などの新開発食品の安全性の評価も行っている．また，緊急時対応専門調査会を設置しており，食品の安全性に関係する機関との連携体制の中心的役割を担っている．

*1 SBO 35 を参照.

リスク評価（リスクアセスメント） risk assessment
リスク管理（リスクマネジメント） risk management
リスクコミュニケーション risk communication

> **コラム 36・1 リスク分析の三要素**
>
> 日常にはさまざまな危険因子（リスク）があるが，いったん起こってしまうと取返しのつかない不可逆な事態をひき起こすものや，被害が迅速に広がり初動が重要となるものも多い．そのため，すでに発生した事象に対して後から対応するのではなく，事象が発生することを可能な限り未然に防ぎ，発生した場合でもその影響を最小限にするために提唱されたものが**リスク分析における三要素**である．これは，いかなるリスクが発生するかを調査・検討する**リスク評価（リスクアセスメント）**，見いだされたリスクに対してそれを予防・低減するための対策を決定する**リスク管理（リスクマネジメント）**，これらのリスクについて関係する人々に正しい情報を発信し，同時にそのリスクに関する情報を提供してもらうための仕組みをつくる**リスクコミュニケーション**の三つで構成されている．この考え方は食品の安全性だけでなく，大規模災害への対応や会社経営など幅広い分野で用いられている．この方法では，リスク評価とリスク管理を行うセクションは，リスクの隠蔽や過大・過小評価を避けるために独立している必要がある．そのためわが国では，危険性を提唱する食品安全委員会は内閣府に置き，実際の規制や対策を行う厚生労働省や農林水産省とは独立させている．

36・3 食品衛生法

食品衛生法は，飲食に起因する危害の発生を防止することを目的として，下に示したような食の安全に関わるさまざまな因子についての規定が成されている．その対象は，医薬品・医薬部外品を除くすべての飲食に関わるもので，飲食物だけでなく食器・容器・包装，また口に入れる可能性があることから乳児用玩具も含まれている．

食品添加物については，**天然香料**と調味料などの食品としても使用される添加物を除き，食品安全委員会により安全性を科学的に証明された**指定添加物**のみが使用を認められている．1995年の改正後，天然添加物も安全性の証明の後に指定添加物とするようになった．また，これ以前に慣習的に使われていた天然添加物は**既存添加物**として区分された．このような許可された物以外の使用を禁じる規制法を**ポジティブリスト方式**の規制とよぶ．添加物はおおむね5年ごとに改正される**食品添加物公定書**により，成分の規格や，製造の基準，品質確保の方法が定められている．その使用基準については，複数の種の動物を用いた毒性試験から導き出した**無毒性量（NOAEL）***² に安全係数で除して算出した**許容一日摂取量（ADI）***³ をもとに決められている．

食品や添加物などの容器・包装への表示基準については，食品や添加物の名称，保存方法，製造所・加工所の所在地や氏名の記載のほかに，**アレルギー物質を含**

ポジティブリスト方式
positive list approach

食品添加物公定書

*2 SBO 49・3 を参照．この量を超えると何らかの影響が統計上有意に認められる物質量．

*3 SBO 50・1 を参照．生涯にわたり毎日摂取しつづけても影響が出ないと考えられる物質量を1日当たりの量で示したもの．

む原材料の表示や飲食における**期限表示**が規定されている．期限表示については2003年の改定から，保存の効かない食品について定められる**消費期限**と，保存が効く食品について定められる**賞味期限**のいずれかが表示されることとなり，製造年月日*の記載の必要はなくなった．また，後述する遺伝子組換え食品についての表示基準も別途定められている．さらに，公衆衛生に危害を及ぼすおそれのある虚偽，誇大な表示をすることは食品衛生法第20条で禁止されている（**虚偽表示の禁止**）．一方，疾病治療や健康増進に過度の期待を抱かせるような記載は**健康増進法**で禁止されている．

食品に残留する農薬については，2003年の改定を機に，使用と残留が認められるもの以外は原則として一律0.01 ppm以下に制限する"ポジティブリスト方式"で規制をされることとなった．また，有毒金属やダイオキシンなどの食品汚染物質については，FAOとWHOの合同委員会である**コーデックス委員会**の規格を遵守して規制されている．

さらに2003年の法律改正に伴い，食中毒などの食品に起因する事故への対応も強化された．以前は食中毒が起こった際には医師から保健所を経て都道府県知事または厚生労働大臣に報告することが定められていたが，改正に伴い対応に緊急性が認められる場合には，原因調査の結果についてもリアルタイムで報告することが責務となった．また，飲食事業者は食中毒予防と発生時のトレーサビリティのため食品業務の記録を作製し保存することが責務となった．さらに，これら監視指導の指針を国が定め，それをもとに地方自治体が管理や指導計画を作成することで，行政が統一した考えのもとで食品安全の確保ができるような体制づくりがなされている．

食品の製造・流通における衛生管理については，1995年の改正より食品営業者に対して**HACCPシステム**に基づいた衛生管理の承認制度が設けられた．HACCPはコーデックス委員会が推奨する手法であり，その採用によってわが国の食品衛生の管理体制を国際的に認められる標準に合わせることとなった．また，2003年の改正からは，事業所に**食品衛生管理者**を設置することが義務となり，3年ごとの更新制度が導入された．

食品の安全監視と指導については，必要に応じて関連業者に対して報告書の提出や立入検査，物品の収去を行うことができるようになり，食品衛生法に違反した者の名称を公表できるようになった．また，病死動物の食肉としての流通禁止や，今まで食品として流通したことのない新物質について安全性が確保されるまで新開発食品として流通することも本法律で禁止されている．さらに，福島第一原子力発電所の事故を受け，2012年4月より**食品中の放射性物質に対する規制**が食品衛生法のもとで行われることになった．

輸入食品についても，本法に基づき空港・港湾において**食品衛生監視員**による**検疫**の体制が整えられており，違反した場合は輸入業の停止や禁止などの措置が厚生労働大臣により講じられる．また改正に伴い，高頻度で基準違反が発見された場合は，その国・地域からの食品について**包括的輸入禁止**をすることができるようになった．

期限表示

消費期限：表示されている保存方法に従って保存したときに，食べても安全な期限．期限を過ぎての飲食は健康被害のおそれがあり，避けた方がよい．

賞味期限：表示されている保存方法に従って保存したときに，おいしく食べられる期限．期限を過ぎての飲食により直ちに健康被害は出ないと思われるが，品質の保証はできない．

* 1995年4月から製造年月日などの表示に代えて期限表示を行ってきていたが，JAS法と食品衛生法の二つの法律でおのおの消費期限と品質保持期限の二つの表示基準があり，わかりにくかった．その後，2003年の食品衛生法の改正に伴い賞味期限と品質保持期限の二つの用語が"賞味期限"に統一され，定義の統一が行われた．

FAO：Food Agriculture Organizationの略．国連食糧農業機関．

コーデックス委員会
Codex Alimentarius

HACCP：hazard analysis and critical control pointの略．食品の製造・加工工程に**重要管理点**（critical control point）を定め，連続的に監視する衛生管理の手法のこと．

食品衛生管理者：乳製品や食肉・魚肉，放射線照射食品や一部添加物を製造，加工する際の衛生的に管理するために置かれる．食品衛生責任者に比べ，専門教育や実務試験を積んでいることが求められる．

食品衛生監視員：国内の食品を監視する地方公務員枠と，輸入品の検疫などを行う国家公務員枠とがある．

検疫 quarantine

遺伝子組換え食品
genetically modified food, GM food

遺伝子組換え作物
(genetically-modified crop, GMC)：農作物以外の微生物や他の生物を含めたものとして，遺伝子組換え生物 (genetically modified organism, GMO) ともよばれる．

遺伝子組換え食品添加物

Adv 36・4 遺伝子組換え食品

遺伝子組換え食品とは，ある生物種に別の生物種の遺伝子を人為的に導入することでつくられた生物を原材料とした食品のことである．これには，植物に遺伝子導入した**遺伝子組換え作物**と，遺伝子導入した微生物に生産させた**遺伝子組換え食品添加物**がある．現在わが国において許可されている遺伝子組換え食品を表36・1に示す．付加される能力は，従来は生産性を改善するものが主であったが，最近はその食品のもつ栄養成分の改善を目的とするものが増えてきている．

表36・1　日本において認められている遺伝子組換え食品[a]

	種　類	特　徴	加工食品
作物	大豆（20品種）	除草剤耐性 オレイン酸強化 低飽和脂肪酸 ステアリドン酸産生	豆腐とその加工品，味噌，醤油など
	ジャガイモ（8）	ウイルス病耐性 害虫抵抗性	マッシュポテトなど
	ナタネ（20）	除草剤耐性・稔性関連	ナタネ油
	トウモロコシ（201）	害虫抵抗性 除草剤耐性 高リシン形質 耐熱性 α-アミラーゼ産生 乾燥耐性 組織特異的除草剤耐性	コーンスターチ，スナック菓子など
	ワタ（45）	害虫抵抗性 除草剤耐性	綿実油
	テンサイ（甜菜）（3）	除草剤耐性	テンサイ糖
	アルファルファ（4）	除草剤耐性，低リグニン	生食用
	パパイヤ（1）	ウイルス抵抗性	生食用
食品添加物	α-アミラーゼ（8品種）		生産性向上 耐熱性向上 スクロース耐性向上
	キモシン（2）		生産性向上 キモシン生産性
	プルラナーゼ（2）		生産性向上
	リパーゼ（2）		生産性向上
	リボフラビン（1）		生産性向上
	グルコアミラーゼ（1）		生産性向上
	α-グルコシルトランスフェラーゼ（2）		生産性向上 性質改変
	シクロデキストリングルカノトランスフェラーゼ（1）		生産性向上 性質改変

a) 出典：厚生労働省，"安全性審査の手続きを経た旨の公表がなされた遺伝子組換え食品及び添加物一覧（2015年6月1日現在版）"

遺伝子組換え食品は，食品添加物と同じく内閣府の食品安全委員会において安全審査を実施する必要がある．安全性の審査は，遺伝子組換えに用いた組換えDNA自体の安全性，組換えDNAからつくられるタンパク質の安全性，それらによって間接的にひき起こされる二次的な影響などが検討される．特に，従来種

の遺伝性質に与える長期的な影響や，遺伝子産物によるアレルギー誘発性の有無，遺伝子やタンパク質発現が外来的に変化することへの生体応答として別の有害物質の産生が促されたり，成分比率が大きく変動する可能性などが審査されている．

　こうして承認されたすべての遺伝子組換え作物と，その生物種と交配する可能性のある作物については，遺伝子組換え作物であるかどうかを明確にすることが事業者に求められている．このために IP ハンドリング（分別生産流通管理）による流通管理がされている．これにより，遺伝子組換え作物であることが証明されている食品は，**遺伝子組換えである旨を表示する義務**がある．また，IP ハンドリングされていない場合には"**遺伝子組換え不分別**"**であることを表示することが義務**となっている．一方，IP ハンドリングで遺伝子組換え作物でないことが証明されている食品は不使用である旨を表示できるが，これは任意である．また，加工品における主原料でない場合と，油や醤油などのように最終的な食品で組換えた遺伝子とそれから生産されたタンパク質が検出されない場合には，遺伝子組換え食品であることを表示しなくてもよい*．これら表示の基準は食品衛生法および JAS 法によって定められている．また，わが国で未承認の遺伝子組換え食品が流通していないかどうかは，輸入品の検疫時に **PCR 法**などによってモニタリング調査している．

　家畜などへの飼料として使われる遺伝子組換え食品は，食品安全基本法と**飼料安全法**で規制されている．また，生態系に与える影響について規制するために，遺伝子組換え生物が従来種と交配することで生態系へ悪影響が出ることを防ぐ目的で 2004 年に"遺伝子組換え生物等の使用等の規制による生物の多様性の確保に関する法律（**カルタヘナ法**）"が制定された．

　遺伝子組換え技術は従来行われていた品種改良と異なり，通常の交配では獲得しえない能力を交配を繰返すことなく付与することが可能であり，非常に有益である．医薬品開発などの分野ではすでに昆虫類・魚類・鳥類・哺乳類などさまざまな遺伝子組換え生物が研究に用いられており，実際に遺伝子組換えカイコによる多機能性繊維や低アレルゲン性の愛玩動物など商業ベースでの応用も始まっている．一部については食品への応用が期待されているものもあるが，動物については安全性だけでなく倫理的な問題など解決すべき問題が多く残されている．また，現在の科学技術や統計的なデータの不足などからヒトや自然界へ与える超長期的な影響を危惧する声も根強くあり，今後も行政・業者・専門家と消費者の間での十分なリスクコミュニケーションが求められている．

IP ハンドリング（identity preserved handling）：遺伝子組換え農作物と非遺伝子組換え農作物を生産・流通・加工の各段階で混入が起こらないよう管理し，そのことを書類などにより関係者すべてについて証明する手法．一つでも欠けている場合には"不分別"となる．

＊ ただし，この場合に"遺伝子組換えではない"と表示することはできない．あくまで遺伝子組換え使用の表示を省略できるだけである．

PCR 法（polymerase chain reaction）：特定の二本鎖 DNA 配列を増幅させる技術．微量な試料からでも増幅可能であるため，研究・診断・分析で広く用いられる．

飼料安全法

発展 **カルタヘナ法**：2003 年に制定された国際協定である"バイオセーフティに関するカルタヘナ議定書"をもとに制定された法律．財務・文部科学・厚生労働・農林水産・経済産業・環境の各省庁が共管している．

第11章 食中毒と食品汚染

SBO 37
D1(3)③1

代表的な細菌性・ウイルス性食中毒を列挙し，それらの原因となる微生物の性質，症状，原因食品および予防方法について説明できる．

われわれは，毎日の栄養の大部分を食品から摂取しており，それが日常の生命活動だけでなく，社会的，文化的な広がりをもってわれわれの健康を支えている．そこで食品に求められる最も重要なことは，栄養価と食品の安全である．

食中毒は，その食品の安全を脅かす大きな因子である．食中毒の原因には，さまざまな細菌やウイルスなどの微生物，原虫や寄生虫，毒キノコのような植物性自然毒や，フグ毒のような動物性自然毒，あるいは，重金属や残留農薬などの化学物質，があげられる．さらに，カビ毒（マイコトキシン）によるものもある．**食中毒**とは，**食品を介して起こる疾病**（food-borne diseases）の総称で，上記の原因物質によって腹痛，下痢などをおもな症状とする胃腸炎や，それに伴う発熱や麻痺，嘔吐あるいは呼吸困難などの神経障害による中毒症状を特徴とするが，さらには長期間の摂取による発がんなども含まれる．また，食中毒には，飲食した個人が散発的に発症する場合と，集団発生する場合があり，これには原因物質の種類のほか，食品の流通や種類が影響する．したがって，食中毒の予防には，食中毒の原因物質の種類と特徴をよく理解し，食品を重点的に統御することが重要で，さらに正確な食中毒発生情報を迅速にとらえ，食中毒の拡散を防ぐことが求められる．

本章では，食中毒の現状とその病因物質の特徴を理解し，作用機構や症状の特徴を理解するとともに，食中毒を予防するための方法を学ぶ．

食中毒 food poisoning

37・1 食中毒と経口感染症

食中毒は，原因物質によって細菌，ウイルス，化学物質，自然毒，およびその他に分類される．また，2013年度からは，この分類に寄生虫が加わった．自然毒には毒キノコのような植物性自然毒や，フグ毒のような動物性自然毒が，化学物質には重金属や農薬などが，また，その他にはカビ毒（マイコトキシン）が分類される．さらに，細菌やウイルスなどの微生物のうち，赤痢やコレラ，腸チフスのように，ヒトへの感染力が強く，またヒトからヒトへの**二次感染**が起こりやすいものは，**経口感染症**として扱われる．食中毒については**食品衛生法**が，経口感染症については**感染症法**が適用され，それぞれ食品の衛生管理と感染症の予防対策のための規制を受ける．しかし，経口感染症もまた，食品の汚染を介して感染が成立することから食中毒統計に加え，その発生動向を調査してまとめ，総合的な食品安全対策を取っている．

以下に，微生物などによる食中毒と経口感染症の分類とおもな特徴についてまとめた（表37・1）．

経口感染症では，感染に必要な最少感染菌量が少ないこと，感染から発症まで

二次感染
secondary infection

経口感染症
oral infectious disease

食品衛生法

感染症法："感染症の予防及び感染症の患者に対する医療に関する法律".

表 37・1　微生物などによる食中毒と経口感染症

分 類	食中毒	経口感染症
細菌性	カンピロバクター，サルモネラ，腸炎ビブリオ，病原大腸菌，ナグビブリオ，ウェルシュ菌，セレウス菌，エルシニア菌，リステリア菌，ブドウ球菌，ボツリヌス菌による食中毒	細菌性赤痢，腸チフス，パラチフス，コレラ，腸管出血性大腸菌感染症（以上，3類感染症）；ボツリヌス症，ブルセラ症（以上，4類感染症）
ウイルス性	ノロウイルスによる食中毒	急性灰白髄炎（ポリオ）（2類感染症）；A型肝炎，E型肝炎（以上，4類感染症）；感染性胃腸炎（5類感染症）
原虫・寄生虫性	クドア，サルコシスティス，アニサキスによる食中毒	エキノコックス症（4類感染症）；アメーバ赤痢，クリプトスポリジウム感染症（以上，5類感染症）
その他	マイコトキシン（カビ毒）による食中毒	新型クロイツフェルト・ヤコブ病（5類感染症）
取締まりの法令	食品衛生法	感染症法
最少感染菌量	多 い	少ない
潜伏期間	短 い	長 い
二次感染	起こりにくい	起こりやすい

の潜伏期間が長いこと，および吐瀉物や糞便などを介したヒトからヒトへの二次感染が起こりやすいことなど，全体として感染力が強く，また，感染して発症した場合の症状が重篤なものが多いことなどが特徴である．これに対し，微生物による食中毒では，一般に病原性が弱いために感染に必要な最少感染菌量が多く（通常，$10^4 \sim 10^9$ 個／人），ヒトからヒトへの二次感染の可能性が少ないので，対策としては，飲水・食品からの感染を主体に考慮すればよい．

37・2　おもな食中毒の発生動向とその特徴

食中毒の全体像を理解し，その対策を立てるためには，食中毒がどのような季節的・時間的な特徴をもって発生し，どのような規模で，おもにどのような場所に発生するのか，また食中毒の過去十数年から現在に至る発生状況はどのような変化をしたのかを，原因物質別にとらえることが重要である．

食中毒は病因物質によって分類される．表 37・2 に 2004 年〜2014 年の累計，および 2014 年における食中毒事件の発生件数，患者数，死者数とそれらの割合を示す．これより，病因物質の判明した件数が約 95 ％ に及び，その半数以上を細菌が占め，ついでノロウイルスがウイルスの大半を占めて約 30 ％ に及ぶこと，化学物質の件数は少なく，自然毒は件数・患者数ともに多くはないが死者が多いことがわかる．なお，2013 年度からは，発生が問題化した寄生虫による食中毒が項目に分類され，クドア，サルコシスティス，アニサキス，およびその他の寄生虫による食中毒の事例が掲載されるようになった*．また，近年は食中毒に対する対策や医療の向上により，死者数がゼロの年が多くなったが，腸管出血性大腸菌と自然毒による死者は散発的に発生している．

* コラム 37・1 を参照．

表 37・2 病因物質別の食中毒事件・患者・死者数[a]

	2004〜2014 年の累計						2014 年					
	件　数		患者数		死者数		件　数		患者数		死者数	
	合計	%	合計	%	合計	%	合計	%	合計	%	合計	%
総　数	13731	100.000	286693	100.000	54	100.000	976	100.000	19355	100.000	2	100.000
病因物質判明	13019	94.815	272260	94.966	54	100.000	953	97.643	18906	97.680	2	100.000
病因物質不明	712	5.185	13433	4.685	0	0.000	23	2.356	449	2.320	0	0.000
細　菌	7380	56.686	108313	39.783	24	44.444	440	46.170	7210	38.136	0	0
サルモネラ属菌	1034	7.942	24728	9.082	7	12.963	35	3.673	440	2.327	0	0
ブドウ球菌	517	3.971	12174	4.471	0	0.000	26	2.728	1277	6.754	0	0
ボツリヌス菌	4	0.031	5	0.002	0	0.000	0	0	0	0	0	0
腸炎ビブリオ	531	4.079	9037	3.319	0	0.000	6	0.630	47	0.249	0	0
腸管出血性大腸菌（VT 産生）	240	1.843	3913	1.437	15	27.778	25	2.623	766	4.052	0	0
その他の病原大腸菌	155	1.191	8136	2.988	0	0.000	3	0.315	81	0.428	0	0
ウェルシュ菌	289	2.220	20656	7.587	1	1.852	25	2.623	2373	12.552	0	0
セレウス菌	142	1.091	1797	0.660	1	1.852	6	0.630	44	0.233	0	0
エルシニア・エンテロコリチカ	6	0.046	243	0.089	0	0.000	1	0.105	16	0.085	0	0
カンピロバクター・ジェジュニ／コリ	4385	33.682	25605	9.405	0	0.000	306	32.109	1893	10.013	0	0
ナグビブリオ	7	0.054	454	0.167	0	0.000	1	0.105	1	0.005	0	0
コレラ菌	3	0.023	37	0.014	0	0.000	0	0.000	0	0.000	0	0
赤痢菌	13	0.100	209	0.077	0	0.000	0	0.000	0	0.000	0	0
チフス菌	1	0.008	18	0.007	0	0.000	1	0.105	18	0.095	0	0
パラチフス A 菌	0	0.000	0	0.000	0	0.000	0	0.000	0	0.000	0	0
その他の細菌	53	0.407	1301	0.478	0	0.000	5	0.525	254	1.343	0	0
ウイルス	3787	29.088	156720	57.563	0	0.000	301	31.584	10707	56.633	0	0
ノロウイルス	3717	28.551	153225	56.279	0	0.000	293	30.745	10506	55.570	0	0
その他のウイルス	70	0.538	3495	1.284	0	0.000	8	0.839	201	1.063	0	0
寄生虫							122	12.802	508	2.687	0	0
クドア							43	4.512	429	2.269	0	0
サルコシスティス							0	0.000	0	0.000	0	0
アニサキス							79	8.290	79	0.418	0	0
その他の寄生虫							0	0.000	0	0.000	0	0
化学物質	147	1.129	2528	0.929	0	0.000	10	1.049	70	0.370	0	0
自然毒	1207	9.271	3562	1.308	30	55.556	79	8.290	288	1.523	2	100.000
植物性自然毒	798	6.130	2835	1.041	16	29.630	48	5.037	235	1.243	1	50.000
動物性自然毒	409	3.142	727	0.267	14	25.926	31	3.253	53	0.280	1	50.000
その他	497	3.817	2137	0.785	0	0.000	1	0.105	123	0.651	0	0

a) 厚生労働省，"食中毒発生状況"（2014 年）をもとに作成

コラム 37・1　寄生虫による食中毒

魚介類や動物の肉類を生食することによって寄生虫による食中毒が起こる事例が多く報告され，食中毒統計にも寄生虫を原因物質として項を設けて掲載するようになった．

クドア（*Kudoa septempunctata*）は，粘液胞子虫類で大きさ約 10 μm，胞子がヒラメの筋肉中に寄生する．ヒラメの刺身などを生食すると潜伏期 5 時間ほどで下痢，嘔吐を主体とする一過性の消化器症状を発症するが，24 時間以内に回復し，予後も良好である．食中毒は 8〜10 月に多く発生し，11〜5 月は低い．

サルコシスティス（*Salcocystis hominis*, *S. suihominis*, *S. fayeri*）は大きさ 0.5〜1 mm × 10 mm で，それぞれウシやブタ，ウマに感染して筋肉中にシストを形成する．これらの動物の肉を生食すると，ヒトの消化管を経て筋肉に感染して増殖し，シストを形成する．一般に，食肉を経口摂取した後，潜伏期間 3〜6 時間で下痢，嘔吐，腹痛などの消化器症状が一過性に現れ，24 時間以内に回復する．ヒトの筋肉に感染すると，発熱や筋肉痛を発症するが数週間で回復する．

アニサキス（*Anisaks simplex*, *A. physetereris* などは，体長 2〜3 cm の幼虫で，広範囲の海産魚やイカの内臓表面や筋肉に寄生する．これを魚介類の生食に伴って経口摂取すると，潜伏期間 2〜8 時間で心窩部に激しい腹痛を発症するが，悪心，嘔吐，じん麻疹を併発することもある．これは胃壁にアニサキスの幼虫が侵入するためで，腸壁への侵入は数時間〜数日後に臍部を中心にした腹部に差し込むような激痛を出現させ，虫垂炎や腸閉塞，腸穿孔と誤診されることもある．アニサキスによる食中毒は 12〜3 月に多く，7〜9 月に少ない傾向がある．これはアニサキスの感染源となる魚類である北方海域のタラ，その他の海域のサバ，イワシの漁期と関係があると思われる．

これらの寄生虫による食中毒の予防には，-20 ℃以下の冷凍，または加熱（クドアは 75 ℃，5 分間以上，アニサキスは 60 ℃，1 分間以上）が有効である．

表37・2の2004～2014年度の累計（表の左半分）からは，件数・患者数とも，細菌ではカンピロバクター，サルモネラ，ウェルシュ菌が多く，ウイルスではノロウイルスが大半を占める．一方，死者は腸管出血性大腸菌（VT産生）とサルモネラ，および自然毒に集中している．また，発生件数当たりの患者数から，細菌性・ウイルス性食中毒と化学物質による食中毒では集団発生の事例が多いのに対し，自然毒では散発的に発生する事例が多いことが示唆される．その要因として，原因物質の増殖性，ヒトからヒトへの二次感染の有無，原因となる食材・食品の特徴，および原因施設などが考えられる．たとえば，動物性自然毒のフグ毒による中毒は，フグの調理に関する規制があるため，同時に多数の患者が発生しにくいのに対し，給食や仕出し弁当などに混入することがあるノロウイルスによる食中毒では集団食中毒の形を取りやすい．また，細菌性食中毒の中でも，原因菌によって集団発生しやすいものとそうでないものがある点に注意する必要がある．

原因食品別では，2014年度の食中毒の件数・患者数とも，生鮮魚介類と肉類およびその加工品，野菜およびその加工品が多く，原因が特定されている"その他の食事"が多数を占める．一方，死者はフグと野菜の加工品（浅漬）による2名であった．

また，原因施設別の食中毒発生状況は，家庭では発生件数が多い割に患者数が少ないのに対し，仕出屋，旅館あるいは給食施設をもつ事業場，学校，および病院では発生件数当たりの患者数が特に多く，飲食店がこれに続いて多い．これらのことは，食中毒を予防し，患者数を減少させるためには，1) 集団食中毒の発生原因となったことのある細菌やウイルス，化学物質について，食品・食材への混入を防止すること，2) 大規模な給食施設や調理施設における衛生管理を徹底すること，が重要であることを示す．このような考え方は，現在，**HACCP（危害分析重点管理点）**の中に活かされており，近年の食中毒の発生低下に効果を上げている．1997年に作成された**大量調理施設衛生管理マニュアル**は，このHACCPの概念に基づいており，2008年にはこれにノロウイルス対策を追加して食中毒の発生防止および調査の適切な実施に役立っている．その一方で，家庭を含む小規模施設における食中毒の予防の難しさが問題となっている．

HACCP：SBO 36・3を参照．

37・2・1　食中毒の年次別発生状況

表37・2に示すおもな食中毒について，病因物質別の発生件数および患者数を年次別に統計を取ったものが図37・1(a), (b) である．

1980年代に発生件数，患者数ともにわが国の食中毒病因物質の1位を占めていた腸炎ビブリオによる食中毒は，1998年をピークに急速に減少し続けている．汚染鶏卵を介したサルモネラ食中毒は1990年代に患者数・発生件数ともに急増して1999年に件数がピークとなり，その後急速に減少した．その背景にはHACCPの導入による食中毒対策の効果がある．これに対し，カンピロバクター食中毒は，1997年から急激な発生件数および患者数の上昇が起こったが，2014年に至るまでも持続して高い値を示している．本食中毒は集団事例よりも散発事

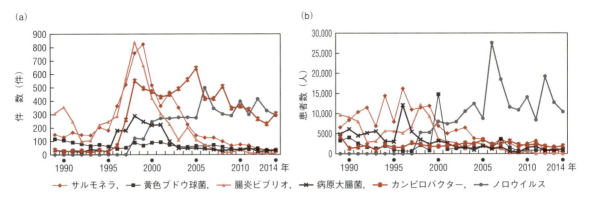

図 37・1 おもな食中毒の発生件数 (a) および患者数 (b) の年次別変化　厚生労働省，"食中毒統計" (1989～20014 年) をもとに作成

*1 SBO 37・4 を参照.

*2 食中毒統計では黄色ブドウ球菌による食中毒をブドウ球菌と記している.

*3 同年に起こった雪印の脱脂粉乳の黄色ブドウ球菌汚染による集団食中毒によるものである.

例が多く，HACCP による微生物統御がしにくい．また，ノロウイルス[*1]は病因物質として同定され統計が取られるようになった 1998 年以降毎年，高い発生件数と多数の患者を数えている．一方，ブドウ球菌食中毒[*2]については，件数，患者数とも，上記の統計の期間を通じてほぼ一定の件数，患者数を数えているが，2000 年には大きな患者数のピークが出現した[*3]．

このように，食中毒統計には突発的な集団食中毒事件による変動があるが，それを除くと，それぞれの年における HACCP などの食品衛生管理の状態や，食中毒検出技術の開発や導入，食品や食材の消費動向が強く反映されている．食中毒を防止するには，食中毒統計を活用して広く啓蒙活動を行うことが有効である．

37・2・2 食中毒の月別発生状況

食中毒は汚染された飲料水や食品を介して発生することから，発生件数には食品の流通における季節性や原因微生物の増殖性が影響を及ぼす．図 37・2 におもな食中毒の月別発生状況 (患者数) を示す．サルモネラは 9 月をピークに 6～10 月に幅広く分布し，腸炎ビブリオは 8 月を鋭いピークに 7～9 月に集中して起こるのに対し，カンピロバクターは 5 月をピークに 3～12 月のほぼ年間を通じて患者が発生することがわかる．これらは，SBO 37・4・1 の各論で述べるように，それぞれの原因菌の増殖温度や環境中における分布，さらには原因食が摂食され

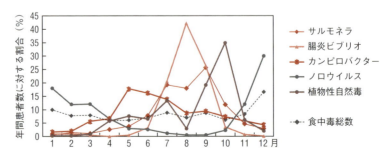

図 37・2　おもな食中毒の月別発生状況　厚生労働省，"食中毒統計" (2003～2014 年) をもとに作成

る季節と関連がある.

　一方，ノロウイルスは，これらの細菌とは反対に，夏季には少なく11月から3月にかけての冬季に多くの食中毒患者を出す．これはノロウイルスがヒトの腸管でのみ増殖すること，および原因食である生カキを食する季節がおもに冬場であることと密接な関連がある．さらに，植物性自然毒による食中毒患者が，4月から7月にかけての小さなピークと9月，10月の大きなピークを構成するが，これは，原因食材が，春から夏にかけての若葉・新芽などと，秋のキノコが多数を占めるためである．

　このように四季の違いが明瞭で，それに伴う旬の食材の変化があるわが国では，食中毒の月別発生に特徴が見られる．特に，生鮮魚介類や生卵などの生食の習慣をもち，季節に応じた食文化が発達しているわが国では，食品の衛生管理は大変重要で，これを怠ると食中毒の危険性が増大することを念頭に置く必要がある．

37・3　細菌性食中毒の分類

　細菌性食中毒の発症の様式には，大きく分けて**感染型**と**毒素型**があり，さらにセレウス菌のように，同一の細菌が感染型と毒素型の両方の様式をとる**感染毒素型**がある．いずれの型においても，食品中で細菌が増殖するところは共通だが，**感染型食中毒**の場合には，細菌が生体内に取込まれ腸管上皮細胞に感染して定着し，そこで増殖して細胞あるいは組織に侵入して発症するものと，生体内で増殖する際に毒素を産生し，これが標的細胞に作用して発症するもの（"生体内毒素型"ともよぶ）がある．一方，**毒素型食中毒**では，細菌が食品中で増殖するときに食中毒の原因となる毒素を産生し，これが胃酸や消化酵素に耐性を示して腸管に到達し，そこで標的細胞に作用して発症する（"生体外毒素型"ともよぶ）．これらの食中毒の発症機構の区別は，原因微生物の同定だけでなく，食中毒の拡散防止対策など，食品の衛生管理上で重要な意味をもつ．

　なお，代表的な食中毒原因菌のほとんどは感染型を示し，毒素型は黄色ブドウ球菌とボツリヌス菌[*1]の2種類，感染毒素型はセレウス菌のみである．

37・4　微生物による食中毒の各論
37・4・1　細菌性食中毒
感染型食中毒原因菌

　a．サルモネラ（*Salmonella*）属　　サルモネラは，グラム陰性桿菌で，周毛性の鞭毛をもち，通性嫌気性菌で芽胞は形成しない．大きさは（0.5〜0.8）×（1〜3）μmで，乾燥や凍結に強く，水中にも生残することができる．

　ヒトに食中毒を起こすサルモネラは10種類ほどで，このうち，かつては *S.* Typhimurium（ネズミチフス菌）による食中毒が大半であったが，1988年以降，輸入されたニワトリのヒナの汚染を契機にして *S.* Enteritidis（ゲルトネル菌）による食中毒がわが国で急増し，現在までサルモネラ食中毒の原因の多くを占める．

　食中毒の経過は，サルモネラに汚染された食品の摂取後，約6〜48時間の潜伏

細菌性食中毒
bacteria food poisoning

感染型

毒素型

感染毒素型

[*1] 感染症法によって2003年に4類感染症に指定された"ボツリヌス症"では，わが国の典型的な**食餌性ボツリヌス症**の原因であるボツリヌス毒素によるものと，乳児の腸管に感染したボツリヌス菌の芽胞が発芽・増殖してボツリヌス毒素を産生する**乳児ボツリヌス症**が含まれる．この後者は上記の定義では感染型食中毒になり，生体内毒素型の発症様式をとることになる．

ヒトに重篤な全身性疾患を起こす経口感染症の原因菌であるチフス菌やパラチフスA菌もサルモネラ属の菌であるが，局所性の腸管感染症を起こす食中毒の原因菌とは，宿主であるヒトの組織・細胞への侵入性が異なる．

期間後に，悪心，下痢，腹痛，発熱，嘔吐などの症状を起こす．発熱が特徴で，39℃以上の高熱や脱水症状，また痙攣，意識混濁や昏睡などの症状を呈して死亡する場合もある．致命率は細菌性食中毒の中では高く，高齢者や幼児の死亡例が多い．サルモネラは腸管粘膜上皮細胞に接着・侵入して増殖し，組織を障害するために胃腸炎を起こすほか，組織に侵入して菌血症を起こし，さらに脾臓や肝臓に移行して炎症を増悪させ，小児では脳へ移行して脳炎・脳症を起こす例もある．

サルモネラ食中毒の原因食品としては，鶏卵・鶏肉などのニワトリに由来するものの比率が高かったが，近年，HACCPやGLPの普及により，鶏卵の比率は低下する傾向にある[*1]．食中毒の予防には，農場における家畜や家禽のサルモネラ感染の防止に向けた衛生管理が重要である．さらに，調理や給食などの過程では生肉の扱いに注意し，調理器具の汚染を通じて他の食材に二次汚染が起こらないようにする．また，食肉・卵の調理においては，食品の中心部の温度が70〜75℃以上に上昇するように，加熱処理に注意を払う．

[*1] 河川水や土壌などに分布するサルモネラが野菜や淡水魚を汚染して食中毒の原因となる事例や，ミドリガメなどのペットのサルモネラ汚染を通じて感染し，食中毒を起こす事例もある．

b. 腸炎ビブリオ（*Vibrio parahaemolyticus*）　腸炎ビブリオは，(0.4〜0.6)×(1〜3) μmのグラム陰性桿菌で，1本の鞭毛（極単毛）と細い周毛をもつ．好塩性を示して食塩濃度3%前後の培地中でよく増殖するが，食塩を含まない培地では発育せず，淡水中では生残できない．菌の増殖は温度に依存し，最適増殖温度は35〜37℃，また10℃では増殖せずに生残するが，長時間の冷蔵・冷凍保存で死滅する．一方，菌の37℃における増殖は倍加時間が約9〜13分間と速い．

食中毒患者から分離された腸炎ビブリオは，ヒトやウサギの赤血球を含む血液寒天培地で培養すると，コロニー周辺部に**溶血**（**β溶血**）を示す菌株が多い．この現象を**神奈川現象**とよぶ[*2]．

[*2] 【発展】病原性の腸炎ビブリオが産生する100℃，10分間の加熱に抵抗性をもつ**耐熱性溶血毒素**（TDH: thermos-table direct hemolysin）による．

腸炎ビブリオは沿岸部や河口付近の汽水域に多く分布する．水温の上昇する夏季には海水中の菌数が増加するが，冬季には海水中ではなく付近の海泥中に存在し，菌数は少ない．腸炎ビブリオを摂食したプランクトンがさらに魚介類に摂食されてこれを汚染する．実際，腸炎ビブリオはイカ，タコ，アジ，貝類などの近海で捕れる魚介類を広範に汚染している．腸炎ビブリオによる食中毒の原因食品は，近海産の魚介類や，東南アジアなどの熱帯地方から輸入された冷凍魚介類が多い．また，調理場で，これらの汚染魚介類からまな板などの調理器具や洗い水を介して**二次汚染**した結果，野菜などの食品からも本菌が検出されることがある．

食中毒の経過は，通常8〜24時間の潜伏期の後，急性胃腸炎として発症し，上腹部の急激な腹痛と下痢，悪寒，嘔吐，悪心，および37〜38℃の発熱が起こる．重症例において，血圧降下や心電図の異常などの循環器障害や心毒性が見られることもあるが，これはTDH[*2]によると考えられる．

魚介類から完全に本菌を除去することは不可能なので予防には，菌の汚染の拡大と菌の増殖防止が中心である．魚介類の保存には沖合の清浄な海水を使用し，飲用に適した水や人工海水，滅菌海水を用いて魚介類の洗浄を行うとともに，食品を10℃以下で流通させ，最終消費者の飲食店や家庭では，冷蔵保存と二次汚染防止に努め，2日以内に消費すること，などが重要である．

c. カンピロバクター（*Campylobacter*）　カンピロバクターは，らせん状（S

字形）のグラム陰性菌で，単極または両極にそれぞれ 1 本の鞭毛をもち，高い運動性を示す．大きさは（0.2〜0.5）×（0.5〜5.0）μm で，増殖は**微好気性**を示し，酸素分圧が 3〜5 ％を至適条件とする．通常の大気中の酸素分圧 21 ％（好気条件）や，酸素分圧がゼロに近い嫌気的な条件では増殖できない．

カンピロバクター属の 16 菌種のうち，食中毒の原因となるのはおもに *C. jejuni* であり，まれに *C. coli* も原因菌となる．食中毒の経過は，潜伏期間 2〜7 日（平均 3 日）を経て下痢，腹痛，発熱，頭痛などの食中毒症状を示す．特に下痢は本食中毒の特徴で，ほぼ 85 ％の患者でみられ，その半数以上が**水様性下痢**である．なお，小児と入院患者では血便の割合が高く，約半数に及ぶ．小児の下痢症の原因菌として，*C. jejuni* の検出率が高い．また，カンピロバクター食中毒では，腹痛の強さと長さが激しい．なお，*C. jejuni* の腸炎の終息後 1〜3 週間を経てから，筋力低下や下肢の弛緩性運動麻痺，顔面神経の麻痺，嚥下障害，さらに不整脈や多汗などをおもな症状とする，**ギラン・バレー症候群**が現れることがある．

ギラン・バレー症候群
Guillain–Barré syndrome

C. jejuni はウシやニワトリの腸管内に広く分布し，また *C. coli* はブタの腸管に高濃度で保菌されている*．これら家畜や家禽の肉の汚染や，野生動物やペットなどのし尿や糞便を通して食品や飲料水を汚染している可能性が高い．カンピロバクター食中毒の原因食としては鶏肉が最も多く，ついで井戸水や湧き水などの飲料水，さらに豚肉，臓器肉，加工食品がこれに続く．

* ハト，スズメ，カラスなどの都市に住む野鳥や，イヌやネコなどのペットも保菌している．

食中毒の予防には，調理器具や他の食品への二次汚染の防止も含め，調理する際の注意が必要である．また，最少感染菌量が 100 程度と少ないので，適切な加熱を行うとともに，特に小児では，ペットから，あるいは子供の間でのヒトからヒトへの感染を防ぐための手洗いの励行や，飲食物をペットに近付けないように注意する．なお，本菌は通常の食品中での増殖は起こりにくいので，汚染食材の検査・管理と加熱が予防にとって重要である．

d．病原大腸菌（下痢起因性大腸菌）　　大腸菌（*Escherichia coli*）はグラム陰性桿菌で，大きさは（0.4〜0.7）×（1.0〜3.0）μm，腸内細菌科の主要な細菌で，周毛性の鞭毛をもち，芽胞は形成しない．通性嫌気性菌で，ブドウ糖も乳糖も分解して，酸とガスを産生する．ヒトに下痢を起こす大腸菌を**下痢起因性大腸菌**，または**病原大腸菌**とよび，正常の腸内フローラを形成する非病原大腸菌と区別する．作用機序や症状の違いから，病原大腸菌はさらに次の 5 種類に大別される．

病原大腸菌
pathogenic *Escherichia coli*

下痢起因性大腸菌
diarrhogenic *Escherichia coli*

1) **腸管病原性大腸菌**（enteropathogenic *E. coli*）は，おもに乳幼児の下痢など，胃腸炎の原因となる．本菌は，食品中で増殖して大量に経口摂取され，正常な腸内フローラを排除して粘膜上皮細胞に定着し，増殖する．細胞付着性をもち，細胞内のアクチン系細胞骨格の凝集などを誘導して炎症を起こし，摂取後の潜伏期間 10〜12 時間の後に，発熱を伴って，下痢，嘔吐，腹痛を起こす．

2) **腸管組織侵入性大腸菌**（enteroinvasive *E. coli*）は，赤痢様の大腸炎を起こす．大腸粘膜上皮細胞への侵入因子をもち，上皮細胞を障害し壊死を起こし組織を破壊するため，潰瘍が形成され出血して粘血便をみる．おもな症状は，粘血便，腹痛，発熱である．

3) **腸管毒素原性大腸菌**（enterotoxigenic *E. coli*）は，線毛と外膜タンパク質

を使って小腸上部および空腸の粘膜上皮細胞に付着して増殖し，エンテロトキシンを産生してコレラ様の下痢を起こす．この毒素には易熱性のエンテロトキシン（LT）と耐熱性のエンテロトキシン（ST）があり，LTはコレラ毒素と類似で，腸管の粘膜上皮細胞のアデニル酸シクラーゼを活性化してcAMPを上昇させ，STは腸管粘膜上皮細胞のグアニル酸シクラーゼを活性化して細胞内cGMPを上昇させる．これらは上皮細胞から大量の水を分泌させ，水溶性下痢を起こす．ただし，コレラに比べ症状は軽い．なお，本菌は組織や細胞への侵入性はもたない．

4）**腸管出血性大腸菌**（enterohemorrhagic *E. coli*）は，**ベロ毒素**（志賀毒素）を産生して[*1]上皮細胞および血管内皮細胞を障害し，鮮血便，激しい腹痛，嘔吐，発熱を起こす．VTは赤痢菌の志賀毒素ときわめて類似し，腸管上皮細胞を透過して血中に入ると血管内皮細胞や腎上皮細胞を障害して，出血，溶血性貧血，血小板減少さらに腎不全を起こす．本菌の摂取後4～9日間の潜伏期を経て，**激しい腹痛**を伴う**血便**や下痢を発症し，重症例では**溶血性尿毒症症候群**（HUS）を伴い，さらに意識混濁や麻痺などの**脳症**へ移行し，**致死的**である．本菌はウシの腸管に定着していることが多く，屠場で汚染されたウシの枝肉や農場などで汚染された野菜などを加熱不十分で摂取することによって感染が起こる．本菌による感染症は1982年に米国で発見された**新興感染症**[*2]で，わが国では，1996年に岡山県および大阪府堺市の学校給食で多数の患者・死者を出したが，それ以降もしばしば集団食中毒を起こしてきた．感染症法で3類感染症に指定され，常時，厳しい監視体制が取られているにもかかわらず，2011年には牛肉の生食を原因とする食中毒事件が富山県などで発生し，5人の死者を含む181人の患者が出たほか，2012年には白菜の浅漬を原因食として8人の死者を含む169人の患者が出た．これらを受け，生食用のウシの成分規格・加工基準などの設定およびウシの肝臓の販売禁止，浅漬に特有の衛生管理が追加された．本菌は感染力が強いため，生あるいは加熱不十分の牛肉やその加工品を介した感染，あるいは本菌で汚染された農場の生野菜や調理場での二次汚染，ハエの媒介による食品の汚染などにも十分な注意を払う必要がある．

5）**腸管凝集付着性大腸菌**（enteroaggregative *E. coli*）は，線毛を介して細胞およびガラス表面への付着性を示す病原大腸菌で，乳幼児の持続性下痢の原因となる．

これらの5種類の病原大腸菌のうち，最も高頻度に分離されるのは腸管毒素原性大腸菌で，海外渡航者の下痢のおもな原因となっている．

食中毒の予防には，衛生環境の悪い地域からの飲食物を生で摂取せず，適切な加熱処理を行い，食品の加工・流通・消費の各段階でHACCPによる安全管理を行うとともに，調理や食事の際の手洗いなどが必要である．

e．ウェルシュ菌（*Clostridium perfringens*）　ウェルシュ菌は，グラム陽性桿菌で，偏性嫌気性を示し，芽胞を形成する．大きさは（0.4～2）×（2～10）μm，**ガス壊疽菌**ともよばれ，A型ウェルシュ菌がヒトに腸炎やガス壊疽を起こす．増殖の最適温度が高温域（43～46℃）にあることや，増殖が速いことも特徴である．

ウェルシュ菌食中毒は，経口的な菌の大量摂取（10^7以上）によって起こり，

ベロ毒素
（Vero toxin, VT）

[*1] 本菌は，腸管上皮細胞に感染して細胞表面にめり込む際にベロ毒素を産生する．

[*2] SBO 11・4を参照．

ウェルシュ菌

8～12時間の潜伏期間を経て下痢を発症し，下腹部痛を伴う．通常，発熱や嘔吐はせず，下痢も一過性である．菌が摂取された後，腸管内でさらに増殖し，芽胞を形成するときに産生される α 毒素が病原因子である．この毒素は腸管上皮細胞の細胞膜に小孔を開けて障害し，水様性下痢を起こす．なお，ガス壊疽は，外傷から侵入した本菌の増殖が深部の筋層に達して起こり，増殖とともにガスが産生される症状で，α 毒素が筋肉組織を破壊し，血流障害と壊死を起こす．これは腸管感染症ではなく外傷性の**創傷感染症**である．

ウェルシュ菌は土壌や水などの自然環境中とともに，ヒトや動物の腸管にも生息している．これらの菌が環境や糞便から入って食品を汚染し，嫌気的な条件で増殖する．欧米の食中毒の事例では，ローストビーフやシチューなどの食肉を調理した食品が多く，わが国ではカレーや煮魚，野菜の煮つけなど，種々の煮物が多い．加熱調理しても生残する芽胞が，ゆっくりと放冷する過程で，鍋底や食品の深部などの嫌気的な条件下で急速に増殖し，食品を汚染すると考えられている[*1]．

食中毒の予防には，食肉など，原因となる食材の汚染防止は難しいので，菌の増殖防止が重要である．特に，加熱調理した食品の 50℃ から 20℃ への冷却を速やかに行うこと，調理後の保存温度を 55℃ 以上または 10℃ 以下にすること，再加熱を行う場合には十分に加熱して増殖している菌を殺菌すること，などが要点である．

[*1] わが国の場合，学校給食などを通じて大規模発生を起こすことが多い．

f．ナグビブリオ菌（non-O1 *Vibrio cholerae*, NAG *vibrio*）　ナグビブリオは，ナグ（NAG；non-agglutinable）ビブリオの名称が示すように，コレラ菌の O1 あるいは O139 抗原に対する抗血清で凝集しないビブリオで，O 抗原のみがコレラ菌と異なり，他の生化学的性状は区別できない．

ナグビブリオは河口付近や沿岸部などの汽水域に生息し，汚染された魚介類を通じて感染する．症状は胃腸炎で，コレラ毒素に類似した毒素を産生して水様性下痢などのコレラ様の症状を呈するものもあるが，感染性や症状はいずれもコレラより軽い．

ナグビブリオ菌

g．エルシニア・エンテロコリチカ菌（*Yersinia enterocolitica*）　エルシニア・エンテロコリチカ菌はペスト菌と同じ *Yersinia* 属のグラム陰性桿菌で，周毛性の鞭毛をもつ．5℃ でも増殖が可能な低温細菌として知られ，至適増殖温度も 25～30℃ と低いが，増殖速度は遅い（世代時間は約 40 分間）．また，毒素原性大腸菌の ST と類似の耐熱性毒素を産生する菌株もある．

本菌は多種類の動物に保菌されて広く分布し，特にブタなどの家畜やイヌやネコなどのペットは本菌の感染源として重要であるが，周辺の水系環境にも分布する．汚染された水やミルク，豚肉などを介して摂取されると，潜伏期間約 1～3 日を経て下痢，腹痛，発熱，頭痛などを発症する．特に小児下痢症の原因菌として注目され，乳幼児では水様性下痢，発熱，頭痛があり，粘血便を見ることもある[*2]．

食中毒の予防には，低温で増殖する特徴があるので，冷蔵庫による食品の長期低温保存に対する注意が必要である．

エルシニア・エンテロコリチカ菌

[*2] 終末回腸炎，腸間膜リンパ節炎，虫垂炎などは幼児だけでなく成人にも見られる．

h．リステリア菌（*Listeria monocytogenes*）　リステリア菌はグラム陽性の短桿菌で，大きさは（0.4～0.5）×（0.5～2.0）μm，通性嫌気性菌で，芽胞，莢膜は

リステリア菌

形成しない．低温増殖性があり，37℃よりも20℃で培養した方が高い運動性を示すだけでなく，4℃でも生育する．また，80℃，5分間の加熱に耐性で，5%食塩にも耐性を示す．一方，血液寒天培地で増殖するとβ溶血を示すが，これは本菌の産生する**溶血毒**による．この溶血毒はリステリア菌の病原性に密接に関わる．

溶血毒 listeriolysin

本菌は自然界に広く分布し，土壌，水のほか，昆虫，動植物，ヒトからも分離される．**リステリア症**は**人畜共通感染症**で，感染動物との直接接触による感染のほか，本菌に汚染された食品を介した感染がある[*]．

リステリア症 listeriosis

[*] わが国では食中毒としての報告は多くないが，欧米諸国ではかなり多く，本菌に感染した家畜に由来する乳製品（牛乳，チーズなど）や肉類，あるいは家畜の糞便で汚染した野菜やアップルサイダーなどを介した経口感染が多く，集団発生の原因となる．

感染後の症状は一般の食中毒と異なり，下痢や腹痛などの症状が現れないため，潜伏期間が計測しにくい．本菌が原因となるリステリア症は新生児や5歳未満の小児に多く，髄膜炎や敗血症を起こす．このため，突然頭痛，嘔吐，昏睡を発症し，重症化して脳炎を起こす場合がある．

予防対策としては，汚染の可能性の高い食品に注意すること，感染動物に接触しないこと，そして集団食中毒を防ぐためには食品メーカーや行政機関による食品の検査および監視が重要である．

毒素型食中毒原因菌

a. 黄色ブドウ球菌（*Staphylococcus aureus*）　黄色ブドウ球菌は，グラム陽性球菌で，直径0.8〜1.0 μm，カタラーゼ陽性で非運動性の通性嫌気性菌である．ブドウの房状の集塊をつくり，増殖には**食塩抵抗性（耐塩性）**を示す．7.5%食塩を含む培地でよく増殖し，16〜18%の食塩濃度でも増殖可能である．

黄色ブドウ球菌

黄色ブドウ球菌のうちで，**エンテロトキシン**を産生する菌が食中毒の原因となる．エンテロトキシンは分子量約27〜29 kDaの単純タンパク質で，pH 3.5以下で20時間以上の処理，あるいは乾燥によっても失活しない．さらに，**耐熱性**を示し，100℃，30分間の加熱処理でも失活せず，120℃，20分間でも完全には破壊されない．したがって，食品中にエンテロトキシンが検出された場合には，加熱によって殺菌することはできてもエンテロトキシンの活性を除くことはできないので，このような汚染された食品は破棄するしかない．

エンテロトキシン enterotoxin

本菌は自然界に広く分布し，ヒトでは通常，鼻，咽喉や，手指や皮膚の表面にも分布するが，皮膚の傷口などの化膿巣には特に高濃度で存在する．したがって，食品製造などの従事者が手指の化膿部位から本菌を飲食物に混入させる危険性に対して注意を払う必要がある．さらに，鼻前庭や咽頭部にも菌が存在するので，くしゃみによる飛沫も食品汚染の原因となる．

黄色ブドウ球菌のエンテロトキシンに汚染された食品を摂取すると，一般に1〜6時間の短い潜伏期間の後に，延髄の嘔吐中枢を直接刺激して激しい嘔吐を発症する．しばしば腹痛や下痢を伴うが，多くの場合，発熱は伴わない．原因食品は，わが国ではにぎりめしや寿司，弁当などの加工食品が多いが，欧米では牛乳，クリーム，菓子，ハム，コンビーフなどである．

食中毒の予防には，調理時の手指の洗浄と消毒，マスク・手袋などの着用，さらに皮膚に傷があるヒトは食品を加工したり調理したりしないこと，および食品

の加工の後，十分な冷却と冷蔵を行って菌を増殖させないこと，が重要である．

b．ボツリヌス菌（*Clostridium botulinum*）　ボツリヌス菌はグラム陽性桿菌で，大きさは（0.9〜1.2）×（4〜6）μm，偏性嫌気性菌で芽胞を形成する．A，B，F型の毒素産生菌の芽胞の殺菌には120℃，4分間の加熱を必要とする．一方，ボツリヌス毒素は易熱性で，80℃，20分間，または100℃，1〜2分間の加熱で失活する．ボツリヌス毒素は神経毒性を示すタンパク毒素であるが，安定で，胃酸およびペプシンによる加水分解に抵抗性を示す＊．

ボツリヌス菌は土壌中に存在し，動物の死骸などで生育した後に芽胞を形成して土壌中に戻る．菌を含む土壌や水によって食品の汚染が起こり，これが"いずし"などの発酵魚介類，果実や魚，肉類などの缶詰，あるいはソーセージなどの嫌気的な環境に置かれると，芽胞が発芽して増殖し，毒素を産生する．

ボツリヌス毒素で汚染された食品を経口的に摂取すると，通常12〜24時間の潜伏期間を経て，悪心，嘔吐，下痢などの初発症状が現れる．続いて，めまい，頭痛，視力障害，瞳孔散大などの**神経症状**が現れ，脱力感，嚥下困難，発生困難や便秘が起こるが，発熱は伴わない．やがて副交感神経系の機能低下が進み，**呼吸困難**，尿閉が起こり，最後は呼吸失調で死亡する．わが国におけるボツリヌス毒素による食中毒の発生件数は少ないが，致命率は細菌性食中毒の中で最も高い．有効な血清療法を施さない場合の致命率は30％にのぼり，死亡例では，ボツリヌス毒素で汚染した食品を摂取後，通常，4〜8日以内に死亡する．

食中毒の予防には，120℃，4分間以上の加熱殺菌，または食品の摂取前の80℃，30分間以上の加熱もしくは数分間の煮沸のいずれかを行うことが有効である．

感染毒素型食中毒原因菌

a．セレウス菌（*Bacillus cereus*）　セレウス菌はグラム陽性桿菌で，大きさは（1.0〜1.2）×（2.0〜5.0）μmの大型菌である．一般に好気性であるが，嫌気状態でも生育する．莢膜はもたないが鞭毛をもち，運動性がある点で炭疽菌とは異なる．芽胞形成能があり，芽胞は100℃，30分間の加熱に耐性で，120℃，60分間の乾熱滅菌で死滅する．

本菌は一般的に非病原性であるが，一部の株が病原性を示し，**嘔吐型**と**下痢型**の食中毒を起こす．嘔吐型は**毒素型食中毒**で，本菌が食品中で産生する耐熱性（126℃，90分間）の嘔吐毒，**セレウリド**を経口摂取し，潜伏期間1〜6時間後に悪心，嘔吐，腹痛を発症する．下痢を伴うことがあるが，発熱はしない．セレウリドは分子量約1.2 kDaの疎水性の環状ペプチドで，pH 2〜11の変化にも耐性で，ペプシンやトリプシンの作用にも抵抗性を示す．原因食は焼飯やピラフなど，コメを用いた食品が多い．

一方，下痢型は**感染型食中毒**で，本菌に汚染された食品を経口摂取して感染し，腸管内で菌が増殖するときに下痢原性の毒素である**エンテロトキシン**を産生する．汚染食品の摂取後，潜伏期間約8〜16時間を経て腹痛を伴う下痢を発症するが，発熱や嘔吐は伴わない．このエンテロトキシンは，易熱性のタンパク質で，56℃，

ボツリヌス菌

＊ 本毒素は，弱酸性条件下でトリプシンによって活性化されると，毒性を示す活性化型に変換され，小腸からリンパ系，血中へと吸収・移行して，コリン作動性神経筋接合部に作用し，アセチルコリンの遊離を抑制して，筋肉の麻痺を起こす．

（発展）ボツリヌス毒素による食中毒のほか，乳児ボツリヌス症，創傷ボツリヌス症を含めて"ボツリヌス症"が感染症法における4類感染症に指定されている．**乳児ボツリヌス症**は，生後3週間から8カ月の乳幼児がボツリヌス菌の芽胞を経口摂取したために起こる．摂取した毒素がないにも関わらず発症することから，摂取された芽胞が乳幼児の消化管内で発芽・増殖して産生した毒素が原因であると考えられている．その原因食品の約1/4が生ハチミツであったことから，予防措置としては，1歳以下の乳幼児に生ハチミツを与えないことがあげられる．なお，原因菌としてはA型およびB型毒素菌によるものが大部分で，欧米を中心に，世界中ではこれまでに1000例以上の報告があるが，わが国では年間に数例以下と，発生件数は少ない．また，**創傷ボツリヌス症**は，創傷部から侵入した芽胞が組織内で発芽・増殖し，毒素を産生して起こるが，欧米諸国で麻薬中毒患者の静脈注射による感染例が増加しているものの，わが国ではほとんどみられない．

セレウス菌

30分間の加熱で失活する．原因食はさまざまで，欧米では肉や野菜のスープが多い．なお，嘔吐型も下痢型も発症後1～2日で回復する．

セレウス菌は自然界に広く分布し，しばしば食品を汚染して腐敗させる．菌（芽胞）がすでにさまざまな食材に付着している可能性が高いので汚染防止は難しく，また芽胞は調理時の加熱で死滅しないため，食中毒の予防には食品の温度管理*が最も重要である．

* 菌の増殖温度である10～50℃では食品の長期保存をしないこと．

ウイルス性食中毒

37・4・2 ウイルス性食中毒

ウイルスが原因となって起こる食中毒には，ノロウイルス，ロタウイルス，アデノウイルスをおもな原因とする**経口感染症**の**感染性胃腸炎**（5類感染症）が含まれる．しかし，食中毒だけでみると，ウイルス性食中毒のほとんどすべてが**ノロウイルス**による．

ノロウイルス *Norovirus*
従来は小型球形ウイルス（SRSV）とよばれていたが，2002年にノロウイルスと命名された．

ノロウイルスは，ヒトの腸管でしか増殖することができない．したがって，ノロウイルス食中毒の原因食品とされる生カキなどの貝類や，そこから**二次汚染**されたと考えられる水や果物，野菜などの中ではウイルスの増殖はない．ノロウイルスの感染経路は，ノロウイルスを含むヒトの糞便が流入した河川・汽水域で水生プランクトンがウイルスを取込み，さらにプランクトンを摂食したカキなどの貝類によって**生物濃縮**が起こった結果，貝を生で摂食したヒトに感染するという，典型的な**糞口感染**である．ノロウイルスは60℃，30分間の加熱で死滅せず，耐熱性をもつ．また塩素処理に対しても抵抗性を示し，塩素濃度1 ppm，30分間の処理では不活性化されない．したがって，ノロウイルスに汚染された生カキは，感染力の高い食中毒の原因食となる．患者数が32人以下の中小規模の食中毒では原因食品の30～40％が生カキであるが，それ以上の大規模の食中毒では生カキ以外に給食や仕出し弁当が原因となる割合が多くなるが，これは汚染した貝類からのノロウイルスの二次汚染が原因と考えられるほか，ノロウイルスに感染した従業員の手指からの汚染が問題になる．

ノロウイルスは，経口摂取されると小腸で増殖し，約1～2日の潜伏期間後に激しい嘔吐，腹痛，および水様性下痢などを主症状とする急性胃腸炎を発症する．予後は比較的よく，通常，1～2日で回復するが，免疫低下した患者や老人などでは，まれに重症化する．ノロウイルスの感染力は強く，少数のウイルス粒子からも感染が起こるため，患者の吐瀉物や糞便からの二次感染に対する注意が必要である．ノロウイルスによる食中毒の予防には，ヒトの糞便から環境中へのウイルスの拡散を防止するため，下水道の完備およびし尿の消毒が重要で，特にカキの養殖地ではウイルスの検査が必要である．また，市販のカキを生食するためには，"生食用"の表示のカキを選び，加熱用のものと混同せず，加熱調理は中心部まで十分に行うことが大切である．それとともに，調理場の汚染検査，および食品加工・調理の従業員に対する衛生教育とノロウイルスの感染検査などが重要である．

これまでに述べたおもな微生物による食中毒の概要を表37・3にまとめる．

表37・3 おもな微生物による食中毒の概要

		菌 名	潜伏期間	主症状	おもな分布	おもな食中毒原因食品
細菌	感染型	サルモネラ	6〜48時間	悪心, 下痢, 発熱, 嘔吐 まれに菌血症, 脳炎, 死亡例	家畜, 家禽, ペット, 環境中(土壌, 河川水, 塵埃)	鶏卵, 鶏肉, およびこれらの加工食品
		腸炎ビブリオ	8〜24時間	腹痛(上腹部), 下痢, 悪寒, 嘔吐, 悪心, 発熱	魚介類, 環境中(海水, 海泥)	生食用生鮮魚介類(近海物), 水産加工品
		カンピロバクター	2〜7日間	下痢, 腹痛, 発熱, 頭痛 まれにギラン・バレー症候群	家畜, 家禽, ペット, 野生動物, 環境中(わき水, 井戸水, 土壌)	鶏肉, 豚肉, 内臓肉, 飲料水
		下痢起因性大腸菌 腸管出血性大腸菌	4〜9日間	血便, 腹痛, 時に溶血性尿毒症症候群や脳症	家畜(特にウシ), 環境中(河川水)	牛肉, 他の食品, およびその加工品
		その他の病原大腸菌	10〜12時間	発熱, 下痢, 嘔吐, 腹痛	ヒト, 家畜, ペット, 昆虫, 環境中(河川水, 土壌)	食品一般
		ウェルシュ菌	8〜12時間	下痢(一過性), 腹痛(下腹部)	ヒト, 動物, 環境中(土壌, 水)	肉類, およびローストビーフ, カレー, 煮物などの加工食品
		ナグビブリオ菌	1〜5日間	水様性下痢, 腹痛, 嘔気	魚介類, 環境中(汽水域の海水)	魚介類およびその加工品
		エルシニア・エンテロコリチカ	1〜3日間	下痢, 発熱, 腹痛, 頭痛, 終末回腸炎	家畜(特にブタ), ペット, 環境中(河川水)	豚肉などの肉類, ミルク, 飲料水
		リステリア菌	不 明	髄膜炎, 敗血症, 肺炎	環境中(土壌, 水), 昆虫, 家畜, ペット	食肉, チーズなどの乳製品, 野菜
	毒素型	黄色ブドウ球菌	1〜6時間	激しい嘔吐, 腹痛, 下痢	ヒトの鼻, 咽頭, 傷口(高濃度)	にぎりめし, 寿司, 弁当などの加工食品, 菓子, クリーム
		ボツリヌス菌	12〜24時間	悪心, 嘔吐, 下痢(初発症状), めまい, 腹痛, 視力障害, 呼吸障害(致命率高い)	環境中(土壌), 密閉された食品	いずし, なれずし, 缶詰, ソーセージなどの加工食品
	感染毒素型	セレウス菌 (毒素型)	1〜6時間	悪心, 嘔吐, 腹痛 (嘔吐型)	穀物, 環境中(土壌)	焼飯, ピラフなどの米の加工食品
		(感染型)	8〜16時間	下痢, 腹痛(下痢型)	穀物, 環境中(土壌)	肉, 野菜, スープなどの加工食品
ウイルス		ノロウイルス	1〜2日間	嘔吐, 嘔気, 水様性下痢, 腹痛	魚介類(カキなどの貝類), 環境中(河川, 汽水域の海水)	生カキなどの貝類, 菓子, 複合調理食品

SBO 38
D1(3)③2

食中毒の原因となる自然毒を列挙し，その原因物質，作用機構，症状の特徴を説明できる．

38・1 自然毒による食中毒と発生状況

自然毒 natural toxin

動物や植物中には**自然毒**とよばれる毒成分をもつものが数多く見いだされている．毒成分は，常成分と特定の時期にのみ毒を産生する場合と，食物連鎖を介して餌から毒を蓄積する場合が知られている．通常の食生活でヒトに急性の中毒症状を与える動物，植物成分をそれぞれ**動物性自然毒**および**植物性自然毒**とよんでいる．動物性自然毒の中毒には内因性の毒素による場合と有毒プランクトンがもつ毒成分の生物濃縮を介する蓄積など，外因性の毒素による場合がある．一方，植物性自然毒の中毒は，その植物自身に含まれるアルカロイドや配糖体などによることが多い．毒成分の中には急性毒性は示さないがサイカシンのように発がん性をもつ植物毒もある．

動物性自然毒 animal toxin

植物性自然毒 plant toxin

便宜上，"食中毒統計"ではキノコなど菌体の産生する毒素も植物性自然毒による食中毒に含めている．

自然毒による食中毒では，動物性自然毒に比べ植物性自然毒による食中毒の方が発生件数，患者数ともに多く，なかでも毒キノコによる中毒が多いのが特徴である．動物性自然毒による中毒の中では，貝類，フグによる中毒の発生件数，患者数が多い．表38・1は，自然食中毒原因別の発生状況を発生件数・患者数・死者数別に示した．わが国の近年の食中毒の発生状況は，ノロウイルスや細菌性食中毒と比べると，自然毒による食中毒の方が総発生率で約10％と低いが，自然毒の中には致命率の高いものがあるのが特徴で食品衛生上，きわめて重要である．

表38・1 自然食中毒の発生状況（1989〜2010年）[a]

	原因	発生件数	患者数	死者数
動物性	フグ	651	976	56
	シガテラ	78	284	0
	テトラミン	60	144	0
	パリトキシン様	19	65	1
	下痢・麻痺性貝毒	12	57	1
	その他	18	52	0
植物性	キノコ	1172	4291	30
	高等植物	287	1546	7
	その他[†]	54	128	0

a) 厚生労働省，"食中毒発生状況"をもとに作成．
† アブラソコムツ，イシナギ，キンシバイ，ナガヅカ，ウミガメ，白インゲン豆など．

38・2 動物性自然毒

38・2・1 フグ毒

フグ毒 puffer toxin

わが国の近海には30種以上のフグが生息しているが，食用に供されているのは，トラフグ，マフグ，ショウサイフグなど約10種類である．フグ毒による食中毒はフグ以外のアオブダイ，ツムギハゼなどの魚類やキンシバイ，ボウシュウボラなどの巻貝によっても発生している．フグ毒は海洋細菌の *Vibrio* 属や *Pseudomonas* 属が産生し，食物連鎖を通じて蓄積したものと考えられる．また，

フグ毒は，海洋動物のみでなくアカハライモリ，中南米に生息するミズカキヤドクガエルなどの動物でも見いだされている．近年，米国や東南アジアにおいて，麻痺性貝毒群の主毒であるサキシトキシンによるフグ中毒の発生例が報告され，沖縄近海産フグにおいてもサキシトキシンが検出されている．

a. 原因魚類 フグ目フグ科のフグで毒力の強さはフグの種類および部位によって著しく異なる．フグ中に含まれるフグ毒は，卵巣や肝臓，皮膚に蓄積され，その蓄積は産卵期が最も高い．食用可能なフグは許可された種類，漁獲場所が決められ，有毒部位[*1]は除去しなければならない．

b. 毒成分 主毒成分には，ペルヒドロキナゾリン骨格をもつ**テトロドトキシン**およびその誘導体が多数知られている．テトロドトキシンは特異な構造で，水に溶けにくく，耐酸性で，耐熱性の性質をもつ．

c. 毒作用 テトロドトキシンは，ナトリウムチャネルの開口部に特異的に結合し，神経の興奮に伴うナトリウムイオンの細胞内への流入を選択的に抑制する特異な作用を示すこと，また，筋細胞のナトリウムチャネルも阻害することより，自律神経・運動神経の興奮伝達を遮断し，筋肉も麻痺を起こし，呼吸困難をひき起こす[*2]．

d. 中毒症状と防止対策 症状は，食後20分〜3時間以内に，口唇や舌のしびれが始まり，最終的には呼吸が停止して死亡する．フグ中毒の特徴は，経過が速やかで，一般に致死時間は4〜6時間で，8時間以内に生死の決定をみる．テトロドトキシン中毒に対する治療法や特異的解毒剤はなく，死亡率も高く，日本で起こる食中毒死亡者の過半を占める．

フグの調理に当たり免許制度がとられ，有毒部位の除去は，都道府県知事などが認めた者および施設に限って取扱うことができる．毒量が組織1g当たり10マウス単位[*3]を超えるものは食用不適となる．

38・2・2 シガテラ毒

熱帯から亜熱帯のサンゴ礁周辺に生息する魚介類を摂取することにより発症する消化器障害や神経症状を伴う致死率の低い食中毒を総称して**シガテラ**とよび，世界的にみると年間2万人の食中毒患者が発生している．有毒部位は，内臓のみでなく可食部位である筋肉にも毒性が検出されることがある．シガテラの原因となる魚介類は400種以上に達するといわれているが，食品衛生上問題となるのは十数種類とされている．

a. 原因魚類 わが国では，バラフエダイ，オニカマス[*4]（ドクカマス），バラハタなどがシガテラの原因となることが多い．これらの魚類の有毒化に関しては，魚類が付着性微細藻類である有毒渦鞭毛藻（*Gambierdiscus toxicus*）を摂取することにより，食物連鎖による有毒化する．

b. 毒成分 **シガトキシン**はテトロドトキシンよりマウスに対する毒性が高く，脂溶性化合物で食物連鎖により濃縮される．海洋生物毒の中で最強の毒素である**マイトトキシン**は，シガトキシンよりもさらに毒性が強くテトロドトキシンの約200倍である．その構造は複雑で，分子内に硫酸エステルが存在するた

[*1] フグによって食用可能な部位が異なる．

テトロドトキシン
tetrodotoxin

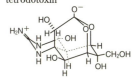

[*2] テトロドトキシン誘導体の構造によってナトリウムチャネルタンパク質への親和力が異なり，その毒性も変化する．

[*3] 毒力の求め方である公定法のマウス単位法は，体重20gのddY系雄マウスを30分間で死亡させる毒量を1マウス単位（MU）として求める．1 MUはテトロドトキシン0.22 μgに相当し，ヒトの最小致死量は10000 MU（テトロドトキシン約2 mg相当）といわれる．

シガテラ　ciguatera

[*4] オニカマスは有毒魚として食用が禁止されている．他の中毒事例のある魚（バラフエダイ，バラハタなど）は都道府県ごとに食用としないように指導されている．

シガトキシン（ciguatoxin）：赤痢菌の志賀毒素もシガキシン（Shiga toxin）ということがあるので混同しないように注意しよう．

マイトトキシン
maitotoxin

シガトキシン

め水溶性であり，藻食魚にのみ検出される．

c. 毒作用 シガトキシンの毒作用発現は，神経筋接合部において神経側のナトリウムチャネルを持続的に開口させる．その結果，ナトリウムイオンの透過性が著しく増大するので，アセチルコリンの放出が促進され，筋が収縮する．マイトトキシンはカルシウムイオンの細胞内への流入を増大させることで，細胞内のカルシウムイオン濃度を上昇させ，平滑筋，骨格筋，心筋の収縮などの作用を示す．

d. 中毒症状と防止対策 症状は，消化器系，循環器系，神経系に大別される．この食中毒は食後1〜20時間で発症するが，潜伏期間が2日に及ぶ場合もある．おもな症状は，徐脈，血圧低下，胃腸障害，神経症状には舌，口唇，四肢および全身の麻痺がある．シガテラに特異的症状として知覚異常である**ドライアイスセンセーション**とよばれる温度感覚の失調がある．この温度感覚異常は，冷たいものに触れたときに電気刺激のような痛みを感じたり，冷気が直接当たる部位や汗により体温が下がった部位に痛みを感じたりする．これらの症状は，軽症例では1週間程度で治まるが，重症例では数カ月から1年以上継続することもある．また，原因となる毒素の毒性はきわめて高いにもかかわらず，シガテラによる中毒で致死率の低いのも特徴的である．

38・2・3 その他の魚類による食中毒

わが国でパリトキシン様中毒の原因となる有毒種はアオブダイ，クエ，カンパチ，ハコフグなどで，西日本を中心にその肝臓摂取による中毒が発生している．原因物質の同定に至ってないが，症状から**パリトキシン**または関連化合物と考えられている．主症状は横紋筋の融解による激しい筋肉痛やミオグロビン尿症で，呼吸困難，歩行困難，麻痺，痙攣などを呈し，回復には数日から数週間を要する．重篤な場合は死に至ることもある．

ハタ科のイシナギやアブラザメ，マグロ，カツオなどの大型魚の肝臓にはビタミンAが多量に含まれており，摂取することにより，過剰症をひき起こす．症状は，頭痛，顔面紅潮，発熱などである．深海魚のアブラソコムツ，バラムツはワックスエステル*の含有量が高く，消化できないので下痢を起こす．

深海魚のアブラボウズにはトリアシルグリセロールが高濃度で含有し，腹部の筋肉内では含量が50％にも及び，摂取過剰の消化不良により下痢を起こす．

厚生労働省の食中毒統計には掲載されていないが，コイの胆嚢による中毒事例が少なくない．コイ科の魚類の胆嚢，場合によっては筋組織による中毒で，毒成分は胆汁酸の90％を占める**5α-キプリノール**の硫酸エステルで，胃腸障害のほ

ドライアイスセンセーション

パリトキシン palytoxin

* 構成主成分はオレイン酸とセチルアルコールやオレイルアルコール．

キプリノール cyprinol

か肝機能障害や急性の腎不全，手足の麻痺・痙攣などをひき起こし，死に至ることもある．

38・2・4 麻痺性貝毒

麻痺性貝毒による食中毒は，わが国をはじめアジア，ヨーロッパ，北米，中米，南米，アフリカ，オセアニアの熱帯海域から温帯海域まで広く分布するため，世界中で発生している．二枚貝が突然毒化し，これらを摂取することによりフグ中毒に匹敵する高死亡率の食中毒が発生することで，欧米ではよく知られている．

a. 原因貝類 わが国で毒化した二枚貝は，ムラサキイガイ，アサリ，マガキ，ホタテガイなどである．わが国で発生し，貝の毒化に関与している有毒渦鞭毛藻は，赤潮を形成する *Alexandrium* 属の *A. catenella*, *A. tamarense*, *A. tamiyavanichii* と *Gymnodinium catenatum* の4種である．これらが二枚貝類に捕食され，食物連鎖によって蓄積される．

b. 毒成分 貝類の中腸腺に局在しており，**サキシトキシン，ネオサキシトキシン，ゴニオトキシン類**など20種を超える成分の構造が明らかとなっている．サキシトキシンはテトロドトキシンとほぼ同程度の毒力をもち，水溶性で耐熱性である．また，構造によりナトリウムチャネルに対する親和性に差がある．サキシトキシンは化学兵器に登録されており，その製造，使用，譲渡，所持・管理，廃棄について厳しく規制されている唯一の海洋生物毒である．

c. 毒作用 薬理作用は，テトロドトキシンと同様に筋や神経細胞の電位依存性ナトリウムチャネルの開口部に特異的に結合し，閉鎖することにより特異的な作用を示す．その結果，自律・運動神経の興奮伝導が遮断され，中毒症状をひき起こす．ヒトの致死量はサキシトキシン換算で1〜2 mgと推定される．

d. 中毒症状と防止対策 中毒はフグ毒と酷似した急性中毒症状を示す．中毒症状は，食後30分で，口唇・舌のしびれで始まり，全身に広がり，麻痺となり運動失調を来す．その中毒には効果的な治療薬がなくきわめて致死率が高いが，人工呼吸により呼吸を確保し適切な処置が施されれば確実に延命できる．わが国では，貝類による食中毒防止のため，定期的に有毒プランクトンの出現を監視し，重要貝類の毒性をモニタリングしているため，市販品による麻痺性貝毒中毒は起こっていない．貝の肝，膵臓あるいは可食部1g当たりの毒力が4 MU*を超えたものは出荷規制がとられている．

38・2・5 下痢性貝毒

1976年に宮城県で最初に確認された貝毒で，二枚貝類の中腸腺に蓄積することが問題となる．食中毒は急性胃腸炎を主徴とする脂溶性の貝毒によるものであり，麻痺性貝毒とは性質および毒性も異なることから，**下痢性貝毒**とよばれている．わが国では1980年代前半まで中毒事件が多数発生したが，その後は麻痺性貝毒同様に定期的モニタリングの結果，市販品による下痢性貝毒食中毒は起こっていない．下痢性貝毒は自然毒食中毒に珍しく集団食中毒を起こすことがあり，ヨーロッパ大西洋沿岸や北海沿岸で大規模な食中毒が発生した．

麻痺性貝毒
paralytic shellfish poison, PSP

サキシトキシン saxitoxin
ゴニオトキシン gonyautoxin

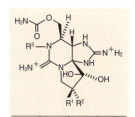

サキシトキシン（STX）類とゴニオトキシン（GTX）類

* 貝から抽出・調製した試験液を体重20gのマウスの腹腔内に投与したとき，マウスが15分で死亡する毒力を1 MUと定めている．

下痢性貝毒 diarrhetic shellfish poison, DSP

a. 原因貝類　ムラサキイガイ，アカザラガイ，アサリ，ホタテガイなどのプランクトンフィーダー[*1]である二枚貝が原因となる．この毒素は有毒渦鞭毛藻類の *Dinophysis forti* などにより，一定の時期（6〜8月に多い）にのみ産生され，食物連鎖によって貝類に移行し，中腸腺に蓄積する．

b. 毒成分　狭義の下痢性貝毒の毒素の成分は，脂溶性のポリエーテル化合物であり，耐熱性である**オカダ酸**とその同族体の**ジノフィシストキシン**類である．

[*1] プランクトンを餌にする生物．

オカダ酸　okadaic acid
ジノフィシストキシン　dinophysistoxin

オカダ酸

c. 毒作用　下痢症状は，オカダ酸類による小腸上皮細胞のナトリウム塩の分泌調節に関するタンパク質のリン酸化の亢進によるものと推定される．また，オカダ酸はタンパク質脱リン酸酵素のプロテインホスファターゼ-1，プロテインホスファターゼ-2Aの活性サブユニットと結合し，強く阻害することが知られており，強力な発がんプロモーターとして作用する．ヒトの最小発症量は12 MU[*2]で，ジノフィシストキシン1に換算すると約30 μgに相当する．

d. 中毒症状と防止対策　おもな中毒症状は，消化器系の障害で，食後30分〜4時間以内の短時間で起こり，水様性の下痢，嘔吐，腹痛などが起こるが死亡例はない．可食部の1g当たりの毒力が0.05 MUを超えたものは出荷規制がとられている．

[*2] 貝から抽出・調製した試験液を体重16〜20gのマウスの腹腔内に投与したとき，マウスが24時間で死亡する毒の量を1 MUと定めている．

38・2・6　神経性貝毒

米国フロリダ州で有毒渦鞭毛藻類による赤潮が発生して大量の魚類がへい死した．この藻類の産生する毒素がカキなどの二枚貝に蓄積して食中毒をひき起こす．また，魚類，海産哺乳類，鳥類に毒性を示すことより，それらの大量死をもたらすことがある．この毒は麻痺性貝毒とは毒性が異なることから，**神経性貝毒**とよばれている[*3]．

a. 原因貝類　毒化する二枚貝はカキなどが知られている．赤潮を形成する有毒渦鞭毛藻の一種 *Karenia brevis* の産生する毒が貝類に蓄積する．

b. 毒成分　ポリエーテル環をもつ脂溶性化合物で**ブレベトキシンA，B**など10成分近くの類縁化合物が発見・同定されている．

c. 毒作用　作用機構は，神経や筋肉の興奮性膜に存在するナトリウムチャンネルに特異的に結合することにより，ナトリウムイオンの膜透過を亢進させる．

d. 中毒症状　症状は，食後数時間して，口内のしびれ，運動失調，温度感覚の異常などの神経障害，胃腸障害など特徴的な症状が現れるが2〜3日で回復する．

神経性貝毒　neurotoxic shellfish poison, NSP

[*3] 米国，ニュージーランドで時々発生するが，わが国において，この毒素による食中毒の発生例はない．

ブレベトキシン　brevetoxin

38・2・7 記憶喪失性貝毒

1987年，カナダの大西洋岸のプリンスエドワード島でムラサキイガイの摂取により，消化器症状とともに記憶喪失や記憶混乱を伴う奇妙な食中毒が発生した[*]．特異な症状を示す食中毒で，その毒は**記憶喪失性貝毒**とよばれている．

a. 原因貝類　毒化する二枚貝はカキ，アサリ，カガミガイが知られている．この毒は赤潮を形成するケイ藻 *Pseudonitzschia multiseries* が産生し，イガイなどの貝に蓄積する．

b. 毒成分　原因物質はカイノイドとよばれるアミノ酸の一種である**ドーモイ酸**と同定された．わが国においても，ムラサキイガイとホタテから低濃度のドーモイ酸が検出されているが，これまで食中毒は起こっていない．

c. 毒作用　ドーモイ酸は脳の海馬に多く含まれる L-グルタミン酸の構造に類似しているため，L-グルタミン酸受容体と高い親和性があり，海馬に多量のドーモイ酸が取込まれて過剰な興奮をひき起こすと考えられている．

d. 中毒症状　症状は，食後15分〜38時間の間に，嘔吐，腹痛，下痢などが現れ，運動感覚障害，記憶喪失などの障害がみられる．

[*] 患者107名中4名死亡，記憶喪失者12名．

記憶喪失性貝毒
amnesic shellfish poison, ASP

ドーモイ酸　domoic acid

38・2・8 その他の貝類による食中毒

エゾバイ科の巻貝のうち食用になるものはツブ貝とよばれ，ヒメエゾボラ，エゾボラモドキなど肉食性巻貝が主たるものである．その唾液腺には内因性の第四級アミンの**テトラミン**が含まれ，クラーレ様作用・副交感神経刺激作用により，頭痛，めまい，嘔吐感，酩酊感，眠気を発症するが，症状は軽く数時間で回復する．

沼津産のエゾバイ科の巻貝であるバイによる口渇，視力低下，瞳孔散大などの症状を示す食中毒が発生した．原因物質として食物連鎖により中腸腺に蓄積したと考えられるニコチン性受容体を強力に阻害する**スルガトキシン**や**ネオスルガトキシン**が単離された．

春先（2〜5月）のアワビ類の中腸腺には餌である海藻のクロロフィルの分解物**ピロフェオホルビド** *a* が蓄積し，光過敏症をひき起こす（SBO 39・4 参照）．症状は，顔面，手，指に発赤，腫れ，疼痛などである．

ポリエーテルカルボン酸化合物の**アザスピロ酸**による食中毒が，ムラサキイガイ，アサリ，ホタテガイなどにより欧州などで発生が報告されているが，わが国では中毒例はない．中毒症状は下痢性貝毒に似ており，嘔吐，腹痛，激しい下痢である．

現在，わが国で発生例が認められていない食中毒も含めたが，船舶のバラスト水による海洋生物の汚染や移動などの環境問題が顕在化しており，今後，貝毒による食中毒被害の拡大に警戒が必要である．

テトラミン　tetramine

スルガトキシン
surugatoxin

ネオスルガトキシン
neosurugatoxin

ピロフェオホルビド *a*
pyropheophorbide *a*

アザスピロ酸
azaspir acid

38・3 植物性自然毒
38・3・1 毒キノコ

植物性自然毒による食中毒のうち約70％が毒キノコによる中毒である．わが

毒キノコ
poisonous mushroom

国に自生しているキノコは，数千種類におよび，約100種類がいわゆる毒キノコであり，そのうち誤認により摂取する可能性のあるキノコは約30種といわれている．なかでもクサウラベニタケ，ツキヨタケによる中毒が件数，患者数で半数以上を占め，ニガクリタケ，カキシメジによる中毒も毎年発生している．キノコ毒による食中毒は，9月と10月に集中して発生し，その9割は家庭内で発生している．毒キノコによる中毒症状には，胃腸障害型，コレラ様症状型，神経系障害型，脳症型に大別できる．

a. 胃腸障害型　　ツキヨタケ，クサウラベニタケ，カキシメジなどが分類される．ツキヨタケの毒成分は**イルジン**である．中毒症状として悪心，嘔吐，下痢，腹痛など胃腸炎症状や全身倦怠感をひき起こすが，回復は速やかで，死亡例はまれである．

イルジン　illudin

b. コレラ様症状型　　タマゴテングタケ，シャグアミガサタケ，ドクツルタケ，コレラタケなどが含まれる．中毒症状はコレラ様症状に続き昏睡，痙攣，臓器出血，肝・腎障害を起こし，致命率がきわめて高い．毒成分は，環状ペプチド構造の**アマトキシン**類とファロトキシン類の**アマニタトキシン**と総称される猛毒成分が存在している．アマトキシン類には α, β, γ-アマニチンがある．アマトキシンはタマゴテングタケ（*Amanita phalloides*）から発見された毒素で，八つのアミノ酸が結合した環状ペプチドである．選択的にRNAポリメラーゼIIと結合しmRNA転写を強く阻害し，摂取後24時間程度でコレラ様症状が現れる．さらに数日間の経過の後，肝臓や腎臓組織を壊死へと導き，死に至る場合がある．ファロトキシン群には**ファロイジン**，**ファロイン**など7種が知られている．ファロイジンもタマゴテングタケなどの毒成分であり，アマトキシンと同様に環状ペプチド構造であるが消化管から吸収されにくい．

アマトキシン　amatoxin
ファロトキシン　phallotoxin
アマニタトキシン　amanitatoxin
アマニチン　amanitin

ファロイジン　phalloidin
ファロイン　phalloin

ムスカリン　muscarine

ムスカリジン　muscaridine

シロシビン　psilocybin

アマトキシン
R1: CH3, CH2OH　R4: H, OH
R2: H, OH　R5: H, OH
R3: OH, NH2

ファロトキシン
R1: CH3, CH(CH3)2　R4: OH, H
R2: H, COOH　R5: CH3, CH2OH
R3: OH　R6: CH3, CH2OH

c. 神経障害型　　ベニテングタケ，アセタケは，副交感神経の終末を興奮させ神経障害を起こす．死亡例もある．ベニテングダケに含まれる**ムスカリン**は，副交感神経を興奮させて発汗や縮瞳を，また**ムスカリジン**は，アトロピン様の症状である散瞳や筋硬直をひき起こす．しかし，ベニテングダケに含まれるムスカリンの量は微量であり，イボテン酸，ムッシモールなどの成分が神経症状の主原因であることがわかった．

シロシン　psilocin

d. 脳症型　　ワライタケ，シビレタケ，ベニテングタケのように，異常

興奮，幻覚などの向神経作用を示すが，回復は速やかで致命率が低いものに分類される．毒成分の**シロシビン**（サイロシビン），**シロシン**（サイロシン）はトリプタミン誘導体で，その構造がセロトニンと似ているため，シロシビンが脳内のセロトニン受容体に作用し異常興奮と麻痺，幻覚をひき起こす．シロシビン，シロシンは"マジックマッシュルーム"の名で幻覚キノコとして出回ったこともあるが，2002年より，麻薬及び向精神薬取締法で規制されている．

e. その他のキノコ　スギヒラタケは東北・北陸地方で古くから食用とされてきた一般的なキノコであるが，2004年，このキノコの摂取に起因すると考えられる急性脳症（スギヒラタケ脳症）が腎不全患者に集中して発生した．東北・北陸9県で59人の発症が確認され，うち17人が死亡した．現在，致死性毒成分の分離・同定と発症機序の完全解明には至っていない*．

＊ スギヒラタケの中毒事例については，原因が確定されていないため食中毒に分類されていない．

38・3・2　シアン配糖体を含む有毒高等植物

植物中に含まれるシアン（青酸）化合物には**シアン配糖体**（青酸配糖体）とシアン脂質（青酸脂質）があり，約2000種の植物に幅広く存在するとされる．そのなかで特に問題となるシアン配糖体は，α-ヒドロキシニトリルがグルコースとβ結合している化合物である．

シアン配糖体
cyanogenic glycosides

a. 毒成分　青梅，アーモンド，アンズ，モモなどの未熟果実や種子の仁には**アミグダリン**，**プルナシン**，同様にバラ科の植物にはプルナシン，五色豆，キャッサバには**ファゼオルナチン**，イネ科植物などには**ドーリン**，タケノコには**タキシフィリン**とよばれるシアン配糖体が多く含まれている．

アミグダリン　amygdaline
プルナシン　prunasin
ファゼオルナチン（phaseolunatin）：別名リナマリン（linamarin）．

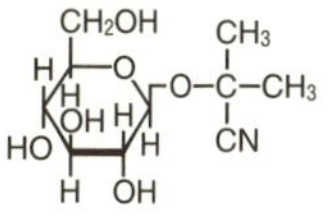

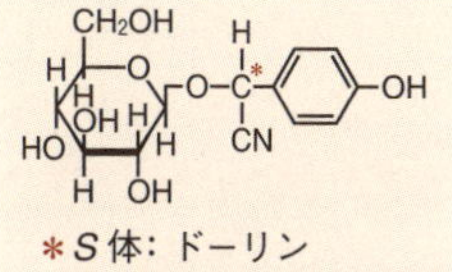

b. 毒作用　シアン配糖体自身には毒性はない．アミグダリンのシアン化水素（HCN）の遊離までについて示すと，共存しているエムルシンや腸内細菌のβ-グルコシダーゼによりグルコースが2分子切り離され，さらに，ヒドロキシニトリルリアーゼによりベンズアルデヒドとシアン化水素を遊離する（図38・1）．同様にファゼオルナチンは，1分子のグルコース，アセトンとシアン化水素を遊離する．生成したシアン（CN^-）は3価の鉄（Fe^{3+}）と親和性が高く細胞内の鉄含有各種酵素と結合し，その機能を阻害する．特にシトクロムオキシダーゼの活性を阻害することによって細胞内呼吸の低下をひき起こす．

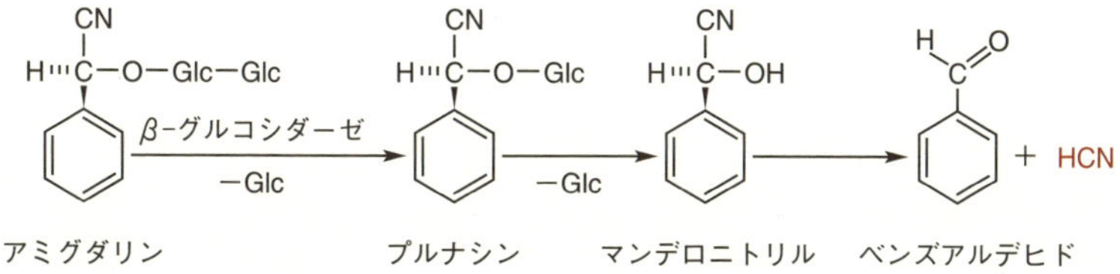

ドーリン　dhurrin

タキシフィリン
taxiphyllin

＊S体：ドーリン
　R体：タキシフィリン

図38・1　シアン配糖体からのシアン化水素（HCN）の遊離　Glc：グルコース

c. 中毒症状と防止対策　中毒症状は，頭痛，悪心，嘔吐，神経障害による歩行困難，昏睡などがあり，呼吸抑制から死に至る．この解毒処置には，亜硝酸やチオ硫酸ナトリウムが用いられる．亜硝酸アミルの吸入や亜硝酸ナトリウム

の静脈注射は，ヘモグロビンを酸化型のメトヘモグロビン（Fe^{3+}）とすることで，シアンと親和性を高めシアノメトヘモグロビンとして捕捉する．一方で，チオ硫酸ナトリウムは，非酵素的な反応により，また，肝細胞のミトコンドリア局在性の硫黄トランスフェラーゼである**ロダネーゼ**の硫黄供与基質として酵素反応を速やかに行うことにより，シアン化物イオンを弱毒性のチオシアン酸（HSCN）とし，尿中への排泄を促すことを目的として投与される．

ロダネーゼ rhodanese

食物に含有されるシアン配糖体は，タキシフィリンを除き，一般に熱に安定であり，加熱処理のみでは除去できないが，原料の粉砕，水さらし，アク抜きを十分に行うことにより除去できる．

ジャガイモ毒

38・3・3 ジャガイモ毒

ジャガイモは，その品種によって異なるが，新鮮であっても0.01％程度のポテトアルカロイドを含んでいる．長期間保存したものや発芽したものは，その緑色になった皮部や発芽部周辺の有毒成分の含量が増加し，有毒成分量が0.4％に達すると中毒を起こす可能性がある．

a. 毒成分 ジャガイモに含まれるアルカロイド配糖体のうち，約96％はステロイドアルカロイドの**ソラニン**と**チャコニン**である．両者のアグリコンは共通のソラニジンで，その3位に結合した糖部分の構造が異なっている．これらはともに水溶性で耐熱性である．

ソラニン solanine
チャコニン chaconine

Glc: グルコース
Gal: ガラクトース
Rha: ラムノース

ソラニン　　　チャコニン

b. 毒作用 ソラニンは神経毒の一つで，アセチルコリンエステラーゼ活性の阻害作用を有し，サポニン様作用も併せもつ．可食部100 g当たりソラニンやチャコニンが約7.5 mg含まれているが，そのうち3〜8割が皮の周辺に存在する．光に当たって緑色になった部分はその20倍以上含んでいるといわれる．体重が50 kgのヒトの場合，ソラニンやチャコニンを50 mg摂取すると症状が出る可能性がある．

c. 中毒症状 多量の摂取により数時間以内に胃腸障害，嘔吐，めまい，縮瞳，動悸，耳鳴，意識障害，痙攣，呼吸困難などの中枢症状がみられ，重篤な場合は死に至ることもある．

トリカブト aconite

38・3・4 トリカブト類

キンポウゲ科のトリカブトは山野に自生しており，若葉がニリンソウやモミジ

ガサ，ヨモギとよく似ているため，誤食事故が起こっている．また，ハチミツ中に含まれていたトリカブトの花粉よる中毒例が知られている．

a. 毒成分　トリカブトには全草に毒があり，根，葉，茎の順に毒性が強い．トリカブトの毒成分はアコニチン系アルカロイドである．

b. 毒作用　その代表的な成分である**アコニチン**は，ナトリウムチャネルに結合し，持続的に活性化させる．

アコニチン　aconitine

c. 中毒症状　トリカブトによる中毒は麻痺作用があり重篤になりやすい．食後20～30分以内に発症することが多く，口唇や舌のしびれに始まり，しだいに手足のしびれ，嘔吐，腹痛，下痢，不整脈，血圧低下などを起こし，痙攣，呼吸中枢麻痺に至って死亡することもある．精製された純粋なアコニチンのヒトの致死量は 2～6 mg で，これはトリカブトの葉約 1 g に相当する．トリカブト中毒に対して解毒剤や拮抗剤，特別な治療手段がないため，催吐，胃洗浄，吸着剤と塩類下剤の投与をして毒の除去をし，不整脈の治療や抗痙攣剤，鎮痛剤の投与などの対症療法，呼吸管理を行って治療する．

38・3・5　その他の植物性自然毒

ハチミツ中に植物の有毒成分が混入した例や山菜と有毒植物とを誤認した例などをふまえて，原因植物名，有毒成分および中毒症状をまとめた（表38・2）．

表38・2　その他の植物性自然毒の成分および中毒症状

有毒植物	有毒部位	おもな有毒成分	中毒症状
アセビ	花（ミツバチ蜜）	グラヤノトキシン（grayanotoxin）	悪心，嘔吐，特異な痙攣
イヌサフラン	球根，葉	コルヒチン（colchicine）	嘔吐，下痢，呼吸困難
グロリオサ	全草，特に地下部	コルヒチン	嘔吐，下痢，臓器の機能不全
ジギタリス	葉	ジギトキシン（digitoxin）	不整脈，心筋振戦，循環障害
タケニグサ	花（ミツバチ蜜）	プロトピン（protopin）	呼吸麻痺
チョウセンアサガオ	種子	ヒオスチアミン（hyoscyamine），アトロピン（atropine），スコポラミン（scopolamine）	副交感神経遮断作用，嘔吐，倦怠感，瞳孔散大，心悸亢進，呼吸停止
ドクウツギ	果実	コリアミルチン（coriamyrtin），ツーリン（turin）	嘔吐，瞳孔縮小，全身硬直，痙攣
ドクゼリ	地下茎	チクトキシン（cicutoxin）	嘔吐，呼吸困難，痙攣
バイケイソウ	葉	ベラトラミン（veratramin）	嘔吐
ハシリドコロ	根茎	ヒオスチアミン，アトロピン	副交感神経遮断作用，心悸亢進，呼吸停止
ヒガンバナ	鱗茎	リコリン（lycorine）	嘔吐，麻痺

SBO 39　化学物質（重金属，残留農薬など）やカビによる食品汚染の具体例をあげ，ヒトの健康に及ぼす影響を説明できる．

D1(3)③3

39・1　食品汚染とは

食品汚染
food contamination

食品汚染物
food contaminant

食品残留物　food residue

　食品汚染とは，食品の生産，加工，保存の過程において，ヒトの健康を損ねる可能性がある化学物質が食品に混入する状況をさす．このような化学物質には，非意図的に混入する**食品汚染物**と，加工や保存の過程で意図的に添加され，最終的な食品にまで残留する**食品残留物**がある．

39・2　マイコトキシンによる食品汚染

マイコトキシン
mycotoxin

　マイコトキシンは，カビの産生する二次代謝産物で，食品を汚染し，ヒトや動物に対して急性あるいは慢性の障害をもたらす物質の総称である．マイコトキシンを産生するカビは，大きく分けてアスペルギウス（*Aspergillus*）属（コウジカビ），ペニシリウム（*Penicillium*）属（青カビ），フサリウム（*Fusarium*）属（赤カビ），クラビセプス（*Claviceps*）属（麦角菌）に分類される．これらが産生するマイコトキシンは発がん性のあるものが多く，急性毒性よりもむしろ慢性毒性に注意を払う必要がある．おもなマイコトキシンの構造式を図39・1に示した．

39・2・1　アスペルギウス属（コウジカビ）の産生するマイコトキシン

アフラトキシン（aflatoxin）:
Aspergillus flavus による飼料用のピーナッツ汚染によって起こった七面鳥10万羽の中毒死事件の原因物質として見いだされた．

*1　SBO 52 を参照．

*2　以前はアフラトキシン B_1 のみが規制対象になっていたが，2011年10月1日より現行法に変更された．

ステリグマトシスチン
sterigumatocystin

オクラトキシン(ochratoxin):
バルカン諸国で多発した腎疾患の原因物質であるとされている．

　アフラトキシンは，アスペルギウス属の一種 *Aspergillus flavus* の産生するマイコトキシンで，B_1，B_2，G_1，G_2，M_1 など十数種の構造類似体が知られている．そのなかでも**アフラトキシン B_1** の毒性が最も強く，激しい肝障害を伴う中毒症状を示すほか，微量摂取を続けることによって肝癌が発生する．アフラトキシンの発がん作用にはシトクロム P450 による代謝的活性化（**エポキシ化**）が必要であり[*1]，生じたエポキシ体が DNA と不可逆的な共有結合を形成するためであると考えられている．このような毒性を有することから，現在では全食品を対象に総アフラトキシン（アフラトキシン B_1，B_2，G_1，G_2 の総和）が $10\,\mu g/kg$ 以下となるように食品衛生法[*2]で規制されている．またアフラトキシンは蛍光性を示す性質（B群は青色，G群は緑色，M群は紫色）をもっており，分析手法にも応用されている．

　ステリグマトシスチンは，*Aspergillus versicolor* などの産生するマイコトキシンで，アフラトキシン B_1 に類似した構造をもっている．アフラトキシン B_1 と比べると，急性毒性も弱く，発がん性も弱い．アフラトキシンと同様にシトクロム P450 によってエポキシ化されて発がん性を示すと考えられている．

　オクラトキシンは，*Aspergillus ochraceus* などの産生するマイコトキシンで，腎および肝毒性を示すほか，マウスでは腎臓および肝臓に対して発がん性が認められている．

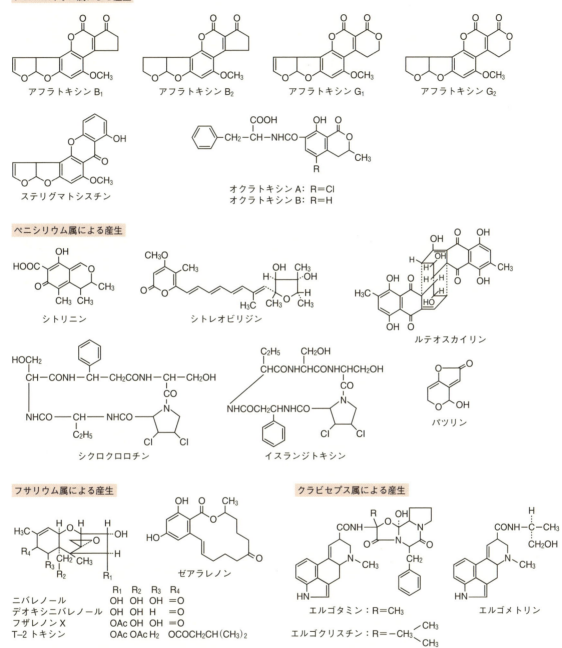

図39・1 おもなマイコトキシンの構造式

39・2・2 ペニシリウム属（青カビ）の産生するマイコトキシン

　青カビ属の中には，コメに寄生して有害物質を産生し，コメを黄色に変色させるものがある．*Penicillium citrinum*, *P. citreoviride*, *P. islandicum* はそれぞれタイ国黄変米，トキシカリウム黄変米およびイスランジア黄変米の原因菌として知られている．

シトリニン	citrinin
シトレオビリジン	citreoviridine
ルテオスカイリン	luteoskyrin
シクロクロロチン	cyclochlorotin
イスランジトキシン	islanditoxin
パツリン	putulin

Penicillium citrinum の産生する**シトリニン**は腎臓毒であり，腎尿細管上皮変性をひき起こす．*P. citreoviride* の産生する**シトレオビリジン**は神経毒であり，*P. islandicum* の産生する**ルテオスカイリン，シクロクロロチン**（構造異性体は**イスランジトキシン**）はいずれも肝毒性を示す．

Penicillium putulum と *Aspergillus clavatus* が産生する**パツリン**は消化管出血を起こす毒であり，コメだけでなく飼料用のビール麦芽根や地上に落ちたリンゴからも単離されており，その汚染分布は広い．リンゴジュース中パツリン濃度 0.05 ppm 以下という基準が決められている．

39・2・3 フサリウム属（赤カビ）の産生するマイコトキシン

ニバレノール	nivalenol
デオキシニベレノール	deoxynivalenol
ブザレノン X	fusarenon-X
T-2 トキシン	T-2 toxin

赤カビ属は，**トリコセテン系マイコトキシン**を産生する．ニバレノールによる汚染は赤カビ属の *Fusalium nivale* によるものが多い．また，このほかにも *Fusalium nivale* からは，**デオキシニバレノール，フザレノン X，T-2 トキシン**も単離されている．これらの分布範囲は広く，世界各国で中毒が発生している．おもな中毒症状は，悪心，嘔吐，腹痛，下痢に加え，造血機能障害や免疫抑制作用がある．

ゼアラレノン	zearalenone

Fusalium graminearum によって産生される**ゼアラレノン**は，女性ホルモン様作用を示すことから，子宮肥大や陰部肥大，異常発情をひき起こす．また，ブタなどの不妊症原因物質としても知られている．

39・2・4 クラビセプス属（麦角菌）の産生するマイコトキシン

麦角菌は，ライ麦などの麦類の花に寄生する菌であり，麦角アルカロイドを産生し，中毒をひき起こす．麦角菌に感染した穀物は穀粒の代わりに硬化部位（菌核）を形成し，これが麦角とよばれる．おもな毒性物質は**エルゴタミン，エルゴクリスチン，エルゴメトリン**などのリゼルグ酸誘導体であり，中毒症状は頭痛，嘔吐，下痢，知覚障害，痙攣などである．

エルゴタミン	ergotamine
エルゴクリスチン	ergocristine
エルゴメトリン	ergometrine

39・3 食品中で生成する食品汚染物質

食品汚染物質の中には，食品の調理や加工または摂取した際に，食品成分から生じるものもある．たとえば，多環芳香族炭化水素，複素環アミン，*N*-ニトロソ化合物，アクリルアミドなどがある*．

* SBO 33・2 を参照．

39・4 クロロフィル分解物

植物中のクロロフィル（葉緑素）は，植物中に含まれるクロロフィラーゼによってフィチル基が加水分解され，クロロフィリド *a* とフィトールを生じる．生成したクロロフィリド *a* は低分子の金属脱離物質の働きで Mg が脱離されて**フェオホルビド *a* あるいはピロフェオホルビド *a*** などに分解される（図 39・2）．フェオホルビドやピロフェオホルビドは光過敏症誘発作用があり，肝障害や皮膚の紅斑やかゆみなどを誘発する．これらの物質は光により周りの酸素類を活性化し，細胞膜を構成している脂肪酸（アラキドン酸）などを酸化して過酸化脂質をつく

フェオホルビド	pheophorbide
ピロフェオホルビド	pyropheophorbide

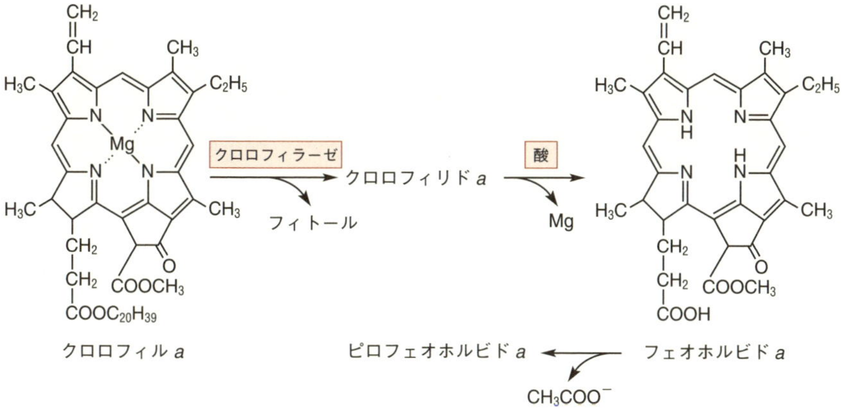

図39・2　フェオホルビド a およびピロフェオホルビド a の生成

り，この過酸化脂質が生体膜の組織細胞の破壊その他の各種の障害を誘発したり，毛細管の透過性を高めて，皮膚のかゆみなどを誘発するものと考えられている．これまでの事故例としては，アワビの内臓やクロレラ加工食品の摂取による発生が報告されている．また発酵を伴う漬け物などでは，酸性条件下でクロロフィラーゼが存在することから，フェオホルビドなどの産生が起こる可能性が指摘されている．これらの生成の防止には，食品加工工程中のクロロフィラーゼの活性度を極力低下させ，水分や有機溶媒との接触をできるだけ少なくすることが重要である．

39・5　わが国で重大食品汚染事故をひき起こした重金属・化学物質

化学工業や経済の発展とともに，食糧事情も改善されてきた．しかし経済成長期おいては，食品衛生の立場から有害な化学物質による食品汚染を防ぐための行政措置が十分に講じられておらず，大規模な中毒事件が起こった．

以下で述べるカドミウム，メチル水銀，ヒ素，PCBの毒性については，SBO 42を参照．

39・5・1　カドミウム

富山県の神通川流域で，大正時代から知られていた奇病が，1955年にイタイイタイ病として学会に報告された．1968年に当時の厚生省は，**イタイイタイ病**の本態はカドミウムの慢性中毒によるものであり，上流域の三井金属神岡工業所から出た排水中に含まれるカドミウムが河川水と土壌を汚染し，その結果コメをはじめとする農産物が汚染されたために起こった公害であると認定した．経産婦に多く発症し，症状は腰痛，下肢筋肉痛で始まり，激しい疼痛を経て，最終的に骨強度が極度に低下し，多発性骨折や骨格変形が起こる．

カドミウムの急性中毒症状は，嘔吐，下痢，腹痛などの消化管症状である．長期間摂取による慢性中毒では，カドミウムが腎臓の近位尿細管に蓄積し，腎機能が障害される．その結果，リンやカルシウムの再吸収が二次的に阻害され，イタイイタイ病のような症状を誘発すると考えられている．また近位尿細管の異常により，糸球体でろ過された分子量数万以下のタンパク質（β_2 ミクログロブリン

カドミウム　cadmium

イタイイタイ病
Itai-itai disease

など）の再吸収も阻害されるため，低分子タンパク尿を特徴とする．カドミウムの消化管からの吸収率は約5％程度と低いが，吸収されたカドミウムの大部分はメタロチオネインと結合して，おもに肝臓と腎臓に蓄積することから，生物学的半減期は数十年ときわめて長い．またカドミウムは，肺に対して発がん性[*1]をもつことも明らかとなっている．

日本人のカドミウム摂取量は1日当たり19.1 μgであり[*2]，1977年の調査開始以降，減少傾向にある．その約4割はコメから摂取している．そのため，わが国ではコメのカドミウム濃度に関して食品衛生法に基づく規格基準が定められており，玄米および精米中の濃度を0.4 ppm[*3]未満と定めている．またカドミウムは食品容器や器具にも含まれている場合があることから，これらの材質などについてもカドミウムに関する基準値（SBO 39・6・3）が定められている．

39・5・2 水　銀

1953年ころから熊本県水俣湾周辺で中枢神経障害（水俣病）の患者が多発する事件が起こり，1956年に原因不明の脳症状を呈する疾病としていわゆる**水俣病**が公式確認された．1964年ころには，新潟県の阿賀野川流域でも同様の事例が発生し，**第二水俣病**とよばれた．

疫学調査の結果，**メチル水銀**により汚染された魚介類の摂取が原因であることが明らかとなった．これらはいずれもアルデヒド製造過程で触媒として使用した無機水銀から微量のメチル水銀が生成し，工場排水とともに流出して水域を汚染し，これが食物連鎖によって生物濃縮された魚介類をヒトが長期間，多量摂取した結果発症したものと考えられた．水俣病被害者救済措置法[*4]による救済処置申請者数は53,062人，2013年5月末までの認定患者数は2977人となっている．

水銀は，金属水銀，無機水銀および有機水銀に分類される．有機水銀の中でもメチル水銀は脂溶性・難分解性である．経口摂取したメチル水銀は，消化管でシステインと結合して，小腸の中性アミノ酸輸送体を介してきわめて効率よく吸収される．メチル水銀は，SH基との親和性が高く，酵素の活性などを広く阻害するものと考えられている．メチル水銀の典型的な中毒症状は，知覚・言語障害，小脳性運動失調，聴力障害，求心性視野狭窄，振戦など（ハンター・ラッセル症候群）で，不可逆的である．また，胎盤透過性が高く胎児に移行，蓄積しやすく，母体に影響を示さない量でも精神発達遅滞や脳性麻痺様の中枢機能障害をもつ子供が生まれる（**胎児性水俣病**）．

水銀は特に魚介類でその含有量が高く，魚介類には水銀の暫定的規制値（総水銀として0.4 ppm，メチル水銀（水銀として）0.3 ppm）が定められている．一方で魚介類のうち，マグロ類や深海性魚介類などについては，自然の状態でも水銀を蓄積する性質がある[*5]ため，この規制の適用外とされている．しかし，成人に比べて胎児はメチル水銀に対する感受性が高いことが判明し，FAO/WHO合同食品添加物専門家会議では妊婦の耐用摂取量の見直しを行った．この改正を受けて，日本でも2005年に厚生労働省から"妊婦への魚介類の摂食と水銀に関する注意事項の見直しについて"，注意事項の公表を行っている．魚介類のメチル

[*1] 精巣に対しても発がん性を示す可能性が指摘されている．

[*2] 2010年の調査結果による．

[*3] 以前は玄米中のカドミウム濃度を1.0 ppm未満と定めていたが，2010年4月に現行基準に改正され，2011年2月より施行された．

水　銀　mercury

水俣病　Minamata disease

メチル水銀　methylmercury

[*4] 水俣病被害者の救済および水俣病問題の解決に関する特別措置法．2009年7月に成立し，公布・施行された．

ハンター・ラッセル症候群　Hunter-Russel symdrome

[*5] **発展**　これらの魚は総水銀を0.5〜1.0 ppm程度含有し，このうちの50％以上をメチル水銀が占めることがある．水銀含有量の高い魚はセレン含有量も高く，このような魚介類を食しても水銀中毒を発症しないことから，セレンが水銀中毒の発症を防止する作用があると考えられている．

水銀汚染は，人為的汚染がほとんどなくなった現在においても，今なお大きな食品衛生上の問題となっている．

39・5・3　ヒ　素

1955年に西日本一体にかけて粉ミルクによる乳児のヒ素中毒（**森永ヒ素ミルク中毒事件**）が発生し，死亡者130名，患者総数12,000名を超える大惨事となった．原因はドライミルク生産過程で，pH安定剤として使われたリン酸水素二ナトリウム中に不純物として高濃度のヒ素（亜ヒ酸として20〜30 ppm）が混入していたことによるものであった．中毒症状としては，発熱，下痢，肝障害，皮膚の色素沈着などが見られた．この事件を契機に，食品衛生法により食品添加物の純度規格基準が定められ，1960年に**食品添加物公定書（第1版）** が制定された．

一方で無機ヒ素はどの食品にも含まれる．日本人のヒ素の1日摂取量は約200 µgであり，農産物の中ではコメからの摂取が比較的多い傾向にある．海産魚介類や海草中に高濃度で含まれるが，その大部分はアルセノベタインやアルセノ糖など有機ヒ素であり，これら有機ヒ素の毒性は亜ヒ酸の1/100〜1/300である．ただし，ひじきに関しては高濃度の無機ヒ素が検出されることがあるため，海外では"ひじきを食べないように"と勧告している国もある*．

また近年，ヒ素による地下水汚染がアジア諸国で問題となっている．これらは不足する灌漑用水を深井戸の地下水に依存したために起こったと考えられる．インド，バングラデシュ国境付近では2000万人が被害を受けており，20万人を超す患者がいると推定されている．中国の内モンゴル，台湾の台南でも同様のヒ素中毒が大規模に発生している．

39・5・4　ポリ塩素化ビフェニル（PCB）

1968年に九州を中心に関西地方にかけて原因不明の奇病が多発した（**カネミ油症事件**）．原因はカネミ倉庫株式会社の製造したライスオイル（米ぬか油）に**ポリ塩素化ビフェニル（PCB）** が混入し，これを摂取したことによるものであった．症状としては，顔面や背部のざ瘡様皮疹，目やになどの皮膚症状のほか，身倦怠感，しびれ感など多様であり，また油症の妊婦からは色素沈着を示す新生児が生まれた（胎児性油症患者）．2014年現在の認定患者数は1651人である．またその後の調査で，原因油中にはPCBに加えてさらに高濃度の**ポリ塩素化ジベンゾフラン（PCDF）** も含まれていたことがわかり，PCBよりもPCDFの毒性がカネミ油症事件のおもな原因であった可能性も指摘されている．

PCBは化学的にきわめて安定であるため，自然界ではほとんど分解されず，高い生物濃縮性を示す．そのため一度体内に入ったPCBは容易には排出されず，生体内の脂肪分の多い組織に半永久的に蓄積される．1971年に魚介類をはじめ，母乳，牛乳，肉類などの食品からPCBが検出され，食品のPCB汚染実態が明らかとなるとともに食品を介したPCBの慢性曝露が懸念されたことから，翌年以降PCBの製造，使用が中止された．また1973年には，"化学物質の審査及び製造等の規制に関する法律（化審法）"*1が公布され，1974年にPCBが**第一種特**

ヒ素 arsenic

森永ヒ素ミルク中毒事件

* 英国では食品規格庁が，国民に対してひじきを食べないように勧告している．

カネミ油症事件

ポリ塩素化ビフェニル
(polychlorinated biphenyl, PCB)：209種類の異性体をもつ化合物の総称．構造式についてはSBO 42・5参照．

PCBは1881年にドイツの科学者S. Schulzeによって初めて合成された．化学的安定性に優れ，変圧器の絶縁性冷却液や潤滑油，可塑剤などに用いられた．

ポリ塩素化ジベンゾフラン
polychlorinated dibenzofuran, PCDF

*1 SBO 51を参照．

定化学物質の第1号に指定された．

39・6　化学物質による食品汚染

化学物質による食品汚染には，農薬のように意図的に添加されて残留物として食品を汚染する場合と，食品と接触する機器や容器，包装などから非意図的に汚染物質が混入する場合がある．

39・6・1　ダイオキシン類

ダイオキシン類 dioxins
以下のダイオキシン類の構造式についてはSBO 42・5を参照．

ポリ塩素化ジベンゾ-*p*-ジオキシン polychlorinated dibenzo-*p*-dioxin, PCDD

コプラナーPCB coplanar PCB

2,3,7,8-テトラクロロジベンゾ-*p*-ジオキシン 2,3,7,8-etrachlorodibenzo-*p*-dioxin, 2,3,7,8-TCDD

ダイオキシン類とは，**ポリ塩素化ジベンゾ-*p*-ジオキシン（PCDD）**とPCDF（それぞれ75種，135種の構造異性体をもつ）および共平面構造をもつ**コプラナーPCB**の総称であり，物理的性質や毒性が互いに類似している．ダイオキシン類のうち2,3,7,8-テトラクロロジベンゾ-*p*-ジオキシン（2,3,7,8-TCDD）は最も強い毒性を有する．PCDDとPCDFは工業生産されたものではなく，非意図的に生成されたものである．

工業的副生成物の例では，除草剤として使用されていた2,4,5-トリクロロフェノキシ酢酸の中に2,3,7,8-TCDDの混在が確認されている．近年はゴミ焼却の際にダイオキシン類が発生することが明らかとなり，これが環境汚染物質として水系環境や農作物の汚染が懸念されている．

ダイオキシン類は，消化管，皮膚，肺から生体内に吸収され，肝臓と脂肪組織に蓄積される．ヒトでの半減期は6〜11年と推定されている．イタリアのセベソにおける工場事故例，ベトナム戦争における枯葉作戦従軍兵に対する調査研究および動物実験の結果より，皮膚障害，生殖障害，肝障害，心臓障害，催奇形性，発がん性，内分泌かく乱作用，免疫抑制および子宮内膜症誘発などの毒性があると考えられている．ダイオキシン類は，転写調節因子である**多環芳香族炭化水素受容体**の転写活性化を誘導するが，この活性化がダイオキシン類の毒性発現に重要であることが明らかになっている．

多環芳香族炭化水素受容体 arylhydrocarbon receptor, AhR

ダイオキシン類の毒性は，個々の異性体・同族体間で大きく異なる．したがって，総ダイオキシン濃度（測定値）で毒性を評価することは不可能であることから，一般的にダイオキシン類の毒性強度は**毒性等量（TEQ）**で表す．各異性体

毒性等量 toxic equivalent, TEQ

毒性等価係数 toxic equivalency factor, TEF

TEQは次式で定義される．

TEQ $= \Sigma(g1 \times f1 + g2 \times f2 + g3 \times f3 + \cdots + gn \times fn)$

　g：各異性体の存在量
　f：各異性体の毒性等価係数
　n：異性体の総数

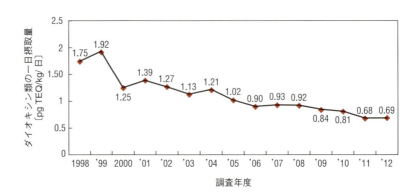

図39・3　ダイオキシン類の一日摂取量の全国平均年次推移

の毒性の強さを最も毒性の強い 2,3,7,8-TCDD を 1 とした相対毒性（**毒性等価係数，TEF**）で表し，摂取する食品中のダイオキシン類の総量を，試料中に含まれる個々のダイオキシン類の含有量に TEF を乗じたものの総和（TEQ）で表す．このことにより，異性体組成の異なる種々の試料中ダイオキシン類の毒性比較が可能になった．

わが国のダイオキシン類の**耐容一日摂取量（TDI）**は，1999 年に "4 pg-TEQ/kg 体重/日" と設定されている．2013 年の調査結果では，わが国における食品からのダイオキシン類の国民平均一日摂取量[*1]は，0.58（0.18〜0.97）pg-TEQ/kg 体重/日と推定され，摂取量推定値の最大値の場合でも，TDI より低いものとなっている．ダイオキシン摂取量は経年的に減少傾向にある（図 39・3）が，一部の魚介類からは依然として比較的高い濃度が検出されており，今後も調査を継続し動向を見守る必要があると考えられる．

39・6・2 農　薬

農薬の適正使用は，世界的に増加している人口に対して，効率よく食料をまかなうために必要不可欠な手段である．現在使用されている農薬の多くは化学合成品であり，農作物に対する病害虫や病原菌，雑草に対してのみならずヒトに対しても毒性を示すものが多い．そのため，わが国では**農薬取締法**に基づき，国に申請して登録された農薬のみが製造，輸入，販売，使用を認められる**農薬登録制度**[*2]を採用している．

一方で，厚生労働省では，**食品衛生法**に基づき，流通する農作物や食品に対して各農薬の残留基準値を設定して，この基準値を超えるものの流通販売を禁止している．また 2006 年の食品衛生法改正により，原則，残留基準値が定められた対象農薬のみの残留を認める**ポジティブリスト制度**を導入している．

こうした農薬の残留基準値は農作物ごとに定められ，ラットやマウスの動物を用いた慢性毒性試験などの長期毒性試験の結果から導き出される**許容一日摂取量（ADI）**[*3]と，作物残留性試験から得た各農作物への残留量を基に設定される．具体的には，日本人の平均的な食生活を想定して，それぞれの農作物，食品に由来する各農薬の一日推定摂取量の合計が，その農薬の 1 日一人当たりに許容される摂取量（ADI × 標準的な体重[*4]）の 8 割を超えないように設定されている．

ただし残留基準値を決定するには多大な労力と費用がかかることや，残留基準値が定められていない農薬の完全排除は非現実的であることから，ポジティブリスト制度の施行時には農薬，飼料添加物，動物用医薬品[*5]を対象に，残留基準値がすでに定められているものについてはその基準値を継承した．また残留基準値の定められていないものについてはコーデックス基準[*6]などを参照した**暫定基準値**，あるいは "ヒトの健康を損なうおそれのない量" として，0.01 ppm を基準値とする**一律基準**が新たに設けられた．さらに 18 種類の農薬などの成分については食品において検出されてはならないものとして（不検出基準），69 種類の成分についてはヒトの健康を損なうおそれのないことが明らかな物質（対象外物質）として指定されている．

耐容一日摂取量（tolerable daily intake, TDI）: SBO 50・2 を参照．

[*1] 幼児（1〜3 歳）における平均一日摂取量は，0.46 pg-TEQ/kg 体重/日と推定され，国民平均の摂取量とほぼ同等であった．

[*2] 農薬取締法制定以降，2014 年 3 月 31 日までに登録された農薬の累計件数は 23,446 件．このうち現在登録されている有効登録件数は，4328 件（有効成分数は 561 種類）．内訳は殺虫剤約 25 %，殺菌剤約 21 %，殺虫殺菌剤約 12 %，除草剤約 34 %，植物成長調整剤約 2 %，その他約 6 %．

[*3] SBO 50 を参照．

[*4] 日本人の平均体重 53.3 kg が用いられている．

[*5] 飼料添加物の使用に関しては "飼料の安全性の確保及び品質の改善に関する法律" の，動物性医薬品については薬事法の規制を受ける．食品衛生法では，"食品は，抗生物質を含有してはならない"，"食肉，食鶏卵，魚介類は，化学的合成品たる抗菌性物質を含有してはならない" と規定されているが，現在ではポジティブリスト制度により 200 種類を超える飼料添加物や動物性医薬品の残留基準値が定められている．

[*6] 食品の国際基準であり，国際連合食糧農業機関（FAO）と世界保健機関（WHO）が 1963 年に設立した政府間組織であるコーデックス委員会（Codex Alimentarius Commission（CAC））によってつくられる．

メタミドホス
methamidophos

$$\underset{H_2N}{\overset{O}{\underset{\|}{P}}}\overset{OCH_3}{\underset{SCH_3}{}}$$

ジクロルボス　dichlorvos

$$\underset{H_3CO}{\overset{H_3CO}{}}\overset{O}{\underset{\|}{P}}-OCH=CCl_2$$

* SBO 34・4・7 を参照．

> **コラム 39・1　農薬混入による食品汚染事故**
>
> 　2008年ころに農薬混入による2件の食品汚染事故が相次いで起こった．これらの事故は，輸入食品の安全性を改めて考えさせられる事故となった．
>
> ＜中国産冷凍餃子による事故＞
>
> 　2007年12月～2008年1月ころにかけて，千葉県と兵庫県の3家族10名が中国の食品会社が製造した冷凍餃子を食べた後，吐き気や下痢の症状を訴え，うち1名は一時意識不明の重体となる中毒症状を示した．原因は冷凍餃子に混入していた有機リン系殺虫剤のメタミドホスであった．冷凍餃子からは非常に高濃度のメタミドホスが検出されたことから，生産から流通のいずれかの過程で意図的な混入がなされたと考えられている．また別の有機リン系殺虫剤であるジクロルボスも検出されている．
>
> ＜事故米転売問題＞
>
> 　2008年8月に大阪の米穀加工販売会社が基準値を超えるメタミドホスが残留しているコメを，偽って食用のコメとして転売していたことが発覚した．またメタミドホス以外にも，アフラトキシン B_1 が検出されたコメも転売していた．輸入米の中には農薬が残留基準値を超えて検出されたり，保管中にカビが生えたりするものがあり，これらは"事故米"として糊や工業用としての使用に限定して流通されるが，この事故では学校や病院などの給食に利用されたほか，酒造会社や製菓会社などの加工用原材料としても用いられていた．

　農薬のなかでも収穫後に農作物の病害虫や病原菌などの駆除や予防，発芽防止の目的で用いられるものを**ポストハーベスト農薬（収穫後農薬）**とよぶが，食品衛生法では食品添加物として扱われるため，原則国内での使用は許可されていない．しかし外国では使用されており，輸入食品における残留が問題となることがあり，ポストハーベスト農薬についても国際的な調和が求められるようになってきた．現在では，かんきつ類の防カビ剤*として用いられるオルトフェニルフェノール，チアベンダゾール，イマザリルなどは食品添加物として指定されており，残留基準値が定められている．

39・6・3　器具，容器包装由来の食品汚染物質

　食品や食品添加物と接触する機器や販売のための容器包装は，これらの原材料に含まれる化学物質が食品に移行して食品を汚染する可能性があるため，食品衛生法によって材質試験や製品の溶質試験などの規格基準が設定されている．

　器具，容器包装を素材によって大別すると，プラスチック（合成樹脂），金属，ガラス，陶磁器，ほうろう，紙，ゴム，セロファンに分けられる．

　プラスチック製品は，熱可塑性プラスチックと熱硬化性樹脂に大別される．熱可塑性としては，ポリエチレン，ペットボトルなどに使用されるポリエチレンテレフタレート，ポリバケツなどに使用されるポリプロピレン，包装用ラップなどに用いられるポリ塩化ビニリデン，食器などに利用されるポリカーボネートや発泡スチレン樹脂などある．熱硬化性樹脂としては，鍋の把手などに用いられるフェノール樹脂，食器などに用いられる尿素樹脂やメラミン樹脂があり，これらはいずれもホルムアルデヒドとの縮合反応で得られるポリマーが主成分となって

> **コラム 39・2　中国における牛乳へのメラミン混入事件**
>
> 　2008 年に中国で大手乳業メーカーの乳製品に有害物質のメラミンが混入し，中国国内で多数の乳幼児が腎臓結石になるという事件が起こった．牛乳の品質はタンパク質含量で評価され，その含量は窒素含量を測定する方法で検査されるが，このメーカーは増量の目的で生乳に水を加えていた．メラミンは本来，合成樹脂の原材料として使用されるが，分子当たりの窒素含有量が多いため，タンパク質含量が低い製品に加えることでタンパク質含量を実際よりも多く検出されるように偽装したものと推測される．

メラミン　melamine

ビスフェノール A (bisphenol A)：最近ではビスフェノール A の代替品として，ビスフェノール S，ビスフェノール F が用いられている．

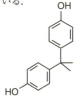

　いる．

　プラスチック製品の食品衛生上の問題点は，残存する有害なモノマーの溶出である．原料モノマーのうち，**塩化ビニルとホルムアルデヒド**については発がん性をもつことが明らかとなっており，アクリロニトリルとスチレンについてはヒトに対して発がん性の可能性（グループ 2B に分類）が指摘されている．このことから，現在ポリ塩化ビニル中の塩化ビニルモノマーの量については 1 ppm 以下という基準が，熱硬化性樹脂においては溶出試験でホルムアルデヒドが不検出であることが定められている．また近年，ポリカーボネート樹脂の原料モノマーである**ビスフェノール A** については，エストロゲン作用などの**内分泌かく乱作用**をもつことが問題となっている（コラム 42・1）．特に発達途上の胎児期や乳幼児期の曝露では，TDI 以下の用量域（通常の毒性試験では安全であると判断された用量域）で毒性が現れる可能性（低用量影響）が指摘されており，現在もその影響評価を検討中である[*1]．

　プラスチック製品にはその特性を向上させるために，可塑剤[*2]，安定化剤，酸化防止剤などの添加物が加えられている．フタル酸類[*3]はわが国の可塑剤生産量の約 8 割を占めており，血液バッグなどの医療用機器をはじめ汎用性の高い可塑剤として広く用いられている．特に**フタル酸ビス(2-エチルヘキシル)(DEHP)**は代表的な可塑剤であるが，生殖毒性や発がん性（グループ 2B）が指摘されていることから，現在は食品の容器，包装，おもちゃへの使用は禁止されている．このほか，合成樹脂の色素や安定化剤として用いられる可能性がある**カドミウムや鉛**（どちらも 100 ppm 以下），塩化ビニルについては，可塑剤として用いられるクレゾールリン酸エステル（1000 ppm 以下），安定化剤として用いられるジブチルスズ化合物（50 ppm 以下）に基準値が定められている．

　金属容器の材質には，ステンレス，銅，鉛，スズ，亜鉛，カドミウム，アンチモンなどがあるが，溶出金属が有害性を示すことがある．鋼板にスズメッキをしたブリキ缶では，清涼飲料水などの硝酸イオン濃度が高いと多量のスズが溶出して中毒が起こる可能性があることから，食品衛生法により清涼飲料水中のスズ含量は 150 ppm 以下に規定されている．缶の場合は，ほとんどが内部をエポキシ樹脂，フェノール樹脂，ポリ塩化ビニルなどで内面を塗装して使用しているため，これらを使用した容器などについてはフェノールや塩化ビニルモノマー，ホルムアルデヒドなどに対して溶出試験での基準値が定められている．また金属製原材

[*1] EU やカナダではほ乳瓶での使用を禁止しているほか，フランスでは食品飲料品への使用が全面禁止となっている．

[*2] 可塑剤にはフタル酸類のほかに，アジピン酸系，リン酸系，エポキシ系があり，これらが可塑剤の 95 ％以上を占める．

[*3] フタル酸ビス(2-エチルヘキシル)(bis(2-ethylhexyl) phthalate, DEHP)，フタル酸ジイソノニル(DINP)，フタル酸ジイソデシル(DIDP)が使われている．なかでも DEHP は代表的な汎用可塑剤であり，その生産量はフタル酸系の約 60 ％（全可塑剤のおよそ半分）を占める．

"リスクが十分に低いと認められない化学物質"として化審法の優先評価化学物質に指定されている．今後，第二種特定化学物質に該当するかどうか検討される予定．SBO 42 を参照．

料については鉛の含有規格が定められており，メッキ用スズや製造または補修用金属については 0.1 %，ハンダについては 0.2 %に定められている．

ガラス，陶磁器，ほうろう製品には，釉薬や着色のための顔料が使用される．これらには**鉛**や**カドミウム***が含まれている場合があることから，溶出試験でカドミウムと鉛の基準値が定められている．

* クロム酸鉛（黄色），硫化カドミウム（黄色），セレン化カドミウム（赤色）など．

39・7 放射性物質による食品汚染

放射性物質は天然放射性物質と人工放射性物質に大別されるが，食品衛生上で問題となるのはおもに**人工放射性物質**による汚染であり，主要な要因としては核実験と原子力発電所の事故があげられる．

2011 年 3 月 11 日に東北地方の三陸沖を震源とする大地震が発生し，この地震による巨大津波により東京電力福島第一原子力発電所に設置されている原子炉が大きな被害を受けたことは記憶に新しい．いわゆる東日本大震災である．この原子力発電所の事故では，原子炉が水素爆発を起こした影響で，63 万テラベクレルを超える莫大な量の放射性物質の外部放出があったと推定されており，広範な地域で大気や地表が汚染されるとともに，周辺沿岸部への汚染水流出による海洋汚染が問題となった．またこれにより農作物や海産魚介類の食品汚染が懸念され，

放射性物質
radioactive substances

1 テラベクレル(TBq) = 1 兆(10^{12}) ベクレル

コラム 39・3　一般食品における食品中放射線物質の基準値ついて

一般食品の基準値は，年間の線量の上限から飲料水によって被曝すると考えられる 0.1 mSv を差引き，残りの線量を各年齢区分や性別に応じた一般食品（牛乳，乳幼児食品なども含む）の摂取量として割当てることで決められている．この割当てには，一般食品の種類や摂取量だけでなく，体格や代謝も考慮して各区分の限度値が算出されている（表 1）．このなかで最も限度値が小さかったのは，13 歳～18 歳の男の 120 Bq/kg であったことから，この値を下回る値として 100 Bq/kg を基準値として採用している．牛乳，乳児用食品については子供への配慮が必要な食品区分であるため，一般食品の基準値の半分である 50 Bq/kg としている．

表 1　各年齢別，性別における一般食品中の放射線限度値

年齢区分	性 別	限度値〔Bq/kg〕
1 歳未満	男女	460
1 歳～6 歳	男	310
	女	320
7 歳～12 歳	男	190
	女	210
13 歳～18 歳	男	120
	女	150
19 歳以上	男	130
	女	160
妊婦	女	160
最小値		120

特に震災が起こった地域産の食品については輸入を拒否する国もあり，今もなお問題の完全解決には至っていない．

放射線の被曝によって最も懸念される健康影響は"がん"である．1986年に旧ソビエト連邦のウクライナ共和国で発生したチェルノブイリ原子力発電所の炉心融解事故では，福島第一原子力発電所の約10倍となる520万テラベクレルの放射性物質の放出が起こったが，その際には^{131}Iによる小児の甲状腺がんの発症率の増加が問題となったほか，白血病や肺，消化器，腎臓，乳腺の発がん率が上昇したことが報告されている．特にチェルノブイリでの事故の場合は，半減期の短い^{131}Iによる小児甲状腺癌の発症が問題となった*1 ことから，周辺住民の避難が遅れたことによる急性的な被曝の影響*2 が大きかったものと考えられるが，それを差引いても放射線被曝による発がんリスクを認識させられる事故であったといえる．

わが国における食品中の放射性物質からのに被曝の線量ついては，震災以前にも上限として5 mSv/年が設定されていた．しかし震災以降，チェルノブイリでの事故の影響や基準に対する社会的関心が向上したことも相まって，より一層の食品の安全と安心を確保するために，2012年4月1日より新たな基準値として1 mSv/年が設定された．これはコーデックス基準*3 値でもある．規制対象の核種*4 は，福島第一原子力発電所の事故により放出した放射性核種のうち，半減期が1年以上の^{134}Cs, ^{137}Cs, ^{90}Sr, Pu, ^{106}Ruとなっている．食品中の放射性物質汚染に対する新たな基準値では，食品を特別な配慮が必要な飲料水，牛乳，乳児用食品と，それ以外の食品（一般食品）の四つの区分に分け，新基準値（上限値1 mSv/年）をもとに，放射性物質汚染の基準値が算出されている．現在では基準値（上限値）として，一般食品100 Bq/kg，牛乳50 Bq/kg，乳児用食品50 Bq/kg，飲料水10 Bq/kg*5 が設定されている．

*1 福島第一原子力発電所の事故でも，事故当時18歳以下であった福島県の子供を対象に小児甲状腺癌の調査が行われているが，2013年12月31日現在においてそのような傾向は確認されていない．

*2 高線量率の放射線を短時間照射するほうが，同じ種類の放射線を低線量率で時間をかけて照射する場合に比べて，強い影響が出ると考えられている．

*3 SBO 39・6・2を参照

*4 半減期が短く，すでに検出が認められない^{131}Iなどの放射性ヨウ素や，原子力発電所内においても天然の存在レベルと変わらないウランについては規制の対象外になっている．またPuは新基準値より新たに規制対象に加えられた．

*5 飲料水については，飲料水がすべての人が摂取し代替がきかないものであり，その摂取量が大きいことから，WHO飲料水水質ガイドラインをもとに，飲料水経由の被曝の個別線量基準を0.1 mSv/年，水道水中の放射性物質量を10 Bq/kgに設定している．

B 環境

一般目標：人々の健康にとってより良い環境の維持と公衆衛生の向上に貢献できるようになるために，化学物質などのヒトへの影響，適正な使用，および地球生態系や生活環境と健康との関わりにおける基本的知識，技能，態度を修得する．

対応するコアカリ：D2 環 境 (1), (2)
第Ⅳ部 化学物質・放射線の生体への影響〔D2(1)〕
第Ⅴ部 生活環境と健康〔D2(2)〕

IV 化学物質・放射線の生体への影響

一般目標：化学物質などの生体への有害作用を回避し，適正に使用できるようになるために，化学物質の毒性などに関する基本的事項を修得する．

われわれの身のまわりには，膨大な化学物質群が存在しており，そのうちのかなりの物質は非意図的に生体に摂取される．これらは本来，ヒトや生物の健康とは無関係な用途で使用されるものである．しかし，熱媒体として使用されていたポリ塩素化ビフェニル（PCB）が食用油に混入して発生した油症事件の経験などから，一般化学物質についても，環境中の動態や生体影響に関する知見に基づいて使用の可否や条件を設定する仕組みが導入され，現在に至っている．

医薬品の副作用は皆無か，あっても軽微であることが望ましい．しかし，抗がん剤に象徴されるように，デメリット（副作用）を上回るメリット（抗がん作用）が得られる場合は，前者はある程度容認される．同様の寛容性は他の用途の化学物質では排除されることが多い．たとえば，食品の製造に必要であったり，食品の保存性を高めたりする目的などで使用される食品添加物は，健康障害を惹起してはならない．これを実現するには，"確実に安全である"条件を知る必要があるが，この"確実さ"はどのように設定されるのだろう？

生活環境に常在する化学物質・環境因子，あるいは食品を汚染してヒトや生物が曝露される物質には多くのものがある．また，幻覚や陶酔を惹起する薬物の乱用は，ごく一部の集団だけに限定される問題ではなくなりつつあり，大きな社会問題となっている．これらの化学物質の生体影響は詳細には解明されていない部分が多く，今後の解析が必要である．化学物質の処遇や効果的な使用法は，利益と有害性・危険性を総合評価して決定することが望ましいと考えられるようになった．このようなプロセスの理解は，化学物質の生体影響に深くかかわる薬学人にとって必須である．

これらの学習目標を念頭に，第Ⅳ部では，ヒトでの健康障害事例が経験されているうえに，その機構が比較的よく理解されている代表的な化学物質を紹介する．薬物乱用とその問題点にもふれる．また，環境に常在する健康障害因子の代表例として放射線を取上げて，その種類や有害性を解説する．化学物質の有害性の種類や程度は体内動態を含めた生体応答によっても規定される．そこで，これらの基本を解説する．さらに，化学物質の毒性評価法や処遇決定プロセスについても学習する．

（山田英之）

第12章 化学物質の毒性

> **SBO 40**
> D2(1)①1
> 代表的な有害化学物質の吸収，分布，代謝，排泄の基本的なプロセスについて説明できる．

異物　xenobiotic

　ヒトは日常生活において，食品成分，食品添加物，医薬品，農薬，環境汚染物質など多種多様な化学物質に曝露されている．これら化学物質は，ヒトにとっては**異物**である．異物の中には，栄養素のように生体にとって有益なものもあるが，毒物として生体に有害影響を与えるものも少なくない．これら異物の生体内運命は，大きく四つの過程に分けられる．すなわち，体内への取込み過程（**吸収**：absorption），取込まれた化学物質が全身に行きわたる過程（**分布**：distribution），化学物質の構造が変換される過程（**代謝**：metabolism）ならびに異物が生体内（組織内，細胞内）から消失する過程（**排泄**：excretion）である．これらの過程をあわせて**異物動態**または**薬物動態**という．また，各過程の英語名の頭文字をとって **ADME**（アドメ）ともよばれる．

薬物動態　pharmacokinetics

解毒　detoxication

代謝的活性化　metabolic activation

　多くの異物では，代謝により薬理活性や毒性などの生物活性が消失する（**解毒**）．しかし，一部の異物では，代謝により薬理活性や毒性が増強または発現することがある（**代謝的活性化**）．異物による毒性の程度は，標的となる組織や臓器が毒性本体（親化合物または代謝物）にどの程度曝露されるかによって規定されるため，異物の体内動態，特に代謝経路を考えることは，異物の毒性発現と解毒機構を理解するうえで重要である．

40・1　吸　収

吸収　absorption

吸入　inhalation

　吸収は，異物が生体内に入る最初の過程であり，外界とのバリアである生体膜を通過して，脈管系（血液やリンパ液）に入ることである．食品やそれに含まれる農薬，食品添加物および汚染物質，ならびに医薬品など，多くの異物は**経口**的に摂取される．一方，微粒子状やガス状の異物は**吸入**により，また異物が皮膚と直接接触した場合には**経皮**的に吸収される．したがって，消化管，皮膚，肺，鼻腔粘膜が主要な吸収組織である．さらに，医薬品などでは，静脈内や筋肉内，皮下に直接投与されることもあり，動物実験などでは腹腔内に投与することもある．

　異物の毒性の強さは，吸収経路によって異なることがある．多くの場合，毒性が最も強く現れるのは静脈内投与であり，以下，吸入＞腹腔内＞皮下投与＞筋肉内＞皮内＞経口＞経皮 の順となる．

40・1・1　膜透過

　異物が吸収されるためには，いずれの経路を介しても，生体膜を透過しなければならない．生体膜は，一般にリン脂質二重層と膜タンパク質から成る．いずれの化学物質も基本的には生体膜を通過可能であるが，その速度は，分子量，脂溶性，極性・電荷などの物理化学的性質により大きく異なる．分子量が小さく，脂溶性で電荷が中性の物質が膜を透過しやすい．しかし，栄養素や生体に必須な化

学物質を積極的に取込む膜タンパク質が存在するため，物理化学的性質だけでは実際の生体膜の透過速度は判断できない．

生体膜の透過機構は，大きく**受動輸送（受動拡散）**と**能動輸送**に大別される．受動輸送は，膜の両側の濃度勾配に従った物質の輸送であり，エネルギーを必要としない．一方，能動輸送は，ATPなどのエネルギーを利用する濃度勾配に逆らった物質の輸送である．

受動輸送はさらに**単純拡散**と**促進拡散**に分けられる．促進拡散は膜タンパク質が関与する輸送であり，単純拡散では膜タンパク質は関与しない．脂溶性の多くの薬毒物や水分子，酸素分子などは単純拡散により膜を透過する．単純拡散では，イオン型に比べて非イオン型が吸収されやすい．すなわち，吸収部位における非イオン型／イオン型の比が大きい物質ほど速やかに吸収される．イオン型への解離はpHによって変化するため，酸性の胃と弱アルカリ性の腸管では，吸収速度が異なる．非イオン型濃度（C_u）とイオン型濃度（C_i）の比（C_u/C_i）は**ヘンダーソン・ハッセルバルヒの式**で計算できる．

$$弱酸性物質：\log\left(\frac{C_u}{C_i}\right) = pK_a - pH, \quad \frac{C_u}{C_i} = 10^{pK_a - pH}$$

$$弱アルカリ性物質：\log\left(\frac{C_u}{C_i}\right) = pH - pK_a, \quad \frac{C_u}{C_i} = 10^{pH - pK_a}$$

非イオン型では，脂溶性が高いほど吸収されやすい．脂溶性の指標としては，**n-オクタノール-水分配係数**があり，この値が大きいほど脂溶性は高い．

能動輸送には，**輸送体（トランスポーター）**とよばれるタンパク質が関与する．輸送体はその輸送機構から，ATP分解によるエネルギーを利用する**ABC輸送体**と，ATP分解活性をもたない**SLC輸送体**に分けられる．両グループとも，基質特異性の異なる非常に多くの分子から成る．グルコースやアミノ酸など，生体に必要な物質の多くは輸送体を介した能動輸送によって膜を透過する．

受動拡散（受動拡散）
passive diffusion

能動輸送
active transport

単純拡散
simple diffusion

促進拡散
facilitated diffusion

輸送体（トランスポーター）
transporter

40・1・2 消化管吸収

経口的に摂取された化学物質は，舌や口腔粘膜から肛門に至る消化管のいずれの部位からも吸収されうるが，実際には，大部分の化学物質は小腸および胃で吸収される．小腸で吸収された化学物質の一部はリンパ管へと移行するが，ほとんどは**門脈**を経て肝臓へ輸送される．小腸と肝臓では薬物代謝酵素活性が高いため，小腸で吸収された化学物質は全身循環に入る前に代謝される．そのため，吸入や経皮，静脈内および直腸内投与などに比べて，経口投与では血液中濃度は低くなる．このような現象を**初回通過効果**という．

胃の表面積は小腸に比べてかなり小さく，また胃内滞留時間も短いことから，吸収組織として胃の寄与は，小腸より小さい．しかし，アルコールなど胃から比較的多く吸収される化学物質もある．胃からの吸収はいくつかの要因により変化する．たとえば，食事成分などにより胃内pHが変化すると，解離度が変化し，吸収速度も変わる．また，胃内容物排泄速度は一般に満腹時に比べて空腹時の方が速いため，食事は胃からの吸収に影響を与える．

初回通過効果
first-pass effect

ヒトの小腸は約 4 m と長い．また，小腸の管腔側には，輪状ひだ（粘膜突起），腸絨毛（輪状ひだの表面の突起），ならびに微絨毛（腸絨毛の表面を覆う上皮細胞の突起）があり，これらの構造により，小腸の表面積は非常に大きい（300 m^2）．また，膵液や胆汁により，胃からの酸性内容物は中和され，また胆汁やリン脂質によるミセルの形成が起こる．このような構造的および機能的な仕組みにより，小腸では種々の化学物質が効率的に吸収される．小腸での吸収は多くの場合単純拡散によるが，アミノ酸やオリゴペプチド，糖，ビタミンなどの栄養素は，輸送体を介した促進拡散により吸収される．また，小腸上皮細胞には，ABC 輸送体の一種である P 糖タンパク質などの化学物質を管腔側に排出する輸送体が発現しており，化学物質の生体内への取込みを抑制している．

大腸は，小腸と異なり絨毛構造をもたないため，表面積はそれほど大きくない．しかし，水分やナトリウムイオン，その他塩類の吸収に加えて，小腸で吸収されなかった化学物質の吸収も起こる．直腸上部で吸収された化学物質は小腸で吸収された場合と同様に門脈を経て肝臓に運ばれるが，直腸下部より吸収された化学物質は，門脈に入らず，直接下大静脈に入り全身循環に入る．

腸内細菌 enterobacterium

腸肝循環 enterohepatic circulation

大腸に存在する**腸内細菌**は，加水分解や還元反応を触媒する酵素活性をもっている．そのため，胆汁排泄された水溶性代謝物が大腸で加水分解を受けて再び脂溶性物質となり，再吸収されることがある（**腸肝循環**）．

40・1・3 経肺吸収

肺 胞 pulmonary alveolus

肺では気管支が 20 数回分岐し，末端の**肺胞**の数は数億個にもなるため，肺表面積は非常に大きい．肺胞は毛細血管で包まれ，その距離は他の組織と比べて短く，効率的にガス交換が行われる．そのため，酸素だけでなく，有害なガス状物質である一酸化炭素，二酸化窒素，二酸化硫黄なども吸収されやすい．

肺組織の構造上，粒子状物質のうち直径が 2 μm 以下の粒子のみが肺胞まで到達し，それ以上のサイズの物質はくしゃみや痰により取除かれる．肺胞に到達した微粒子は間質組織に蓄積するが，微粒子に付着した化学物質は受動拡散により吸収されることがある．肺の血流量は豊富で，肺からの吸収は非常に速い．

40・1・4 経皮吸収

皮膚は，外側から，保護層の**表皮**，毛細血管が網状に走っている**真皮**，脂肪と結合組織から成る**皮下組織**の 3 層で構成される．また，皮膚には真皮につながる付属器官として，毛嚢，皮脂腺，汗腺および汗管がある．したがって，皮膚からの化学物質の吸収には，表皮を介する経路と汗腺などの開口部を介する経路がある．

皮膚は化学物質に曝露されやすいが，基本的には化学物質からの防御に働く組織であり，皮膚からの物質の吸収は通常緩やかである．しかし，脂溶性の高い化学物質は表皮を通過し，曝露時間が長くなるにつれ，吸収は増大する．またオレイン酸やドデシル硫酸ナトリウムなどの両親媒性物質の共存や皮膚の物理的損傷は，透過速度を増加する．

40・2 分　布

吸収された化学物質が体内に移行する経路は，吸収部位によりさまざまである．たとえば消化管吸収では，微絨毛の毛細血管から門脈に入り，肝臓を経た後に全身循環に入る経路と微絨毛からリンパ管に入り，鎖骨下静脈から全身循環に入る経路の二つがある．多くの脂溶性薬物は前者の経路で，脂質，脂溶性ビタミンなどは後者の経路で分布する．

血流量は化学物質の組織分布に大きく影響し，血流量の多い肺，心臓，脳，肝臓，腎臓，消化管などの組織・臓器には速やかに移行するのに対して，筋肉や脂肪などの血流量が少ない組織への移行は遅い．したがって，これらの臓器・組織間における最高濃度到達時間は異なる．また，脳や胎盤には関門が存在し，化学物質の組織移行を制御している．

分布　distribution

40・2・1 血漿タンパク質への結合

全身循環に入った多くの脂溶性物質は，**アルブミン**や**α_1-酸性糖タンパク質**などの**血漿タンパク質**と結合することで，水系の血液中で安定に存在し，輸送される．一般に酸性物質はアルブミンに，塩基性物質は α_1-酸性糖タンパク質に結合する．これらの結合は可逆的であり，遊離型のみが膜を透過できる．そのためタンパク結合率の変化は，組織内濃度に大きく影響する．肝障害などの疾患や妊娠により血漿タンパク質レベルが変動することが知られている．

血漿タンパク質　plasma protein

40・2・2 脳　移　行

化学物質の脂溶性と脳移行性にはよい相関が認められるが，一部の化学物質では，脂溶性が高いにもかかわらず脳移行性が低い．また，イオン化した化学物質や水溶性物質は脳に移行しない．このような選択性は**血液脳関門**の働きによる．血液脳関門の実体は脳毛細血管内皮細胞であり，これらの細胞に発現しているP糖タンパク質をはじめとするABC輸送体が脳組織への化学物質の移行を抑制している．

血液脳関門　blood-brain barrier

40・2・3 脂肪組織移行と蓄積

脂肪組織への血流量は少ないため，一般に化学物質の移行は少ないが，代謝を受けにくく，脂溶性の高い化学物質は，時間をかけて脂肪組織に移行して**蓄積**される．脂肪組織に蓄積された化学物質は徐々に循環血中に再放出され，長期にわたり生体影響を及ぼすことになる．有機塩素系殺虫剤のDDT，カネミ油症事件の原因物質である**ポリ塩素化ビフェニル（PCB）**，ならびにダイオキシンなどは，脂溶性が高く，脂肪組織に蓄積しやすい．蓄積性の高さは，**化審法*** で第一種特定化学物質となる要件の一つである．

蓄積　accumulation

*　SBO 51 を参照．

40・2・4 胎児への移行

血液胎盤関門は胎児の化学物質曝露からの防御に働く．ただし，脂溶性の高い化学物質は，受動輸送により比較的容易に胎盤を透過する．そのため，脂溶性物

血液胎盤関門　blood-placenta barrier

質の胎児における濃度は母体血中レベルと同程度と考えられる.

40・3 排　泄

生体内に取込まれた化学物質は，未変化体または代謝物として体外へ排出される．この過程を**排泄**という．主要な排泄経路は，腎臓を経る**尿中排泄**および胆汁を介した糞便への排泄（**胆汁排泄**）である．一部の化学物質は肺から呼気中に排泄される．また，唾液，汗，乳汁，涙，爪，毛髪にも排泄される．表40・1に代表的な排泄経路を示す．

排泄　excretion
尿中排泄　urinary excretion
胆汁排泄　biliary excretion

表40・1　化学物質のおもな排泄経路とその特徴

経　路		特　徴
尿中排泄	糸球体沪過	分子量60,000以下のすべての物質 血漿タンパク質への結合率により沪過量が変化
	尿細管再吸収	受動拡散（水の再吸収に伴う濃縮のため）および輸送体による能動輸送 脂溶性，分子型が再吸収されやすい 尿pHの変化による影響を受ける
	尿細管分泌	輸送体による能動輸送 競合阻害による薬物間相互作用が起こりうる
胆汁排泄		分子量が500以上（ヒトの場合）の物質，極性の高い抱合体が排泄されやすい 輸送体による能動輸送
呼気排泄		揮発性の化学物質
乳汁排泄		脂溶性，塩基性物質が排泄されやすい．

40・3・1 腎 排 泄

腎臓は化学物質の排泄に最も重要な組織である．腎での排泄は，**糸球体沪過**，**尿細管再吸収**，**尿細管分泌**の過程より成る．

心拍出量の約20％（1日当たり約200 L）が糸球体で沪過される．そのほとんどは尿細管で再吸収され，尿として排泄されるのは，沪過された原尿の約1％にすぎない．分子量が60,000以下の低分子化合物が沪過されるため，アルブミンなどの血漿タンパク質に結合した化学物質は沪過されない．沪過された化学物質のほとんどは，尿の濃縮に伴い尿細管上皮細胞を介して受動的に再吸収され（尿細管再吸収），血液中に移行する．脂溶性が高く，非解離型の割合が高い化学物質ほど再吸収されやすい．一方で，血中から尿細管に化学物質が分泌され，尿として排泄されることもある（尿細管分泌）．各種 SLC 輸送体や ABC 輸送体がこの過程に関わっている．

40・3・2 胆 汁 排 泄

肝細胞に取込まれた化学物質（および代謝物）の一部は，毛細胆管に排出されて胆汁中に排泄される．胆汁が小腸管腔に分泌されると，化学物質はそのまま糞便として排泄されるか，腸管で再吸収されて再び全身循環へと入る．後者の過程は**腸肝循環**とよばれる．

胆汁排泄を受ける化学物質は，一般に分子量が大きく，ヒトでは500以上の物

質が胆汁排泄を受けやすいといわれている．また，グルクロン酸，硫酸，グルタチオン，アミノ酸などの抱合を受けて極性が高くなった代謝物は一般に胆汁中に排泄されやすい．ただし，胆汁排泄にはしばしば種差が認められる．腸管に放出された抱合体は，しばしば**腸内細菌**により脱抱合（加水分解）された後に再吸収される．

胆汁排泄には，毛細胆管膜上に発現している輸送体が関与する．たとえばヒトではP糖タンパク質（ABCB1）やMDR2（ABCB4），MRP2（ABCC2）などの寄与が知られている．

40・3・3 肺からの排泄

四塩化炭素やエーテルなどの揮発性の高い化学物質は，ガス交換が非常に盛んな肺胞上皮細胞を透過して呼気中へ移行し，呼気とともに肺から排泄される（**呼気排泄**）．エタノールとその代謝物であるアセトアルデヒドも呼気排泄されうる．呼吸量，肺への循環血流量，化学物質の血中溶解度などが肺からの排泄速度に影響を与える．

呼気排泄　expiratory excretion

40・3・4 乳汁への排泄

授乳中の女性では，単純拡散により乳汁中に化学物質が排泄される（**乳汁排泄**）．乳汁は，脂質を多く含み（3.8%），やや酸性（pH 6.6〜6.9）であるために，脂溶性が高く塩基性の化学物質は乳腺を介して乳汁に移行しやすい．乳汁排泄は，母乳を介して母親が曝露した化学物質に乳児が曝されることとなり，毒性学的に重要である．DDTやPCB，ダイオキシンなどの有機塩素系化合物，ならびにニコチンやカフェイン，エタノールなどが乳汁から検出されることがある．

乳汁排泄　excretion into milk

40・4 代　　謝

多くの脂溶性物質は，肝臓およびその他臓器の**異物代謝酵素**（**薬物代謝酵素**）とよばれる一連の酵素の働きにより，より水溶性の高い物質に**代謝**され，速やかに排泄される．ただし，代謝を受けて薬効を発揮する薬物（**プロドラッグ**という）や代謝を受けて初めて発がん性やその他の毒性を発現する化学物質も存在する．このような化学物質の薬効や毒性発現に関与する代謝反応は**代謝的活性化**とよばれる．

一般に，異物代謝反応は第Ⅰ相（フェーズⅠ）反応と第Ⅱ相（フェーズⅡ）反応に分けられる．**第Ⅰ相反応**には，**酸化**，**還元**および**加水分解**反応が含まれ，基本的には酵素によってヒドロキシ基やアミノ基，カルボキシ基などの官能基が導入または導出される反応である（表40・2）．これにより，基質の水溶性は若干増加する．**第Ⅱ相反応**は抱合反応であり，グルクロン酸，硫酸，酢酸，グルタチオンなどの水溶性内因物質が基質のヒドロキシ基やアミノ基，カルボキシ基などに転移される反応である（表40・3）．これらの反応により基質の水溶性は大きく増加する．第Ⅰ相反応を受けた後に第Ⅱ相反応を受ける化学物質が多いが，直接第Ⅱ相反応を受ける化学物質もある．

代　謝　metabolism

薬物代謝酵素　drug-metabolizing enzyme

プロドラッグ　prodrug

代謝的活性化　metabolic activation

第Ⅰ相反応　phase Ⅰ reaction

酸　化　oxidation

還　元　reduction

加水分解　hydrolysis

第Ⅱ相反応　phase Ⅱ reaction

表40・2　代表的な第Ⅰ相反応

反応様式	反応部位・官能基	反　応
酸　化	アルキル炭素鎖	ω位・$\omega-1$位の酸化（アルコール生成），芳香環α位のヒドロキシ化
	オレフィン	エポキシ化
	芳香環	エポキシ化，ヒドロキシ化
	アルキルアリルエーテル	O-脱アルキル（α炭素のヒドロキシ化とヘミアセタールの加水分解）
	第二級・第三級アミン	N-脱アルキル（α炭素のヒドロキシ化とα-アミノアルコールの加水分解）
	ヘテロ原子（アミン，スルフィド，チオスルホン，チオカルボニル）	アミンのN-オキシド化，S-オキシド化，酸化的脱硫反応
	ヘテロ原子が結合したメチン，メチレン	炭素原子のヒドロキシ化と脱ハロゲン・脱アミノ・脱ニトロ反応
	アルコール	アルデヒドの生成（脱水素反応）
	アルデヒド	カルボン酸の生成（脱水素反応）
還　元	ニトロ基	アミンへの還元（ニトロソ，ヒドロキシルアミンを経て）
	アゾ基	アミンへの還元（ヒドラゾ中間体を経て）
	オキシド	アミン，スルフィドへの還元
	ハロゲン化炭素	還元的脱ハロゲン（ラジカル中間体を経て）
加水分解	エステル	カルボン酸とアルコールの生成
	アミド	カルボン酸とアミンの生成
	エポキシド	ジオール（グリコール）の生成
	抱合体	脱抱合

表40・3　代表的な第Ⅱ相反応

反応様式	反応部位・官能基	反　応
グルクロン酸抱合	ヒドロキシ基（フェノール，アルコール），アミノ基，カルボキシ基，メルカプト基	O-グルクロニド・N-グルクロニド・S-グルクロニド・アシルグルクロニドの生成
硫酸抱合	ヒドロキシ基（フェノール，アルコール），アミノ基	O-硫酸抱合体・N-硫酸抱合体の生成
アセチル抱合	ヒドロキシ基（フェノール，アルコール），アミノ基，ヒドラジン化合物，アセチルヒドロキシルアミノ基	O-アセチル抱合体・N-アセチル抱合体の生成，N,O-アセチル転移反応
グルタチオン抱合	エポキシド，α,β-不飽和カルボニル化合物，ハロゲン化合物，脂溶性ニトロ化合物など	グルタチオン抱合体形成（酵素反応により，システイン抱合体を経てメルカプツール酸へと変換される）
アミノ酸抱合（アミド抱合）	カルボキシ基，アミノ基	グリシン，グルタミン，タウリンなどの抱合体生成，酸アミド形成
メチル抱合	ヒドロキシ基（フェノール，アルコール），アミノ基，メルカプト基	メチルエーテル・メチルチオエーテルの生成，メチルアミンの生成
グルコース抱合	ヒドロキシ基（フェノール，アルコール），アミノ基	O-グルコシド・N-グルコシド生成
チオシアン酸合成	シアノ基	チオシアン酸生成

40・4・1　異物代謝酵素の特徴

基質特異性
substrate specificity

　異物代謝酵素は，一般に**基質特異性**が低く，構造の異なる多数の化学物質を基質とする．また，基質特異性の異なる類似した酵素（分子種）が多数存在する．これらの特徴により，無限に存在しうる異物を代謝することが可能となっていると考えられる．

　ヒトをはじめとする動物種は，それぞれの種に特有な薬物代謝酵素分子種をもつ．それらの酵素学的な性質は異なることが多く，異物代謝にはしばしば**種差**が

認められる．ヒトでは**人種差**も大きい．この人種差の原因の一つは遺伝子配列の違い(**遺伝子多型**)である．また，ヒトや実験動物で**性差**や**年齢差**も認められる．

ある種の異物代謝酵素分子種の含量は，化学物質の曝露により増加する．この現象は**酵素誘導**として知られている．一方，ある種の化学物質の曝露により，**酵素活性阻害**が起こる．これらは**薬物間相互作用**や食品-薬物間相互作用の主要な原因となる．

遺伝子多型
genetic polymorphism

酵素誘導
enzyme induction

酵素活性阻害
enzyme inhibition

薬物間相互作用
drug-drug interaction

40・4・2 異物代謝酵素の分布

異物代謝酵素は，哺乳動物の組織に広く分布している．多くの酵素では肝臓で最も含量が高く，小腸や腎臓でも高い．また，皮膚や鼻粘膜，肺などにも比較的高レベルで存在する．

小腸で吸収された化学物質は門脈を介して肝臓に運ばれる．肝臓に入った化学物質は，類洞とよばれる肝臓独特の毛細血管を通過して中心静脈に集合し，肝静脈を経て大静脈へと入る．肝臓内では，肝実質細胞，特に中心静脈付近の肝細胞で異物代謝酵素活性が高い．

小腸上皮細胞にもかなりの量の異物代謝酵素が存在するため，経口投与された化学物質は，吸収後にまず小腸で代謝される．したがって，**初回通過効果**は，小腸での代謝，小腸上皮細胞から管腔への排出，肝臓での代謝から成る．なお，肝臓と小腸では存在する酵素の種類が異なるため，化学物質が受ける代謝反応の種類も異なる．

40・4・3 第 I 相反応

a. 酸化反応 化学物質が生体内で受ける代謝反応で最も多いのは酸化である．表 40・2 に代表的な酸化反応を示す．酸化反応は求電子的に起こりやすい．すなわち，窒素，硫黄，酸素原子などの孤立電子対をもつヘテロ原子，あるいは芳香環を含む二重結合に隣接するアルキル炭素が酸化されやすい．一方で，長鎖アルキル基では，末端部の炭素が酸化される．したがって，反応部位は電子的な反応性だけでなく，酵素との親和性（基質特異性）により決定される．代表的な酸化酵素として**シトクロム P450**（P450）がある（表 40・4）．

シトクロム P450
cytochrome P450

1) 脂肪族の酸化

長鎖のアルキル側鎖をもつ化学物質は，末端メチル基（ω 位）とその隣のメチレン基（$\omega-1$），が，優先的に酸化され，対応する第一級アルコールおよび第二級アルコールとなる．これらの反応はそれぞれ **ω 酸化**および **$\omega-1$ 酸化**とよばれる．

$$\omega\text{酸化}: R-CH_2CH_3 \longrightarrow R-CH_2CH_2-OH$$

$$\omega-1\text{酸化}: R-CH_2CH_3 \longrightarrow R-\underset{\underset{OH}{|}}{C}HCH_3$$

短鎖のアルキル基が芳香環や二重結合に結合している場合には，芳香環または二重結合に直接結合しているメチレン基（α 位）の酸化が起こる．生成したアルコールは，さらにアルデヒド，カルボン酸またはケトンへと酸化される．たとえ

ば，トルエンは最終的に安息香酸まで酸化される．(図40・1)．

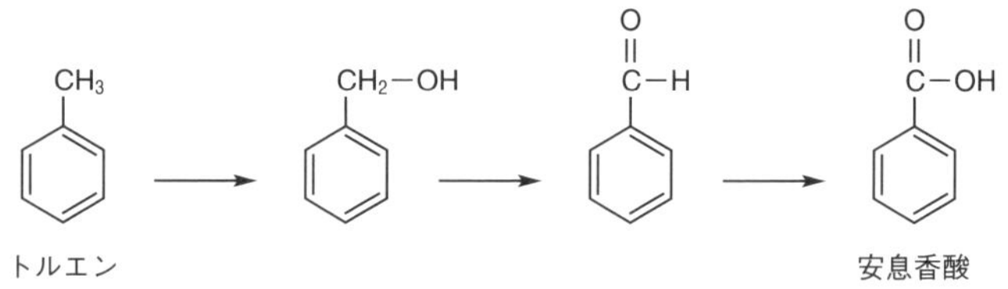

図40・1 トルエンの酸化

2) エポキシ化

オレフィンおよび芳香環をもつ化学物質は，酸化されて**エポキシド**を生じる．芳香環のエポキシドは不安定であるため，速やかにフェノールへと変換される．

表40・4 代表的な第Ⅰ相酵素

酵素（略称）	細胞内局在	代謝反応	反応部位・官能基
シトクロム P450（P450, CYP）	小胞体	酸化	脂肪族炭化水素→ω位，$\omega-1$位，α酸化 芳香環，オレフィン→エポキシ化 O-エーテル→O-脱アルキル チオエーテル→S-脱アルキル アルキルアミン→N-脱アルキル 第一級，第二級アミン→ヒドロキシアミン 脂肪族アミン→脱アミノ 脂肪族・芳香族ハロゲン→脱ハロゲン
		還元	アゾ基→第一級アミン（2分子） ニトロ基→ヒドロキシアミン，アミン N-オキシド→アミン
フラビン含有モノオキシゲナーゼ（FMO）	小胞体	酸化	第二級アミン→ヒドロキシアミン 第三級アミン→N-オキシド チオカルボニル→ケトン
アルコールデヒドロゲナーゼ（ADH）	細胞質	酸化	アルコール→アルデヒド
		還元	アルデヒド・ケトン→アルコール
アルデヒドデヒドロゲナーゼ（ALDH）	細胞質，小胞体	酸化	アルデヒド→カルボン酸
キサンチンオキシダーゼ（XO）	細胞質，ミクロソーム	酸化	キサンチン→尿素 アルデヒド→カルボン酸
アルデヒドオキシダーゼ（AOX）	ミトコンドリア	酸化	アルデヒド→カルボン酸
		還元	N-オキシド→アミン
モノアミンオキシダーゼ（MAO）	小胞体	酸化	アミン→アルデヒド＋アンモニア
NAD(P)H-キノンオキシドレダクターゼ（NQO1）	細胞質	酸化	アゾ基→第一級アミン（2分子） ニトロ基→ヒドロキシアミン，アミン キノン→キノール（ヒドロキノン）
NADPH-シトクロム P450 レダクターゼ	小胞体	還元	アゾ基→第一級アミン（2分子） ニトロ基→ヒドロキシアミン，アミン キノン→セミキノン
アルデヒドレダクターゼ	細胞質	還元	アルデヒド→アルコール
カルボニルレダクターゼ	細胞質	還元	ケトン→アルコール
カルボキシルエステラーゼ（CES）	細胞質，小胞体，血清	加水分解	エステル→カルボン酸＋アルコール アミド→カルボン酸＋アミン チオアミド→チオカルボン酸＋アミン
エポキシドヒドロラーゼ（EH）	細胞質，小胞体	加水分解	エポキシド→ジヒドロジオール

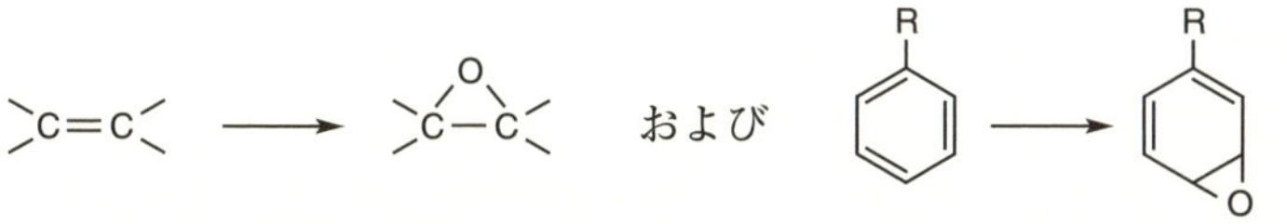

これらエポキシドは反応性に富む代謝物であり，エポキシ化は毒性化学物質の代謝的活性化に重要な反応の一つである．アフラトキシン B_1 やベンゾ[a]ピレンなどは，エポキシドとなり，生体高分子（タンパク質やDNAなど）と共有結合する（図 40・2）．

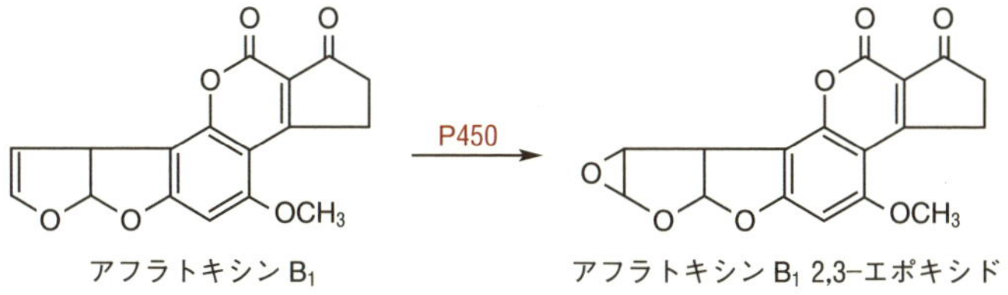

図 40・2　アフラトキシンのエポキシ化

3) O-脱アルキル，N-脱アルキル，S-脱アルキル

O-エーテル結合やチオエーテル結合，およびアルキルアミノ基をもつ化学物質では，ヘテロ原子（O, S, N）に隣接する α 位の炭素原子が酸化される．生成する代謝物（ヘミアセタール，チオヘミアセタール，ヘミアミナール）は不安定なため，非酵素的に置換アルキル基に対応するアルデヒドを遊離し，それぞれフェノール，チオフェノールまたはアミンを生じる．

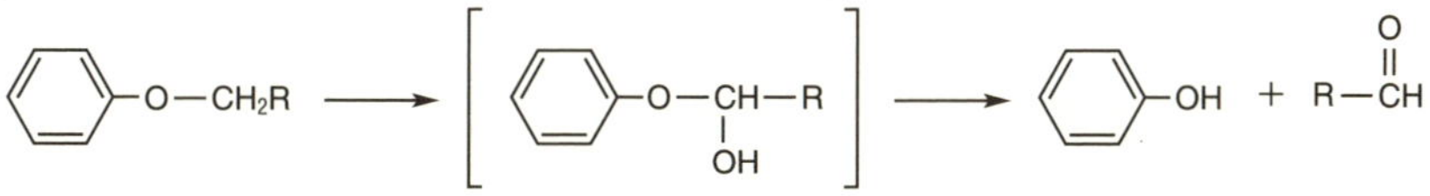

たとえばフェナセチンは，O-脱エチルされてアセトアミノフェンとなる（図 40・3）．また，この反応は，化学発がん性物質（イニシエーター）である N-ニトロソアミンの代謝的活性化過程として重要である（図 40・4）．

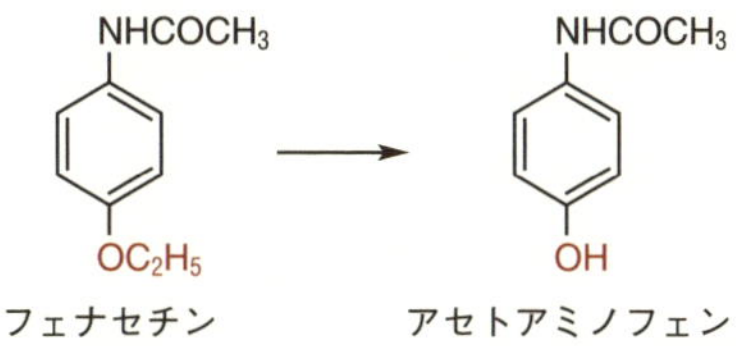

図 40・3　フェナセチンの脱エチルによるアセトアミノフェンの生成

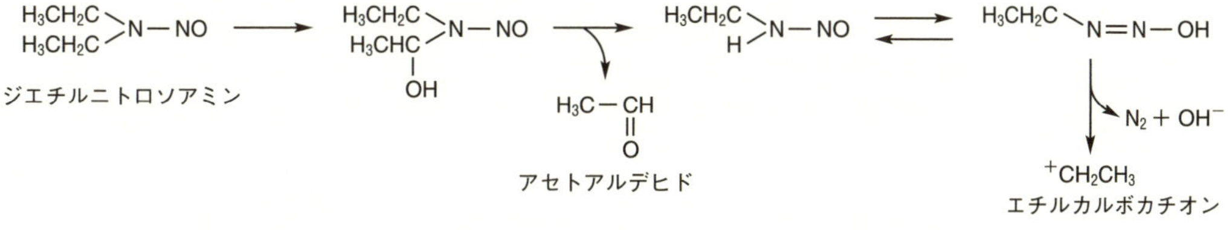

図 40・4　ジエチルニトロソアミンの脱エチルによる代謝的活性化

4) 窒素原子および硫黄原子の酸化

アミン類では，α位の炭素原子が酸化されることが多いが，アミノ基の酸化も起こる．第一級および第二級アミンは N-ヒドロキシ体（**ヒドロキシアミン**）に，第三級アミンは **N-オキシド体**となる．

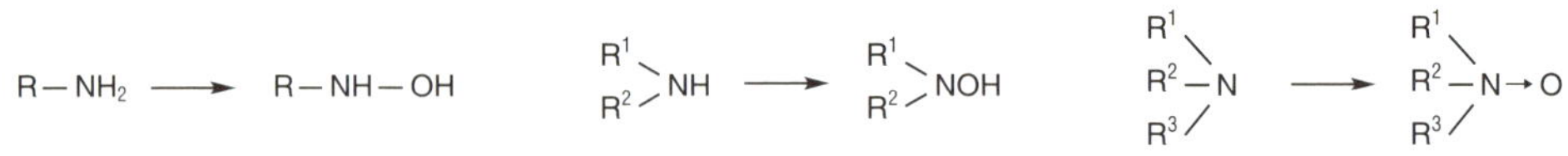

$$R-NH_2 \longrightarrow R-NH-OH \qquad \begin{matrix}R^1\\R^2\end{matrix}\!\!>\!\!NH \longrightarrow \begin{matrix}R^1\\R^2\end{matrix}\!\!>\!\!NOH \qquad \begin{matrix}R^1\\R^2-N\\R^3\end{matrix} \longrightarrow \begin{matrix}R^1\\R^2-N\to O\\R^3\end{matrix}$$

フラビン含有モノオキシゲナーゼ flavin-contating monooxygenase

前者の反応には P450 が，後者の反応には**フラビン含有モノオキシゲナーゼ**がおもに関与する．N-ヒドロキシ体の形成は毒性化学物質の代謝的活性化に重要な反応であり，変異原性や発がん性，メトヘモグロビン血症などの発現と密接に関連している．

ジアルキルスルフィド，チオリン酸エステルおよびチオカルボニル化合物の硫黄原子も酸化される．スルフィドは，**スルホキシド**となり，一部はさらに**スルホン**まで酸化される．

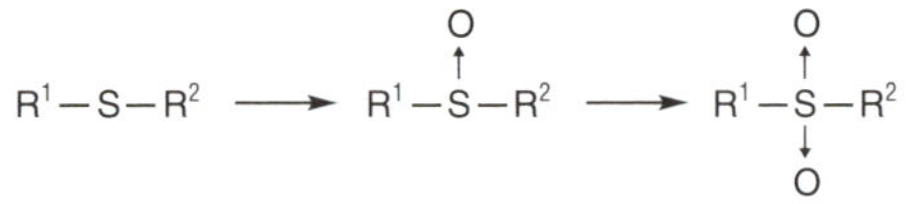

$$R^1-S-R^2 \longrightarrow R^1-\overset{\uparrow}{\underset{}{S}}-R^2 \longrightarrow R^1-\overset{\uparrow}{\underset{\downarrow}{S}}-R^2$$

また，チオリン酸エステルやチオカルボニル化合物では，硫黄原子と酸素原子の交換反応（**脱硫**反応）が起こる．たとえば，**パラチオン**は P450 による脱硫反応を受け，コリンエステラーゼ阻害作用がより強力な活性代謝物である**パラオキソン**となる（図 40・5）．

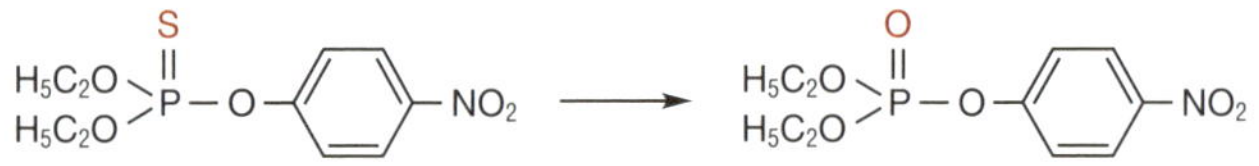

図 40・5　パラチオンからパラオキソンへの脱硫による代謝的活性化

5) 脱アミノ

N-脱アルキル反応と同様に，脂肪族アミンの窒素原子に隣接するアルキル基（α位の炭素原子）が酸化されると，不安定なヘミアミナールが生成し，非酵素的にアミンが遊離してアルデヒドまたはケトンが生成する．アンフェタミンやメタンフェタミンからのフェニルアセトンの生成は典型的な反応である（図 40・6）．これらの反応は P450 により触媒される．一方，カテコールアミン類の脱アミノはモノアミンオキシダーゼにより触媒される．

6) 脱ハロゲン

脂肪族および芳香族ハロゲン化合物では，ハロゲンが結合した炭素原子の酸化が起こり，ついで非酵素的にハロゲン化水素（HCl, HBr など）が遊離してケトンやカルボン酸が生じる．ハロタンやかつて使用された塩素系農薬の DDT などが脱ハロゲンを受ける．

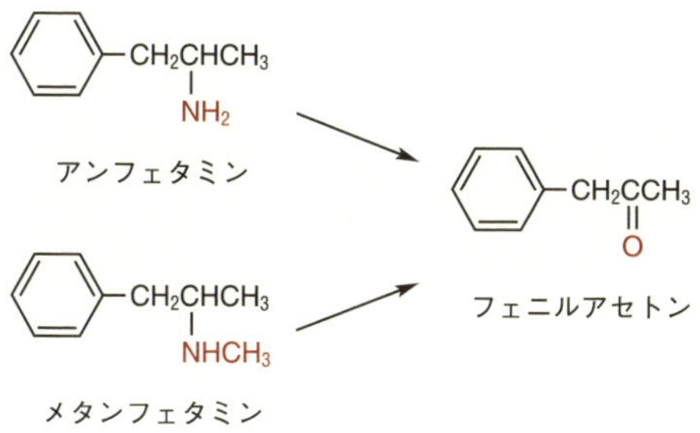

図40・6 アンフェタミンおよびメタンフェタミンの脱アミノ

b. 還元反応 ニトロ基やアゾ基などの酸化窒素をもつ化合物，あるいはエポキシドやケトンなどの酸化炭素をもつ化合物は，還元的代謝を受ける．酸化反応に比べて還元反応の様式は多様であり，関与する酵素もさまざまである（表40・2，表40・4）．また，**腸内細菌**も異物の還元反応に重要な役割を果たしている．

1) ニトロ基の還元

芳香族に置換したニトロ基は，ニトロソ，ヒドロキシアミンを経て，アミンとなる．たとえばニトロベンゼンはアニリンに還元される（図40・7）．ニトロ基の還元過程で生じる**N-ヒドロキシアミン**は，反応性の中間体であり，ニトロ化合物の毒性発現に重要な役割を果たしている．発がん研究でよく用いられた4-ニトロキノリン1-オキシドは，**NAD(P)H-キノンオキシドレダクターゼ**により還元されて4-ヒドロキシアミノキノリン1-オキシドとなり，これが抱合反応を受けた後，DNAなどの生体高分子と反応する（図40・7）．また，かつて食品添加物として使用されたAF-2（フルフラマイド）は，ニトロ基の還元により強い変異原性をもつ中間反応体が生じることが明らかとなり，使用が中止された．

NAD(P)H-キノンオキシドレダクターゼ
NAD(P)H-quinone oxide reductase

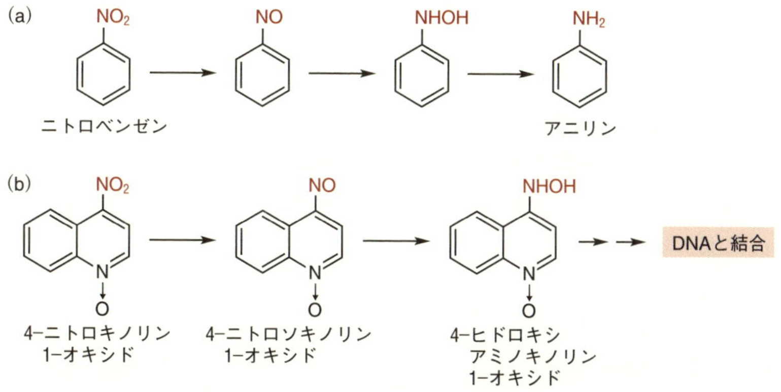

図40・7 ニトロ化合物の還元反応

2) アゾ基の還元

アゾ基をもつ化学物質は，還元的代謝によりヒドラゾ体を経て，2分子の第一級アミンに開裂する．サルファ剤の先駆けとなったプロントジルは，分子内にアゾ基をもつが，これが還元的に開裂して生成するスルファニルアミドが抗菌活性

を示す（図40・8）．

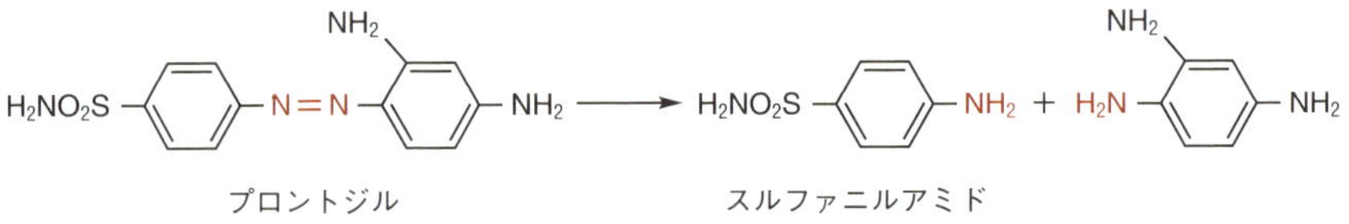

図40・8　プロントジルの還元的開裂反応

3）還元的脱ハロゲン

ハロゲン化合物は，酸化的脱ハロゲンだけでなく，還元的代謝によっても脱ハロゲンされる．吸入麻酔薬の**ハロタン**で認められる重篤な肝毒性は，**還元的脱ハロゲン反応**により生成したラジカルが，生体高分子（タンパク質や脂質など）と結合することが原因と考えられている（図40・9）．

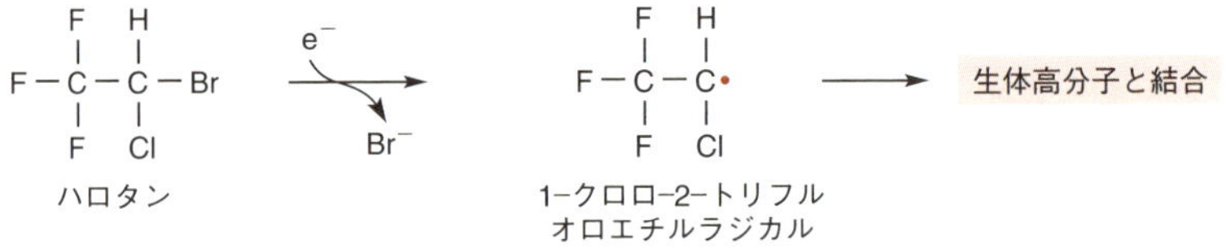

図40・9　ハロタンの還元的脱ハロゲン反応

4）N-オキシドおよびスルホキシドの還元

N-オキシドやスルホキシドは，P450やアルデヒドオキシダーゼなどにより，対応するアミンおよびスルフィドに還元される．

c. 加水分解反応

エステル，アミド，エポキシドなどの官能基，ならびにグルクロン酸抱合体，硫酸抱合体および配糖体などは，エステラーゼ，エポキシドヒドロラーゼ，β-グルクロニダーゼ，スルファターゼ，グリコシダーゼなどの酵素により加水分解される（表40・2，表40・4）．プロドラッグでは加水分解反応により薬効が増加する．

1）エステルおよびアミドの加水分解

有機リン系農薬であるマラチオンや局所麻酔薬のプロカインなどのエステル構造をもつ化学物質は，**カルボキシルエステラーゼ**により加水分解される．カルボキシルエステラーゼはアミドに対しても高い活性を示すため，プロカインアミドも加水分解する．また，ある種の抗生物質で認められるβ-ラクタム環も加水分解反応を受けて開裂する．

カルボキシルエステラーゼ
carboxylesterase，CES

2）エポキシドの加水分解

毒性発現にかかわるエポキシドは，化学的に不安定であり非酵素的に分解されることもあるが，**エポキシドヒドロラーゼ**による加水分解を受け，反応性に乏しいジヒドロジオール体となる．

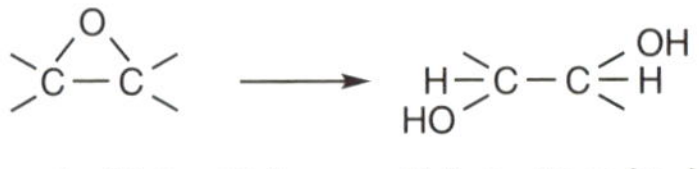

エポキシドヒドロラーゼ
epoxide hydrolase，EH

ただし，ベンゾ[a]ピレンに関しては，エポキシドの加水分解は代謝的活性化過

程の1過程となる．すなわち，ベンゾ[a]ピレンは，酸化されて7,8-エポキシド体となり，これが加水分解されて7,8-ジオール体となった後，さらに酸化されて活性代謝物である7,8-ジオール 9,10-エポキシドとなり，DNAに結合して発がん性を示す（図40・10）．

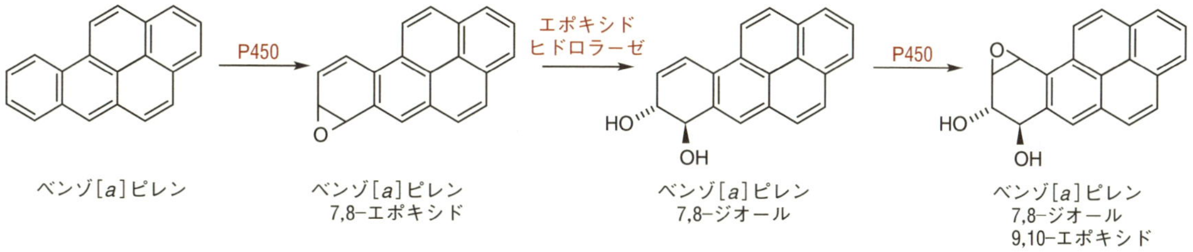

図40・10　ベンゾ[a]ピレンの代謝的活性化におけるエポキシ化反応の関与

3) グルクロン酸および硫酸抱合体の加水分解

第Ⅱ相反応で生じる抱合体のうち，グルクロン酸抱合体および硫酸抱合体は，それぞれ**β-グルクロニダーゼ**および**スルファターゼ**により加水分解される．生体内におけるこれらの加水分解反応の大部分は**腸内細菌**によって触媒される．腸管で加水分解されて生じた代謝物（時として親化合物）の一部は，再び腸管から吸収されて**腸肝循環**する．

β-グルクロニダーゼ
β-glucuronidase

スルファターゼ
sulfatase

4) 配糖体の加水分解

配糖体は腸内細菌の**β-グルコシダーゼ**により加水分解される．ソテツの有毒成分のサイカシンやシアン配糖体のアミグダリンは本酵素により加水分解を受けて毒性を示す（図40・11）．

β-グルコシダーゼ
β-glucosidase

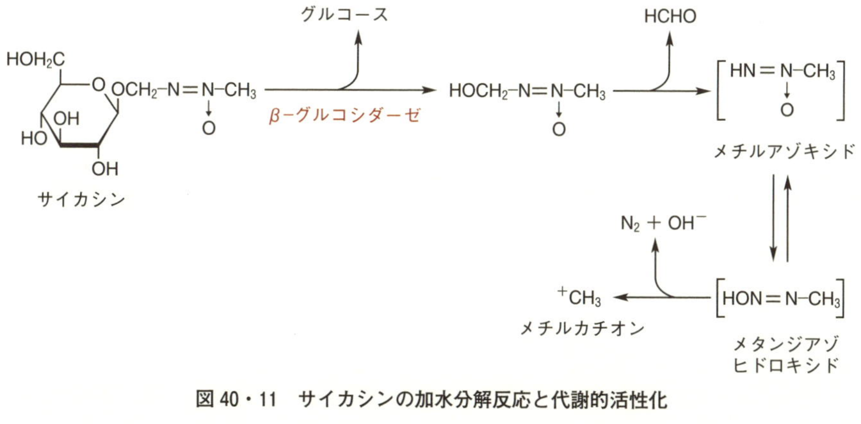

図40・11　サイカシンの加水分解反応と代謝的活性化

d. 腸内細菌による代謝　生体内に取込まれた化学物質は，その生物の酵素だけでなく，腸管に存在する腸内細菌によっても代謝を受ける．腸内細菌による代謝は，化学物質の解毒と毒性発現に大きく影響する．腸内細菌叢は，食事（栄養）や疾患，あるいは抗菌薬服用の影響を受けるため，これらにより化学物質の代謝パターンが変化し，毒性発現も影響を受ける．

腸内細菌によるおもな代謝反応は，**加水分解反応**と**還元反応**である．前者では，β-グルクロニダーゼ，スルファターゼ，グリコシダーゼなどの酵素活性により，グルクロン酸抱合体，硫酸抱合体，配糖体，アミノ酸抱合体などが加水分解される．後者では，ニトロ基やアゾ基が還元される．

40・4・4　第 I 相酵素 *

*表40・4に掲載．

a. 酸化酵素

1) シトクロム P450

シトクロム P450（P 450）は，異物の酸化反応において最も重要な酵素であり，基質特異性の異なる複数の酵素分子種から成る**スーパーファミリー**を形成している．P450 は哺乳動物のみならず，植物や微生物にも存在し，肝臓をはじめ，小腸，腎臓，肺，皮膚，脳など，非常に多くの組織に存在する．異物代謝にかかわる P450 はおもに小胞体に存在する．化学物質の解毒や代謝的活性化に重要なヒトの分子種としては，CYP1A1, CYP1A2, CYP2A6, CYP2C9, CYP2C19, CYP2D6, CYP2E1 および CYP3A4 などがある．

P450 は，二つの電子を利用し，基質に一つの酸素原子を添加する反応（**モノオキシゲネーション**）を触媒する．小胞体に存在する **NADPH-シトクロム P450 レダクターゼ**が，NADPH から P450 に二つの電子を伝達する（二つ目の電子はシトクロム b_5 からも受取ることができる）．これにより，ヘム鉄の還元と分子状酸素の活性化が起こり，酸化反応が進行する（図 40・12）．

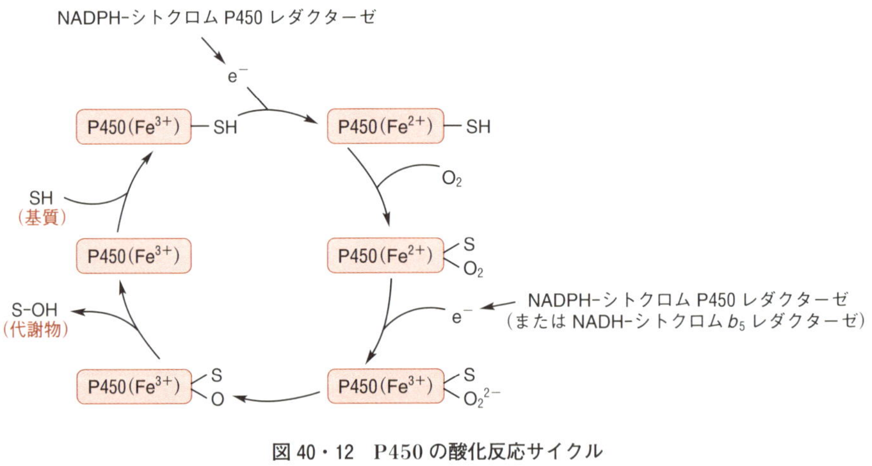

図 40・12　P450 の酸化反応サイクル

P450 は，他のヘムタンパク質と同様に，酸素分子に比べて一酸化炭素（CO）への親和性が高く，CO により活性が阻害される．還元型の P450（Fe^{2+}）が CO と結合すると 450 nm に特徴的な吸収極大を示し，また本酵素が酸化還元を行うシトクロムの性質をもつことから，450 nm に吸収極大を示す色素（pigment）であるシトクロムとしてシトクロム P450 と名づけられた．

P450 の酵素活性は，さまざまな化学物質の曝露により阻害されたり，増加したりする．後者の現象は**酵素誘導**とよばれる．また，ヒトでは**遺伝子多型**がしば

しば認められ，活性の個人差が大きい．

2）フラビン含有モノオキシゲナーゼ

フラビン含有モノオキシゲナーゼ（FMO）は，おもに肝小胞体に存在し，NADPHを補酵素として酸化反応を触媒する．第三級アミンおよび第二級アミンをそれぞれ N-オキシドおよびヒドロキシルアミンへ酸化する．また，S原子（チオール，ジスルフィド，スルフィド，チオアミドなど）の酸化も触媒する．補欠分子としてFADを分子内に含み，P450とは異なりヘムタンパク質ではない．

フラビン含有モノオキシゲナーゼ
flavin-containing monooxygenase, FMO

3）アルコールデヒドロゲナーゼ

細胞質に存在するアルコールデヒドロゲナーゼ（ADH）は，NAD^+ を補酵素として，アルコールをアルデヒドに酸化する．エタノール酸化の律速酵素である．反応は可逆的で，逆反応（還元反応）も触媒する．肝臓で高い活性が認められる．

アルコールデヒドロゲナーゼ alcohol dehydrogenase, ADH

4）アルデヒドデヒドロゲナーゼ

アルデヒドデヒドロゲナーゼ（ALDH）は，NAD^+ または $NADP^+$ を補酵素としてアルデヒド化合物を対応するカルボン酸へ酸化する．肝臓で活性が高く，細胞内では，ミトコンドリア，小胞体，細胞質などさまざまな画分に存在する．ヒトのALDH分子種のうち，ALDH2はアセトアルデヒド代謝の律速酵素であり，東洋人では *ALDH 2* 遺伝子の機能的欠損変異が多く認められる．

アルデヒドデヒドロゲナーゼ
aldehyde dehydrogenase, ALDH

5）キサンチンオキシダーゼ

キサンチンオキシダーゼ（XO）は，分子内にFAD，モリブデンおよび鉄を含む可溶性画分の酵素である．ヒポキサンチンをキサンチンに，キサンチンを尿酸に酸化する酵素として知られるが，種々のアルデヒドのカルボン酸への酸化も触媒する．肝臓や小腸で活性が高い．

キサンチンオキシダーゼ
xanthine oxidase, XO

6）アルデヒドオキシダーゼ

アルデヒドオキシダーゼ（AO/AOX）は，キサンチンオキシダーゼと同様に，分子内にFAD，モリブデンおよび鉄を含む可溶性画分の酵素である．種々のアルデヒドをカルボン酸へ酸化するが，キサンチンに対しては活性を示さない．肝で高い活性が認められる．

アルデヒドオキシダーゼ
aldehyde oxidase, AO/AOX

7）モノアミンオキシダーゼ

モノアミンオキシダーゼ（MAO）は，ミトコンドリアに存在する酵素で，FADを補酵素として，セロトニン，ノルアドレナリン，ドーパミンなどの生理活性アミンだけでなく，ベンジルアミンやβ-フェネチルアミンなどの異物アミンのアルデヒドへの酸化も触媒する．

モノアミンオキシダーゼ
monoamine oxidase, MAO

b．還元酵素

1）シトクロムP450

シトクロムP450は，好気条件下では酸化反応を触媒するが，嫌気条件下では還元反応を触媒する．ハロゲン化合物の脱ハロゲン反応，ニトロ基からアミンへの還元反応，アゾ基の還元による2分子のアミン生成，N-オキシドのアミンへの還元反応などを触媒する．

2）NAD(P)H-キノンオキシドレダクターゼ（DT-ジアホラーゼ）

NAD(P)H-キノンオキシドレダクターゼ（NQO1）は，NADHまたはNADPH

NAD(P)H-キノンオキシドレダクターゼ
NAD(P)H-quinone oxidoreductase, NQO1

を電子供与体として，ナフトキノン類をキノールに2電子還元する．

また，この酵素は4-ニトロソキノン1-オキシドなどのニトロ化合物のニトロ基からヒドロキシルアミンへの還元も触媒する．肝臓で強い活性が認められ，その他の組織でも発現している．細胞内ではおもに可溶性画分に存在する．

3) NADPH-シトクロムP450レダクターゼ

NADPH-シトクロムP450レダクターゼは，小胞体に局在し，P450のヘム鉄の還元に重要な酵素である．この酵素は，単独でニトロ基やアゾ基の還元反応を触媒する．基本的に1電子還元反応を触媒する．**パラコートによる肺毒性やアドリアマイシンによる心毒性は，本酵素による1電子還元によりスーパーオキシドアニオンが繰り返し生成すること（酸化還元サイクル）による**（図42・2参照）．

4) アルドケトレダクターゼ

アルドケトレダクターゼ（AKR）は，アルデヒドレダクターゼやアルドースレダクターゼ，ジヒドロジオールデヒドロゲナーゼなど，構造的に類似した複数の酵素を含むスーパーファミリーである．NADPHを補酵素としてさまざまなアルデヒドやケトンの還元反応を触媒する．

5) カルボニルレダクターゼ（ケトンレダクターゼ）

カルボニルレダクターゼ（ケトンレダクターゼ）は，NADPHを補酵素としてアルデヒドやケトンの還元反応を触媒する．肝臓や腎臓で高い活性化が認められる．11β-ヒドロキシステロイドデヒドロゲナーゼやジカルボニル/L-キシロースレダクターゼなどと同じ短鎖デヒドロゲナーゼ/レダクターゼスーパーファミリーに含まれる．

c. 加水分解酵素

1) カルボキシルエステラーゼ

カルボキシルエステラーゼ（CES）は，異物代謝にかかわる最も代表的なエステラーゼである．CESはエステル結合だけでなく，アミド結合やチオエステル結合の加水分解反応も触媒する．CESの活性は肝臓で高いが，小腸や腎臓，肺，脳，血漿などでも認められる．基質特異性の異なる複数の分子種が存在し，また大きな種差も認められる．内因性のトリアシルグリセロールもCESにより加水分解される．

2) エポキシドヒドロラーゼ

エポキシドヒドロラーゼ（EH）は，エポキシドを加水分解して1,2-ジオールを生成する．エポキシドは，反応性に富み，化学物質の毒性発現と関連していることが多く，EHによる加水分解反応は一般には解毒的代謝反応である．EHには，小胞体に局在するミクロソームEH（mEH）と細胞質に存在する細胞質EH（cEH）がある．EH活性は肝臓で最も高く，腎臓，肺，副腎などでも認められる．

40・4・5 第Ⅱ相反応と第Ⅱ相酵素

第Ⅱ相反応（**抱合反応**）には，**グルクロン酸抱合，硫酸抱合，アセチル抱合，グルタチオン抱合，メチル抱合，アミノ酸抱合**などが知られている（表40・3）．第Ⅰ相反応によって生じたヒドロキシ基やアミノ基，カルボキシ基が抱合されるが，化学物質によっては第Ⅰ相反応を経ずに直接抱合反応を受けるものもある．抱合反応は一般に水溶性を増大させることから，抱合体は易溶性薬物として尿中や糞中に排泄される．しかし，抱合反応により化学的に不安定な**反応中間体**が生成し，生体高分子と反応することもある．代表的な第Ⅱ相酵素を表40・5に示す．

抱合反応
conjugation reaction

表40・5 代表的な第Ⅱ相酵素

酵素（略称）	反応	細胞内局在	補酵素（生体基質）
UDP-グルクロノシルトランスフェラーゼ（UGT）	グルクロン酸抱合	小胞体	UDP-グルクロン酸（UDPGA）
スルホトランスフェラーゼ（SULT）	硫酸抱合	細胞質	PAPS（活性硫酸）
アセチルトランスフェラーゼ（NAT）	アセチル抱合	細胞質	アセチル-CoA
グルタチオン S-トランスフェラーゼ（GST）	グルタチオン抱合	細胞質	還元型グルタチオン（GSH）
カテコール O-メチルトランスフェラーゼ（COMT）	メチル抱合	細胞質，ミクロソーム	S-アデノシル-L-メチオニン
グリシン N-トランスフェラーゼ	グリシン抱合	ミトコンドリア	グリシン
グルコシルトランスフェラーゼ	グルコース抱合	小胞体	グルコース
ロダネーゼ	チオシアン酸生成	細胞質	チオ硫酸塩

a. グルクロン酸抱合 UDP-グルクロノシルトランスフェラーゼ（UGT）は，基質のヒドロキシ基やアミノ基，カルボキシ基，チオール基に補酵素である **UDP-グルクロン酸**（UDPGA）からグルクロン酸を転移する（図40・13）．UDPGAのグルクロン酸結合はC1αであるため，生成するグルクロン酸抱合体はすべてβ体（β-グルクロニド）である．UGTは肝臓だけでなく，それ以外の組織にも広く分布する．細胞内では小胞体膜上に局在している．また，UGTには基質特異性の異なる多くの分子種が存在する．さまざまな化学物質がグルクロン酸抱合を受けるが，内因性物質のビリルビンも基質となり，先天的な低UGT活性と黄疸との関連が知られている．

UDP-グルクロノシルトランスフェラーゼ UDP-glucuronosyltransferase

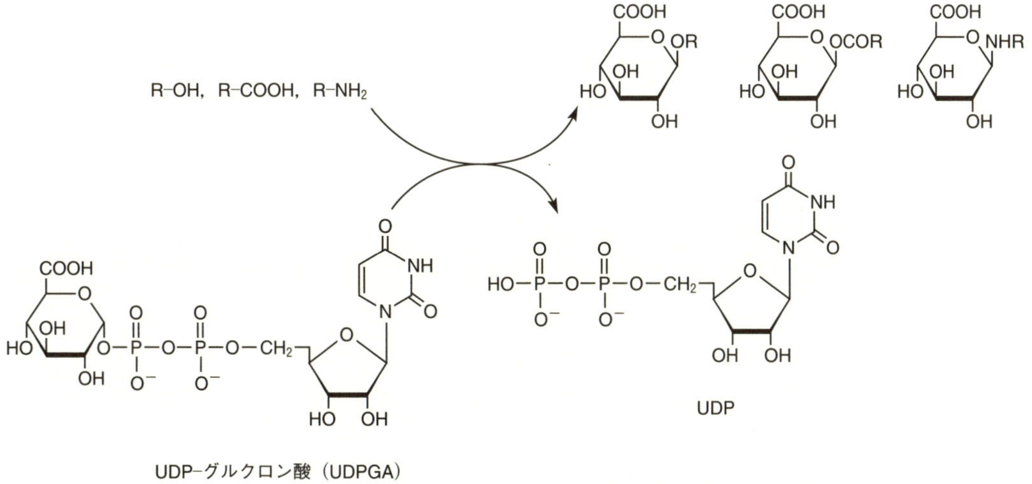

図40・13 グルクロン酸抱合反応

スルホトランスフェラーゼ
sulfotransferase, SULT

b. 硫酸抱合　スルホトランスフェラーゼ（SULT）は，**活性硫酸**とよばれる 3′-ホスホアデノシン 5′-ホスホ硫酸（PAPS）を補酵素として利用し，化学物質のヒドロキシ基（アルコール性およびフェノール性）やアミノ基にスルホナト基を転移する（図 40・14）．SULT はおもに可溶性画分に存在し，基質特異性の異なる複数の分子種が存在する．SULT と UGT の基質は共通しており，硫酸抱合反応とグルクロン酸抱合反応はしばしば競合し，両抱合反応の割合は，基質の構造，動物種，投与量などによって決まる．一般に投与量が少ないときには硫酸抱合が優先し，投与量が多くなるとグルクロン酸抱合の割合が増加する．

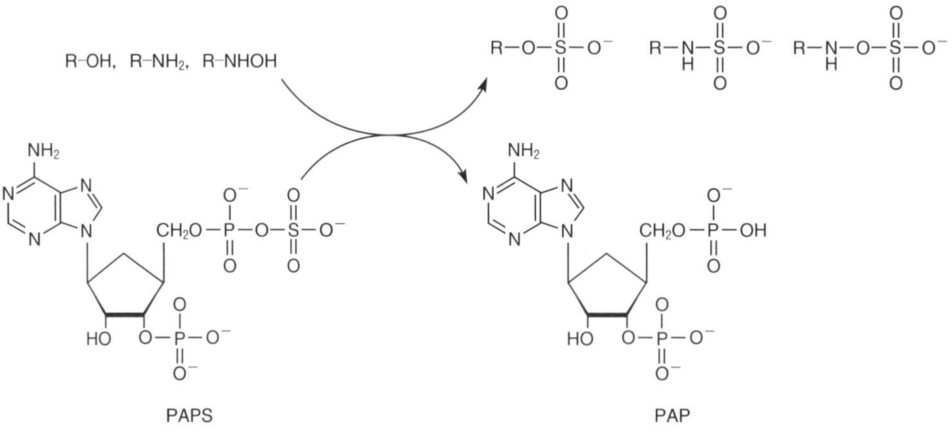

図 40・14　硫酸抱合反応　PAP: 3′-ホスホアデノシン 5′-リン酸

　硫酸抱合を受けた薬物は水溶性を増し，尿中や胆汁（糞）中に排泄される．しかし，**がん原性芳香族アミン**（**複素環アミン**など）の N-ヒドロキシ硫酸抱合体は非常に不安定であり，反応性に富む**ニトレニウムイオン**（Ar−$\overset{+}{N}$H）となって生体高分子と反応する．

　硫酸抱合は，異物の代謝だけでなく，ステロイドホルモンや神経伝達物質などの内因性物質の代謝にも重要である．また，糖脂質なども硫酸抱合を受けるが，これらの反応は，低分子化合物の場合とは異なる酵素群により触媒される．

N-アセチルトランスフェラーゼ
N-acetyltransferase, NAT

c. アセチル抱合　可溶性画分に存在する N-アセチルトランスフェラーゼ（NAT）は，**アセチル CoA** を補酵素として，芳香族第一級アミンやヒドラジン類，スルホンアミドを N-アセチル体へと変換する（図 40・15）．また，NAT は，アリルヒドロキサム酸の N, O-アセチル転位反応や N-ヒドロキシルアミンの O-アセチル化反応も触媒する．

　通常，アセチル抱合を受けた化学物質は水溶性が増し，体外へ排泄される．しかし，N-ヒドロキシ化体が O-アセチル抱合されると，反応性に富む**ニトレニウムイオン**へと変化し，DNA などの生体高分子と反応する．このように NAT は，SULT と同様に解毒だけでなく，がん原性芳香族アミン（複素環アミン）の代謝的活性化に重要な反応を触媒する．ヒトや実験動物には，NAT1 と NAT2 とよばれる基質特異性の異なる二つの分子種が存在する．ヒト NAT2 遺伝子には遺伝子多型が認められ，NAT2 酵素活性に著しい個人差が存在する．

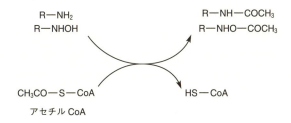

図 40・15　アセチル抱合反応

d．グルタチオン抱合　トリペプチドである**グルタチオン**は，酸化的ストレスなどから細胞を防御する細胞内の主要な還元物質である．**グルタチオン S-トランスフェラーゼ（GST）**は，**還元型グルタチオン（GSH）**を補酵素として，ハロゲン化合物や脂溶性ニトロ化合物，エポキシド，α,β-不飽和カルボニル化合物などの電子求引性基にグルタチオンを転移する（図 40・16）．GST は可溶性画分に存在し，その発現量は，ラットの肝臓では全可溶性タンパク質の約 10 % を占めるほど高いことが知られている．他の薬物代謝酵素と同様に，基質特異性の異なる多数の分子種が存在する．

グルタチオン抱合を受けて極性が増加した薬物は，そのまま胆汁中に排泄されるか，腎臓で**メルカプツール酸（N-アセチルシステイン抱合体）**に変換されて尿中に排泄される．一部は β-リアーゼの作用により炭素–硫黄原子間の開裂が起こり，S-メチル化体に変換される（図 40・16）．一般にグルタチオン抱合は解毒反応であるが，ハロゲン化アルキル化合物では，グルタチオン抱合後に反応性中

グルタチオン
S-トランスフェラーゼ
glutathione S-transferase,
GST

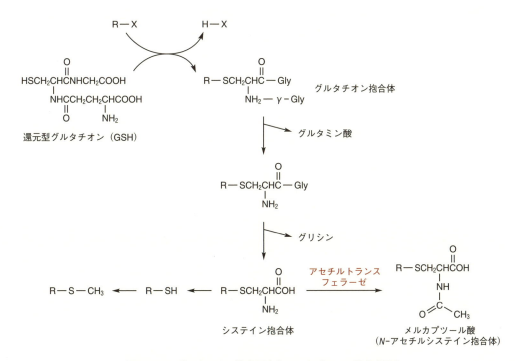

図 40・16　グルタチオン抱合反応とメルカプツール酸生成反応

間体が生じ，生体高分子と結合することもある．

アミノ酸抱合
amino acid conjugation

e. アミノ酸抱合　カルボン酸をもつ化学物質は**グリシン**や**グルタミン**などのアミノ酸抱合体として排泄されることがある．**アミノ酸抱合**を受ける代表的な化学物質として，安息香酸やサリチル酸，イブプロフェンなどが知られている．カルボン酸をもつ内因性物質の**胆汁酸**もグリシン（ヒト）やタウリン（げっ歯動物）抱合を受ける．

アミノ酸抱合反応は2段階の連続した反応により進行する．まず，酸：チオールリガーゼが，ATPおよびCoA依存的にカルボン酸を活性化してアシルCoAチオエステルを生成する．ついで，アシルCoA：グリシン N-アシルトランスフェラーゼなどの N-アシルトランスフェラーゼよりアミノ酸とCoAの交換反応が起こる．抱合されるアミノ酸の特異性はこの酵素によって決定される．たとえば，しばしばヒトでの曝露が認められるトルエンは，安息香酸に酸化され，その後グリシン抱合を受けて馬尿酸として尿中に排泄される（図40・17）．

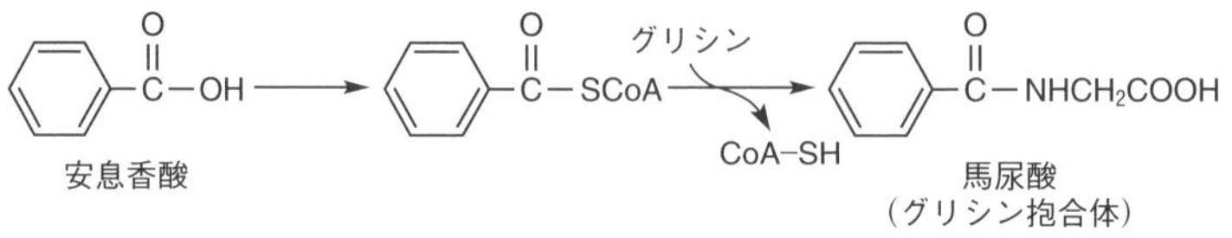

N-アシルトランス
フェラーゼ
N-acyltransferase

図40・17　安息香酸のグリシン抱合反応

カテコール O-メチルトランスフェラーゼ　catechol O-methyltransferase, COMT

チオプリンメチルトランスフェラーゼ　thiopurine methyltransferase, TPMT

ニコチンアミド N-メチルトランスフェラーゼ
nicotinamide N-methyltransferase, NNMT

f. メチル抱合　チオール基，アミノ基ならびにカテコール性フェノール基をもつ化学物質は，**メチル抱合**を受けることがある．**カテコール O-メチルトランスフェラーゼ（COMT），チオプリンメチルトランスフェラーゼ（TPMT），ニコチンアミド N-メチルトランスフェラーゼ（NNMT）**など，複数の異なる酵素がメチル抱合反応を触媒する．いずれの酵素も S-アデノシル-L-メチオニンを補酵素とする．6-メルカプトプリンやアザチオプリンなどの薬物や，カテコールアミンやニコチンアミドなどの内因性物質が基質となる．

SBO 41 肝臓，腎臓，神経などに特異的に毒性を示す代表的な化学物質を列挙できる．
D2(1)①2

41・1 化学物質の器官毒性

体内に侵入した化学物質は，その物質に特有の分布，代謝，蓄積，排泄の過程をたどるが，その特有な動態の結果として特定の臓器・組織で毒性を発現することがある．この毒性は，化学物質の物理化学的性質や生体への侵入経路，遺伝的要因，年齢，種，性，ホルモン，栄養状態などのさまざまな要因による影響を受けるが，特定の臓器・組織における特徴的な毒性発現の様式は，その臓器・組織の特性に依存する．

41・2 肝臓に毒性を示す化学物質

小腸で吸収された化学物質は，門脈を経て肝臓に流入するので，肝細胞は高い濃度の化学物質に曝露することになる．また，肝細胞は脂肪を比較的多く含み，脂溶性の高い化学物質は肝臓に蓄積しやすい．肝細胞では異物代謝が活発に行われているが，脂溶性の高いものや抱合体となった化学物質は**腸肝循環**を繰返し，その結果，肝細胞は化学物質やその代謝物に長期にわたって曝露することになることがある．

腸肝循環
enterohepatic circulation

化学物質が原因で発生する**肝障害**は，発生機構に基づいて**中毒性肝障害**と**アレルギー性肝障害**に大別される（表 41・1）．これらの肝障害は，さらに組織病理学的所見から，中毒性肝障害では細胞障害型，脂肪肝型，および胆汁うっ滞型に，アレルギー性肝障害では細胞障害型（肝炎型），および胆汁うっ滞型に分類される．

肝障害　liver damage
中毒性肝障害
アレルギー性肝障害

表 41・1 肝障害の分類

分類		原因化学物質
中毒性肝障害	細胞障害型	アセトアミノフェン，アフラトキシン，四塩化炭素，ブロモベンゼン
	脂肪肝型	クロロホルム，四塩化炭素，テトラサイクリン
	胆汁うっ滞型	メチルテストステロン，α-ナフチルイソシアネート
アレルギー性肝障害	細胞障害型（肝炎型）	エタノール，イソニアジド，ハロタン
	胆汁うっ滞型	クロルプロマジン

四塩化炭素は，シトクロム P450^{*1}（CYP2E1）によって代謝されてトリクロロメチルラジカルとなる．その一部はグルタチオン抱合を受けるが，残りは肝細胞において細胞小器官の膜脂質を過酸化するとともに，生体高分子と結合して細胞死をひき起こす．また，VLDL^{*2} の分泌阻害によって脂肪蓄積（脂肪肝）を生じさせる．

*1 シトクロム P450 については，SBO 40・4 を参照．

*2 表 24・1 を参照．

アセトアミノフェンは，グルクロン酸抱合体または硫酸抱合体として排泄され

るが，一部は P450（CYP2E1）によって反応性の高い *N*-アセチル-*p*-ベンゾキノンイミンに代謝される（図 41・1）．これはグルタチオン抱合を受けメルカプツール酸として**尿中排泄**されるが，大量曝露によってグルタチオンが枯渇すると生体高分子と結合し，肝細胞の**ネクローシス**をひき起こす．

ネクローシス　necrosis

　肝障害を示す化学物質には，代謝的活性化を受けて毒性を発現するものも多い．

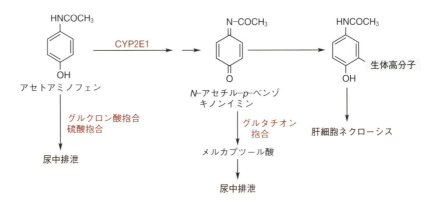

図 41・1　アセトアミノフェンの毒性発現機構

41・3　腎臓に毒性を示す化学物質

　腎臓は，腎小体と尿細管から構成されるネフロンを最小機能単位とする臓器である．腎臓は血流量が多く，そのため化学物質やその代謝物が多く到達する．尿細管上皮細胞では，血管側細胞膜と尿細管腔側細胞膜に異なる特性の尿細管が存在するため到達した化学物質・代謝物が取込まれやすい．尿細管内で pH の変化によって非解離型が増加して濃縮された化学物質・代謝物は，近位尿細管に多く分布する P450 によって代謝的活性化を受けて毒性を発現する．このような理由によって，腎臓は化学物質による障害を受けやすい．

　アミノ配糖体系抗生物質（ゲンタマイシン，ネオマイシンなど）は，糸球体で濾過された後，エンドサイトーシスによって近位尿細管上皮細胞に取込まれ，リソソームに蓄積し，リソソーム酵素を細胞外に逸脱させてネクローシスをひき起こす．

　ヘキサクロロ-1,3-ブタジエンは，肝臓でグルタチオン抱合体となった後，大部分はメルカプツール酸として排泄されるが，一部は腎臓で β-リアーゼで活性チオール化合物となって近位尿細管を特異的に傷害する．

　カドミウム，水銀，鉛などの重金属イオンは，近位尿細管に障害をひき起こす．このとき，β_2 ミクログロブリン，アミノ酸，糖が再吸収されずに尿中に排泄される．

　シスプラチンは，活性酸素を生成して，近位尿細管を障害する．

　エチレングリコールは，アルコールデヒドロゲナーゼまたはアルデヒドデヒドロゲナーゼによってシュウ酸に代謝され，遠位尿細管で尿中カルシウムと結合してシュウ酸カルシウムとなり，その結晶は尿路障害をひき起こす．

41・4 神経に毒性を示す化学物質

神経組織は主として神経細胞とグリア細胞から成るが，このうち神経細胞は細胞体，樹状突起，軸索，およびシナプスから成る．多くの神経細胞では，軸索は脂質に富むミエリンで覆われている．

神経細胞の代謝活性は高いが，エネルギー貯蔵系がないために酸素やグルコースを常に外から得なければならない．神経系には血液組織関門（脳では血液脳関門）が存在するが，高脂溶性化合物はこれを通過する．また，新生児や乳幼児では，この関門は未熟であり，化学物質が通過しやすい．シナプスにおける情報伝達は，神経伝達物質と受容体との組合わせで多様かつ特異的に行われる．すなわち，神経組織では，細胞体，軸索，神経伝達系が化学物質のおもな標的となる．

神経細胞の呼吸を阻害する化学物質としては，ヘモグロビンと酸素との結合を阻害する一酸化炭素，シトクロムオキシダーゼを阻害するシアン化合物および硫化水素，ミトコンドリアの酸化的リン酸化に脱共役剤として作用しATP産生を阻害するジニトロフェノールやペンタクロロフェノールなどがあげられる．また，マンガンはパーキンソン様症状をひき起こす．低級アルキル水銀，特にメチル水銀は，大脳および小脳に毒性を発現して感覚障害，視野狭窄，運動失調などの神経症状，すなわちハンター・ラッセル症候群を発生させる．四エチル鉛[*1]などの有機鉛は脂溶性が高いので，血液脳関門を通過して中枢神経毒性を示す．

[*1] テトラエチル鉛のこと．

軸索に対して毒性を発現する化学物質としては，二硫化炭素，アクリルアミド，トリ-o-クレジルリン酸（TOCP）などがあげられる．これらは軸索変性症を起こし，ミエリンを変性させるが，細胞体は生きている．

神経伝達系の障害をひき起こす化学物質として知られる有機リン系殺虫剤，有機リン系神経ガス，カルバメート系殺虫剤は，シナプスにおいてアセチルコリンエステラーゼを阻害する[*2]．その結果，シナプスではアセチルコリンが蓄積し，過剰な神経刺激が発生する．チオノ型（>P=S）の有機リン系殺虫剤は，オキソン型（>P=O）に代謝されたときにこの活性を示す．テトロドトキシンやサキシトキシン[*3]は，神経細胞の細胞膜においてナトリウムイオンの透過性を阻害することによって神経伝導を阻害する．

[*2] 有機リン系農薬および有機リン系化学兵器の構造式は図42・3を，カルバメート系農薬の構造式は図42・5を参照．

[*3] テトロドトキシン，サキシトキシンの構造式は，SBO 38・2を参照．

41・5 呼吸器に毒性を示す化学物質

呼吸器系は，気道（鼻腔から気管支の部位）と呼吸を行う肺から構成されている．肺は左右合わせて約3億個の肺胞から成り，肺胞の内腔と毛細血管を循環する血液との間でガス交換が行われている．

呼吸の際に，呼吸器系組織は，空気に含まれている化学物質に曝されることになる．そのとき，化学物質は消化管と同等あるいはそれ以上に体内循環に吸収される．肺は血流量が多いので化学物質が分布しやすい．また，気管支ではP450系発現が高いために化学物質が解毒されるが，同時に代謝的活性化も起こりやすい．

肺を障害する化学物質には，吸入されたものが肺に到達して毒性を発現するものと，血行性に肺に到達して肺を障害するものとがある．

吸入されて毒性を示すものとして，シリカ（二酸化ケイ素）やアスベスト（石綿）があげられる．一般に，吸入によって肺胞に不溶性の微粒子が到達すると，肺胞マクロファージがこれを除去する．しかしながら，シリカの微粒子は，マクロファージに貪食されても消化されず，リソソーム酵素を逸脱させてマクロファージを傷害する．このとき，マクロファージから放出される因子によって肺線維症が形成され，ガス交換の能力が低下する（硅肺症）．アスベストは線維状のケイ酸マグネシウムであり，肺に沈着すると，これを貪食したマクロファージを活性化し，炎症と線維化をひき起こす（アスベスト肺）．アスベスト曝露後20〜40年の潜伏期間を経て，悪性中皮腫や肺癌が発生することがある．

*1 パラコートの毒性発現機構については図42・2を参照．

血行性に肺に移行して毒性を示すものとして，パラコート[*1]やブレオマイシンがあげられる．除草剤であるパラコートはポリアミン輸送体を通じて肺胞上皮細胞に能動的に輸送され，代謝されてラジカルとなり，活性酸素の生成や脂質過酸化によって細胞を傷害し，遅発性に間質性肺炎や肺線維症をひき起こす．同じく除草剤であるジクワット[*2]には，肺への能動的な輸送がないので，パラコートのような遅発性の肺障害を発生させる毒性はない．ブレオマイシンは抗腫瘍性抗生物質であるが，肺においてコラーゲン合成を促進し，肺線維症をひき起こす．

*2 ジクワットの構造式はSBO 42・4・1を参照．

41・6 血液に毒性を示す化学物質

血液は，血球成分（赤血球，白血球，血小板など）と血漿成分から成る．血球は骨髄において造血幹細胞が分化したものである．化学物質には，この造血幹細胞を傷害して造血機能を低下させるものと，末梢血の血球を傷害するものがある．毒性発現機構としては，化学物質が直接作用するものと，免疫機構の異常を介するものがある．

貧血 anemia

血液に対する化学物質の毒性発現の結果として生じる代表的な健康障害は，**貧血**である．

再生不良性貧血

ベンゼン，シクロホスファミド，クロラムフェニコールは，骨髄の造血機能を低下させ，血球（赤血球，白血球，血小板）が減少し，**再生不良性貧血**をひき起こす．ベンゼンおよびシクロホスファミドの作用には代謝的活性化が関与しており，クロラムフェニコールの作用には免疫機構の異常が介在している．

鉄芽球性貧血

イソニアジドは，5-アミノレブリン酸シンターゼの補酵素であるピリドキサールの排泄を促進する．そのためヘム合成が阻害され，**鉄芽球性貧血**がひき起こされる．鉛は，ヘム合成経路において，5-アミノレブリン酸デヒドラターゼおよびFe^{3+}からFe^{2+}への還元を阻害し，結果としてヘム合成が阻害され，やはり鉄芽球性貧血が生じる．尿中5-アミノレブリン酸の増加は，鉛中毒の指標となる．

メトヘモグロビンは，ヘム鉄2価が3価に酸化され，酸素との可逆的な結合ができなくなったヘモグロビンである．メトヘモグロビンが増えると，メトヘモグロビンレダクターゼ系がこれを還元するが，還元されなかったメトヘモグロビンが過剰になると酸素運搬が不十分になり，貧血性低酸素症となる．アニリンは，肝P450によってフェニルヒドロキシルアミンとなり，これがニトロソベンゼンに酸化されるときにメトヘモグロビンが生成する（図41・2）．ニトロベンゼン

は肝臓において還元されてニトロソベンゼンとなり，さらに赤血球中で還元されてフェニルヒドロキシルアミンとなるので，アニリンと同様にメトヘモグロビンを生成させる．フェニルヒドロキシルアミンを生成しないがメトヘモグロビン血症をひき起こす化学物質として，亜硝酸塩，次亜塩素酸塩，フェナセチンなどのアミノフェノール類があげられる．

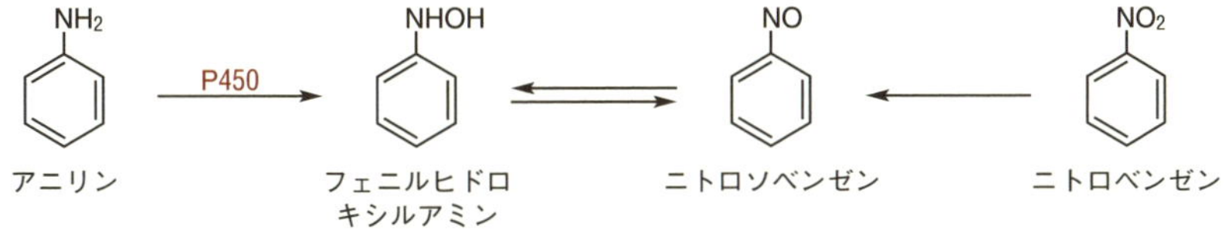

図41・2 アニリンによるメトヘモグロビン血症の発症機構

41・7 皮膚に毒性を示す化学物質

皮膚は，表皮，真皮，皮下組織の三つの層から構成されている．また，皮膚は，皮脂腺や汗腺などの付属器官をもつ．皮膚の面積は肺についで大きく，また，真皮には毛細血管が多く存在するので，血行性に化学物質が侵入しやすい．皮膚は，体表面にあるので，皮膚にある化学物質は，皮膚透過性の高い可視光線や紫外線による影響を受けることがある．

化学物質は，皮膚の炎症をひき起こすが，その発症機構は一様でない．刺激性皮膚炎は，化学物質が皮膚に直接作用して発生する局所性の炎症である．この炎症には，免疫系が関与していないことが特徴である．有機溶媒や強酸・強塩基化学物質は，刺激性皮膚炎を発症させる．これに対し，ニッケル，クロム，2,4-ジニトロベンゼン，ホルムアルデヒド，ネオマイシンは，アレルギー性接触皮膚炎をひき起こす．この炎症は，化学物質が経皮吸収されてハプテンとなり，これがタンパク質と結合して完全抗原[*1]となってⅣ型アレルギー反応（遅延型）を発症させたものである．光毒性皮膚炎は，化学物質が紫外線を吸収して毒性を示したもので，免疫系は関与せず，活性酸素が関与する炎症反応であるとされる．8-メトキシソラレン，アントラセン，テトラサイクリン類，フェオホルビドは，光毒性皮膚炎をひき起こす．光アレルギー性皮膚炎は，化学物質が光化学反応によりハプテン抗原[*2]化し，これがタンパク質と結合してⅣ型アレルギー反応を発症させたものをいう．これをひき起こす化学物質としては，スルホンアミドなどが知られている．

[*1] 免疫原性（抗体産生を誘起する活性）をもつ抗原．

[*2] 抗体と結合するが，分子量が小さいため免疫原性を示さない抗原．適当なタンパク質と結合すると完全抗原となる．

SBO 42 重金属，PCB，ダイオキシンなどの代表的な有害化学物質や農薬の急性毒性，慢性毒性の特徴について説明できる．

D2(1)①3

42・1 代表的な有害化学物質とは

"有害化学物質"を平易に提示することは難しい．なぜなら，すべての化学物質は有害な側面をもつからである．たとえば，砂糖（スクロース）やビタミン C のように一般には無毒と思われているものでも，過剰摂取によって致死的となりえる．また，砂糖の慢性的過剰摂取が更年期の種々の障害の危険因子の一つであることを考えれば，無害なものなど存在しないことが理解できよう．したがって，化学物質が有害性を発現するか否かは，その物質の毒性の強弱とともに，その摂取量と摂取期間に依存することをよく理解しておかなければならない．

SBO 42 では環境と健康の関連性から有害化学物質を考えるので，ここで取上げる代表的な有害化学物質は，

1) 生活周辺に存在していて，比較的少量の摂取で急性中毒を発現するもの，
2) 環境汚染物質のうち，継続的摂取が健康障害をひき起こす可能性があるもの，の中から抽出して解説する．

具体的には，一酸化炭素，青酸，農薬，重金属，およびダイオキシン類を取上げて解説する．本 SBO ではふれないが，動植物由来の天然毒，カビ毒，細菌毒のほか，医薬品や化学工業製品などの中にも有害性が高いものは数多く存在する．

42・2 一酸化炭素

化学物質によって中毒死する人の数は，わが国で年間に約 6000 名にも達する．原因物質の中で最も多いのが，火災時の**一酸化炭素**（CO）による中毒であり，これで全体の半数近くを占める．2 番目に多いのは農薬であり，この 2 種でほぼ大多数を占める．

CO は空気中濃度 0.01 %（100 ppm）未満では長時間吸引してもほぼ無症状であるが，濃度の上昇に伴って頭痛，めまい，および嘔吐などが起こる．空気中濃度が 0.1 %前後で，かつ吸入時間が数時間に及ぶと失神，痙攣および昏睡に至る．0.5〜1 %の高濃度では，数分間の吸入で致死的である．環境中の CO 濃度は，交通量の多い箇所でもせいぜい数十 ppm 程度であるので，急性中毒が問題となることはまずない．製鉄や化学薬品製造の工場などの CO 濃度の高い作業環境では，疲労感，手指感覚異常や聴覚低下などの慢性的症状も知られている．しかし，これらは，CO による慢性症状というよりは，一定水準の CO 吸入による急性中毒の反覆によって神経系の損傷が蓄積するために起こると考えられている．

CO は酸素（O_2）と置換してヘモグロビンに結合し，体細胞への酸素供給を障害して急性毒性をひき起こす．CO のヘモグロビンに対する親和性は，酸素の約 250 倍である．血液中ヘモグロビンの CO 結合型と O_2 結合型の比率は，両気体の大気中の分圧に比例し，次式にて表される．

一酸化炭素（carbon monoxide, CO）: 無色，無臭の気体．空気に対する比重は 0.97．13 %以上の濃度では着火により爆発する．

CO 濃度の例
・火災時の家屋内:
　　　　　　0.1〜4 %
・自動車排気ガス
　ガソリンエンジン:
　　　　　　1〜10 %
　ディーゼルエンジン:
　　　　　0.01〜0.07 %

$$\frac{[\mathrm{Hb_{CO}}]}{[\mathrm{Hb_{O_2}}]} = 250 \times \frac{P_{\mathrm{CO}}}{P_{\mathrm{O_2}}}$$

[$\mathrm{Hb_{CO}}$]: CO結合型ヘモグロビン濃度, [$\mathrm{Hb_{O_2}}$]: O_2結合型ヘモグロビン濃度
P_{CO}: 大気中のCO分圧, $P_{\mathrm{O_2}}$: 大気中のO_2分圧

この式からわかるように，大気中のCO分圧が酸素の1/250であったとしても，血液中のヘモグロビンは50%がCO結合体で占められることになる．分圧を大気中濃度に置き換えて考えると，1/250 = 0.4%であり，酸素の空気中濃度（約20%）を考え合わせて，空気中CO濃度が0.08%で血中ヘモグロビンの半分がCO結合型となる．COの空気中濃度が0.1%近傍に達すると中毒の危険性が高くなることは，このことからよく理解できる．

42・3 シアン化水素

シアン化水素（HCN）は自殺や他殺目的の犯罪に多用され，一般にもよく知られる毒物である．メッキ，写真，金属加工およびシアン含有化学製品の製造などのほか，倉庫や船倉の害虫やネズミ駆除のためのくん蒸剤としても用いられる．このように，シアン化水素およびその塩類の用途は多く，逆にこのことが一般人にでも比較的容易に入手できる状況を作出して事故や犯罪への多用をもたらしている．

多量のシアン化水素ないしその塩類を摂取した場合には，流涎，虚脱，全身麻痺あるいは呼吸促進などが起こり，最終的には呼吸麻痺により数分で死亡する．シアン化カリウム（KCN）を経口摂取した場合の致死量は0.15〜0.3 g/人程度とされているが，数gの摂取でも生存した例があり，個人差がある．シアン化水素ガスを吸引した場合には，肺からの吸収が速やかであることから，より少量で毒性をひき起こし，空気中濃度300 ppm程度のHCNの数分間吸入で致死的である．シアン化合物の水溶液を保存する際に，液性を強アルカリ性にしてシアン化水素を遊離させないようにする措置が必要なのは，シアン化水素ガスの毒性の強さを考えればよく理解できよう．KCNやシアン化ナトリウム（NaCN）は強アルカリ性であり，刺激性が強く，経口摂取後は口腔や消化管の組織粘膜を傷害して出血をもたらす*．しかし，シアン化水素塩の致死性はこのような組織侵蝕性によるのではなく，胃内の低pHによってシアン化水素が遊離して，これが吸収

シアン化水素（hydrogen cyanide, HCN）: 俗称は**青酸**．特有の臭気（アーモンド臭）をもつ揮発性の無色液体．発火性がある．青酸ガスの空気に対する比重は0.94．融点−13℃，沸点26℃．弱酸性物質．

* シアン化ナトリウム（青酸ナトリウム），シアン化カリウム（青酸カリウム）: 難揮発性の白色固形物であり，無臭かわずかにHCN臭をもつ．これらの塩は強アルカリ性物質であり，組織腐食性がある．

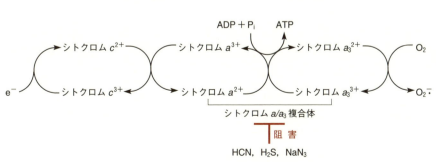

図42・1 シアン化水素の毒性発現機構

シアン配糖体（cyanogenic glycoside）: **青酸配糖体**ともいう．

＊ シアン配糖体を含む植物については SBO 38・3・2 を参照．

されて毒性を発現することによる．バラ科やマメ科の食用植物の中には，遊離のシアン化水素ないし**シアン配糖体**を含有するのもある＊．シアン配糖体は体内でシアン化水素を遊離して毒性を発現する．

　吸収されたシアン化水素は，細胞内ミトコンドリアの電子伝達系成分であるシトクロム a/a_3 複合体（シトクロムオキシダーゼともいう）の Fe^{3+} と結合して，この酵素を阻害する（図 42・1）．したがって，シアン化水素の毒性はミトコンドリアでの ATP 生産障害をひき起こすことによる．障害は全身の細胞において起こるが，特にエネルギー要求量の高い中枢神経系で障害性が著しく，呼吸中枢などが機能不全に陥り速やかに死に至る．硫化水素（H_2S）やアジ化ナトリウム（NaN_3）などもシアン化水素と同様にシトクロム a/a_3 複合体の阻害によって毒性を発現する．

42・4 農　　薬

農薬（pesticide, agrochemical）: ただし，pesticide は殺虫剤の意味で用いることもある．

除草剤 herbicide

殺虫剤 insecticide

　一口に**農薬**といってもその種類は多いが，**除草剤**にせよ**殺虫剤**にせよ農薬は基本的に生物殺傷用化学物質であるので，ヒトが摂取した際にも毒性が出現するのは当然のことである．農薬はヒトへの影響を考える場合，おもに急性毒性が問題となるものと，慢性毒性が問題である農薬に大別できる．前者の代表的なものは，除草剤パラコートと有機リン系／カルバメート系殺虫剤であり，後者の代表的農薬は有機塩素系殺虫剤である．

42・4・1　パラコート

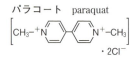

パラコート paraquat

ジクワット diquat

　自殺を含めた急性中毒の原因物質であることが最も多い農薬は**パラコート**ならびにその類似物質**ジクワット**である．わが国ではピーク時の 1986 年に，これらによって約 2000 名の死亡者が出ている．パラコートは，経口摂取後，激しい嘔吐・下痢や消化管痛をひき起こし，口腔や消化管粘膜が傷害され，ショックや多臓器不全に陥って死亡する．これを乗り越えても，肺水腫や肺出血から肺線維症を起こして 2～3 週間の苦痛の後に死亡する場合が多い．このような経過はパラコート中毒に特徴的である．中毒後遺症としては多発神経炎が知られている．ジクワットの毒性はパラコートの約 1/2 である．パラコートは事故の多発のため，これを含有する除草製剤に嘔吐剤（テオフィリン誘導体）が添加されたり，着色ないし着臭したものが市販された．パラコート摂取後に起こる激しい嘔吐は，製剤中の嘔吐剤によると考えられる．ただ，パラコート製剤中の嘔吐剤は心臓への負荷を重くして，かえって毒性を増加させる．また，製剤中の界面活性剤はパラコートの吸収を促進する効果がある．このようにパラコートは農薬製剤の方が純品よりも毒性が強い．20 % 含有製剤では 10～15 mL 程度の摂取で致死的である．パラコートは皮膚からの吸収も速やかであり，これによって重篤な中毒になることがある．たとえば，除草剤入りのタンクを背負って農作業中に，液もれに気づかずに皮膚から吸収されたパラコート中毒で死亡した例がある．

　パラコートは生体内の酸化・還元酵素系によって，1 電子還元を受けてラジカル種に変化した後，受取った電子を酸素に渡してスーパーオキシドアニオン（$O_2^{\cdot-}$）

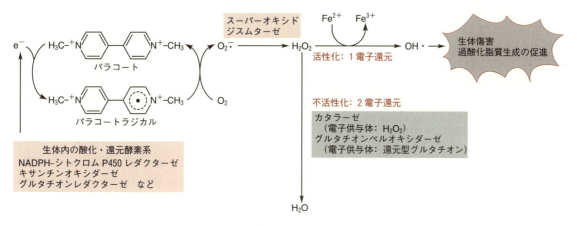

図 42・2 パラコートの毒性発現機構

を生成する．スーパーオキシドアニオン以降は図 42・2 に示すような反応経路によって，ヒドロキシルラジカル（OH・）や過酸化脂質を生産し，これらが組織を傷害して毒性が現れる．

42・4・2 有機リン系農薬および関連毒物・農薬

有機リン系殺虫剤による急性中毒はパラコートについで多いが，原因となる農薬の種類は非常に多く，身近に存在する代表的な毒物の一つである．それらの中でも，**フェニトロチオン，ジクロルボス**および**マラチオン**による中毒が多い（図 42・3(a)）．有機リン剤は第二次世界大戦前に登場し，**パラチオン**や **TEPP** などの初期のものは害虫のみならずヒトを含めた高等生物にも強い毒性を示し，農作業中での事故などが多発していた．また，化学兵器として知られる**サリン，ソマン**および**タブン**など（図 42・3(b)）は，有機リン系殺虫剤と同類の揮発性物質

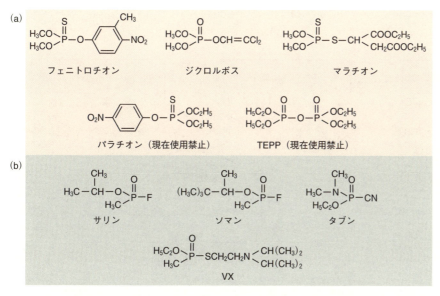

図 42・3 代表的な有機リン系殺虫剤（a）と有機リン系化学兵器（b）

フェニトロチオン（fenitrothion）：MEPともいう．商品名はスミチオン．

ジクロルボス（dichlorvos）：DDVPともいう．

マラチオン（malathion）：商品名はマラソン．

パラチオン　parathion

TEPP（tetraethyl pyrophosphate）：ピロリン酸テトラエチル

サリン　sarin

ソマン　soman

タブン　tabun

であり，同じ機構で毒性を現す．有機リン系殺虫剤は現在でも繁用されているが，フェニトロチオンやマラチオンなどの現在使用されているものは選択毒性が上昇して，高等生物に対する毒性は軽減されている．それでも，中毒事故が多いのは上述のとおりである．

　有機リン剤は神経伝達物質アセチルコリンの蓄積をもたらし，種々の神経の過剰興奮を惹起する．アセチルコリンの役割が大きい副交感神経や運動神経の興奮から，縮瞳や分泌亢進（唾液，涙，消化管液など）および筋肉の痙攣などが起こる．ほとんどの中毒例で経験されている症状は脱力感，目のかすみおよび吐き気である．重篤な場合には呼吸麻痺で死亡する．急性中毒経過後や慢性的な少量摂取後に下肢の知覚異常，痺れおよび運動麻痺などの遅延性の神経障害が発現する場合がある．

　植物に影響せず，昆虫のみを殺傷するという農薬の目的から，神経を作用点とする考えは合理的である．有機リン系殺虫剤は，アセチルコリンエステラーゼを阻害する．パラチオンを例とした阻害の機構を図42・4に示す．多くの有機リン系殺虫剤は>PS−の構造をもつが，これは阻害効果がなく，体内で酸化的に代謝を受けて>PO−のいわゆるオキソン体となって初めて阻害効果を発現する．初期の農薬であるTEPPや化学兵器剤がオキソン体の構造をもつことをみれば，これらが高毒性であることがわかる（図42・3）．オキソン体はアセチルコリンエステラーゼと相互作用し，活性部位のセリン残基をリン酸化し，このリン酸基が容易に解離しないために，酵素機能が阻害される．リン酸基に結合するアルキル基の種類は修飾を受けた酵素からのリン酸基の脱離に大きく影響し，メチル基で

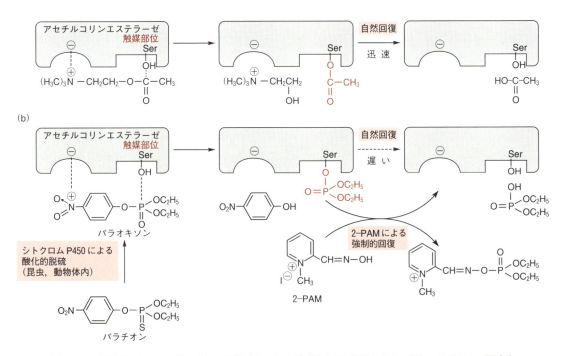

図42・4　通常のアセチルコリンの加水分解（a），およびパラチオンのアセチルコリンエステラーゼ阻害と2-PAMによる回復の機構（b）

は80分の半減期で離脱するが，エチル基やプロピル基ではこれが500分以上（プロピル＞エチル）となって容易に回復せず，したがって阻害効果も持続することになり，毒性が強くなる．現在使用されているフェニトロチオンなどの農薬はメチル基タイプであり（図42・3の例ではフェニトロチオン，マラチオン，ジクロルボス），毒性軽減の工夫がなされている．有機リン剤の治療薬である2-PAMは，アセチルコリンエステラーゼに結合したリン酸と反応して，これを引きはがすことにより酵素機能を回復させる（図42・4）．

カルバメート系殺虫剤もアセチルコリンエステラーゼの活性中心を修飾することによってこの酵素を阻害して毒性を現す．代表的なカルバメート系農薬を図42・5に示す．これらのうち，ヒトの中毒はメソミルやBPMCが原因で起こることが多い．カルバメート系殺虫剤は，$-OCONHCH_3$のかたちで活性中心を修飾するものが多いが，2-PAMはこの結合基を酵素から引きはがすことができないので，2-PAMはカルバメート剤による中毒には効かない．

42・4・3 有機塩素系農薬

DDT，BHCおよびドリン剤の3種の有機塩素系殺虫剤（図42・6）は環境汚染物質として，古くから問題視されている．BHCはHCH[*1]と称されることも多い．本剤は塩素の配位の違いによるいくつかの立体異性体の混合物として使用されていたが，急性毒性はγ-BHC，また環境残留性はβ-BHCが高い．ドリン剤はシクロジエン構造をもつ一群の農薬であり，具体的には**アルドリン**，**ディルドリン**および**クロルデン**などの農薬がある．有機塩素系殺虫剤の多量を摂取した場合には，知覚異常や震えが起こり，重篤な場合には痙攣や運動失調に至る．作用機構は，神経細胞へのK^+流入や細胞からのNa^+流出を抑制して，刺激の反復をもたらすことによる．一般に有機塩素系農薬は有機リン剤と比較すると動物に対する急性毒性が弱いものが多い．これと符合して，有機塩素系殺虫剤による急性中毒で死亡する場合は少なく，世界中で繁用されたDDTによるヒトの死亡例は皆無に近い[*2]．

有機塩素系殺虫剤は環境中での分解を受けにくく，たとえば，DDTでは散布

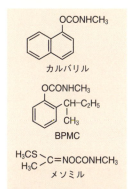

2-PAM（パム）：ヨウ化プラリドキシム（pralidoxime iodide）ともいう．

図42・5 カルバメート系殺虫剤

DDT：p,p'-ジクロロジフェニルトリクロロエタン（p,p'-dichlorodiphenyltrichloroethane）の省略名．

BHC：ベンゼンヘキサクロリド（benzene hexachloride）の省略名．γ-BHCのことをリンデン（lindane）ともよぶ．

[*1] HCH: hexachlorocyclohexane の略．

アルドリン　aldrin

ディルドリン　dieldrin

クロルデン　chlordane

[*2] DDTは，発展途上国では今でも使用中である．

DDE（下図）はDDTの代謝物であり，高等生物体内にはおもにこの形で貯留している

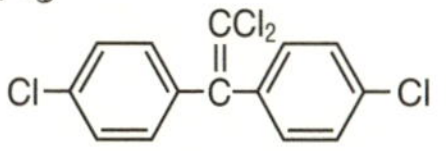

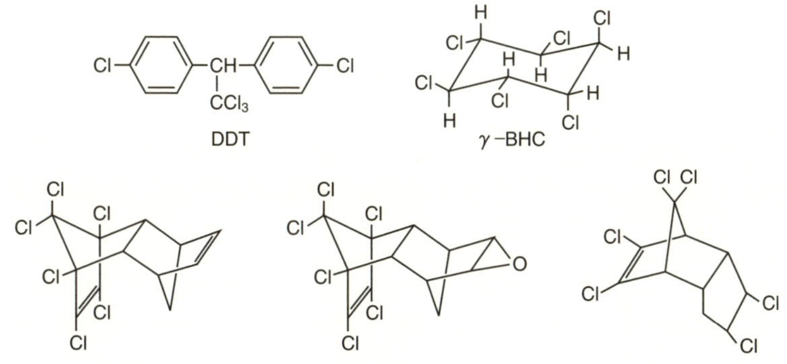

図42・6 代表的な有機塩素系殺虫剤　わが国ではこれらのすべてが使用禁止となっている．アルドリンを除き，ヒト体内からも微量に検出される．

5 年後でも 50 % 近い量が残存する．開発初期にはこのような残効性が重宝されたが，現在では食物を介した摂取によってヒトへの健康影響が疑われている．これらのことから，すべての有機塩素系殺虫剤はわが国をはじめとする多くの国で使用禁止となっている．微量の塩素系農薬が体内に貯留し続けることによる健康への影響は，明確には理解されていない．しかし，DDT などの有機塩素系殺虫剤の多くは実験動物において発がん性が確認されている．ただし，DDT がヒト発がんに大きく寄与しているとは考えられていない．また，DDT には魚類やは虫類の雌化，ネズミにおける生殖腺ホルモン分泌異常など，生殖や後世代への影響が報告されており，有機塩素系殺虫剤によるこのような影響や機構が研究されている．

42・5　PCB およびダイオキシン

ダイオキシン　dioxin

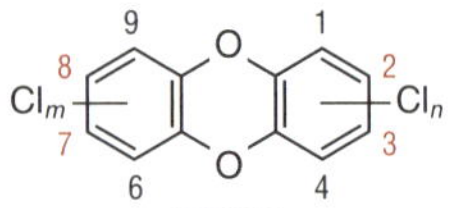

PCDD

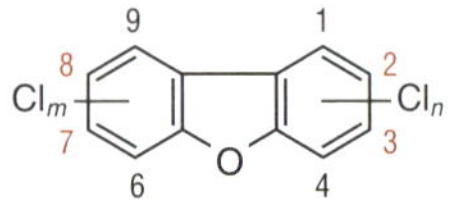

PCDF

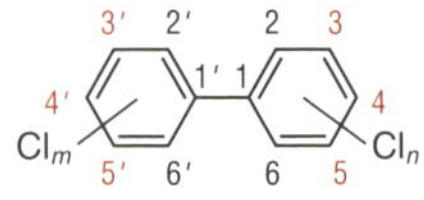

PCB

一般にいわれている“ダイオキシン”は，厳密には**ポリ塩素化ジベンゾ-*p*-ジオキシン**（polychlorinated dibenzo-*p*-dioxin，**PCDD**）である．1 分子当たりの塩素含有数が四つであれば，テトラクロロジベンゾ-*p*-ジオキシン（tetrachlorodibenzo-*p*-dioxin）なので，下線部分の文字をとって **TCDD** とよばれる．**ポリ塩素化ジベンゾフラン**（polychlorinated dibezofuran，**PCDF**）や**ポリ塩素化ビフェニル**（polychlorinated biphenyl，**PCB**）についても塩素数によって頭文字を変えて同様に表示される．

PCDD，PCDF および PCB に共通の性質として，塩素置換数と置換位置によって，毒性が大きく異なる．欄外の構造式中に，高毒性のタイプでの塩素置換位置を赤数字で示している．左右のベンゼン環の両方で，赤い数字の位置に，隣接する塩素置換をもつもの（つまり塩素数としては 4 個以上になる）が高毒性を示す．環境問題の中で“ダイオキシン類”といわれる場合は，上記の高毒性条件を満足する一群の PCDD，PCDF および PCB をさす．PCB ではビフェニル結合の隣の位置（オルト位；2,2′,6 および 6′ 位）に塩素置換がなければ，二つのベンゼン環の自由回転が束縛されず，二つが同一平面上なることも可能となることから**コプラナー PCB** とよばれる*．

＊ コプラナー PCB のオルト位に 1 個ないし 2 個の塩素置換をもつものには，弱いながらもコプラナー PCB に類する毒性を示すものがある．これらは厳密にはコプラナー PCB の定義に当てはまらないが，便宜上，コプラナー PCB の仲間として監視されることになっている．このような類似体は，モノオルトコプラナー PCB やジオルトコプラナー PCB とよばれている．

ダイオキシン類の中で，最も毒性が強いのは，2,3,7,8-テトラクロロジベンゾ-*p*-ジオキシン（2,3,7,8-TCDD ないし単に TCDD）であり，これは人工物質中では最強の毒性をもつといわれる．ラットやモルモットなどの実験動物に致死量のダイオキシン類を与えても，直ちに死亡することはなく，日々体重が減少してゆき，数日後から数週間程度の後に死亡する（図 42・7）．このような毒性発現状況は消耗症とよばれている．これには大きな動物種差があり，最感受性のモルモットと抵抗性のハムスターでは数千倍の違いがある．また，ダイオキシンには催奇形性があり，妊娠マウスに投与すると口蓋裂や腎臓の奇形（腎盂の拡張）が発生する．微量のダイオキシンによる慢性的障害としては発がん性，免疫機能低下症および抗エストロゲン作用に基づく後世代への影響などが知られている．

ヒトでのダイオキシン類の亜急性中毒に関しては，PCB や PCDF の食用油への混入による油症（日本）や Yu－Cheng 事件（台湾）などで経験された事例か

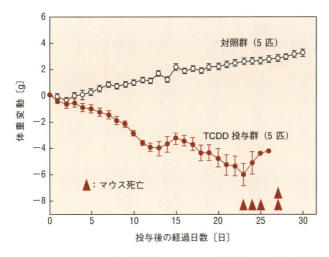

図 42・7　2,3,7,8-TCDD による消耗症　C57BL/6j 系統マウス（雄，5 週齢）に 2,3,7,8-TCDD を 200 µg/kg の投与量で 1 回経口投与後，体重変動を観察した．

ら，塩素ニキビや色素沈着（歯茎や爪の褐変）などの皮膚症状および倦怠感などが知られている．一般には猛毒と認知されているが，ダイオキシンの急性/亜急性中毒で短期間に重篤な症状を呈したヒトでの場合はほとんど知られていない．したがって，ヒトでのダイオキシンの毒性は，食肉や魚介類から摂取される微量による慢性的影響が問題となる．実験動物に対するダイオキシンの発がん性は非常に強いことから，一つには発がん危険因子としての作用が問題視されている．ヒトに対する催奇形性は明確な証拠はないが，その作用が疑われている．このほか，実験動物で確認されている性ステロイド作用撹乱効果から，ヒトでも生殖や後世代への影響が心配されている．

　ダイオキシン類は細胞内の特異的受容体（芳香族炭化水素受容体，AhR*）と結合することによって毒性を現すと考えられている．AhR は遺伝子転写因子であり，ダイオキシン類との結合で活性化されたのち，種々の遺伝子の転写を変動させる（図 42・8）．遺伝子の発現が通常どおりでなくなることが，ダイオキシンの種々の毒性の機構と推定されているが，詳細な機構はわかっていない．

* AhR: aryl hydrocarbon receptor の略．

42・6　重金属類

　代表的な**重金属類**の毒性を表 42・1 にまとめて示す．重金属類は無機態か有機態かの違いによって，毒性が大きく異なる．また，価数の違いによっても毒性が違う．**水銀**を例にすると，水俣病原因物質であるメチル水銀は吸収率と脳への移行性の高さから，特徴的な中枢神経症状（ハンター・ラッセル症候群といわれる）を呈するが，無機態の Hg^{2+} では腎障害を中心とする症状を呈する．また，Hg^+ は Hg^{2+} よりも低毒性であり，金属水銀は金属精錬作業従事者で観察されるような蒸気吸引による障害発現の場合を除いて，経口的に摂取したものはほとんど無毒である．有機水銀間での比較では，エチルおよびプロピル水銀はメチル水銀と同様な中枢神経症状を起こすが，ブチル基以上の置換基では症状はみられない．

重金属　heavy metal

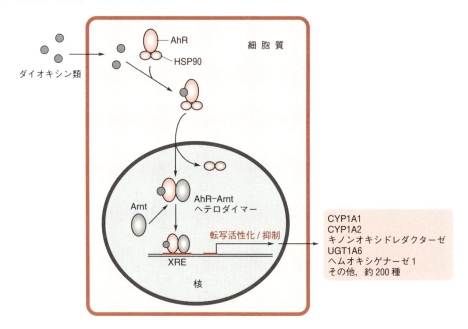

図 42・8 ダイオキシン類による毒性（遺伝子転写制御）機構　芳香族炭化水素受容体（AhR）は通常は熱ショックタンパク質 HSP90 と複合体を形成して不活性型として細胞質に存在する．ダイオキシン類が結合すると，核内へ移行し，HSP90 を解離したのち，パートナー受容体である Arnt（AhR nuclear translocator）と結合して，活性な遺伝子転写制御因子となる．これは，遺伝子上流の特異的領域（XRE: xenobiotic responsive element）に結合して，下流に存在するコード領域の転写を変動させる．AhR と Arnt にはこれらの役割を制御する因子（タンパク質）が存在するが，複雑になるので図中には示していない．

フェニル水銀は体内での代謝で無機化するので，無機態の水銀に類似する毒性を起こす．

　ヒ素についても水銀と同様の化学形の違いによる毒性の違いがある．亜ヒ酸（As_2O_3）は無機物質中で最強の急性毒性を示すといわれており，ヒトでの LD_{50}[*2] 値（経口）は 1.4 mg/kg 程度と推定されている．一方，食用海産物中に高濃度に含有される有機態のヒ素（アルセノベタインやアルセノシュガーなど）ははるかに低毒性である．また 5 価のヒ素も 3 価のものと比べると低毒性である．表 42・1 には毒性の強い有機態ヒ素の一例として化学兵器剤ルイサイトをあげているが，これも 3 価のヒ素であり，また他の化学兵器剤であるジフェニルアルシン誘導体 [$(Ph)_2AsX$, X ＝ CN または Cl] も同様に 3 価ヒ素である．上に紹介した食用海産物中の有機態ヒ素は 5 価である．

　一般に，多くの無機態重金属は生体のタンパク質と結合する性質があり，これによって有害性を発現すると考えられている．しかし，**鉛**についてはこれ以外の特徴的な機構がよく知られている．すなわち，無機鉛はヘムの生合成を阻害し，これによってヘモグロビン合成を低下させて貧血を起こす（図 42・9）．

　カドミウムは鉱山からの流出物による河川汚染を通してイタイイタイ病などをひき起こした事件がよく知られている．この重金属は多量の摂取による急性毒性の事例はあまりなく，環境汚染による慢性的障害が問題になることが多い．カドミウムの慢性毒性は腎臓の障害を起点とすると考えられている．この重金属は表

[*2] LD_{50}（50 % lethal dose）: 50 % 致死量

42・1に示すように，腎臓のビタミンD活性化を阻害することが知られており，イタイイタイ病での骨に対する病的症状は，活性型ビタミンD不足によるカルシウム吸収低下も関連すると推定される．

表42・1に示す有機態重金属のうち，**四エチル鉛**はかつてアンチノック剤とし

> 四エチル鉛: テトラエチル鉛のこと．

表42・1 重金属の毒性

重金属	化学式	急性毒性	慢性毒性
無機態化合物			
金属水銀	Hg	蒸気の吸引により，咳，呼吸困難，脱力感，嘔吐，下痢および痙攣など．経口的な摂取ではほぼ無毒．腐食作用はなく，また消化管より吸収されない．	震え，興奮および歯肉炎．
水銀(Ⅱ)塩	Hg^{2+}	消化管に対する腐食作用（口腔や咽頭痛，胸痛，腹痛，血性下痢）．これらに続いて腎障害（尿細管壊死）が発生．	主要障害は腎障害（尿細管壊死）．その他，頭痛，震え，および口内炎など．
水銀(Ⅰ)塩	Hg^{+}	水銀(Ⅱ)と同じ．ただし，毒性は水銀(Ⅱ)より弱い．	
鉛塩	Pb^{2+}	貧血が特徴的である．その他として，腹痛，倦怠感，腎障害および脳症（脳圧亢進による頭痛，痙攣および昏睡など）．貧血を除いては特徴がなく，肝炎や腎炎と誤診されやすい．	貧血のほか，多様な症状が出現（頭痛，食欲不振，下痢，腎障害など）．
カドミウム塩	Cd^{2+}	肝および精巣障害．多量摂取では消化管障害（腹痛，嘔吐および下痢など）．カドミウム含有粉じんの吸引などでは，肺障害（肺浮腫）．	腎障害および腎臓でのビタミンD活性化阻害．
ヒ素塩	As^{3+}	消化管障害（嘔吐，下痢），筋肉障害（反射不全，委縮）および神経・中枢障害（神経炎や知覚麻痺）．	色素沈着，下痢・便秘，肝障害，発がん．
六価クロム	Cr^{6+}	刺激性と腐食性による消化管障害（腹痛，嘔吐，下痢）や組織の傷害（炎症，潰瘍）．	皮膚のアレルギー，潰瘍や炎症．肺癌．
有機態化合物			
メチル水銀	CH_3Hg^+	中枢神経症状（知覚異常，視力・聴力障害および言語障害など）．	急性症状とほぼ同じ．
四エチル鉛	$(C_2H_5)_4Pb$	中枢神経症状（頭痛，興奮，幻覚および痙攣など）．	
ルイサイト	$C_2H_2AsCl_3$ †	化学兵器（びらん剤）．粘膜の刺激・腐食作用．	
トリブチルスズ	$(C_4H_9)_3Sn$	消化管障害（食欲不振，下痢），神経障害（四肢麻痺，震え，痙攣など）．	海洋生物に対する内分泌かく乱作用が疑われる．

† $ClCH=CHAsCl_2$

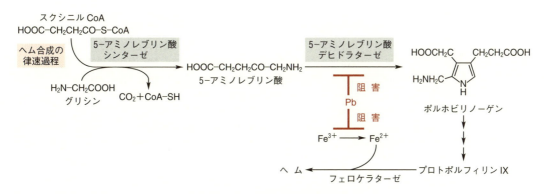

図42・9 鉛のヘム合成阻害作用

てガソリン中に添加されていたもので，排気ガスを通して鉛の大気汚染をひき起こしたと考えられている．本物質は脳移行性が高く，特徴的な中枢神経症状を呈する．ただ，ガソリンの燃焼過程で分解するので，排気ガス中には無機態の鉛として含まれる．**トリブチルスズ**は船底や漁網の甲殻類付着防止などの目的で広範に使用され，海洋生物への悪影響が危惧されている[*1]．

*1 コラム42・1を参照．

内分泌かく乱化学物質
endocrine disrupting chemicals, EDCs

*2 化学物質の適切な管理のための組織間共同プログラム（IOMC: Inter-Organization Programme for the Sound Management of Chemicals）から発表された"内分泌かく乱化学物質の科学の現状2012年版"による．IOMCとは1992年に国連の"環境と開発"会議においてなされた勧告に基づき，化学品安全性の分野における協力および国際的調整の促進のため，1995年に設立されたプログラムで，参加組織はFAO，ILO，UNDP，UNEP，UNIDO，UNITAR，WHO，世界銀行，OECDとなっている．

*3, *4 SBO 39を参照．

*5 トリブチルスズは，以前は雄化を誘導する典型的な内分泌かく乱化学物質とされており，エストロゲン受容体やアンドロゲン受容体には作用しないことから，アンドロゲンをエストロゲンに代謝するアロマターゼ酵素を阻害することで体内のアンドロゲン濃度を上昇させ，雄化を誘導すると考えられていた（アロマターゼ酵素阻害説）．現在，この説は否定されつつある．

*6 SBO 49を参照．

> **Adv コラム42・1　内分泌かく乱化学物質**
>
> 　環境中に放出された化学物質に，ホルモン類似作用をもつものが見いだされており，これらは**内分泌かく乱化学物質**と称されている．内分泌かく乱化学物質とは，"内分泌系の機能を改変し，それによって　健全な生物体，またはその子孫，または（下位）個体の健康に悪影響を及ぼす外因性物質，またはその混合物"と定義[*2]されている．内分泌かく乱化学物質問題は，ホルモン類似作用をもつ化学物質の存在が実験的に確認されていることに加え，ヒトにおいて内分泌系が関与する障害の発生率が増加していることや，野生生物において内分泌系への影響が原因と考えられる個体数への影響などが，懸念の根拠となっている．またその作用としては，おもにエストロゲン，アンドロゲン，甲状腺ホルモン類似作用やそれらの拮抗作用が想定されている．
>
> 　内分泌かく乱作用が疑われている化学物質には，ダイオキシン，DDT，PCBなどの有機塩素系化合物，有機スズ化合物，プラスチック可塑剤のフタル酸エステル[*3]，ポリカーボネート樹脂やエポキシ樹脂の原料であるビスフェノールA[*4]，非イオン性界面活性剤p-ノニルフェノールポリエトキシレートの分解生成物であるp-ノニルフェノールなどがある．DDTやビスフェノールA，p-ノニルフェノールなどではエストロゲン様作用が，DDTの代謝物であるp,p'-DDEでは抗アンドロゲン作用が，またPCBでは甲状腺ホルモンのかく乱作用が報告されている．内分泌かく乱作用は合成化学物質ばかりでなく植物成分でも疑われており，マメ類に含まれるゲニステインなどでもエストロゲン様作用が見いだされている．さらに近年においては，巻貝類の雌を雄化するトリブチルスズ[*5]が，レチノイン酸代謝物（9-cis-レチノイン酸）をアゴニストする核内受容体（レチノイドX受容体）の強力なアゴニストとして作用することで巻貝類の雄化を誘導することが明らかとなったことから，エストロゲン，アンドロゲン，甲状腺ホルモン以外の作用にも目が向けられつつある．この問題が顕在化した当初は，生殖機能など種の保存に関わる部分に深刻な影響を与える可能性がヒトにおいても懸念され，大きな社会問題となった．現在もなお化学物質のこのような作用が，ヒトに対して具体的にどのような影響を与えるのかについては，不明な点が多く残されているものの，少なくともヒトの成人に対しては緊急性を要する影響はないという一応の結論が導き出されている．
>
> 　しかしこの問題の最大の難問は，既存の毒性試験では検出されない低濃度域（無毒性量[*6]以下の濃度域）において，毒性が逆U字状に現れる（図）可能性が指摘されている点にある（低用量問題）．この現象は，胎生期や発達期にビスフェノールAをはじめとする一部の化学物質の曝露を受けることで起こることが実験動物で報告されているが，その一方で実験結果の再現性が得られないなどの問題もあり，現在も低用量問題については結論が出ていない．このような現状を踏まえ，カナダやフランスでは予防的措置としてビスフェノールAを含むポリカーボネート製のほ乳瓶や食器の輸入や販売が禁止されている．またポリカーボネート製のほ乳瓶を使う場合には，熱湯を使うとビスフェノールAがより速く移行するので，熱湯を注ぎ込まないようにするなどの指導も行われている．さらにフタル酸エステル類についても，わが国をはじめ，EUや米国においても乳幼児を対象としたおもちゃや育児用品な

コラム 42・1（つづき）

どへの使用が禁止されている*．妊婦や乳幼児などそのリスクが懸念される集団については，このような化学物質との接触をできる限り避けるといった予防的措置が重要であろう． 　　　　　　　　　　　　　　　　　　　　　　　　　　　　　　　（中西 剛）

* SBO 39 を参照．

図　内分泌かく乱化学物質による低用量反応

― 既存の毒性試験により得られる用量反応曲線
― いくつかの論文では詳細試験を行うと，低用量域で逆U字反応を示す可能性が指摘されている．

> **SBO 43** 重金属や活性酸素による障害を防ぐための生体防御因子について具体例をあげて説明できる.
>
> D2(1)①4

43・1 メタロチオネイン――重金属毒性に対する防御因子

　一般に重金属類はアミノ酸やタンパク質と結合することにより，有害作用発現能が低下する．特に，細胞中の細胞質に存在する金属結合性タンパク質である**メタロチオネイン**は，1分子中に多数（7分子）の重金属を捕捉することができ，重金属の障害性に対する重要な防御因子と考えられている（図43・1）．メタロ

メタロチオネイン
metallothionein

メタロチオネインの性質
1) 分子量約7000の細胞質局在性のタンパク質．
2) 構成アミノ酸の1/3はシステインであり，それらはすべて遊離型（S-S結合なし）．
3) 1分子に金属7分子を捕捉できる．
4) 重金属をはじめとする種々の因子によって誘導される．

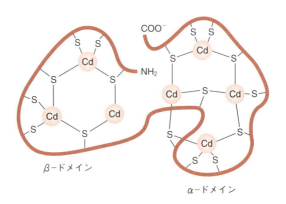

図43・1　Cdを結合したメタロチオネインの模式図　C. D. Klaassen, J. Liu, S. Choudhuri, *Annu. Rev. Pharmacol. Toxicol.*, **39**, 267 (1999) より改変.

チオネインは生体内に複数のアイソフォームが存在し，ヒトでは少なくとも15遺伝子に異なるメタロチオネインがコードされており，このうちメタロチオネインⅡが全メタロチオネインの約50％を占める．メタロチオネインの発現を欠損させたマウス（メタロチオネインノックアウトマウス）は正常に出生，成長することから，本タンパク質が生命維持に基本的に必須なものとは考えられない．しかし，メタロチオネインノックアウトマウスでは，投与されたカドミウムによる致死性，肝障害および腎障害が増加する．メタロチオネインノックアウトマウスにおける毒性増強は，$HgCl_2$ の投与でも観察されている．これらのことから，メタロチオネインが重金属毒性の軽減に寄与することは明らかである．メタロチオネインは重金属によって誘導される（発現量が増加する）タイプのものが多く，これは生体の重金属毒性に対する防御的応答と考えられる．メタロチオネイン誘導能をもつ金属は，カドミウム，水銀，亜鉛，銅，金，銀およびビスマスが知られており，これらの金属はメタロチオネインとの結合性もある．亜鉛や銅との結合性は，これらの過剰による生体障害を防止する意義とともに，これらの必須金属のホメオスタシスにかかわるとも考えられている．一方，ニッケル，コバルト，マンガンおよび鉄はメタロチオネイン誘導は起こすが，メタロチオネインとはほとんど結合しない．メタロチオネインの誘導をひき起こす因子は重金属以外にも，種々の薬剤，ストレスおよび紫外線照射などが知られていることから，メタロチ

オネインはフリーラジカル消去などにも役割を演じると考えられている．また，メタロチオネインは，再生肝，新生児組織および腫瘍組織などの増殖が盛んな組織での発現量が多いことも知られており，細胞分化や増殖にも寄与するものと推定される．

金属によって誘導されるメタロチオネインの遺伝子の5′-上流非転写領域[*1]には，金属応答配列（MRE[*2]）が存在しており，重金属はMRE結合性タンパク質（MRF-1）の活性化を起こし，これのMREへの結合を介してメタロチオネイン発現量を増加させる．また，メタロチオネイン遺伝子上流には酸化的ストレスに応答して活性化される転写因子（AP-1）の結合配列や糖質コルチコイド応答配列も存在する．これらの配列の存在はメタロチオネインが酸化的ストレスやホルモンに応答して誘導されることとよく符合している．

43・2 活性酸素に対する防御系

生体内では定常的に活性酸素が発生している．酸化酵素のうち"オキシダーゼ（oxidase）"の名前がついたものは以下に示す反応を触媒する．基質に導入される酸素原子は水に由来する．酸素分子（O_2）の役割は，基質より放出された電子を受容することにある．つまり，O_2 は還元されて**スーパーオキシドアニオン**（O_2^-）ないし**過酸化水素**（H_2O_2）となる．

$$AH + H_2O + 2O_2 \longrightarrow AOH + 2O_2^{-\cdot} + 2H$$

あるいは

$$AH + H_2O + O_2 \longrightarrow AOH + H_2O_2$$

ちなみに，"デヒドロゲナーゼ（dehydrogenase, 脱水素酵素）"は電子受容体として，NADPなどの O_2 以外の物質を利用する反応を触媒する（嫌気性デヒドロゲナーゼ）．好気性デヒドロゲナーゼでは O_2 を電子受容体として利用できるが，O_2 以外のものも利用可能である点がオキシダーゼと異なる．

したがって，オキシダーゼや好気性脱水素反応においては，生体に有益な物質（上記反応式ではAOH）の生産を実現する一方，生体障害性のある活性酸素（$O_2^{-\cdot}$

[*1] 5′-上流非転写領域: タンパク質をコードする領域の上流に位置する遺伝子領域であり，多くの遺伝子では，この部分に存在する特定の配列（エレメントという）に転写因子が結合して，下流のコード領域の転写を制御（転写の抑制や促進）している．

[*2] MRE: metal responsive element の略．

スーパーオキシドアニオン（superoxide anion）: 単にスーパーオキシドともいう．

過酸化水素
hydrogen peroxide

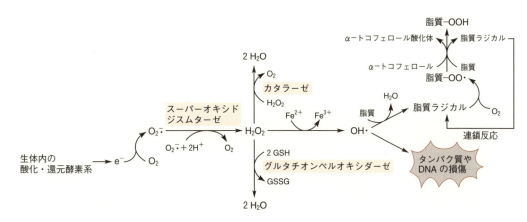

図43・2　活性酸素の生成と消去系　GSH: 還元型グルタチオン，GSSG: 酸化型グルタチオン．過酸化物生成の原因となる脂質は，その分子中の高度不飽和脂肪酸部分が反応の標的となる．

およびH$_2$O$_2$）を必然的に副生する．生体にはこれらを消去するための防御系が備わっている（図43・2）．**スーパーオキシドジスムターゼ**（SOD）はO$_2^-$をO$_2$とH$_2$O$_2$に変換する（2O$_2^-$ + 2H$^+$ ⟶ O$_2$ + H$_2$O$_2$）．H$_2$O$_2$の消去（水への還元）には，**カタラーゼ**と**グルタチオンペルオキシダーゼ**の2種が働いている．一方，H$_2$O$_2$の一部は遷移金属の存在下で，ヒドロキシルラジカル（OH・）に変換される．特に，Fe^{2+}による反応はフェントン反応として知られており生体内でのOH・生成のおもな機構と考えられている．

$$H_2O_2 + Fe^{2+} \longrightarrow OH\cdot + OH^- + Fe^{3+}$$

OH・は活性酸素の中でも，高い反応性をもつ有害度の強い分子種である．OH・はそれ自身がタンパク質やDNAと反応してこれらの機能を障害する一方，生体膜の高度不飽和脂肪酸の過酸化反応をひき起こす．生成するラジカル種や過酸化物は活性酸素の一種として取扱われている．これらは，α-トコフェロールなどの抗酸化物質によって消去されるが（図43・2），発生量が過剰となれば障害が出現することになる．

スーパーオキシドジスムターゼ　superoxide dismutase, SOD

カタラーゼ　catalase

グルタチオンペルオキシダーゼ　glutathione peroxidase

SBO 44 薬物の乱用による健康への影響について説明し，討議する．
D2(1)①5　（知識・態度）

44・1　薬物乱用とは

薬物乱用とは，"薬物を社会規範から逸脱した目的で自己摂取すること"と定義される．たとえば，1) 覚醒剤，コカイン，大麻などの法規制下にある薬物の不正な使用，2) 医薬品の意図的な過量摂取や目的外への使用，3) シンナー，有機溶剤などの吸引などがこれに相当する．これらは一度の使用でも乱用になる．乱用される薬物の多くは，**報酬効果**があり連用することにより**耐性**や**依存症**を形成し，健康被害が生じる．依存症とは，"薬物を連用した結果，その薬物を継続的に摂取したくなる精神的渇望・欲求が生じる状態"であり，薬物の摂取を中断しても生理機能の異常は伴わない**精神依存**と，"耐性や精神依存を伴い，薬物の摂取を中断すると生理機能の異常状態（**離脱症状**）"が生じる**身体依存**がある．身体依存症では，離脱症状を解消するために，さらに薬物を摂取するようになり身体依存が強化され悪循環に陥る．

44・2　乱用される薬物

乱用される薬物は，中枢神経を興奮させるもの（覚醒剤，コカインなど）と抑制するもの（ヘロイン，バルビツレート（バルビツール酸系），大麻，シンナーなど）に2大別される（表44・1）．これら薬物は，使用量や用法によっては，精神および身体症状を伴う急性中毒がみられ，連用によりせん妄を主とする精神障害をひき起こす．以下に乱用される薬物を個別にまとめる．

a. 覚醒剤（アンフェタミン，メタンフェタミン）　経鼻吸引，静脈注射および吸煙により摂取される．急性中毒時には，興奮を主症状とする血圧上昇，不整脈，悪心，瞳孔散大，発汗，四肢振戦，反射亢進，痙攣などの身体症状および不安，多幸感，不穏，多動，常同行動，緊張，錯乱などの精神症状がみられる．これらの後に反動としての疲労感，脱力感，抑うつなどの**反跳現象**が出現する．耐性や精神依存形成能は強いが，身体依存はない．連用により依存が形成されると，幻覚，妄想を主とする精神病状態に陥る．依存形成はコカインより急速に生じる．また，少量の摂取で精神症状が出現する**逆耐性現象**や摂取していないにもかかわらず，覚醒剤摂取時と同様な精神症状が再燃する**フラッシュバック**が現れることがある．中毒時の最小血中濃度は 0.04 mg/L，最小致死濃度は 0.6 mg/L である．乱用の確認は，いずれも尿や毛髪中からの未変化体の検出によって行う．

b. コカイン　覚醒剤と同様に経鼻吸引，静脈注射，吸煙などにより乱用される．交感神経および脳内報酬系を刺激し，血圧上昇，頻脈，体温上昇，食欲低下，多幸感などが出現し，その後，不安感，抑うつ，疲労感，焦燥感を伴う反跳現象が現れる．急性中毒症状としては，興奮，多弁，眩惑，反射亢進，精神的高揚感，疲労感の減少などがみられる．過量摂取では，痙攣，脳内出血，心機能麻痺をひき起こす．精神依存形成能がきわめて強く，慢性摂取により不眠，幻覚，

薬物乱用　drug abuse

報酬効果（reward effect）：快楽体験を期待して薬物を繰返し摂取したいという欲求が生じる効果．

耐性（tolerance）：薬物を継続して反復摂取すると，しだいに効果が減弱し，初期の効果を得るためには摂取量が増加する現象．

依存症（dependence）：米国精神医学会の"精神疾患の診断・統計マニュアル第Ⅳ版"による診断基準は，1) 耐性獲得，2) 離脱症状，3) 大量，長期間の連用，4) 自己制御不能な摂取欲求，5) 悪影響を知りながらの摂取，6) 薬物探索行動，7) 薬物中心の生活，社会活動の放棄のうち，過去1年間に3項目以上が確認される時期があることである．

精神依存　psychological dependence

離脱症状　withdrawal syndrome

身体依存　physical dependence

アンフェタミン

メタンフェタミン

反跳現象　rebound phenomenon

逆耐性現象　reverse tolerance

フラッシュバック　flashback

コカイン

表 44・1　おもな乱用薬物

法規制分類	薬　物	耐　性	精神依存	身体依存	離脱症状	急性・慢性中毒
麻　薬[1]	モルヒネ, ヘロイン, コデイン	+++	+++	+++	流涙, 下痢, 悪寒, 嘔吐, 苦悶, 錯乱, 痙攣	便秘, 呼吸困難, 痙攣, 昏睡, せん妄
	コカイン	±	+++	−	な　し[†]	幻覚, 多弁, 不眠, 痙攣, せん妄, 反射亢進, 呼吸抑制
	MDMA, MDA	+	+++	−	な　し	興奮, 発汗, 脱水, 高熱, 幻覚, せん妄, 痙攣
	LSD, シロシビン, メスカリン, ジメチルトリプタミンなど	++	+	−	無気力, 傾眠, 過敏症	幻覚, 嘔吐, 行動異常, せん妄, 麻痺, 痙攣
向精神薬[1]	バルビツレート, ベンゾジアゼピン類など	+++	++	+++	せん妄, 不安, 不眠, 幻覚, 痙攣, 精神錯乱	呼吸抑制, 昏睡, 健忘, 言語障害, せん妄, 運動失調
覚せい剤[2]	アンフェタミン, メタンフェタミン	+++	+++	−	な　し[†]	不安, 不眠, 悪心, 食欲低下, せん妄, 錯乱, 痙攣, 昏睡
大　麻[3]	大麻（テトラヒドロカンナビノール）	+	++	±	食欲低下, 不眠, 不安	幻覚, せん妄, 不安, 離人感, 妄想, 見当識障害, 錯乱, 無気力
劇　物[4]	シンナー, トルエンなど	+	+	±	な　し	不安, 幻覚, 酩酊, せん妄, 呼吸抑制, 知覚異常, 無気力

1) 麻薬及び向精神薬取締法, 2) 覚せい剤取締法, 3) 大麻取締法, 4) 毒物及び劇物取締法
† 反跳現象（摂取 2〜4 日後）：焦燥感, 脱力, 抑うつ, 過眠, 食欲亢進

クラック（crack）：塩酸コカインを炭酸水素ナトリウムや水酸化ナトリウムなどで処理し, コカインを遊離塩基としたもの.

ベンゾイルエクゴニン

デザイナードラッグ（designer drug）：麻薬や覚醒剤など法規制下の薬物の化学構造の一部を修飾し, 乱用目的で流通する化学物質.

MDMA

MDA

血液脳関門　blood-brain barrier

妄想を伴う精神障害を惹起する. 経鼻吸引により連用すると, 鼻粘膜の炎症, 重症になると鼻中隔穿孔がみられる. また, 高濃度の遊離塩基（**クラック**）を吸煙により摂取すると, 角膜損傷による潰瘍を伴う障害を惹起する. 乱用の確認は, 尿中からの代謝物であるベンゾイルエクゴニンの検出によって行う.

c. MDMA（3,4-メチレンジオキシメタンフェタミン）およびMDA（3,4-メチレンジオキシアンフェタミン）　覚醒剤（メタンフェタミンおよびアンフェタミン）と幻覚作用をもつナツメグの成分であるサフロールを組合わせた**デザイナードラッグ**である. LSD類似の幻覚作用をもつほか, 化学構造は覚醒剤に類似しており, 興奮作用も示す. MDMAの方がMDAよりも興奮作用が強く, 幻覚作用は弱い. 急性中毒時にはこれらの作用のほかに, 発汗, 散瞳, 脱水, 高熱, 痙攣などの悪性症候群に類似した症状を呈し, 死亡することがある. このほかに重症の肝機能障害や再生不良性貧血がみられることもある.

d. ヘロイン（ジアセチルモルヒネ）　世界中で最も依存者数が多い薬物であるが, 日本での乱用者は少ない. モルヒネよりも容易に**血液脳関門**を通過し, 強い多幸感をもたらし, 連用により急速に耐性, 依存性が形成される. 身体依存性が形成されると, 摂取中断による離脱症状として, 流涙, あくび, 鼻汁分泌, 全身発汗, 下痢, 腹痛などの身体症状および苦悶, 不安, 不眠, 焦燥感, 錯乱などの精神症状をひき起こす. 中毒の治療薬には, モルヒネ（オピオイド）受容体拮抗薬のナロキソンを用いる. 乱用の確認は, 代謝物である6-アセチルモルヒネの尿中からの検出によって行う.

e. バルビツール酸およびベンゾジアゼピン誘導体　睡眠作用を含む中枢神経抑制作用をもち, 急性中毒時には, 体温低下, 呼吸抑制, 筋弛緩, 運動失調が

みられ，過量摂取時には呼吸中枢を抑制し，昏睡から死亡する．バルビツール酸誘導体は連用により耐性を生じやすく*，依存性も形成される．離脱時には，精神錯乱，痙攣，幻覚などがみられる．ベンゾジアゼピン誘導体は，バルビツール酸誘導体に比較して呼吸抑制作用は弱く，安全性が高く，耐性および依存性形成能は低い．急性中毒時には，精神運動機能が低下し，ふらつきがみられ，呼吸抑制，排尿障害や健忘が出現することがある．抗不安薬として継続摂取時に服用を中断すると，反跳性の不安，発汗，発熱，頻脈，痙攣がみられる．

f. 大 麻 向精神作用の本体は，テトラヒドロカンナビノール（THC）である．世界中で最も多く乱用されており，おもに吸煙により摂取される．急性中毒時には，知覚異常，空間認識障害のほか，不安，悪心，抑うつ，せん妄，離人感，妄想，見当識障害などがみられる．意識の混濁はない．多量を長期間摂取すると，覚せい剤やコカインより頻度は少ないが，幻覚，錯乱を伴う精神障害をひき起こす．また，慢性中毒時には，**無動機症候群**やフラッシュバックがみられる．他の乱用薬物に比較すると，程度は低いが耐性や依存性も形成される．乱用の確認は，代謝物である Δ^9-THC-11-oic acid を尿中から検出する．

g. 有機溶剤（シンナー，トルエンなど） トルエンを主成分とするシンナーがおもに吸入により乱用される．吸気中の濃度と中枢神経抑制作用が相関し，作用の個人差は他の乱用薬物に比較して少ない．摂取量と時間経過により順次，鎮静，興奮，無痛，筋麻痺，昏睡，呼吸麻痺，心停止の経過をたどる．急性中毒時には，酩酊，麻酔，知覚異常が出現し，大量を連用すると，慢性中毒症状として脳器質異常，**無動機症候群**や幻覚，妄想を伴う精神障害をひき起こす．意識消失が生じない濃度の吸入により，判断力，記憶力，時間・空間の認識などが障害を受ける．酩酊状態の興奮期では，外部からのわずかな刺激により，発作的暴力行為など衝動的な行動に及ぶことがある．

h. LSD 錠剤，カプセル剤のほか，紙片に染み込ませたものが乱用される．摂取により色彩の変化を伴う特有の幻覚が生じる．急性中毒時には，皮膚感覚，時間感覚，思考障害などの精神症状と頻脈，口渇，発汗，散瞳，嘔吐，流涙，寒気，痙攣などの身体症状がみられる．慢性中毒時には，被害妄想，不安，意思および行動異常などの精神障害をひき起こす．また，摂取を中止した数週間から数カ月後に，突然，精神症状が再燃する**フラッシュバック**がみられることがある．

i. その他の乱用薬物 （図44・1）

1) **カート** エチオピアや北アフリカで栽培される植物で，覚醒剤類似の興奮作用をもつエフェドリン誘導体の**カチノン**（ノルエフェドロン）が含まれる．より興奮作用の強いデザイナードラッグのメトカチノン，エトカチノンなどが乱用される．

2) **ケタミン，フェンシクリジン** アリールシクロヘキシルアミン系薬物である．中毒時には，幻覚，妄想などの精神作用を示す．ケタミンの方が作用時間は短い．

3) **トリプタミン系幻覚剤** 植物由来成分としては，中南米に生育するネム

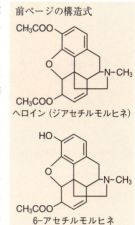

前ページの構造式

ヘロイン（ジアセチルモルヒネ）

6-アセチルモルヒネ

* バルビツール酸誘導体の耐性：耐性発現には，薬物代謝酵素の誘導による代謝性耐性（metabolic tolerance）と作用部位における代償的変化に基づく機能的耐性（functional tolerance）がある．バルビタールの摂取の確認は，尿中からの未変化体の検出によって行う．

$R^1, R^2 = C_2H_5$：バルビタール
$R^1 = C_2H_5, R^2 = C_6H_5$：フェノバルビタール

無動機症候群
（amotivational syndrome）：集中力が低下し，無気力かつ焦燥感が強くなった抑うつ状態．

Δ^9-THC

Δ^9-THC-11-oic acid

LSD（リゼルギン酸ジエチルアミド）：lysergic acid diethylamide

カチノン *l*-cathinone

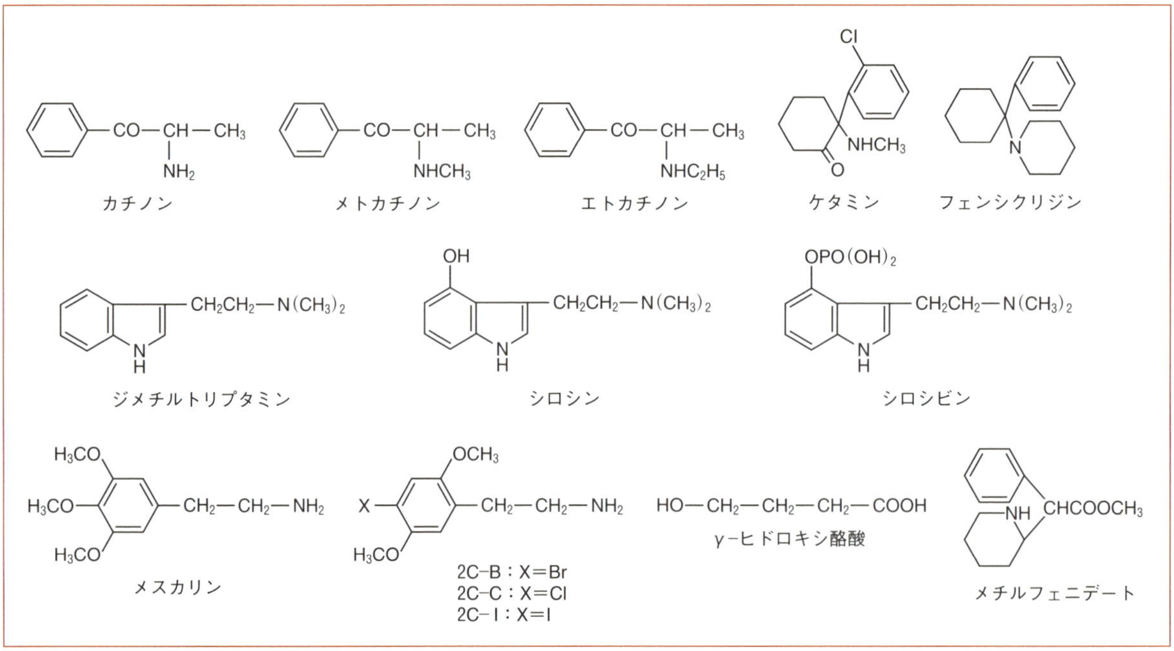

図44・1 その他の乱用薬物

ノキ科植物に含まれるジメチルトリプタミン，5-メトキシジメチルトリプタミン，5-ヒドロキシジメチルトリプタミンおよびマジックマッシュルームの成分であるシロシン，シロシビンが知られている．これらの成分のデザイナードラッグも乱用される．いずれも幻覚，誇大妄想を伴う錯乱様態をひき起こす．

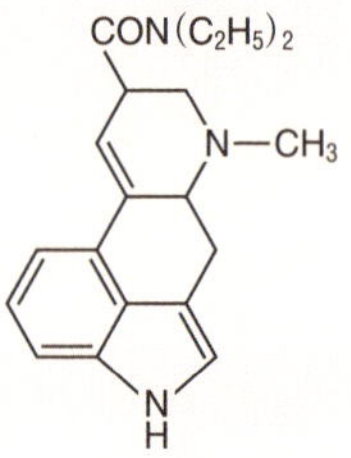

4) **フェニルエチルアミン系幻覚剤**　メキシコに生育するサボテン（ペヨーテ）の成分である**メスカリン**およびそのデザイナードラッグ（2C-B，2C-C，2C-I など）が乱用される．いずれも LSD 類似の幻覚作用がみられる．

5) **γ-ヒドロキシ酪酸**　抑制系神経伝達物質の GABA 誘導体である．鎮静，催眠作用をもち，中毒時に振戦，痙攣，意識障害，呼吸抑制，血圧および体温低下などがみられる．

6) **メチルフェニデート（リタリン）**　覚醒剤よりも弱いが，中枢神経刺激作用をもつ．医薬品としてナルコレプシーと難治性うつ病に処方されてきたが，乱用が問題となり，2007 年からは難治性うつ病が適応から除外された．

44・3　わが国における薬物乱用の歴史的経緯

図44・2にわが国におけるおもな乱用薬物事犯の年次推移を示す．わが国における薬物乱用で最も問題が大きいのは過去も現在も覚醒剤である．覚醒剤の乱用が初めて社会問題化したのは，戦後の混乱期に始まる第一次乱用期である(1945～1955年)．ヒロポン（d-メタンフェタミンの注射剤）の名称でおもに静脈注射により乱用された．1951年に覚せい剤取締法が施行されたが，ピーク時の1954年には55,664人の検挙人員であった．1954年および1960年に取締法が改正，強化された後には乱用は急速に沈静化した．その後1956～1969年にかけては，ヘロ

前ページの構造式

メスカリン　mescaline

インや一部の向精神薬の小規模な乱用があった．その後，高度経済成長期の1970年ころから覚醒剤事犯は増加に転じ，1984年のピーク時には，検挙人員が24,022人となった（第二次乱用期：～1994年ころ）．1990年以降，覚醒剤事犯の検挙人員は15,000人前後で推移していたが，1995年には増加し第三次乱用期に突入したとされる．覚醒剤事犯の検挙人員は，2000年以降は徐々に減少しているものの，その乱用は大きな社会問題の一つであることには代わりない．

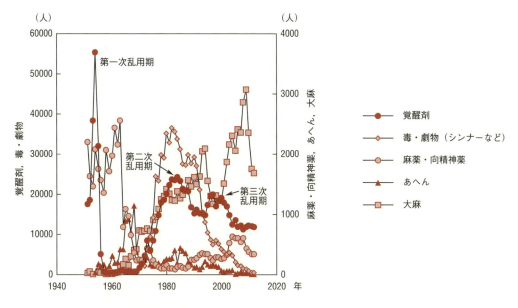

図44・2　各種乱用薬物事犯の検挙者（送致者）の推移　法務省，"犯罪白書"および警察庁，"警察白書"のデータをもとに作成

　第三次乱用期の特徴は，外国で大規模に密造された覚醒剤が大量に流入し，押収量が大幅に増加したことである．また，インターネットや携帯電話などの通信手段により，日本人のみならず外国人による街頭での売買の増加とそれによる初犯の割合が増え，低年齢化など乱用が複雑化している．また，摂取方法は注射針による感染症の危険をなくすため，注射ではなく結晶状の高純度覚醒剤をアルミホイル上で加熱し，吸煙する"あぶり"が増えている．

　覚醒剤以外では，1968年ころから青少年を中心にシンナーを主とする有機溶剤の乱用が激化し社会問題となった．乱用による死者が100人を超えることもあった．1972年に毒物及び劇物取締法が一部改正され，トルエンなどが含有されるシンナーの乱用目的の所持や販売が禁止された．1984年のピーク時には，事犯は36,796人に上り，1993年までは覚醒剤事犯を上回ったが，その後急激に減少し，2012年の違反者は497人までに減少した．

　近年，覚醒剤についで事犯が多いのは大麻取締法違反である．1965年以前は，わが国では大麻の乱用はほとんどみられなかったが，経済の高度成長に伴う国際化とともに事犯が年々増加し，2006年以降は有機溶剤による事犯を上回り，2009年には3087人に上った．そのほか，インターネットなどを通して販売され

指定薬物："中枢神経系の興奮若しくは抑制又は幻覚の作用（当該作用の維持又は強化の作用を含む.）を有する蓋然性,かつ,ヒトの体に使用された場合に保健衛生上の危害が発生するおそれのある物"として,厚生労働大臣が指定する物質.

合成カンナビノイド受容体アゴニスト（synthetic cannabinoid receptor agouist）：カンナビノイド受容体に結合し,大麻成分のテトラヒドロカンナビノールと同様の作用を示す一連の合成化合物（JWH-018 など）.

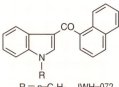

R＝*n*-C$_3$H$_7$, JWH-072
　n-C$_4$H$_9$, JWH-073
　n-C$_5$H$_{11}$, JWH-018
など多数の誘導体あり

危険ドラッグ：麻薬,覚醒剤,大麻など法律で規制されている化学物質とは構造が異なる成分を含み,規制薬物と同様でかつ強力な作用をもち,健康被害,異常行動,交通事故などをひき起こす成分を含む製品.2007 年ころから乱用が激化し,"脱法ドラッグ","合法ドラッグ","脱法ハーブ"などの名称でよばれていたが,2014 年 7 月に厚生労働省と警察庁は,これらの危険性を周知する意味で"危険ドラッグ"と呼称を改めた.

る製品（脱法ドラッグ,合法ドラッグ,脱法ハーブなど.現在は**危険ドラッグ**と呼称を統一）による健康被害が頻発した.2007 年にこれらを規制するために薬事法が改正され,**"指定薬物制度"**が施行された.しかしながら,法規制されている薬物と同様な鎮静,興奮,幻覚などの作用をもつ**デザイナードラッグ**（特に JWH-015,JWH-018,JWH-073 などの**合成カンナビノイド受容体アゴニスト**）が添加された**危険ドラッグ**が次々と市場に出回り問題となっている.現在,指定薬物は包括指定が施行されているものの取締りはいたちごっこが続いている.表 44・2 には,危険ドラッグによるものと考えられる救急搬送人員数を示す.

薬物乱用に検挙人員の数は,乱用者の氷山の一角にすぎない.実際は検挙者をはるかに上回る乱用者が存在する.その正確な実数を確かめることは困難であるが,国立精神神経センターによる全国住民アンケート調査により,乱用者の概数が 1995 年から求められており,その生涯経験率（15 歳以上で一度は乱用を経験した人の割合）は,覚醒剤が 0.3〜0.4 %,大麻が 0.5〜1.4 %,有機溶剤が 1.3〜2.0 % となっている.

表 44・2　危険ドラッグによるものと考えられる救急搬送人員数[a]

年	2009	2010	2011	2012	2013	2014(1〜6 月)
救急搬送人員数	30	85	602	1785	1346	621

a) 消防庁資料（2014 年 9 月 19 日）による

コラム 44・1　危険ドラッグ"ハートショット"による死者と交通事故

危険ドラッグが原因とみられる死亡や交通事故が頻発し,大きな社会問題となっているなか,2014 年 9〜10 月の 1 カ月間に強力な危険ドラッグ"ハートショット（5F-ADB, methyl(*R*)-2-(1-(5-fluoropentyl)-1*H*-indazole-3-carboxamido)-3,3-dimethylbutanoate などが含まれる）"が原因で死亡したとみられる人が 15 名に上ることがわかった.また,この薬物による交通事故も 40 件相次いでいることも新たにわかった.警察や厚生労働省は,これら危険ドラッグを違法薬物としての法規制やインターネットによる販売監視により取締りを強化することにしているが,今後もさらなる強力な危険ドラッグの出現が予想され,健康被害が危惧される.

SBO 45 代表的な中毒原因物質の解毒処置法を説明できる．
D2(1)①6

45・1 急性薬物中毒への基本的対応
　薬物（化学物質・食品を含む）中毒の疑いで搬送されてきた患者への初期救命救急処置は，全身状態の安定化に主眼が置かれる．その後，原因物質の特定ができれば特異的解毒薬の投与が行われる．

45・1・1 全身状態の安定化
確認項目
- 呼吸状態（数，深さ，パターン）
- 循環状態（ショック）
- 酸塩基平衡（代謝性アシドーシス）
- 痙攣
- 不整脈
- 脈拍
- 意識レベル
- 動脈血酸素飽和度（チアノーゼ）
- 発熱/低体温
- 瞳孔

確認項目の結果に応じて，以下の処置が行われる．
- 気道確保（気管挿管）
- 呼吸管理（酸素吸入：パラコート中毒には禁忌）
- 循環管理（血圧異常低下に対して昇圧薬アドレナリンの投与）
- 酸塩基平衡の補正（代謝性アシドーシスに対して炭酸水素ナトリウムの投与）
- 鎮静薬（抗痙攣薬ジアゼパムなどの投与）
- 体温管理

45・1・2 中毒原因物質の特定と毒物の排除・排泄促進
　中毒の原因となった物質は，しばしば患者が発見された周囲に残されていたり，患者の衣服に付着していたりする．また，吐しゃ物や胃洗浄液から確認できることも多い．さらに，患者の背景（治療・投薬の有無，精神状態など），発見時の状況，特徴的臨床症状を総合して薬物を推定することができることがある．

原因薬を特定するヒント
1) 特徴的臨床症状
- 高体温：覚醒剤，サリチル酸，コカイン，抗ヒスタミン薬など
- 低体温：エタノール，プロプラノロール，バルビツール酸，大麻，有機リン系農薬など
- 全身性痙攣：テオフィリン，抗うつ薬，抗精神病薬，イソニアジド，アトロピン，コカイン，覚醒剤，ニコチン，ストリキニーネ，青酸，有機塩素系農薬，有機フッ素系農薬など
- 筋線維束性攣縮（腕や足などの部分的痙攣）：有機リン系農薬，カルバメート系農薬
- 不整脈・血圧異常：テオフィリン，抗不整脈薬，モルヒネ，覚醒剤，カフェイ

ン，コカイン，トリカブト（アコニチン），ジギタリス，ヒ素など
- 運動麻痺：フグ毒（テトロドトキシン），ボツリヌス毒素
- 縮瞳：有機リン剤，カルバメート剤，モルヒネ，フェノチアジン，ベンゾジアゼピン，バルビツール酸
- 散瞳：ハシリドコロ（アトロピン），覚醒剤
- チアノーゼ（O_2-Hb の低下，メトヘモグロビン血症による）：アニリン，ニトロベンゼン，アニリン系除草剤，フェナセチン

2) 臭　気
- 刺激臭：クロロホルム，アンモニア，ホルムアルデヒド
- ニンニク臭：ヒ素，黄リン
- アーモンド臭：青酸
- 有機溶媒臭：石油製品，有機リン系農薬・カルバメート系農薬（製剤中に有機溶剤が含有されている）

3) 胃内容・尿の色調
- 蛍光：黄リン（胃内容）
- 黒色尿：フェノール
- 青緑色吐しゃ物：パラコート（製剤中に青色色素が含有されている）

4) 異常検査値
- 血漿コリンエステラーゼ活性低下：有機リン剤，カルバメート剤（殺虫剤）
- 代謝性アシドーシス：メタノール，エチレングリコール，ホルムアルデヒド，一酸化炭素，青酸
- メトヘモグロビン血症：アニリン，ニトロベンゼン，アニリン系除草剤，亜硝酸塩

重症度の評価を行い，必要に応じて以下の処置を行う．
- 皮膚水洗（脂溶性が高い化学物質は皮膚から容易に吸収される）
- 催吐：咽頭後壁の刺激，トコン（吐根）シロップ
  誤嚥の危険性があるため，以下の場合は禁忌となる．
    意識障害，痙攣，腐食性毒物（強酸・強アルカリ）の誤飲，石油製品など有機溶剤の誤飲
- 胃・腸洗浄，下剤・吸着剤の投与
  多くの有機物質では活性炭投与が有効である（腸管閉塞，消化管穿孔では禁忌）．
  活性炭が無効な物質：強酸，強アルカリ，フッ化物，臭化物，リチウム，カリウム，ヒ素，メタノール，エタノールなど
- 強制利尿，血液浄化（透析，吸着）
  アルカリ強制利尿が有効な薬物：バルビツール酸，サリチル酸

45・1・3　特異的解毒薬・拮抗薬がある化学物質

中毒原因物質が特定され，その特異的解毒薬や処置法がある場合には早期から積極的な導入・施行を行う（表45・1）．

表 45・1 中毒原因物質とその特異的拮抗薬・処置

中毒原因物質		拮抗薬・処置	機 序
一酸化炭素		高圧酸素吸入	CO-Hb から O_2-Hb への回復
重金属	銅, 水銀, 鉛	ペニシラミン	キレート
	水銀, ヒ素, 鉛, 銅, 金, ビスマス, クロム, アンチモン	ジメルカプロール (BAL) (鉄, カドミウム, セレンでは用いない)	キレート
	鉛	エデト酸カルシウム二ナトリウム	キレート
	鉄	メシル酸デフェロキサミン	キレート
	タリウム, セシウム	プルシアンブルー (ヘキサシアノ鉄(II)酸化カリウム鉄(II))	金属吸着
アニリンなどによる薬剤性メトヘモグロビン血症		メチレンブルー (院内製剤)	メトヘモグロビンの還元
青 酸		亜硝酸アミル (吸入) 亜硝酸ナトリウム (院内製剤)	ヘモグロビンをメトヘモグロビンにして CN^- を結合
		チオ硫酸ナトリウム	CN^- から SCN^- に変換
		ヒドロキソコバラミン	CN^- を結合 (シアノコバラミンとして排泄)
メタノール		エタノール	代謝拮抗
		葉 酸	ギ酸代謝の促進
有機リン剤		プラリドキシムヨウ化物 (PAM)	アセチルコリンエステラーゼの再賦活化
		アトロピン	ムスカリン性アセチルコリン受容体上で拮抗
カルバメート剤		アトロピン	ムスカリン性アセチルコリン受容体上で拮抗
モルヒネ		ナロキソン, レバロルファン	受容体上での拮抗
ベンゾジアゼピン		フルマゼニル	受容体上での拮抗
アセトアミノフェン		アセチルシステイン	肝臓への GSH 供給

1) **一酸化炭素**

　一酸化炭素は不完全燃焼で生じる有毒ガスで，産業現場における事故や火事だけでなく湯沸かし器の不具合，換気が不十分な場所での火気使用，自動車排気ガスによる事故・自殺企図などでしばしば中毒が発生する．一酸化炭素はヘモグロビン (Fe^{2+}) と親和性が高く，結合により生成した**カルボキシヘモグロビン**は酸素を運搬できないため，組織が酸素欠乏をひき起こす．特に酸素利用度が高い中枢や心臓に障害が起こる．末梢の酸素不足は乳酸アシドーシスを生じ，筋肉内では一酸化炭素がミオグロビンと結合するため，両者により心毒性が惹起される．軽症では頭痛，吐き気，めまい，重症では心機能障害，肺水腫，痙攣や意識消失が生じる．大気中の一酸化炭素濃度が 0.16 % では，2 時間で死に至る．

　治療は**高圧酸素療法**によって，カルボキシヘモグロビンからオキシヘモグロビンへの回復を図ることが中心となる．また，代謝性アシドーシスの補正や心不全，脳浮腫への対応などが行われる．

高気圧酸素療法
hyperbaric oxygen therapy

2）重金属

重金属は一般にメルカプト（−SH）基に親和性が高く，生体タンパク質の−SH基に結合することでその機能を阻害し，細胞・組織障害をひき起こす．

鉛 職業性鉛中毒のほか，塗料や陶磁器からの食品汚染，自動車用バッテリー（鉛蓄電池）からの漏出などで無機鉛中毒が発生する．亜急性毒性として中枢神経障害（頭痛，脱力，人格障害など），食欲不振，腹痛，**貧血**，腎障害などがある．貧血はヘム合成が阻害されたことによるもので，血清・尿中5-アミノレブリン酸，コプロポルフィリン，プロトポルフィリンが増加する．**四エチル鉛**などの有機鉛化合物は，かつてガソリンにアンチノック剤として添加されていた．有機鉛化合物は脂溶性が高く，脳組織に移行し**中枢神経障害**を生じる．

鉛中毒の治療では，キレート剤により排泄を増加させる．キレート剤として，**ペニシラミン，ジメルカプロール，エデト酸カルシウムニナトリウム**が用いられる．

ヒ素 毒性は，有機化合物より無機化合物が，また無機ヒ素化合物でも"3価が5価より強い"．亜ヒ酸（三酸化二ヒ素：As_2O_3）を誤って摂取したことによる急性ヒ素中毒では，初期から嘔吐やコレラ様下痢，皮疹がみられる．また，中毒から数週間を経て多発性神経炎が生じる．慢性中毒は，ヒ素で汚染された水を長期にわたって摂取することで発生し，角化症，色素沈着（黒皮症），脱毛，末梢神経症状がみられる．

ヒ素中毒の治療では，キレート剤として**ジメルカプロール**を用いた排出促進が行われる．ペニシラミンも有効とされる．多発性神経炎に対しては，ビタミンB_6などが用いられる．

水銀 環境中で水銀は，金属水銀，無機水銀イオン，有機水銀の形態で存在する．金属水銀は比較的揮発性が高く，水銀蒸気に曝露した場合は肺から吸収され，脳へ移行して神経症状を生じる．経口的に曝露した無機水銀は，一部吸収されて腎臓に蓄積し，腎障害を生じる．メチル水銀などの有機水銀は，脳へ移行し歩行失調，求心性視野狭窄，振戦，難聴などを特徴とする**ハンター・ラッセル症候群**とよばれる神経障害を呈する．

水銀中毒では，キレート剤であるジメルカプロール，ペニシラミン，チオプロニンが用いられる．

3）青酸化合物

シアン化ナトリウムなどの無機青酸塩の経口摂取によって胃内で発生した青酸ガスは，肺から急速に吸収されて強い毒性を示す．青酸ガスは農薬（くん蒸剤）としても用いられるほか，火災などでアクリル樹脂の燃焼により発生し，皮膚からも吸収される．青梅に含まれるアミグダリンなどの青酸配糖体は，摂取後加水分解により青酸ガスを発生する．青酸はミトコンドリア電子伝達系の**シトクロムオキシダーゼ**を阻害し，ATP産生を阻害することにより細胞内呼吸を停止させる．エネルギー需要が大きい脳や心臓の機能が急速に障害され，軽症では頭痛，めまい，悪心・嘔吐など，重症例では呼吸困難とともに意識消失，不整脈，痙攣などが生じる．

ペニシラミン
penicillamine

ジメルカプロール
dimercaprol

エデト酸カルシウムニナトリウム（calcium disodium edetate）：エチレンジアミン四酢酸カルシウムニナトリウム

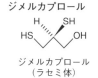

ジメルカプロール
（ラセミ体）

シアン化物イオンは Fe^{3+} に親和性が高く，したがって Fe^{3+} をもつシトクロムオキシダーゼに結合してその活性を阻害する．青酸中毒の治療では，**亜硝酸ナトリウム**や**亜硝酸アミル**により血中ヘモグロビン（Fe^{2+}）をメトヘモグロビン（Fe^{3+}）に酸化することによりシアン化物イオンを結合させ，組織中のシアン化物イオン濃度の低下を図る．シアン化物イオンはおもに肝臓のロダネーゼにより，毒性の低いチオシアン酸（ロダン）イオンに変換され，排泄される．そこで，この代謝に必要な硫黄を供給する目的で，**チオ硫酸ナトリウム**が投与される．これとは別に，シアン化物イオンと親和性が高い Co^{2+} を含む**ヒドロキソコバラミン**を投与して，シアノコバラミンとして無毒化する治療も行われる．

亜硝酸ナトリウム sodium nitrite

亜硝酸アミル isoamyl nitrite

チオ硫酸ナトリウム sodium thiosulfate

ヒドロキソコバラミン hydroxocobalamin

4) メタノール，エチレングリコール

メタノール急性中毒は，酒と誤って燃料用メタノールを摂取したり，産業現場で蒸気を吸入したりして発生する．メタノールはアルコールデヒドロゲナーゼによりホルムアルデヒド，さらにアルデヒドデヒドロゲナーゼにより**ギ酸**となって，視神経に障害を与える．中毒時には，眼症状のほか中枢神経症状（酩酊・頭痛），消化器症状（嘔気・嘔吐），代謝性アシドーシスがみられる．エチレングリコールは，自動車の不凍液や一部の保冷剤に含まれ，誤飲・誤食により中毒を発症する．エチレングリコールはメタノールと同様な代謝を受けて，シュウ酸となり，シュウ酸カルシウムの結晶が尿細管に析出して腎障害（腎後障害）をひき起こす．

ギ酸 formic acid

アルコールデヒドロゲナーゼがメタノールやエチレングリコールに比べエタノールに親和性が高いため，これらの中毒治療では代謝阻害を目的として**エタノール**が投与される．また，アルコールデヒドロゲナーゼ阻害薬である 4-メチルピラゾールも用いられる．さらに，ギ酸が葉酸依存的な代謝を受けることから，ホリナートカルシウムや**葉酸**の投与によりギ酸分解を促進する．

エタノール ethanol

葉酸 folic acid

5) 有機リン系農薬，カルバメート系農薬

有機リン系およびカルバメート系農薬は，消化管だけでなく皮膚からも吸収され中毒を発症する．これらの農薬の乳剤には，いずれも有機溶媒と界面活性剤が含まれている．アセチルコリンエステラーゼを阻害する有機リン系農薬やカルバメート系農薬の急性中毒では，アセチルコリン蓄積によるムスカリン様作用（悪心・嘔吐，不整脈，多汗，流涎，強制排尿便，縮瞳，気管支分泌増加など），ニコチン様作用（筋線維束性攣縮，痙攣，脱力など）がみられる．一般に，有機リン系農薬の中毒症状はカルバメート系農薬より強く認められる．有機リン系農薬中毒では，遅発性の神経障害（四肢の脱力と運動失調，麻痺）や慢性神経障害が生じることがある．

有機リン系およびカルバメート系農薬の急性中毒治療では，ムスカリン様作用の拮抗薬として**アトロピン硫酸塩**が第一選択薬となる．また，有機リン系農薬に対しては**プラリドキシムヨウ化物**（PAM）が特異的解毒薬として用いられる．PAM はアルキルリン酸化されたアセチルコリンエステラーゼを再賦活化するが，時間の経過によりアセチルコリンエステラーゼに老化（アルキルリン酸が加水分解された状態）が生じると作用しにくくなる．したがって，PAM の使用はできるだけ中毒発生から早い段階で使用することが望まれる．一方，アセチルコリン

アトロピン硫酸塩 atropine sulfate

プラリドキシムヨウ化物 pralidoxime methiodide

エステラーゼをカルバモイル化するカルバメート系農薬に対し，PAM は効果を示さないだけでなく症状を増悪させるため用いない．

6) アセトアミノフェン

アセトアミノフェンは小児にも使える解熱鎮痛薬として広く用いられる．一方，大量曝露では解毒代謝（グルクロン酸抱合，硫酸抱合）が飽和し，おもに CYP2E1 による代謝で生じた N-アセチルベンゾキノンイミンが肝タンパク質に結合することで，急性肝障害が生じる．飲酒は CYP2E1 誘導やグルタチオン低下を介して，アセトアミノフェンの活性代謝物を増加させる．

アセトアミノフェン急性中毒では，活性代謝物である N-アセチルベンゾキノンイミンのグルタチオン抱合による解毒代謝を促進するために，グルタチオンの前駆体として**アセチルシステイン**を投与する．

アセチルシステイン
N-acetylcysteine

7) モルヒネ

モルヒネなどオピオイドの過量投与による急性中毒では，呼吸抑制，昏睡，血圧低下，縮瞳などが生じる．腎障害のある患者では，活性代謝物のモルヒネ 6-グルクロニドの排泄に障害が起こるため，臨床量で中毒症状が生じる可能性がある．

オピオイド急性中毒時の呼吸抑制に対し，オピオイド μ 受容体拮抗薬の**ナロキソン塩酸塩**やレバロルファン酒石酸塩が投与される．

ナロキソン塩酸塩
naloxone hydrochloride

8) ベンゾジアゼピン

ベンゾジアゼピンの過量投与による急性中毒では，運動失調，傾眠，昏睡，呼吸抑制などが生じる．一般にベンゾジアゼピンは安全域が広く，単剤の過量投与で死に至ることはまれである．

ベンゾジアゼピン急性中毒に対し，ベンゾジアゼピン受容体拮抗薬の**フルマゼニル**が投与される．

フルマゼニル flumazenil

SBO 46　代表的な中毒原因物質（乱用薬物を含む）の試験法を列挙し，概説できる．
D2(1)①7

　薬物や化学物質による急性および慢性中毒では，原因薬毒物の同定が診断や治療の鍵となる．また，血中や尿中濃度の定量は，中毒レベルの推定に役立ち，治療方針を決定や治療の評価につながるため，救命救急医療における薬物測定は薬剤師の職能として期待が高まっている．一方，行政・司法当局における薬物測定は，その多くがこれまで薬学出身者が担ってきており，これら行政職などにおける薬剤師の特徴的技能の一つになっている．

46・1　予試験・簡易試験

　患者の身体的異常や臨床症状などから，中毒原因物質の情報が得られることがある（表46・1）．そのほか，有機リンなどの農薬の製剤には有機溶媒が含まれており，吐しゃ物は有機溶媒臭がある．また，除草剤のパラコートやグルホシネートの製剤には着色物質が含まれており，吐しゃ物が青緑色を呈している．さらに，誤って薬物を服用した際には中毒患者の周囲に薬物が残されている場合も多く，患者発見状況から中毒起因物質の情報が得られる場合がある．しかし，多くの場合状況証拠や臨床経過では中毒原因物質を絞り込むことは難しい．原因薬毒物が予測できないときには，始めに予備的試験（**予試験**）を行い，特定の薬毒物が含まれているかどうかのスクリーニング検査を行う．以下，代表的な予試験・スクリーニング試験の概要を述べる．

予試験　characteristic test

1） シェーンバイン・パーゲンステッヘル（Schönbein-Pagenstecher）法

　青酸の予試験である．酒石酸酸性で揮発したシアン化水素ガスが，1％ $CuSO_4$

青酸　cyanide

表46・1　薬毒物中毒による特徴的な身体的所見・臨床症状

特徴的身体所見・臨床症状		中毒原因物質
眼	縮瞳 散瞳 視力障害	有機リン，カルバメート アトロピン，覚醒剤 メタノール
皮膚	チアノーゼ（褐色） 紅色 角化症，発疹	アニリン，ニトロベンゼン 一酸化炭素 ヒ素
呼気臭	アーモンド臭 ニンニク臭 刺激臭 腐敗臭	青酸 ヒ素，有機リン（Sを含む） アンモニア，クロロホルム 硫化水素
その他	高体温 低体温 発汗，流涎 脱毛 全身性痙攣 筋線維束性攣縮 代謝性アシドーシス 失禁	覚醒剤，コカイン モルヒネ，大麻，アルコール 有機リン，カルバメート タリウム ニコチン，ストリキニーネ，覚醒剤 有機リン，カルバメート メタノール，青酸，一酸化炭素 有機リン，カルバメート

水溶液で浸したグアヤク試験紙を青変させる．これは，試験紙上で青酸と硫酸銅が反応して発生したオゾンが，グアヤク脂を酸化することによる．

2) ラインシュ（Reinsch）法

ヒ素 arsenic

ヒ素の予試験である．そのほか，水銀，ビスマス，アンチモンでも陽性となる．塩酸酸性とし磨いた銅片を入れて加温すると，銅片の表面に灰色〜黒色の被膜が生じる．

3) 銅-ピリジン反応

バルビツール酸
barbituric acid

バルビツール酸の予試験である．0.5％ $CuSO_4$ 水溶液と 5％ ピリジン-クロロホルム溶液を加えて振とうするとき，クロロホルム層が紫〜赤紫に着色する．

4) パラコートの簡易試験法

ハイドロサルファイトナトリウム(sodium hydrosulfite)：亜ジチオン酸ナトリウム

本法は，パラコートおよびジクワットを鋭敏に検出することができる．試料溶液を水酸化ナトリウムアルカリ性とし，ハイドロサルファイトナトリウムを加えるとき，青色（パラコート）または緑色（ジクワット）に呈色する．パラコート・ジクワットが1電子還元されてラジカルとなる反応である．

5) 免疫測定法

トライエージ DOA

医薬品や乱用薬物に対する特異的抗体を用いて，抗原抗体反応を利用して高感度かつ簡便に検体中の薬物の有無や濃度を検査するキットが市販されている．代表的なものがトライエージ DOA で，8種の乱用薬物・医薬品（フェンシクリジン類，ベンゾジアゼピン類，コカイン，覚醒剤，大麻，モルヒネ系麻薬，バルビツール酸類および三環系抗うつ剤）およびその主要代謝産物を検出できる．多くの救命救急医療において，薬物中毒が疑われる患者では，機器分析に先立つスクリーニング検査として本キットを用いた尿検査が行われる．

トライエージ DOA を用いた試験では，金コロイド標識薬物とその薬物に対するモノクローナル抗体が入っている反応槽に検体（尿）を加える．反応槽内では，抗体に対して金コロイド標識薬物と検体中の薬物の競合が起こり，検体中の薬物量に依存して遊離の金コロイド標識薬物が増加する．この反応液を抗体が固定化されている膜に添加すると，金コロイド標識薬物と膜上の固定化抗体との結合に

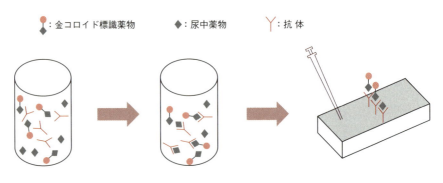

図 46・1　トライエージ DOA を用いた試験

46・2 試料の分離・分析法

a. 試料 中毒原因物質の試験に際して試料となるものは，患者の周囲で発見されたり患者衣服に付着していたりする薬毒物そのものの場合と，患者の生体試料である場合に分けられる．また，生体試料も患者が生存している場合は，血液，尿，胃洗浄液，吐しゃ物，毛髪，爪，汗，唾液などに限られる．一方，患者がすでに死亡している場合には，上記に加え各種臓器が分析試料となりうる．

b. 抽出法 試料が医薬品そのものである場合などは，直接試料を分析に供することができる．一方，薬毒物中毒患者の生体試料や溶液試料などに含まれる多くの化学物質を分析する場合，一部を除き蒸留や抽出したうえで分析に供す必要がある．

1) 揮発性薬毒物

　酸性で蒸留されるもの　シアン化水素，アルコール類（メタノール，エタノールなど），アルデヒド類（ホルムアルデヒドなど），フェノール類，炭化水素類，ハロゲン化炭化水素類（クロロホルム，トリクロロエチレンなど）．

　アルカリ性で蒸留されるもの　ニコチンなど．

2) 不揮発性有機薬毒物

　ほとんどの医薬品，農薬，乱用薬物などが不揮発性有機薬毒物に分類される．試料に応じてアセトンやアルコール抽出などの前処理・沪過を行い，水溶液状にしたものを検体とする．検体を有機溶媒抽出法により分画する（図46・2）．

　酸性，中性物質　検体を塩酸酸性条件下エーテルで抽出すると，エーテル層には中性および酸性物質が抽出される．このエーテル層を5% $NaHCO_3$ で逆抽出すると，水層（分画1）には強酸性物質（アセチルサリチル酸など）が分画される．有機溶媒層を0.1 M NaOHで逆抽出すると，水層（分画2）に弱酸性物質

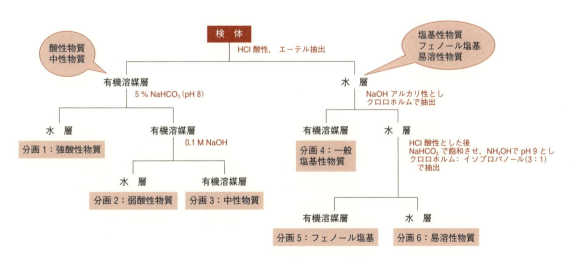

図46・2　有機溶媒抽出法による分画

（バルビツール酸など）が抽出され，有機溶媒層（分画3）には中性物質（有機リン系農薬など）が残存する．

塩基性，易溶性物質 塩基性物質や易溶性物質は，検体を塩酸酸性でエーテル抽出したときに水層に残存する．この水槽をNaOHアルカリ性とし，クロロホルムで抽出すると，有機溶媒層（分画4）には一般塩基性物質（ベンゾジアゼピン，フェノチアジン，アルカロイドなど）が抽出される．水層をいったん塩酸酸性としたのち，NaHCO$_3$で飽和させアンモニア水でpH9とし，クロロホルム：イソプロパノール*（3：1）で抽出すると，有機溶媒層（分画5）にはモルヒネなどのフェノール塩基が抽出される．いずれの条件でも有機溶媒に抽出されないもの（分画6）として，スキサメトニウムやパラコートなど第四級アンモニウム塩，配糖体，無機金属などがある．

* 2-プロパノール

3） その他の薬毒物

陰イオン性薬毒物 酸（塩酸，硫酸，シュウ酸など），アルカリ（水酸化ナトリウム，水酸化カリウムなど），フッ化物（フッ化水素，モノフルオロ酢酸など）など．イオン交換樹脂で単離できる．

金属性毒物 有機物の灰化で残留する金属類（ヒ素，水銀，鉛，アンチモン，銅など）．

c. 分離法 試料から抽出・濃縮した後，薬毒物を生体成分など他の夾雑物質から分離して検出するために，種々のクロマトグラフィー法が用いられる．通常，各種クロマトグラフィーで分離した後，適切な検出法により検出が行われる．

薄層クロマトグラフィー
thin-layer chromatograhy, TLC

1） 薄層クロマトグラフィー（TLC）

TLCでは，シリカゲルをガラスやアルミにコーティングした薄層板を用いて分離を行う．このような順相系のTLCが一般に用いられるが，オクタデシル基（C$_{18}$）を結合したシリカゲルを用いた逆相系TLCやアルミナ（酸化アルミニウム）などを用いることもある．順相系の分離は，シリカゲルと試料成分の極性相互作用に基づく吸着を利用するため，展開溶媒として低極性の有機溶媒を用いる．TLCは有機溶媒やガスなどの揮発性化合物以外の多くの有機物質に応用できる．分離が短時間でクロマトの全領域が観察可能であること，安価であるなどの利点をもつ．また，アルカロイドなどでは発色試薬により特徴的色調がみられるため（表46・2），現在でも初期スクリーニングに汎用される．一方，分離の再現性や分離能，感度が低い欠点をもつ．化合物は固有の移動度（R_f値）を示すため，標準品との比較により特定を行う．

表46・2 代表的なTLC発色試薬の特徴

発色試薬	対象化合物
アニスアルデヒド	有機化合物一般
リンモリブデン酸	有機化合物一般
ニンヒドリン試薬	アミン，アミノ酸
ドラーゲンドルフ試薬	窒素含有物質（アルカロイド）
2,4-ジニトロフェニルヒドラジン	アルデヒド，ケトン
バニリン	アルコール，フェノール

2) ガスクロマトグラフィー（GC）

GC 分析では，中空細管の内壁をシリコンなどの液相（固定相）でコーティングした溶融シリカチューブをカラムとして用いることが多い．分離は，液相と試料成分との間の相互作用（吸着・分配）により行われる．液相の極性を選択することにより，幅広い化合物を測定することが可能となる．分離能が優れているため，多成分から成る混合物の分析に向いている．移動相（キャリヤーガス）として窒素，ヘリウム，アルゴン，水素などの気体を用いる．化合物を気化させてカラムに導入するため，測定できる化合物はガスまたは加熱により気化する物質に限られる．糖や抱合体，第四級アンモニウム塩など極性のきわめて高い物質をそのまま測定することはできない．これらの極性物質を GC で分析するためには，極性官能基をメチル化やトリメチルシリル化などにより誘導体とすることで測定が可能となる．

GC の検出器は，特異性や汎用性，感度など検出器の特性により目的に応じて選択する（表 46・3）．たとえば，有機リン系農薬を測定する場合，FPD を用いることにより高選択的・高感度に測定することが可能となる．各化合物は固有の保持時間（リテンションタイム）を示すため，標準品と比較して特定を行う．また，質量分析や赤外吸収では得られるスペクトル情報をスペクトルライブラリーと比較することによって化合物を推定することも可能である．

ガスクロマトグラフィー
gas chromatograhy, GC

表 46・3 GC の検出器と特徴

検出器名称	略　称	選択性	感　度	対象化合物
熱伝導度型	TCD（thermal conductivity detector）	−	＋	すべての化合物
水素炎イオン化型	FID（flame ionization detector）	＋	＋＋	有機化合物一般
熱イオン化型	FTD（flame thermionic detector）	＋＋＋	＋＋＋	N, P 選択的
炎光光度型	FPD（flame photometric detector）	＋＋＋	＋＋＋	S, P 選択的
電子捕獲型	ECD（electron capture detector）	＋＋＋	＋＋＋＋	ハロゲン化合物，ニトロ化合物
質量分析	MS（mass spectrometry）	＋＋＋	＋＋＋＋	すべての化合物に対し高選択的
フーリエ変換赤外吸収	FTIR（fourier transform infrared）	＋＋＋	＋＋＋	MS で難しい異性体の分析が可能

3) 高速液体クロマトグラフィー（HPLC）

HPLC は，カラム充填剤と試料成分との間の吸着・分配，親水性相互作用，疎水性相互作用，電気親和力，浸透・排除などによる相互作用を利用して成分分離を行う．最も一般的に用いられるのは，疎水性相互作用を利用した逆相クロマトグラフィーである．代表的な逆相クロマトグラフィーでは，オクタデシル基をシリカゲルに固定したオクタデシルシリカ（C_{18}）カラムと，メタノールやアセトニトリルと水（緩衝液）の混液を移動相として用いる（表 46・4）．HPLC の検出器は汎用性・選択性から適切なものを選ぶ（表 46・5）．たとえば，ベンゾ[a]

高速液体クロマトグラフィー
high performance liquid chromatography, HPLC

表46・4 HPLCカラムの特徴

分類	代表的固定相	移動相	相互作用	特徴
順相	シリカゲル	有機溶媒	吸着	脂溶性成分の分離
逆相	オクタデシルシリカ(C_{18})	メタノール-水	疎水性	最も汎用される方法
イオン交換	陽イオンまたは陰イオン交換体	緩衝液	電気親和力	イオン性成分の分離

表46・5 HPLCの検出器と特徴

検出器	略称	選択性	感度	対象化合物
紫外可視吸光	UV/VIS	+	++	有機化合物一般
蛍光	FLD (fluorescence detector)	++	+++	蛍光化合物
電気化学	ECD (electron chemical detector)	++	+++	カテコールアミン,糖
示差屈折	RID (refractive index detector)	−	+	あらゆる化合物
質量分析	MS (mass spectrometry)	+++	+++	有機化合物一般

ピレンなど多環芳香族炭化水素は特定の励起波長の照射により蛍光を発するため,蛍光検出器で高選択的・高感度に測定することができる.各化合物は固有の保持時間を示すため,標準品と比較して特定を行う.また,質量分析で得られるスペクトル情報をスペクトルのライブラリー情報と比較することによって化合物を推定することも可能である.

4) 金属分析

GCやHPLCなどのクロマトグラフィーは有機化合物やガス体の分離分析に向いているが,金属の分析は難しい.金属,特に中毒の原因となるヒ素,水銀,鉛,カドミウムなどを分析する際は,古典的な呈色や沈殿反応のほか,近年では機器分析法を用いて微量分析が行われる.分析のための前処理として,**湿式灰化法**または**乾式灰化法**により有機物を分解する必要がある.灰化した試料を,**原子吸光分析**,蛍光X線分析や高周波誘導結合プラズマ(ICP)発光法,ICP-質量分析計(ICP-MS)などの機器により分析を行う.ICP-発光法やICP-MSは試料中の多元素の一斉分析が可能である.

湿式灰化法　wet ashing
乾式灰化法　dry ashing
原子吸光分析　atomic absorption spectrophotometry

46・3 代表的な中毒原因物質の試験法

中毒治療に関わる薬剤師が知っておくべき代表的薬毒物中毒の原因物質について,以下その代表的な分析法の概略を述べる*.

* 試験法の詳細や実際の手順については,"薬毒物試験法と注解2006"(日本薬学会 編,東京化学同人)を参照のこと.

1) 一酸化炭素

一酸化炭素COの毒性は,COがヘモグロビン(Hb)と結合することによりCO-Hbとなり,O_2の運搬能を消失させることによって,組織のO_2不足を招くことが主要な原因となる.一部,心筋ミオグロビンと結合することにより,心毒性を惹起することにもよる.Hbに対するCOの親和性は,O_2の約200倍強いため,CO濃度が0.1%でも重篤な中毒に陥る.

血液中のCO分析（吸光光度法）　血液（全血）を 0.1 % Na_2CO_3 で 200 倍に希釈し，ハイドロサルファイトナトリウムを加えて 15 分間放置する．この溶液について，538 nm と 555 nm の吸光度比（E_{538}/E_{555}）を測定し，別に測定した検量線から CO-Hb 濃度を求める．この方法は，血液をハイドロサルファイトナトリウムで還元すると O_2-Hb およびメトヘモグロビンはいずれも脱酸素 Hb となるが，CO-Hb は還元されないことを利用したものである．CO-Hb の吸収は 538 nm と 568 nm にあり，脱酸素 Hb の吸収は 555 nm にある．CO-Hb の存在により，538 nm の吸収が増加し 555 nm の吸収が低下するため，両者の比（E_{538}/E_{555}）をとることにより CO-Hb 量の定量が可能になる（図 46・3）．

吸光光度法　absorption spectrophotometry

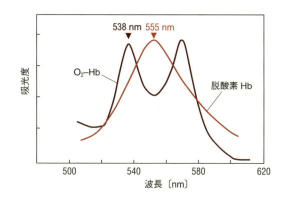

図 46・3　脱酸素ヘモグロビンと一酸化炭素ヘモグロビンの吸収スペクトル

2) **メタノール**

メタノール中毒の本体は代謝物のギ酸である．ギ酸は網膜視神経に障害をひき起こし，失明の原因となる．

血液・尿中ギ酸分析（ヘッドスペース法）　血液や尿中のメタノールやギ酸の分析では，高極性カラムを装着した FID 検出器付き GC を用いて測定を行う．メタノール測定では試料を密栓できるバイアル瓶に入れ，またギ酸分析では試料をバイアル瓶中でメチル化してギ酸メチルとし，ヘッドスペース（気化平衡）法によりサンプリングを行う．ヘッドスペース法とは，試料を入れた密栓容器を保温し，気相と試料を平衡状態にしたうえで気相部分（ヘッドスペース）を温ガスタイトシリンジで採取し，GC に導入するものである．最近では，自動で気相を GC に導入するヘッドスペースサンプラーもある（図 46・4）．血液など複雑な成分から成る試料中に存在する揮発性成分を，生体成分から分離してカラムに導入できるため，低バックグラウンドで測定できる特徴をもつ．アルコールや有機溶媒など揮発性薬毒物に適用可能である．

ヘッドスペース法　headspace analysis

3) **モルヒネ**

モルヒネは医療用麻薬として疼痛コントロールに汎用されるだけでなく，乱用薬物ジアセチルモルヒネ（ヘロイン）の代謝物でもある．モルヒネは代謝されて，大部分がグルクロン酸抱合体（主として 3-グルクロニド）として尿中に排泄される．したがって，尿中のモルヒネ代謝物を分析しようとするときには，尿を塩

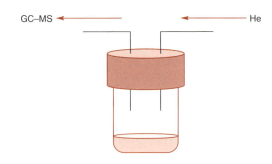

図46・4 ヘッドスペース法によるサンプリング

酸またはβ-グルクロニダーゼにより加水分解し，モルヒネとした後に抽出を行う．

尿中モルヒネ代謝物の分析（GC-MS法）　有機溶媒による抽出操作は，図46・2で示した方法（フェノール塩基，分画5）に従う．抽出液は脱水後，蒸発乾固したものを試験試料とする．試験試料にN,O-ビストリメチルシリルアセトアミド（BSA）を加えて3位および6位ヒドロキシ基のトリメチルシリル化を行い，低極性カラムを装着したGC-MSにて分析を行う．トリメチルシリル化により，検出感度の著しい上昇が認められる．

GC-MS法
gas chromatography-mass spectrometry

4) 覚醒剤

メタンフェタミンおよびアンフェタミンは，覚せい剤取締法により覚醒剤として所持，使用が厳しく規制されている．覚醒剤，特にメタンフェタミンは，わが国における乱用薬物の中で最も広範に乱用されており，したがって急性中毒事例も多くみられる．メタンフェタミンは，24時間尿中に約20％が未変化体として排泄されるため，覚醒剤中毒であることの証明は尿を直接抽出してメタンフェタミンを同定すればよい．さらに，メタンフェタミンの代謝物として，芳香環ヒドロキシ化体のp-ヒドロキシメタンフェタミンやN-脱メチル体のアンフェタミンが排泄される．

尿中メタンフェタミンの分析（GC-MS法）　急性中毒時の患者試料としては血液および尿があげられるが，長期曝露時には毛髪や爪からも検出可能である．尿からのメタンフェタミンンの抽出は，図46・2に示した方法（一般塩基性物質，分画4）に従うが，メタンフェタミンやアンフェタミンは揮発性があるため，溶媒留去の際には，酢酸存在下で行うなどの注意が必要である．溶媒留去後，トリフルオロ無水酢酸により第二級アミンをトリフルオロアセチル化し，低極性カラムを装着したGC-MSにて分析を行う．

5) 有機リン系農薬

フェニトロチオン，マラチオン，ジクロルボスなどの有機リン系殺虫剤は，重篤な中毒症状をひき起こすため，現在でも薬毒物による急性中毒治療でしばしば遭遇する原因物質である．有機リン系農薬とカルバメート系農薬はいずれもアセチルコリンエステラーゼを阻害して毒性を発現するため，臨床症状が類似する．しかし，有機リン系農薬の特異的解毒薬であるプラリドキシムヨウ化物は，カル

バメート系農薬中毒では効果がないばかりでなくむしろ症状を悪化させることから，有機リン系農薬の迅速検査が治療方針を決定するうえで重要となる．

有機リン系農薬は加水分解や酸化などの代謝を受けるが，重篤な中毒の初期には尿中に未変化体を容易に検出できる．

尿中有機リン系農薬の分析　　一般に有機リン系農薬は中性化合物で脂溶性が高いため，n-ヘキサンなどの低極性溶媒で容易に抽出することができる．夾雑物質の混入を少なくするため，酸性条件で抽出を行う．有機リン系農薬は揮発性があるため，溶媒留去の際には注意を要する．溶媒留去後少量の溶媒に再溶解しGCやHPLC用の試料とする．GCでは検出器としてFPDやMSを用いるが，特に有機リン系かカルバメート系かわからない場合には，MSを用いて定性分析を行う必要がある．HPLCも高感度に測定できるが，条件が個々の化合物で異なるため，特定できていない場合には質量分析が必要である．

第13章　化学物質の安全性評価と適正使用

> **SBO 47**　個々の化学物質の使用目的に鑑み，適正使用とリスクコミュニケーションについて討議する．（態度）
> D2(1)②1

化学物質
chemical substance

　日常生活を送るわれわれのまわりには，医薬品，食品添加物，香粧品，農薬，洗剤など実に多種多様な**化学物質**が存在しており，これら化学物質は，われわれの生活に欠かすことのできない存在となっている．化学物質の種類は，数千万以上ともいわれており，その数は日々増加している．2010年6月に内閣府が行った"身近にある化学物質に関する世論調査"によると，一般市民は"化学物質"という言葉の印象として，"危ないもの（69.7 %）"という回答がいちばん多く，ついで"現在の生活になくてはならないもの（25.5 %）"，"難しいもの（23.4 %）"，"便利なもの（16.6 %）"となっている．言うまでもなく私たちの生活が，さまざまな物理化学的性質をもった"化学物質"を効果的に利用し，豊かで快適な生活を享受している．その一方で，約7割の人々は"化学物質"に負の印象を抱いている．化学物質のない生活に戻ることはできないことは明らかであるから，化学物質と共存した生活を続ける必要がある．そこで本SBOでは，化学物質のリスクを評価し，管理し，そして共存するために，薬学を学んだものとして，何を身につけるかを考えたい．

47・1　化学物質のリスク

リスク　risk
有害性（ハザード）
hazard
曝露量
摂取量

　化学物質の**リスク**とは，化学物質がヒトや野生生物に対して好ましくない影響を発揮する可能性を意味する．化学物質のリスクは，その化学物質がもつ**有害性（ハザード）**と，その化学物質をどれだけ曝露あるいは摂取したか，つまり**曝露量**あるいは**摂取量**との二つの因子に依存して決定される．つまり，有害性の高い化学物質であってもその曝露量が小さければ，リスクも小さいと考えられ，一方，有害性が低い化学物質であっても曝露量が大きい場合は，リスクも大きくなると考えられる．

　有害性とは，化学物質がそれぞれもっている固有の毒性のことであり，各種の動物実験などから，どのような種類の毒性をどの程度発揮するのかを明らかにすることができる．また曝露量とは，ヒトや野生生物が体内に取込んだ化学物質の量のことであり，経口，吸入，経皮などの経路から，環境中の濃度を実測や，数理モデルを用いた計算などにより推定される．したがって，化学物質のリスクの評価とは有害性評価と曝露評価の2点に着目して行われる．具体的には，化学物質の有害性の指標である**無毒性量（NOAEL）**＊などの値と，ヒトや野生生物がその化学物質に曝露されている量を比較するという作業になる．もし，ある化学物質がヒトや野生生物にとって好ましくない作用を発揮するほどのリスクがあると判断されれば，リスクの低減対策を講じるか，リスクに応じた管理のもとで使用するということが必要になる．

＊ SBO 49・3を参照．

47・2 化学物質のリスク評価

リスク評価
risk assessment

47・2・1 有害性評価

化学物質の**有害性評価**の目的は，"ある化学物質について，どのような影響がどのくらいの曝露量で生じるのか"を明らかにすることである．つまり，有害性評価とは，1) どのような影響が生じるのかという**有害性の特定**, 2) どのくらいの曝露量で生じるのかという**用量相関の解明**と, 3) それらの結果に基づく**NOAELの決定**という，三つの過程で実施される．

有害性の特定とは，実験動物を用いて各種の毒性試験を実施したり，疫学研究を実施したりすることにより行う．用量相関の解明は，動物実験などで確認された有害な作用が，どの程度の曝露量で出現するかを明らかにすることである．それらの試験・実験の結果の中から，最も低濃度で有害性がみられた試験に着目し，その化学物質の有害作用がみられなかった曝露量を NOAEL とする．

有害性評価

47・2・2 曝露評価

曝露評価は，ヒトや環境中の動植物が体内に取込む化学物質の曝露量あるいは摂取量を見積ることである．図 47・1 に，ある化学物質が事業所から排出された場合のヒトの**推定曝露量** (EHE) を見積る方法を示した．一般に，1日当たりの大気吸入量として 20 m^3，飲料水摂取量として 2 L，食物摂取量を 2000 g として，それぞれの濃度に掛けたものから 1日当たりの曝露量を推定する．ただし，食物中濃度が求められないときには，魚の体内濃度に魚の摂取量 120 g/日を掛けた値を代わりに用いることもできる．環境中への放出量データから，大気中および水中への分布予測には，数理モデルを用いる場合と実測をする場合とがある．

曝露評価

ヒトの推定曝露量
estimated human exposure, EHE

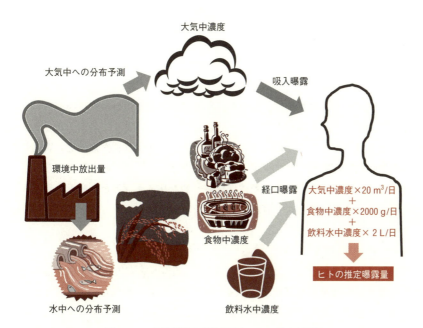

図 47・1　化学物質の曝露経路とヒトの推定曝露量

47・2・3 リスクの判定

有害性評価と曝露評価で得られた結果から，リスク評価とその判定を行わなければならない．化学物質のリスク評価には，**曝露マージン（MOE）**や**ハザード比（HQ）**を用いる方法がある．以下に MOE を用いたリスク評価とその判定を概説する．

MOE は，有害性評価で得られた NOAEL と曝露評価で得られた EHE を比較する評価法で，以下の式で求める．すなわち，MOE の値が大きいほど，現時点での曝露量はヒトに有害性を示すには，まだ余裕があることを意味する．そして，MOE による評価をつぎのように判定する．

$$\mathrm{MOE} = \frac{\mathrm{NOAEL}}{\mathrm{EHE}}$$

MOE の判定には，**不確実係数積**を用いる．不確実係数積とは，動物実験で得られた NOAEL が，実際にヒトの健康にどの程度影響を与えるかを考慮したときに不確実な要因に対する安全係数を積み上げたものといえる．たとえば，実験に用いた動物とヒトにおける化学物質に対する感受性の種差に基づく係数，ヒトの中でも性差や体質に基づく係数，NOAEL ではなく LOAEL[*]しか得られなかったときの係数（NOAEL は LOAEL よりも小さい値である），動物実験の期間，種類，質などを考慮した係数などを掛け合わせて，不確実係数積とする．通常は 10〜10,000 の値となる．そして，MOE に基づくリスク評価の判定を以下のように行う．

* 表 49・1 を参照.

・MOE ＞ 不確実係数積のとき：対象化学物質は，現時点でヒトの健康に悪影響を及ぼす懸念はない．
・MOE ≦ 不確実係数積のとき：対象化学物質は，ヒトの健康に悪影響を及ぼすことが懸念されるため，より詳細な評価が必要となる．

47・3 化学物質のリスク管理

前項で述べたリスク評価は，行政が行うものと事業者の自主管理のもとに行われるものがある．事業者自らがリスク評価を行うことにより，効率的な**リスク管理**を行うことができる．たとえば，リスクの大きい化学物質を優先的に管理したり，事業の内容を精査し，排出量の削減につなげたり，などの方策をとることが可能となる．化学物質を取扱う際には，科学的なリスク評価と，ヒトや環境中生物の健康を守るためのリスク管理が必要となる．

47・4 化学物質のリスクコミュニケーション

化学物質の**リスクコミュニケーション**とは，化学物質のリスクに関するさまざまな情報を，行政や事業者などのリスク評価者，リスク管理者，事業所などの近隣住民，消費者，研究者などの関係者で共有し，自由な意見交換をすることである．"特定化学物質の環境への排出量の把握等及び管理の改善の促進に関する法

律（化管法）"の第4条には，事業者の責務として"（前略）指定化学物質等の製造，使用その他の取扱い等に係わる管理を行うとともに，その管理の状況に関する国民の理解を深めるよう努めなければならない."と明記されており，"国民の理解を深める"ためにはリスクコミュニケーションが必要である．

　リスクコミュニケーションには決まったやり方のようなものがあるわけではない．行政や事業者から，リスク評価の結果やそれに基づくリスク管理の方針や見解を説明するということに加え，近隣住民や消費者を交えて情報を共有し，意見交換をすることもリスクコミュニケーションの一環である．これらの活動を通して，本SBOの冒頭に記述した近隣住民などが抱く漠然とした化学物質に対する不安を払拭するため，科学的，論理的に化学物質のリスクとベネフィット（利益）を説明することが，化学物質の適正利用には欠かせない．

SBO 48 化学物質の毒性を評価するためのおもな試験法を列挙し，概説できる．

D2(1)②2

本 SBO では，SBO 47 で示した有害性評価を実際に行う際の試験法について説明する．ヒトの健康に対する事象については，おもに疫学調査によって化学物質の有害性評価を行うが，疫学調査の手法については，第 3 章にて説明されているので，そちらを参照されたい．ここでは，おもに実験動物を用いた試験法について説明する．

48・1 OECD テストガイドライン

OECD テストガイドライン
OECD guidelines for the testing of chemicals

OECD テストガイドラインとは，化学物質の健康および環境への有害性を評価するために経済協力開発機構（OECD）加盟国により国際的に合意された試験法である．化学物質を管理する各国や地域の法令（たとえば日本の化審法，米国の TSCA，EU の REACH など）や国際的合意の基礎となる重要な試験の一つとなっている．OECD テストガイドラインは，表 48・1 のとおり四つのセクションに分類されている．

表 48・1　OECD テストガイドラインのセクション分類

セクション 1	物理化学的性質に関する試験法
セクション 2	生態系への影響に関する試験法
セクション 3	生物分解および生物濃縮に関する試験法
セクション 4	ヒトの健康影響に関する試験法
セクション 5	その他

セクション 4 に収載されている試験法は，表 48・2 に示すように毒性試験として実施されるものである．以下に主要な試験法を概説するが，詳細に試験法を学習したい場合は，インターネット上に公開されている原文（英語あるいはフランス語）や邦訳版の試験法を参照されたい．

48・2 急性毒性試験

急性毒性試験
acute toxicity test

急性毒性試験は，動物に化学物質を 1 回あるいは短時間に数回投与したときに生じる毒性を評価する試験である．急性毒性試験の目的は，致死量を算出することと急性毒性を評価することである．通常は，ラットあるいはマウスに被検物質を 1 回投与し，投与後 14 日間にわたり，動物に生じる症状を毎日 1 回以上観察する．投与経路は，経口，経皮，吸入である．急性毒性の強さは，用量と死亡率の関係から，半数致死量 LD_{50}，吸入曝露の場合は半数致死濃度 LC_{50} で表す．近年では動物愛護の観点から，経口および経皮では 2000 mg/kg 体重，吸入では 5 mg/L を投与量の上限としている．性差がある場合は，一般に感受性の高いとされている雌性動物を用いる．

表48・2 OECDテストガイドライン・セクション4に収載されている毒性試験法

試験法 No.	試験法	試験法 No.	試験法
402	急性経皮毒性試験	439	*in vitro* 皮膚刺激性：再生ヒト表皮試験法
403	急性吸入毒性試験	440	げっ歯類における子宮肥大試験：エストロゲン様作用の短期スクリーニング試験
404	急性皮膚刺激性／腐食性	441	ラットにおけるハーシュバーガー試験：（抗）アンドロゲン様作用の短期スクリーニング試験
405	急性眼刺激性／腐食性	442 A	皮膚感作性：局所リンパ節試験：DA
406	皮膚感作性	442 B	皮膚感作性：局所リンパ節試験：BrdU-ELISA
407	げっ歯類における28日間反復経口投与毒性試験	443	拡張一世代生殖毒性試験
408	げっ歯類における90日間反復経口投与毒性試験	451	がん原性試験
409	非げっ歯類における90日間反復経口投与毒性試験	452	慢性毒性試験
410	反復投与経皮毒性試験 21日または28日試験	453	慢性毒性／がん原性組合わせ試験
411	亜慢性経皮毒性 90日試験	455	ヒトエストロゲン受容体-α の転写活性化試験
412	亜急性吸入毒性 28日	456	H295R ステロイド合成試験
413	亜慢性吸入毒性 90日試験	457	BG1Luc エストロゲン受容体の転写活性化試験
414	出生前発生毒性試験	460	眼腐食性および強度刺激性物質を同定するための蛍光物質漏出試験
415	一世代生殖毒性試験	471	細菌復帰突然変異試験
416	二世代生殖毒性試験	473	哺乳類の *in vitro* 染色体異常試験
417	トキシコキネティクス	474	哺乳類赤血球小核試験
418	急性曝露後の有機リン化合物の遅延性神経毒性試験	475	哺乳類骨髄染色体異常試験
419	有機リン化合物の遅延性神経毒性試験：28日反復投与試験	476	哺乳類細胞の *in vitro* 遺伝子突然変異試験
420	急性経口毒性試験-固定用量法	477	遺伝毒性：ショウジョウバエを用いる伴性劣性致死試験
421	生殖／発生毒性スクリーニング試験	478	遺伝毒性：げっ歯類を用いる優性致死試験
422	反復投与毒性試験と生殖発生毒性スクリーニング試験の複合試験	479	遺伝毒性：哺乳動物細胞を用いる *in vitro* 姉妹染色分体交換試験
423	急性経口毒性試験-毒性等級法	480	遺伝毒性：酵母を用いる遺伝子突然変異試験
424	げっ歯類の神経毒性試験	481	遺伝毒性：酵母を用いる体細胞組換え試験
425	急性経口毒性試験上げ下げ法（UDP）	482	遺伝毒性：DNA傷害および修復／哺乳動物細胞を用いる *in vitro* 不定期DNA合成試験
426	発達神経毒性試験	483	哺乳類の精原細胞を用いる染色体異常試験
427	*in vivo* 皮膚吸収試験法	484	遺伝毒性：マウススポットテスト
428	*in vitro* 皮膚吸収試験法	485	遺伝毒性：マウス転座試験
429	皮膚感作：局所リンパ節試験	486	哺乳類肝細胞を用いる *in vivo* 不定期DNA合成（UDS）試験
430	*in vitro* 皮膚腐食性：経皮電気抵抗試験（TER）	487	哺乳類細胞を用いた *in vitro* 小核試験
431	*in vitro* 皮膚腐食性：ヒト皮膚モデル試験	488	トランスジェニックげっ歯類の体細胞と生殖細胞を用いた遺伝子突然変異試験
432	*in vitro* 3T3 NRU 光毒性試験	489	哺乳類細胞を用いた *in vitro* アルカリ性コメットアッセイ
435	皮膚腐食性評価のための *in vitro* 膜バリア試験法	490	チミジンキナーゼ遺伝子を用いた *in vitro* 哺乳類細胞の変異原性試験法
436	急性吸入毒性試験-急性毒性等級法	491	眼腐食性および眼刺激性を同定するための短時間曝露による *in vitro* 試験法
437	眼腐食性および強度刺激性物質を同定するためのウシ角膜を用いる混濁度および透過性試験法	492	眼損傷物質を同定するための再構築ヒト角膜様上皮細胞を用いた試験法
438	眼腐食性および強度刺激性物質を同定するためのニワトリ摘出眼球を用いる試験法	493	ヒト組換えエストロゲン受容体に対する *in vitro* 試験法

出典：http://www.oecd-ilibrary.org/environment/oecd-guidelines-for-the-testing-of-chemicals-section-4-health-effects_20745788, 2015年10月現在.

48・3 皮膚刺激性・腐食性試験，眼刺激性・腐食性試験

皮膚や眼は，化学物質の曝露の機会が多い部位であるため，曝露時にどのような影響が出現するかを評価することは重要である．OECD テストガイドライン 404 や 405 の試験が一般的な方法である．一方で，試験には動物の皮膚や眼に直接被検物質を作用させることから，近年では動物愛護の観点からいわゆる 3 R（replacement：代替，reduction：削減，refinement：改善）を考慮した試験法や，動物に直接被験物質を曝露しない代替法が開発されている（OECD テストガイドライン 437，438）．皮膚刺激性試験と眼刺激性試験の結果の間には相関がみられる．

刺激性 irritation
感作性 sensitization

刺激性は，皮膚や粘膜に対する化学物質の直接的な作用であるが，免疫学的作用を通じた化学物質の二次的な影響が出現することがあり，これを**感作性**とよんでいる．感作性の評価は，シックハウス症候群や化学物質過敏症などによる有害影響が近年増加している背景から，重要な有害性評価の試験法である（OECD テストガイドライン 406，429，442B）．

48・4 反復投与毒性試験

反復投与毒性試験
multiple dose toxicity test

反復投与毒性試験の目的は，1) 明らかに毒性が発現する用量で，どの臓器にどのような毒性変化が起こったか，2) 何ら毒性変化の認められない用量（NOAEL）はどれくらいか，ということを明らかにすることである．OECD テストガイドラインでは，407〜413，452 が相当する．

反復投与毒性試験で最も一般的な OECD テストガイドライン 407 の概要を以下に説明する．

・使用動物：扱いが容易で血液や尿などの試料採取が容易なラットを通常用いる．
・試験群：雌雄別に 1 群 5 匹以上とし，対照群と少なくとも 3 ないし 4 段階の用量を設定した投与群で構成する．
・投与および解剖：連続 28 日間，毎日 1 回，胃内に強制投与を行い，最終投与の翌日に解剖する．解剖前の一晩は絶食させる．
・検査：投与期間中は動物の一般状態（生死や外観など），体重測定，摂餌量の計測を行う．解剖後に血液学検査，血液生化学検査，臓器重量の測定，病理および形態学検査を行う．
・判定：観察された変化について，対照群との間で統計学的な有意差があるかを算出し，NOAEL や LOAEL*を決定する．

＊ 表 49・1 を参照．

48・5 生殖・発生毒性試験

生殖毒性
reproduction toxicity
発生毒性
developmental toxicity

生殖毒性とは，親の生殖器，生殖活動，性周期，受精能，受胎能，妊娠維持，哺乳に対する有害作用のほか，胚や胎児などに対する有害作用をいう．一方，**発生毒性**とは，胚致死，催奇形性，発育障害（胚や胎児だけでなく分娩後の児の発育も含む）などの有害作用をいう．

発生毒性にはいくつかの特徴がある．たとえば，母体の栄養，ホルモンの状態，疾患の有無などが影響する．また時期特異性があり，妊娠期間中の特定の時期に

曝露を受けると特徴的な発生異常が出現することがある．
　サリドマイド薬禍で明らかになったように，催奇形性には大きな種差が存在することがある．このような背景から，現在では催奇形性試験には，げっ歯類とそれ以外の種の2種類で試験を行うことが求められている．

48・6　遺伝毒性試験

遺伝毒性試験
genotoxicity test

　遺伝毒性とは，DNAや染色体に物理的あるいは化学的な構造変化を示す作用のことを示す．ただし，この変化によって娘細胞や次世代に何らかの変化が伝わるとは限らない．一方，変異原性とは娘細胞や次世代に影響が伝わる遺伝情報の変化（突然変異や染色体異常など）を誘発する化学物質や物理的要因（放射線など）がもつ性質のことである．
　遺伝毒性試験法には，さまざまな試験法があり，$in\ vitro$ あるいは $in\ vivo$ で検出を行うもの，DNA損傷，遺伝子突然変異あるいは染色体異常を検出するものなどに分類される（表48・3）．化学物質の遺伝毒性試験では，これらを組合わせて評価を行う．

表48・3　おもな遺伝毒性試験法

		評価の指標		
		DNA損傷	遺伝子突然変異	染色体異常
$in\ vitro$		・DNA付加体形成試験 ・コメットアッセイ	・マウスリンフォーマ試験	・染色体異常試験 ・小核試験
$in\ vivo$	体細胞	・肝臓不定期DNA合成試験 ・DNA付加体形成試験 ・コメットアッセイ	・トランスジェニック動物試験	・骨髄染色体異常試験 ・赤血球小核試験
	生殖細胞	・精巣細胞不定期DNA合成試験 ・DNA付加体形成試験	・特定座位試験	・精原細胞染色体異常試験 ・精子小核試験

Adv　コラム48・1　中毒事例に遭遇したら！？

　われわれは実に多様な化学物質に囲まれて生活している．そのため，思わぬ中毒事例に遭遇することがあるかもしれない．
　公益財団法人日本中毒情報センターでは，医療従事者を対象とした会員制のウェブサイトを開設している．（http://www.j-poison-ic.or.jp/homepage.nsf，2014年12月現在）
　掲載内容として以下の項目が盛り込まれている．
・中毒情報データベース
・化学兵器等中毒対策データベース
・中毒症例提示データベース
・中毒関連文献検索データベース
・中毒関連情報（解毒剤情報，文献情報，分析施設情報，簡易分析法情報（リンク）など）

　また独立行政法人製品評価技術基盤機構では，化審法データベース（J-CHECKとよばれている）のウェブサイトを作成しており，以下の情報を公開している．
・2004年～2007年度に判定された新規化学物質及びその変化物である既存化学物質の蓄積性判定に用いた試験結果
・化審法第4条第4項の規定に基づく告示により名称を公示した新規化学物質の判定結果
・新規化学物質としてすでに公示されたものの変化物である既存化学物質の判定結果
・優先評価化学物質情報
・試験データ
　これらの情報を利用して，万が一の中毒事例への遭遇に備えることができる．

SBO 49 毒性試験の結果を評価するのに必要な量-反応関係，閾値，無毒性量（NOAEL）などについて概説できる．

D2(1)②3

毒性学の祖とされるパラケルスス（ルネサンス初期の医師，錬金術師）は，"すべての物質は毒であり，毒性がないものはない．ただ用量のみが毒と薬を区別する"とし，毒物・薬物の用量-反応関係の概念を築いた．これは現代の薬理学，毒性学にも通用する重要な基本的概念で，どのような物質も摂取する量によっては，毒になりうることになる．化学物質や環境汚染物質などの生体に対する作用や影響を理解するためには，用量-反応関係が重要な要因となる．

49・1 用量-反応関係

動物試験において，実験動物に低用量から高用量の化学物質を処置すると，ある用量からその増加に依存して反応する動物個体の数が増加する．この関係を**用量-反応関係**という．用量-反応関係を明らかにすることで，医薬品や化学物質の有効性や安全性を評価することができる．

縦軸に反応出現率をとり，横軸に用量（摂取量，曝露量）をとりグラフ化したものを**用量-反応曲線**という．用量-反応曲線の横軸は，一般的には対数表示し，S字状の（シグモイド）曲線となる．たとえば医薬品の投与量と効果・毒性との関係は，用量の増加に伴い，**有効量（ED）** に至る．有効量の上限を超えると，有効性よりも有害作用（副作用）が発現する**毒性（中毒）量（TD）** となり，最小致死量を経て**致死量（LD）** に至る．このとき一群内の半数の実験動物（50％）に有効性，毒性・中毒，致死作用を示す量が ED_{50}, TD_{50}, LD_{50} である．ED_{50} と LD_{50} の間隔が大きいほど安全であり，安全性の指標として ED_{50} と LD_{50} の比（LD_{50}/ED_{50}）による**治療係数（TI）** が用いられる（図49・1）．なお，現在では LD_{50} は，必ずしも実用的でないことや動物愛護の観点から，その算出は必須条件ではなくなった*．

用量-反応関係
dose-response relationship

有効量
effective dose, ED

毒性（中毒）量
toxic dose, TD

致死量 lethal dose, LD

ED_{50}（50％ effective dose）: 50％有効量

TD_{50}（50％ toxic dose）: 50％毒性（中毒）量

LD_{50}（50％ lethal dose）: 50％致死量

治療係数
therapeutic index, TI

* LD_{50} は急性（単回投与）毒性試験において複数の用量段階を設けることにより算出するが，現在の毒性試験ガイドラインでは，本文中の理由により概略の致死量を求めることとしている．概略の致死量とは，異なる用量段階で観察された動物の生死および毒性の徴候から判断されるおおよその最小致死量である．

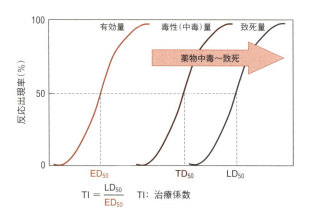

図49・1 化学物質（医薬品）の用量-反応曲線

49・2 閾値

動物試験において，医薬品や化学物質による生体の反応（有効性）や毒性が発生しはじめる最小の量で，それ以下であれば影響を与えない用量を**閾値**という（図49・2）．毒性の閾値が小さい物質ほど，少量でもヒトの健康に影響する可能性があるので，毒性が強いと考えられる．したがって，閾値は医薬品や化学物質の毒性の程度を表す指標となると考えられる．しかし，正確な閾値を限られた数の実験動物を用いた毒性試験から求めることは困難であるため，毒性の指標には，無毒性量（NOAEL）が用いられている．

閾値 threshold value
"しきい値"とも読む.

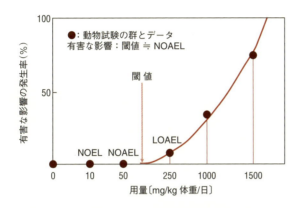

図49・2　動物試験から得られる用量-反応曲線と毒性指標

49・3 無影響量（NOEL）と無毒性量（NOAEL）

複数の用量群を用いた毒性試験において，生物学的なすべての影響（有害/無害）が認められなかった最大の投与量を**無影響量（NOEL）**という（図49・2）．また，同様の毒性試験において，何ら有害作用が認められなかった最大投与量を**無毒性量（NOAEL）**という（図49・2）．NOAELはNOELと同義語として用いられていたが，世界保健機関（WHO）などの国際機関や欧米ではNOELよりもNOAELを採用しているために，最近ではNOAELが用いられるようになってきている．一般的には，NOAEL ≧ NOELである．各種実験動物（マウス，ラット，ウサギ，イヌなど）のおのおのの毒性試験においてNOAELが求められる．NOAELと閾値はほぼ等しいが，NOAELは毒性試験において有害作用が認められない最大投与量（実際に投与した量）であり，閾値は毒性試験結果から作成した用量-反応曲線から推定するために，厳密には異なる（図49・2）．

無影響量
no observed effect level, NOEL

無毒性量
no observed adverse effect level, NOAEL

49・4 閾値がない場合（発がん性物質）の用量-反応関係

電離放射線によるDNA傷害（発がん性）の場合は，いかに線量を低くしていっても（ゼロでない限り）無影響量には達しないとされており，安全のため閾値を想定しない（ほんの少量でも影響があるという考え方）．遺伝子傷害作用による発がん性や生殖細胞に対する突然変異の発現にも，閾値がないと考えられている*．発がん性物質の用量-反応関係は図49・3の曲線となる．

毒性の程度を表すさまざまな指標を表49・1にまとめた．

* **発展** アスベストのような遺伝子傷害性がない発がん性物質には閾値がある．遺伝毒性試験（SBO 48参照）陰性で発がん性を示すものを**非遺伝毒性発がん性物質**という．発がんプロモーション（SBO 54参照）作用やホルモン様作用（SBO 42参照）をもつ一部の化学物質がこれに相当する．

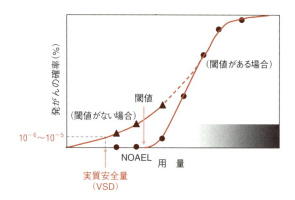

図49・3 閾値がない場合（発がん性物質）の用量-反応曲線と実質安全量（VSD）

表49・1 毒性の程度を表す指標

毒 性	指 標	内 容
急性毒性	50％致死濃度（LC_{50}）	1回の曝露（1時間〜4時間）で，試験動物群の50％が死亡する濃度
	50％致死量（LD_{50}）	1回の投与（14日間）で，試験動物群の50％が死亡する用量
慢性毒性	最小毒性量（LOAEL）	動物試験などで有害作用が認められた最小用量
	無毒性量（NOAEL）	動物試験などで有害作用が認められない最大用量
	無影響量（NOEL）	動物試験などでいかなる影響も認められない最大用量
慢性毒性（ヒト）	許容一日摂取量（ADI）	一生涯毎日摂取しても健康に有害な影響が認められない量
	耐容一日摂取量（TDI）	一生涯毎日摂取してもこの量までの摂取は耐容されると判断される量

LC_{50}: 50% lethal concentration

LOAEL: lowest observed adverse effect level

49・5 必須栄養素の用量-反応関係

ビタミンや必須微量元素（コバルト，セレンなど）など正常な生理機能や生存に必要な栄養素の用量-反応関係はU字形の曲線となる．非常に低用量（欠乏）では，有害反応（**欠乏症**）を発現し，用量を増加させると有害反応は改善する．用量がホメオスタシスの領域に入ると有害反応は完全に消失する．一方，用量が異常に高いレベルまで増加すると有害反応（**過剰症**：症状は欠乏症と異なる）が発現し，用量を増加させると有害反応は増悪する（図49・4）．

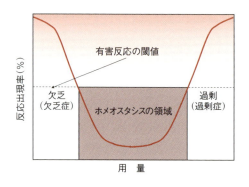

図49・4 必須栄養素の用量-反応曲線

SBO 50　化学物質の安全摂取量（一日許容摂取量など）について説明できる．
D2(1)②4

50・1　許容一日摂取量*¹（ADI）

ヒトが一生涯を通して毎日摂取しつづけても，健康に有害な影響が認められない量を，1日当たりの摂取量を**許容一日摂取量（ADI）**といい，mg/kg 体重/日で表す．ADI は，**食品添加物，農薬，飼料添加物，動物用医薬品**など，"有用性があって"食品の生産過程で"意図的に使用"されてヒトが摂取することを前提（**許容**）に用いられる．ADI は，反復投与による一般毒性試験（亜急性毒性試験，慢性毒性試験など），発がん性試験，生殖・発生毒性試験，気道感作性試験などによって求められた**無毒性量（NOAEL）***² を動物種差とヒトの個体差を考慮した**安全係数**で割って算出する（下式，図 50・1）．

*¹ 厚生労働省では，"許容一日摂取量"と標記しているので，"一日許容摂取量"の代わりに"許容一日摂取量"を用いた．

許容一日摂取量: acceptable daily intake, ADI

*² SBO 49・3 を参照．

安全係数　safety factor

$$\text{ADI}\,[\text{mg/kg 体重/日}] = \frac{\text{NOAEL}}{\text{安全係数}}$$

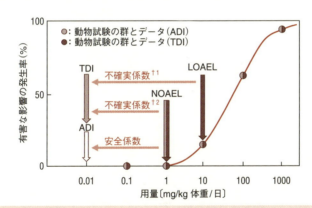

不確実係数†¹ ＝ [感受性の差 10] × [ヒトの個体差 10] × [LOAEL の使用 10] × [6 カ月の試験期間 1] ＝ 1000
不確実係数†² ＝ [感受性の差 10] × [ヒトの個体差 10] × [6 カ月の試験期間 1] ＝ 100
安全係数　　 ＝ [感受性の差 10] × [ヒトの個体差 10] ＝ 100

図 50・1　許容一日摂取量（ADI）と耐容一日摂取量（TDI）

安全係数は，ヒトに許容される摂取量を求めるために，一般的にはヒトと実験動物との感受性の差（動物からヒトへの種差）を 10，ヒトの個体差（小児や老人などの影響を受けやすいヒトと，そうでないヒトなど）を 10 として，これらの積である 100 を基本の値とする．ただし，新規化学物質などには，さらに追加の係数を掛けて 100 よりも大きく設定する場合もある．ADI の算出には，安全側に立った評価を実施するために，各動物試験結果の中で**最も鋭敏な毒性反応（最低値）**の NOAEL を採用する．

ヒトにおける化学物質の摂取量が ADI を超えないように，対象となる食品の摂取量（日本人）などを考慮して，食品添加物には使用規準が，農薬，飼料添加物，動物用医薬品には食品への残留規準が設定されている（図 50・2）．

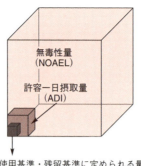

図 50・2　許容一日摂取量（ADI）と使用基準・残留基準

例題 50・1　農薬 X の各種実験動物を用いた毒性試験結果から得られた NOAEL を下表に示した．農薬 X が果物に残留した場合の ADI を求めよ．安全係数は 100 とする．

表　農薬 X の毒性試験結果

動物種	試　　験	NOAEL
マウス	亜急性神経毒性試験	20 mg/kg 体重/日
ラット	亜急性毒性試験	25 mg/kg 体重/日
ラット	発がん性試験	15 mg/kg 体重/日
ウサギ	生殖・発生毒性試験	25 mg/kg 体重/日
イ　ヌ	慢性毒性試験	10 mg/kg 体重/日

解　答　各毒性試験の無毒性量（NOAEL）のうち，最も鋭敏な毒性反応（最低値）の NOAEL は，イヌの慢性毒性試験である．この NOAEL 10 mg/kg 体重/日を安全係数 100 で割り，得られた 0.1 mg/kg 体重/日が農薬 X の ADI となる．

50・2　耐容一日摂取量（TDI）

耐容一日摂取量
tolerable daily intake，TDI

*1 ダイオキシン類対策特別措置法については SBO 66・9 を参照．

*2 表 49・1 を参照．

不確実係数
uncertainty factor

　ADI が食品添加物や農薬など，意図的な目的をもって使用されるものに設定されるのに対して，**耐容一日摂取量（TDI）**は，**環境汚染物質**（ダイオキシン類[*1]など）などの**無益な非意図的生成物**をこの量以下では，ヒトが一生涯を通して毎日摂取（曝露）しても（**耐容**），健康に有害な影響が認められない量のことで，ADI と同様に mg/kg 体重/日で表す．TDI は，ADI と同様に安全側に立った評価を実施するために，各動物試験結果の中で**最も鋭敏な毒性反応（最低値）**の NOAEL または最小毒性量（LOAEL）[*2] を動物種差，ヒトの個体差，LOAEL の使用，試験期間，毒性の重篤性などを考慮した**不確実係数**で割って算出する（下式，図 50・1）．

$$\mathrm{TDI}\,[\mathrm{mg/kg\,体重/日}] = \frac{\mathrm{NOAEL\,または\,LOAEL}}{\mathrm{不確実係数}}$$

　不確実係数は，安全係数とほぼ同様の意味をもつが，NOAEL を TDI に外挿する際に生じる不確実性（ヒトが非意図的に曝露）を考慮し，補正するために用いられる．たとえば，毒性試験期間が短い場合などによって，NOAEL が求められなかった場合には，LOAEL を用いて不確実性を考慮する．表 50・1 に不確実

の要因と係数を示した.

表 50・1　不確実性の要因と係数

不確実性の要因	係　数
感受性の差（実験動物からヒトへの外挿）	10
ヒトの個体差	10
NOAEL の代わりに LOAEL の使用	10（LOAEL の使用） 1（NOAEL の使用）
毒性試験期間（1 カ月～6 カ月以上）	1～10
毒性の重篤性（神経毒性，生殖・発生毒性，発がん性など）	1～10

　不確実係数は，不確実性が大きいほど高い値を設定するために，表 50・1 の不確実性の要因に該当するものを検討して選択し，すべての係数の積を基本の値とする．図 50・1 では，安全係数と不確実係数は同一としているが，不確実係数＞安全係数 として，より安全側と考えられる用量を算出することが実際に行われている．

例: 不確実係数
＝［感受性の差］×［ヒトの個体差］×［LOAEL の使用］×［1 カ月の試験期間］
＝ 10 × 10 × 10 × 10 ＝ 10,000

50・3　実質安全量（VSD）

　放射線や遺伝子傷害性の発がん性物質などには閾値がなく NOAEL を求めることができないので，ADI や TDI を設定することができない．これらのリスク評価には，ADI や TDI に代わる指標として，**実質安全量（VSD）**が用いられる．10^{-5}（0.001 %）～10^{-6}（0.0001 %）の低確率の発がん率であれば，そのリスクは容認（"通常の生活で遭遇するまれなリスクと同程度"）できるという考えが国際的に採用されている．VSD*はこの確率を用いて，10^{-5}（0.001 %）～10^{-6}（0.0001 %）の確率で発がんするのに必要な 1 日当たりの摂取量または曝露量である（図 49・3）．WHO では飲料水質ガイドラインに VSD を採用している．

実質安全量: virtually safe dose, VSD

＊ VSD はプラスチック容器からの溶出物質，食品添加物（香料），医薬品中の遺伝毒性不純物などに適用されつつある．

例題 50・2　発がん性物質 Y の VSD は，0.1 μg/kg 体重/日である．食品 Z が 0.1 ppm の Y によって汚染されている場合，人口 100 万人の都市で年間何人にがんが発生するか？
　Y 以外の発がん性物質の摂取はないものとする．体重は 50 kg，食品 Z の摂取量は 1 kg/日，生涯年齢は 70 歳，VSD の発がん率は 10^{-5} とする．

解　答　Y の 1 日の摂取量: 1×10^6 mg/日 × 10^{-7}（0.1 ppm）＝ 0.1 mg/日
体重で割ると: 0.1 mg/日 ÷ 50 kg ＝ 0.002 mg/体重/日
VSD は 10^{-5} の発がん率であるから: 0.002 mg/体重/日 ÷ 0.1 μg/体重/日 × 10^{-5} ＝ 20×10^{-5}
人口 100 万人であるから: $1 \times 10^6 \times 20 \times 10^{-5}$ ＝ 200 人
生涯年齢 70 歳で割ると: 200 ÷ 70 ＝ 2.9 人．食品 Z の摂取によって年間約 3 人にがんが発生する．

SBO 51 有害化学物質による人体影響を防ぐための法的規制（化審法，化管法など）を説明できる．

D2(1)②5

51・1 有害物質の規制に関する法律

化学物質の用途や種類は多岐にわたっており，われわれの生活において化学物質はなくてはならない．しかしながら，化学物質への曝露濃度および曝露時間の増加により，人体に有害な影響が与えられる．また，これらの化学物質が環境中に滞留する性質をもつ場合，ヒトだけではなく生活環境動植物にも影響を与える可能性が高くなる．現在，これらの有害化学物質による人体への影響を防ぐことを目的とした法律，あるいは環境への負荷を考慮した法律が制定されている．さらに，環境中に滞留し，ヒトや生態系に対し有害性がある化学物質は国境を越えて影響を与えることが懸念されることから，**残留性有機汚染化学物質（POPs）**と称され国際的な枠組みでの取組みが行われている．2001年にPOPsの製造および使用の廃絶，排出の削減などを目的として"**残留性有機汚染物質に関するストックホルム条約（POPs条約）**"が締結された．その後，第4回，第5回締結国会議（COP4，COP5）を経て，現在21物質群（2014年4月現在）が対象物質として規制の対象となっている．わが国では，これらの国際的な動向に対し，法律の制定および関連する法律の改正を行い対応している．

残留性有機汚染化学物質
persistent organic pollutants，POPs

残留性有機汚染物質に関するストックホルム条約（POPs条約）

本SBOでは"有害物質の規制に関する法律"を，
1) 有害物質の販売・保管などに関する法律
2) 化学物質の排出防止・削減などに関する法律

に分類して，解説する．

51・2 有害物質の販売・保管などに関する法律

51・2・1 毒物および劇物取締法

【目的】 保健衛生上の見地から，毒物および劇物の製造，取扱いや販売などについて必要な取締りを行うことを目的とする．また，特定毒物の輸入，使用，譲渡，所持などに関しては詳細に規定されている．

【対象物質】
　毒物：シアン化水素，四アルキル鉛，水銀，ヒ素などの28種で，医薬品および医薬部外品以外のもの
　特定毒物：四アルキル鉛，ジエチル-p-ニトロフェニルチオホスフェイト（パラチオン），モノフルオロ酢酸アミドなど10種
　劇物：アニリン，アンモニア，過酸化水素などの94種で，医薬品および医薬部外品以外のもの

51・2・2 化学物質の審査及び製造等の規制に関する法律（化審法）

【目的】 有害化学物質によるヒトや環境，動植物への影響を防止するために，化学物質の製造または輸入に際し，事前に対象化学物質の性状を審査し，その性状

をもとに，製造，輸入，使用について必要な規制を行うことを目的とする．また，化学物質に対する国際的な動向をふまえ，改正を行うことで国際的な整合性を確保する．

【制定の経緯】 1968年，福岡県を中心にポリ塩素化ビフェニル（PCB）が原因となった皮膚炎を主症状とするカネミ油症（死者51名，患者10,000名以上）とよばれる重大な化学性食中毒事件が発生した．PCBは有機塩素系化合物であり，安定性，低腐食性，耐熱性，電気絶縁性などの性質をもつことから，熱媒体，絶縁油などとして広く使用されていた．北九州市のカネミ倉庫株式会社の食用油脂精製工場において，米ぬか油の脱臭工程に使用していたPCBがステンレスパイプの腐食孔から米ぬか油に混入したためであることが判明した．わが国では，この事件を契機に1973年"**化学物質の審査及び製造等の規制に関する法律（化審法）**"を制定し，新規化学物質の製造・輸入に際し，事前の審査制度を設けるとともに，PCB類似の化学物質（難分解性，高蓄積性，ヒトの健康を損なうおそれがある物質）を第一種特定化学物質として規制した．現在では，数回の改正を経て"蓄積性を有さない物質に対する規制"，"生活環境動植物への影響を考慮した審査制度"，"環境中で分解されやすい物質に対する規制"が追加された．現行

化学物質の審査及び製造等の規制に関する法律（化審法）

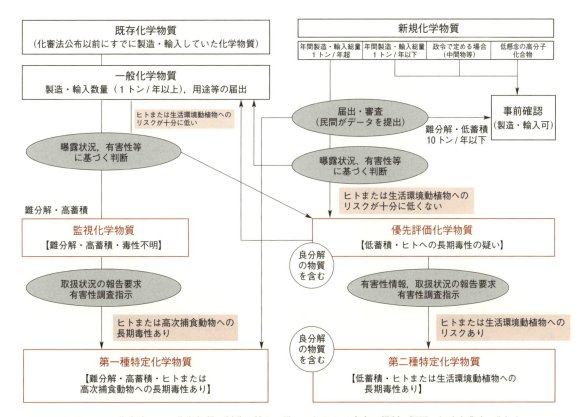

図51・1 化審法による化学物質の製造・輸入に際して行われる審査・規制の概要　経済産業省，"改正化審法について"（2010年）をもとに作成

> **コラム 51・1　POPs に対する世界の取組み**
>
> 　現在，POPs 検討委員会において議論され，その後，COP において新たに指定されたPOPs に対して，ヨーロッパでは新化学品規制（REACH）を施行，米国では化学品規制法（TSCA）に加え，高生産量の化学物質の安全性情報を収集するプログラムを実施している．わが国では，新たに指定されたPOPs に対して，化審法における該当物質を追加・更新することで，国際的な連携体制を整えている．

第一種特定化学物質
監視化学物質
第二種特定化学物質
優先評価化学物質

の化審法による化学物質の製造・輸入に際して行われる審査・規制の概要を図51・1 に示す．現行の化審法では，規制される化学物質を**第一種特定化学物質**（図 52・2），**監視化学物質，第二種特定化学物質，優先評価化学物質**の四つのカテゴリーに分類し，カテゴリーごとに規制を区分している（表 51・1）．化学物質の性状（分解性，蓄積性など）の判定基準として，以下の試験方法が実施される．

【判定試験方法】

　分解性：活性汚泥に含まれる微生物などによる分解性

　蓄積性：魚介類での蓄積性または 1-オクタノール／水分配係数（$P_{o/w}$ 値）の測定（脂溶性の判定）

　長期毒性：反復投与毒性試験，変異原性試験，催奇形性試験など

　生態毒性：藻類成長阻害試験，ミジンコ繁殖試験，ミジンコ急性遊泳阻害試験，魚類急性毒性試験，鳥類の繁殖に及ぼす影響に関する試験など

表 51・1　現行の化審法で規制される化学物質の分類

	性　状	規　制	対象物質（2015 年 4 月 1 日現在）
第一種特定化学物質	1. 難分解性 2. 高蓄積性 3. ヒトまたは高次捕食動物への長期毒性あり	1. 製造・輸入の許可制（事実上禁止） 2. 政令指定製品の輸入禁止 3. 政令指定用途以外での使用の禁止 4. 物質及び政令指定製品の取扱基準適合・表示義務 5. 回収等措置命令	ポリ塩素化ビフェニル（PCB）など 30 種（図 51・2）
監視化学物質	1. 難分解性 2. 高蓄積性 3. ヒトまたは高次捕食動物への毒性が不明	1. 製造・輸入実績数量，詳細用途等の届出 2. 取扱事業者に対する情報伝達の努力義務	酸化水銀など 39 種
第二種特定化学物質	1. 低蓄積 2. ヒトまたは生活環境動植物への長期毒性あり	1. 製造・輸入数量，用途等の届出 2. 必要に応じて製造・輸入予定数量等の変更命令 3. 物質および政令指定製品の取扱技術指針の公表 4. 政令指定製品の表示義務	四塩化炭素 トリクロロエチレン テトラクロロエチレン トリブチルスズ化合物（13 種） トリフェニルスズ化合物（7 種）
優先評価化学物質	1. 低蓄積 2. ヒトまたは生活環境動植物への長期毒性の疑いあり	1. 製造・輸入実績数量，詳細用途等の届出 2. 取扱事業者に対する情報伝達の努力義務 3. 以前の化審法にあった第二種および第三種監視化学物質は廃止．これらからも優先評価化学物質を指定（良分解の物質を含む）	クロロホルム，ジクロロメタン，ベンゼンなど 190 種

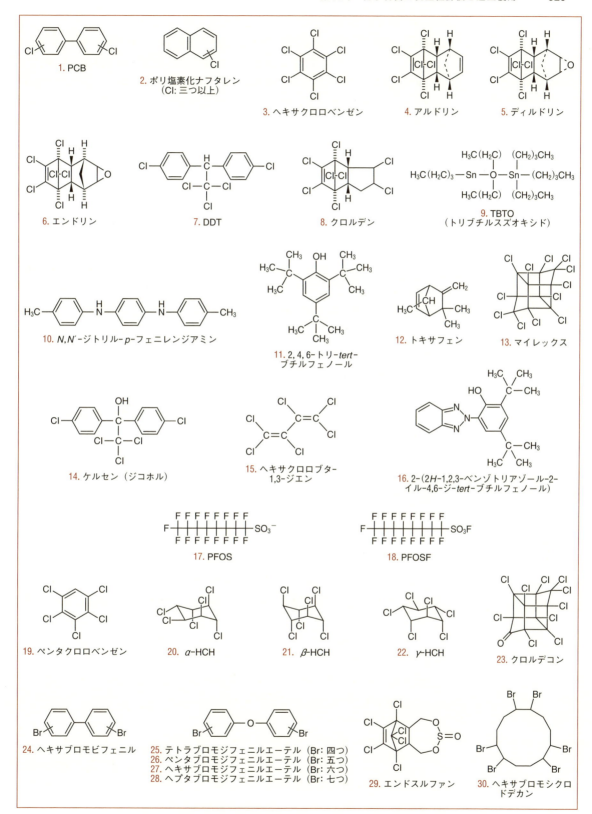

図 51・2　第一種特定化学物質　2014 年 5 月 1 日現在

51・3　化学物質の排出防止・削減などに関する法律

51・3・1　特定化学物質の環境への排出量の把握等及び管理の改善の促進に関する法律（化学物質排出把握管理促進法，化管法）

PRTR制度
pollutant release and transfer register, PRTR

SDS制度

安全データシート
safe data sheet, SDS

【目的，内容】　特定の化学物質の環境への排出量の把握に関する措置（**PRTR制度**）ならびに事業者による特定の化学物質の性状および取扱いに関する情報の提供に関する措置（**SDS制度**）等を講じることにより，事業者による化学物質の自主的な管理の改善を促進し，環境の保全上の支障を未然に防止することを目的とする．事業者は指定化学物質やそれを含む製品を他の事業者に出荷する際に，SDS制度に従って，その相手方に対し**安全データシート（SDS）**を提供することが義務づけられている．

【対象物質】

第一種指定化学物質：下記の①から③のいずれかに該当し，かつ，その使用量からみて広範な地域の環境において継続して存在すると求められる化学物質（462種）

特定第一種指定化学物質

特定第一種指定化学物質：第一種指定化学物質のうち，発がん性，生殖細胞変異原性および生殖発生毒性が認められる化学物質（ダイオキシン類等15種）

第二種指定化学物質

第二種指定化学物質：下記の①から③のいずれかに該当し，かつ，その製造量や使用量の増加により広範な地域の環境において継続して存在することが見込まれる化学物質（100種）

① ヒトの健康を損なうおそれまたは動植物の生息もしくは生育に支障を及ぼすおそれがあるもの
② 自然的作用による化学的変化により容易に生成する化学物質が①に該当するもの
③ オゾン層を破壊し，太陽紫外放射の地表に到達する量を増加させることによりヒトの健康を損なうおそれがあるもの

51・3・2　ダイオキシン類対策特別措置法

＊ SBO 42・5を参照．

【目的，内容】　ダイオキシン類＊による環境の汚染の防止およびその除去等をするため，ダイオキシン類に関する基準を定めるとともに，必要な規制，汚染土壌に係わる措置等を定めることを目的とする．ダイオキシン類の環境基準については，大気の汚染，水質の汚濁（水底の底質の汚染を含む）および土壌の汚染に係わる環境上の条件について，それぞれ基準を設定している．

【対象物質】　ポリ塩素化ジベンゾフラン（PCDF），ポリ塩素化ジベンゾ-p-ジオキシン（PCDD），コプラナーPCB

51・3・3　ポリ塩素化ビフェニル（PCB）廃棄物の適正な処理の推進に関する特別措置法

【目的，内容】　PCB廃棄物の保管，処分等について必要な規制を行うとともに，PCB廃棄物の処理のために必要な体制を速やかに整備することにより，その確実かつ適正な処理を推進することを目的とする．PCB廃棄物の処理については，

脱塩素分解法，還元熱化学分解法等がある．
【対象物質】 PCB，PCBを含む油またはPCBが塗布され，染み込み，付着し，もしくは封入された廃棄物

51・3・4 大気汚染防止法・水質汚濁防止法
【目的，内容】 工場および事業所における事業活動ならびに建築物等の解体等に伴うばい煙，揮発性有機化合物および粉じんの排出，工場および事業所から公共用水域に排出される水の排出および地下に浸透する水の浸透を規制することで，大気の汚染，公共用水域および地下水の水質の汚濁を防止することを目的とする*．

＊ 詳細については，SBO 66を参照．

第14章 化学物質による発がん

> **SBO 52** 発がん性物質などの代謝的活性化の機構を列挙し，その反応機構を説明できる．
> D2(1)③1

発がん性物質，発がん物質
carcinogen

一次発がん物質
primary carcinogen

二次発がん物質
secondary carcinogen

発がん性物質には，化学的な反応性に富み，それ自体がDNAを修飾してがんを誘発する**一次発がん物質**（直接作用性発がん物質）と化学的に安定で，それ自体は生体高分子の求核性官能基（Nu−H）と直接反応しないが，生体内で代謝を受けてはじめてDNAを修飾してがんを誘発する**二次発がん物質**（発がん前駆物質）がある．

大部分の一次発がん物質はエポキシド，ハロアルカンなどのアルキル化剤（親電子剤）であり，たとえば，化学試薬であるグリシドアルデヒドやジエポキシブタン，ジメチル硫酸やヨウ化メチル，毒ガスとして使用されたイペリットやナイトロジェンマスタードなどである．

ヒトにおける化学物質による発がんは，生活環境中で安定に存在することができる二次発がん物質によるものが大部分である．二次発がん物質は生体内において1段階あるいは数段階の代謝によって化学反応性に富む活性代謝物（**究極発がん物質**）へ代謝的活性化される．これらの活性代謝物は遺伝子に作用して突然変異を誘発するイニシエーター活性をもっている．

究極発がん物質
ultimate carcinogen

52・1 二次発がん物質と代謝的活性化機構
52・1・1 エポキシドを活性本体とする発がん性物質

炭素−炭素二重結合をもつ二次発がん物質は数多く知られている．塩化ビニル，トリクロロエチレン，アフラトキシン類，多環芳香族炭化水素類などである．こ

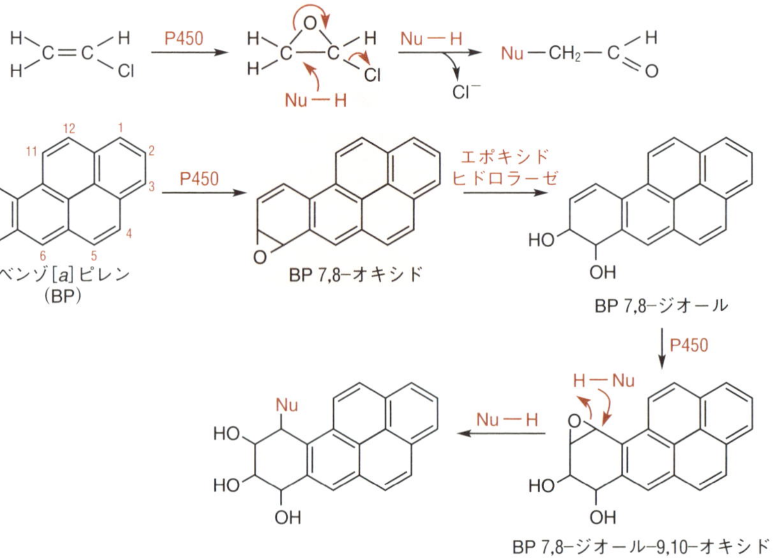

図52・1 エポキシドを活性本体とする発がん性物質の代謝的活性化経路　Nu−H：DNA

れらは，P450 あるいは P450/エポキシドヒドロラーゼによって代謝的活性化され，反応性に富むエポキシドを生成し DNA と付加体を形成する（図 52・1）．

52・1・2　アルキルジアゾヒドロキシドを活性本体とする発がん性物質

ジメチルニトロソアミン，サイカシンおよびタバコ特異的ニトロソアミン（NNK）などがこれに属する．ジアルキルニトロソアミンあるいは NNK の代謝的活性化は，P450 による N の α 炭素に対する酸素導入によって開始される．これに対し，ソテツの実の食用デンプン中に含まれる発がん性グリコシドであるサイカシンの場合は，腸内細菌の β-グリコシダーゼによって加水分解を受け，比較的不安定なアゾキシメタノールを生じる．このものは，非酵素的にホルムアルデヒドを放出し，ついでメチルジアゾヒドロキシドとなり，ただちにメチルカルボニウムイオンを放出し，DNA をアルキル化（この場合はメチル化）する（図52・2）．

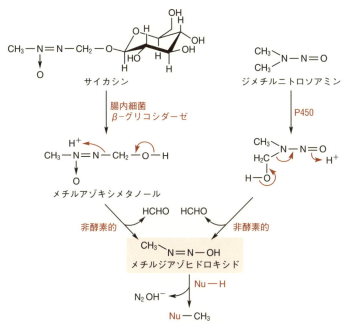

図 52・2　アルキルジアゾヒドロキシドを活性本体とする発がん性物質の代謝的活性化経路
Nu−H: DNA

52・2・3　ヒドロキシアミンエステルを活性本体とする発がん性物質

芳香族アミン類，たとえば 2-ナフチルアミン，2-アミノフルオレン（AF）やその N-アセチル体（AAF），o-トルイジン，ベンジジンなどは古くから膀胱または肝臓にがんを誘発する作用をもつことが知られている．これら発がん性芳香族アミンは P450 によって N-ヒドロキシ化を受け，ついで第Ⅱ相反応であるアセチル抱合，硫酸抱合，グルクロン酸抱合などを受けて代謝的活性化される（図52・3）．これら抱合体の抱合残基は脱離基として働き，ニトレニウムイオンおよびカルボニウムイオンを生じ，DNA やタンパク質などの生体内の求核性官能基

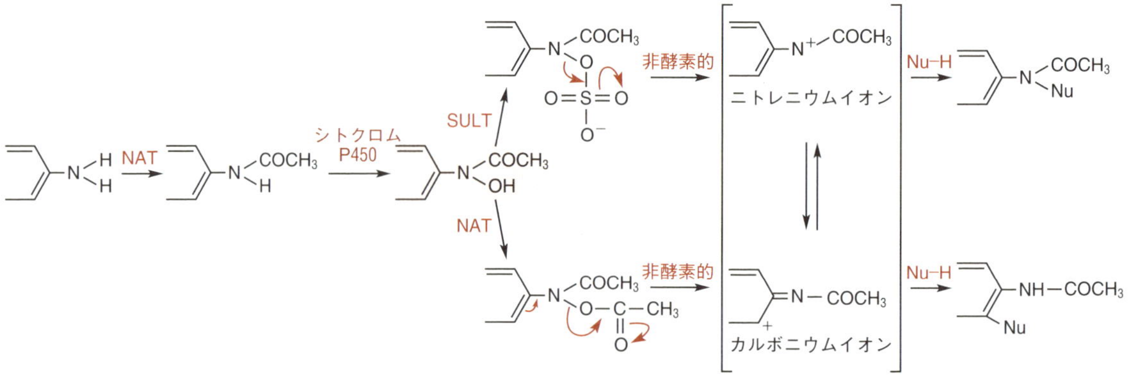

図 52・3 ヒドロキシアミンのエステルを活性本体とする発がん性物質の代謝的活性化経路　NAT: N-アセチルトランスフェラーゼ，SULT: スルホトランスフェラーゼ，Nu−H: 核酸，タンパク質などの求核官能基

と反応して付加体を形成する．

　また，肉や魚を焼いて調理した際に生成する発がん性複素環アミン類〔Trp-P-2，イミダゾキノリン (IQ)，メチルイミダゾキノリン (MeIQ) および MeIQx など〕も上記の芳香族アミンと同様，P450 で酸化され N-ヒドロキシ体に変換され，さらにエステル化されて活性本体になる．N-OH-Trp-P-2 の活性化には O-アセチル化のほか，プロリル-tRNA シンテターゼによる O-プロリル化も関与している．また，4-ニトロキノリン 1-オキシドもニトロ基が NAD(P)H-キノンオキシドレダクターゼ（DT-ジアホラーゼ）で還元され，ヒドロキシアミン体となり，さらにアミノアシル-tRNA シンテターゼによりエステル化され活性本体となる．

52・2・4　ベンジルアルコール型硫酸エステルを活性本体とする発がん性物質

　ベンゾ[a]アントラセン (BA) はほとんど発がん性を示さないが，その 7 位または 12 位（L-領域）にメチル基を導入すると強力な発がん性を示すようになり，たとえば 7,12-ジメチル-BA (DMBA) の発がん性の強さはベンゾ[a]ピレンよりも強く，多環芳香族炭化水素中で最強となる．同様のメチル基導入による発がん性強度の増強作用は，タバコ煙中に見いだされる 5-メチルクリセンとクリセンおよびアントラセンと 9,10-ジメチルアントラセンの関係においても認められる．このメチル基導入に伴う発がん増強効果は，P450 によるメチル基の酸化により生成するアリールメタノールが，スルホトランスフェラーゼ (SULT) により硫酸抱合を受けて生成した反応性に富む硫酸エステルによって説明ができるとされている（図 52・4）．

52・2・5　グルタチオン抱合体を活性本体とする発がん性物質

　穀類貯蔵倉庫内のくん蒸剤として使用される 1,2-ジブロモエタンは，グルタチオン S-トランスフェラーゼ (GST) によるグルタチオン抱合反応によって代謝的活性化される．1,2-ジブロモエタンは酵素作用により，1 分子のグルタチオン

抱合を受けると，S原子の求核作用により，隣接するBr置換炭素との分子内求核置換反応の進行とともに，活性中間体（エピスルホニウムイオン）を生成する（図52・5）．

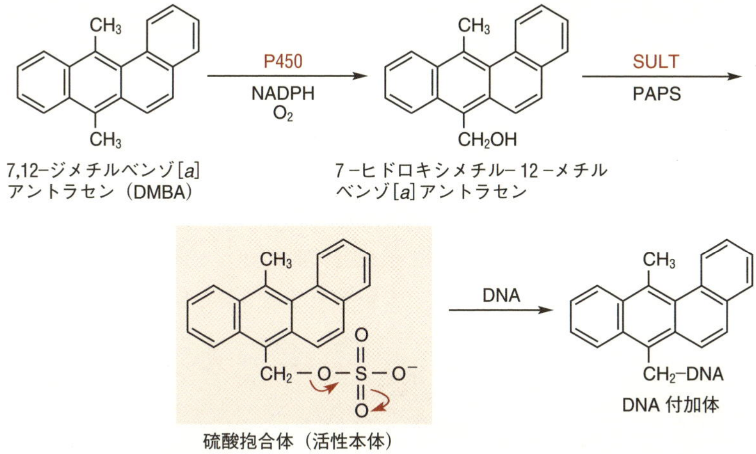
CH3
P450
NADPH
O2
SULT
PAPS
7,12–ジメチルベンゾ[a]アントラセン（DMBA）
CH2OH
7–ヒドロキシメチル–12–メチルベンゾ[a]アントラセン
CH2–O–S–O−
DNA
CH2–DNA
硫酸抱合体（活性本体）
DNA付加体

PAPS：3′-ホスホアデノシン，5′-ホスホ硫酸

図52・4　ベンジルアルコール型硫酸エステルを活性本体とする発がん性物質の代謝的活性化経路

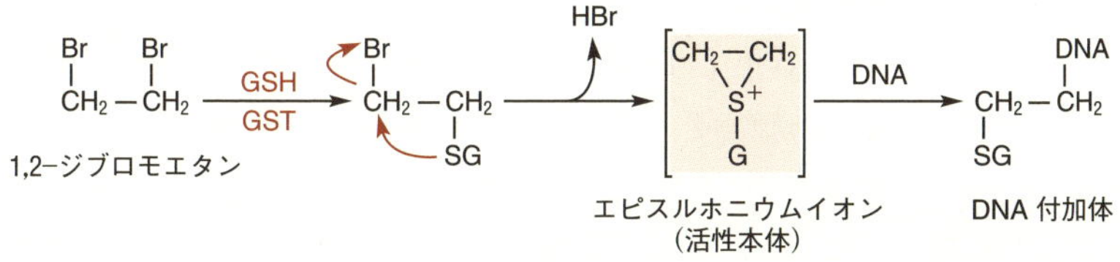
Br
CH2 — CH2
1,2–ジブロモエタン
GSH
GST
SG
HBr
S+
G
DNA
エピスルホニウムイオン（活性本体）
DNA付加体

図52・5　グルタチオン（GSH）抱合体を活性本体とする発がん性物質の代謝的活性化経路

SBO 53 遺伝毒性試験（エイムス試験など）の原理を説明できる．
D2(1)③2

53・1 遺伝毒性

遺伝毒性　genotoxicity

遺伝毒性とは，直接または間接的に遺伝子またはDNAに変化を与え，細胞または個体に悪影響をもたらす性質のことをいう．たとえば，タバコの煙に含まれる遺伝毒性物質は体内で代謝的活性化され，DNA損傷やDNA鎖切断をひき起こし，染色体複製の際に突然変異誘発の原因となる．この突然変異が細胞分裂に関与する遺伝子に起こると，細胞の増殖制御に異常が生じ，がん化が促進されるようになる．また，この突然変異が生殖細胞に起こると，遺伝子や染色体の変化が細胞や個体のみならず次世代へ大きな影響を与えることになる（図53・1）．

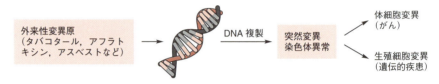

図53・1　化学物質による遺伝毒性

53・2 遺伝毒性試験

遺伝毒性試験　genotoxicity test

　化学物質の遺伝毒性を検出するために考案された試験法で，細菌や哺乳類培養細胞などを用いた*in vitro*試験とマウス，ラットなどの個体を用いた*in vivo*試験がある．*in vitro*試験は簡便，低コスト，迅速に化学物質の遺伝毒性を検出できるメリットがあるのに対し，*in vivo*試験は，化学物質の吸収，分布，代謝，排泄といった体内動態を反映した結果が得られるためヒトに対するリスク評価にとってきわめて重要な情報が得られる．世界保健機関／化学物質安全性国際プログラム（WHO/IPCS）では，"遺伝毒性"と"変異原性"を区別し，遺伝毒性はDNA損傷誘発そのものやDNA損傷に基づく広義の毒性（突然変異だけでなく，不定期DNA合成，姉妹染色分体交換，DNA鎖切断の誘発を含む）をさし，**変異原性**は狭義の遺伝毒性（遺伝子突然変異や染色体異常の誘発など娘細胞や次世代にゲノムの変化が伝わる毒性）としている．一般に，遺伝毒性試験はいくつかの*in vivo*および*in vitro*試験を組合わせて実施されるが，ここでは農薬，医薬品，食品添加物のガイドラインで最近推奨されている代表的な遺伝毒性試験の原理について示す．

変異原性　mutagenicity

変異原性試験　mutagenicity test

53・2・1 変異原性試験

1) *in vitro* 試験

　細菌を用いる復帰突然変異試験

　Salmonella enterica serovar Typhimurium（一般に *Salmonella* Typhimuriumとよばれる）の複数の変異株を組合わせて用いる試験法（**エイムス試験**）が最も汎

エイムス試験　Ames test

用されている．Salmonella Typhimurium 変異株（サルモネラ属菌と略す）としては，**塩基対置換変異**を検出する TA1535, TA100, **フレームシフト変異**を検出する TA1538, TA98 などがある．これら変異株は，いずれもヒスチジン生合成に関与する酵素遺伝子（hisG, hisD）に変異があり，ヒスチジンを含まない培地上では生育できない（his$^-$，ヒスチジン要求性）．しかし，化学物質によって当該遺伝子に変異が起こるとヒスチジン合成ができるようになり（His$^+$，ヒスチジン非要求性），ヒスチジンを含まない培地上でコロニーを形成できる．ヒスチジン要求性の his$^-$ の変異株を化学物質で処理した後，生じた His$^+$ 復帰コロニー数を計測することにより，化学物質の変異原性を検出する（図 53・2，表 53・1）．このように試験菌株の表現型がヒスチジン要求性（his$^-$）から野生型の非要求性（His$^+$）に復帰するため，**復帰突然変異試験**とよばれる．なお，これら変異株では細胞壁構成成分のリポ多糖類の生合成に関与する遺伝子（rfa）に欠損があり化学物質の膜透過性が高められ，さらに，ヌクレオチド除去修復に関与する uvrB 遺伝子が欠損しているため遺伝毒性物質に対する感受性が高くなっている．また，TA100, TA98 には DNA 損傷を効率よく突然変異に転換させるために，アンピシリン耐性プラスミドである pKM101 が導入されている．

塩基対置換変異 base pair substitution mutation

フレームシフト変異 flameshift mutation

復帰突然変異試験 reverse mutation test

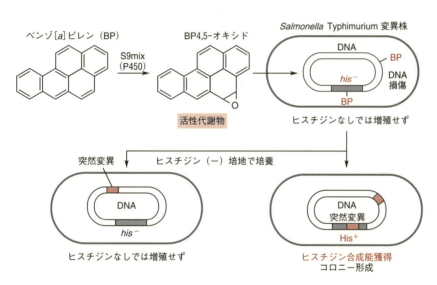

図 53・2　エイムス試験の原理

表 53・1　サルモネラ属菌の遺伝子変異

菌　株	遺伝子	変異型（his$^-$）		復帰変異型（His$^+$）
TA100	hisG46： ATP ホスホリボシル トランスフェラーゼ	CCC：Pro （不活性酵素）	C>A →	塩基対置換型変異 CTC：Leu （活性酵素）
TA98	hisD3052： ヒスチジノール デヒドロゲナーゼ	－GCG－GAC－ACC－ GCC－GG－ （不活性酵素）	－GC →	フレームシフト型変異 －GGA－CAC－CGC－ CGG－ （活性酵素）

遺伝子突然変異試験
gene mutation test

哺乳動物細胞を用いる**遺伝子突然変異試験**

チャイニーズハムスター細胞（CHO，CHL，V79）によるHPRT試験，マウスリンフォーマL5178Y細胞あるいはヒトTK6細胞によるTK試験がある．これらの試験法は，特定の遺伝子座で変異を起こした細胞だけが生存できる特殊な培地（選択培地）を用いて，変異細胞のコロニー数を調べる方法で，前者は，プリン塩基のサルベージ経路（再利用経路）に関与するヒポキサンチン-グアニンホスホリボシルトランスフェラーゼ（HPRT，あるいはHGPRT）をコードする遺伝子，後者はチミジンキナーゼ（TK）をコードする遺伝子の変異を指標とした試験である．野生型のチャイニーズハムスター細胞中のHPRTは，核酸の分解などにより生成されるヒポキサンチン，グアニンとホスホリボシル二リン酸との反応を触媒し，ヌクレオチドの生成に寄与しているが，この野生型の細胞に対して，ヒポキサンチンあるいはグアニンの構造アナログであり毒物である8-アザグアニンあるいは6-チオグアニンを添加すると，これらアナログはHPRTによりホスホリボシル化され，核酸に取込まれ細胞は死滅する．これに対し，突然変異によりHPRT遺伝子機能が欠損したHGPR欠損細胞では，これらアナログをホスホリボシル化できず核酸に取込まれないために細胞が生存することができるようになる．このようにHPRT試験は，HPRT遺伝子機能が欠損し8-アザグアニンあるいは6-チオグアニンに対して細胞が耐性になること（**前進突然変異**）を利用して化学物質の変異原性を検出する試験法である．また，TK試験は，チミジンキナーゼをコードするTK遺伝子機能が欠損しトリフルオロチミジンに対して耐性となることを利用して化学物質の変異原性を検出する試験法である．なお，HPRT試験は，塩基置換や小さな欠失や挿入型の変異を検出することができるが，HPRT遺伝子がX染色体上に存在するため染色体異常として大きな欠失は検出できない．これに対して，TK試験では，TK遺伝子が常染色体に存在していることから，染色体レベルの大きな欠失変異が生じた場合は，正常な細胞コロニーの増殖速度を示す遺伝子突然変異に比べ増殖の遅延が生じ，両者の識別が可能である．

前進突然変異
foward mutation

染色体異常試験
chromosome aberration test

哺乳培養細胞を用いる**染色体異常試験**

チャイニーズハムスター細胞（CHO，CHL），ヒト末梢血リンパ球細胞が用いられる．細胞を化学物質で処理した後，細胞周期の最初のM期で停止し，光学顕微鏡により染色体の構造異常および数（倍数体）的異常を調べる．この試験では，遺伝性染色体異常の前駆体を観察することになる．

小核試験
micronucleus test

in vitro 小核試験

種々のげっ歯類細胞のほか，ヒト末梢血リンパ球の初代培養細胞が用いられる．これらの細胞に対し，化学物質を処理した後，細胞分裂あるいは核の分裂を終了させる．このとき，染色体の構造異常に由来する動原体をもたない染色分体や，分裂装置に異常が起こったため娘核に取込まれなかった染色分体は，細胞質中に小さな核（小核）を形成する（図53・3）．この小核を染色した後，顕微鏡で検出して，その出現頻度を測定することで化学物質の染色体異常誘発性を知ることができる．

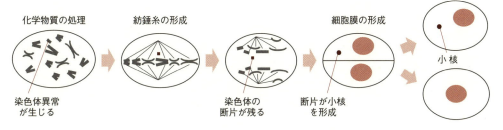

図 53・3　染色体異常と小核の形成過程

2) in vivo 試験

<u>トランスジェニックマウス，ラット変異原性試験</u>

　マウスあるいはラットの受精卵に突然変異のレポーター遺伝子（*lacZ*, *lacI*, あるいは *gpt*, *red/gam*）を組込んだλファージ DNA をマイクロインジェクションすることにより，全身の細胞にレポーター遺伝子をもつトランスジェニックマウスとラットが樹立されている．このトランスジェニック動物を化学物質で処理した後，各種の臓器（肝臓，胃，大腸，骨髄など）からゲノム DNA を抽出し，ゲノム DNA に組込まれた導入遺伝子を *in vitro* パッケージング法によってファージ粒子として回収し，これを大腸菌に感染させ，突然変異をもったレポーター遺伝子をλファージまたは大腸菌の変異体として検出することによって動物の体内（*in vivo*）で起こった変異を調べることができる．検出された変異体の数を，回収したレポーター遺伝子の数（λファージまたは大腸菌の総数）で割って，突然変異体頻度を算出する（図 53・4）．

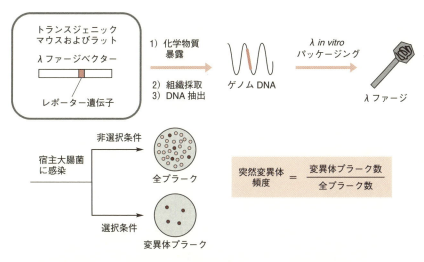

図 53・4　トランスジェニック動物を用いた *in vivo* 突然変異検出系

<u>*in vivo* 小核試験</u>

　マウスあるいはラットに対し化学物質を投与し，骨髄あるいは末梢血中の幼若赤血球の中における小核をもった細胞の比率を測定することで化学物質の変異作用を調べることができる．すなわち，核をもたない赤血球はその成熟過程で脱核

し主核を細胞外に放出する．しかしながら，染色体の構造異常や細胞分裂の異常により主核に取込まれなかった小核は細胞質中に残存することとなり，この小核を染色した後，その出現頻度を測定する．この試験が陽性であった場合は，被験物質が in vivo において染色体異常を誘発することを示す．

表53・2 遺伝毒性試験の位置づけ

	遺伝子突然変異の検出系	染色体異常の検出系
in vitro 試験	細菌を用いる 復帰突然変異試験 （エイムス試験） 哺乳動物細胞を用いる 遺伝子突然変異試験 （HPRT試験）	培養細胞を用いる 染色体異常試験 小核試験
in vivo 試験	トランスジェニック動物を用いる 遺伝子突然変異試験	ラット，マウスの骨髄細胞を用いる 小核試験

SBO 54 発がんに至る過程（イニシエーション，プロモーションなど）について概説できる．

D2(1)③3

"ヒトのがんの大部分が環境中の化学発がん性物質による"という根拠を与えたのは疫学的研究である．たとえば，喫煙と肺癌との関連などはその一例である．また，喫煙と肺癌の発生についての疫学的調査において*，喫煙者数の増加と肺癌の発生数の増加との間には20年ほどの遅れがあり，このことより化学発がん性物質の曝露から肺癌発生までには長い期間を要することが示されている．

* SBO 5・2 を参照．

マウス皮膚癌の発生のモデル実験によって，化学物質による発がんには，イニシエーションとプロモーションの二つの異なった過程が関与するという，**発がん二段階説**が示された．その後，ヒト大腸癌の形成過程における病理学的研究により，がん化した細胞がさらに浸潤や転移する悪性な進行大腸癌へと進展するプログレッション過程が存在することが示され，**発がん多段階説**が提唱されている（図54・1）．化学物質による発がん機序について，1) イニシエーション，2) プロモーション，3) プログレッション，そして 4) がん遺伝子とがん抑制遺伝子に分けて概説する．

発がん二段階説

発がん多段階説

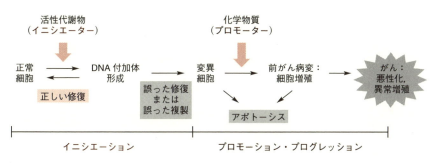

図54・1　化学物質による発がん機序

54・1　イニシエーション

大部分の化学発がん性物質は，体内に取込まれたあと薬物代謝酵素によって代謝的活性化を受け反応性に富む親（求）電子性代謝物へと変換されたのち，正常体細胞の核染色体のDNA塩基を化学修飾する．しかしながら，化学修飾されたDNAの多くは，細胞自身がもつDNA修復酵素により除去修復され，細胞は正常化する．したがって，この細胞の突然変異を誘発するDNA修飾は，DNA複製エラーやDNA修復エラーを誘導するものに限る．このような，最初の化学発がん性物質による核染色体DNAの修飾とこれによって誘起される変異細胞形成までの過程を**イニシエーション**という．そして，イニシエーションに関わる物質を**イニシエーター**とよぶ．

イニシエーション
initiation

イニシエーター
initiator

54・2　プロモーション

マウス皮膚癌の発生のモデル実験では，あらかじめ剃毛した背部皮膚に強力な

化学発がん性物質である 7,12-ジメチルベンゾ[a]アントラセン（DMBA）を 1 回だけ塗布し，その後同一部位にクロトン油あるいはその主成分である 12-O-テトラデカノイルホルボール 13-アセテート（TPA）を週 2 回塗布し続けると，100％のマウスに皮膚癌が発生するようになる．しかしながら，DMBA を単独で 1 回あるいは TPA だけを塗布しつづけても皮膚癌は発生しない（図 54・2）．この結果は，DMBA の 1 回の塗布によって投与部位の正常細胞が変異細胞となり（イニシエーション），さらにその変異細胞が TPA の塗布によってがん細胞へと変化したことを示す．この変異細胞からがん細胞の形成を助長・促進する過程が**プロモーション**である．この場合の DMBA をイニシエーター，クロトン油あるいは TPA を**発がんプロモーター**とよぶ．この皮膚発がん誘発実験によって，化学発がんは，イニシエーションとプロモーションの二つの異なった過程に分けられるという発がん二段階説が提唱された．その後この二段階説は，肝臓，膀胱，大腸などの各臓器の発がんにおいても相当することが報告され，フェノバルビタール（肝癌），サッカリンナトリウム（膀胱癌），デオキシコール酸（大腸癌）など，いくつもの臓器選択的な発がんプロモーターが明らかにされた（図 54・3）．

プロモーション
promotion

発がんプロモーター
tumor promotor

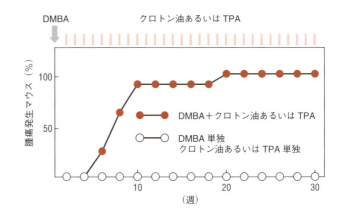

図 54・2　マウスによる発がん二段階実験　B. L. Van Duuren, A. Sivak, A. Segal, I. Seidman, C. Katz, *Cancer Res.*, 33, 2166–2172 (1973) をもとに作成

54・3　プログレッション

大腸の一部の正常粘膜から**ポリープ**とよばれる隆起性病変（良性腫瘍）が生じ，この段階で切除せずに放置するとポリープは徐々に増大し，異型ポリープを経て大腸癌となる．さらにこれを放置すると周囲組織に浸潤し，遠隔臓器へ転移する進行大腸癌へ進展する．この多段階変化の各段階には，特定の遺伝子，DNA 異常が対応することが明らかにされている．このようにプロモーション過程を経て形成されたがん細胞が，複数の遺伝子変異と発現異常の蓄積を伴いながら悪性度を増す方向で進行がんへ進展する過程を**プログレッション**という．

ポリープ　polyp

プログレッション
progression

54・4　がん遺伝子とがん抑制遺伝子

正常細胞は所属組織内で遺伝的に調節されて，あらかじめプログラム化された時間内で自然死（アポトーシス）し，形質を同じくする次世代細胞と置き換わる．しかしながら，がん細胞はアポトーシスに関わる遺伝子の変異によって，その制

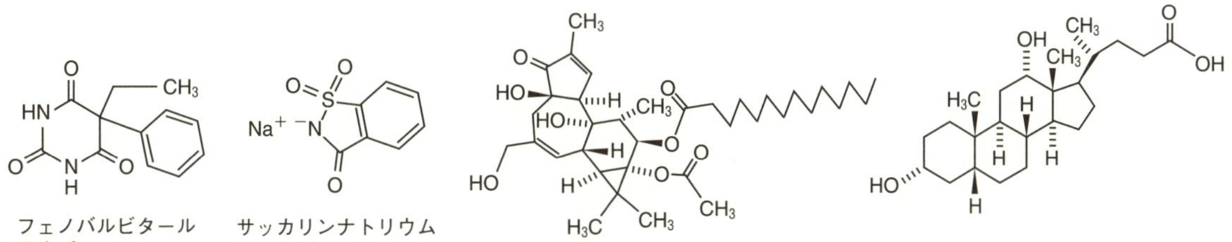

フェノバルビタール
肝癌プロモーション

サッカリンナトリウム
膀胱癌プロモーション

12-O-テトラデカノイルホルボール
13-アセテート（TPA）
皮膚癌プロモーション

デオキシコール酸
（二次胆汁酸）
大腸癌プロモーション

図 54・3 代表的な発がんプロモーターとその臓器選択的作用

御が不調となるため，死に至るまでの時間が長く不定期となり，このことががん組織の高度な増殖性の主因の一つとなっている．がん組織は，正常組織には普段は見いだされないか，見いだされてもごくわずかであるいくつものタンパク質を異常に多く産生している．がん細胞を特徴づけるこれらタンパク質の機能と構造を明らかにすることからがん遺伝子の研究がスタートした．現在までにこれらがん細胞に特徴的に発現するタンパク質をコードする多くのがん遺伝子が明らかになり，これらの遺伝子のすべてが正常細胞染色体中に元来存在していることから，活性化される前のがん遺伝子は**がん原遺伝子**とよばれる．これらがん原遺伝子は，細胞の分化や複製に必須のものであるが，突然変異や染色体異常などに伴って常時活性化された状態になるとがん細胞特有の増殖を誘導する．このようにがん細胞で活性化され，その遺伝子産物が細胞の増殖や悪性化を促す遺伝子を**がん遺伝子**という．一方，正常細胞で機能している遺伝子が，がん細胞では突然変異により機能せず，細胞のがん化に関わっていることも知られている．このような遺伝子を**がん抑制遺伝子**という．なお，代表的ながん遺伝子としては，ニワトリのラウス肉腫からがん遺伝子として最初に見いだされた *src* 遺伝子のほか，*ras* 遺伝子，*myc* 遺伝子，*fos* 遺伝子，*jun* 遺伝子などいくつもの遺伝子が知られている．一方，がん抑制遺伝子としては遺伝性の網膜芽細胞腫から最初に見いだされた *Rb* 遺伝子のほか，代表的なものとしては *p53* 遺伝子，*APC* 遺伝子，*DCC* 遺伝子など多くの遺伝子が知られている．

　ヒト大腸癌を例に，がん遺伝子（K-*ras*）の活性化とがん抑制遺伝子（*APC*，*p53* ならびに *DCC*）の変異・消失とがんの進展に伴う病理学的変化との関連性について示す（図 54・4）．

がん原遺伝子
proto oncogene

がん遺伝子　oncogene

がん抑制遺伝子
tumor suppressor gene

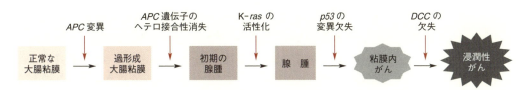

図 54・4　ヒト浸潤性大腸がんの形成と遺伝子異変

第 15 章　放射線の生体への影響

> **SBO 55**　電離放射線を列挙し，生体への影響を説明できる．
> D2(1)④1

電離放射線 (ionizing radiation)：通常，放射線と記述された場合には，電離放射線のことをさす．

放射性同位元素 (radioisotope)：RI と略される場合が多い．

壊変　decay

放射能　radioactivity

　電離放射線の生体への影響を説明するうえで，"放射性同位元素"，"放射能"，"電離放射線" という三つの用語を正確に理解しておくことが重要である．この用語のうち，**放射性同位元素**（RI）は，通常の元素と同様に原子核と電子から構成されるが，その原子核は不安定であるため，**壊変**して他の原子核に変わる性質をもつ．放射性同位元素のこのような性質を**放射能**と称している．また，その壊変の際には原子核内から電離放射線が放出される．ここで放出される放射線は，直接あるいは間接的に物質を電離させる．なお，放射性同位元素を起源とする電離放射線以外に，加速器やX線管などから放出される電離放射線もある．ここでは，電離放射線全般の生体への影響について学ぶ．

55・1　電離放射線の種類

粒子線　particle beam
荷電粒子線　charged particle beam
非荷電粒子線　uncharged particle beam

　電離放射線には多くの種類があり，電磁波と**粒子線**とに大きく分類される．さらに粒子線は，α線，β⁻線，β⁺線のように電荷をもつ**荷電粒子線**と，中性子線のような電荷をもたない**非荷電粒子線**とに分けられる．なお，γ線とX線はともに電磁波であるため，その性質で区別することはできないが，原子核内から放射される放射線をγ線，原子核外で発生する放射線をX線とし，その起源に基づいて両者を区別している．図 55・1 には，代表的な電離放射線をまとめた．

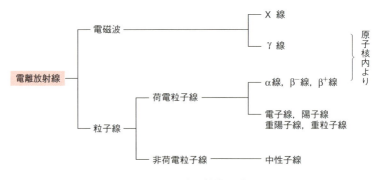

図 55・1　電離放射線の種類

α線　alpha rays

　a. α 線　α線の本体はヘリウム (He) の原子核から成る粒子で，+2 の電荷をもつ．α壊変により，光速の 10 分の 1 に近い速度で放出されるため運動エネルギーは，同じ荷電粒子線のβ線に比べてはるかに大きい．物質中を進行するとき電離および励起作用によってそのエネルギーを失うが，β⁻線に比べて，散乱は少なく，飛程もはるかに短く，停止するまでほとんど直進する．これらの性質から，紙 1 枚でも容易に遮蔽することができるが，α壊変核種が体内に取込まれると，360 度方向に放出されるα線による臓器や組織の損傷の程度は大

きいため，α壊変核種を体内に入れないように細心の注意が必要である．

b. β⁻線 β⁻線の本体は**陰電子**（e⁻）で，−1の電荷をもつ．β⁻壊変によって原子核内からβ⁻粒子として放出される．その質量は，α粒子に比べてはるかに小さいが，光速の2分の1に近い速度で運動するため，原子の近くを通過するとき，電離作用や励起作用によってそのエネルギーを失う．特に，β⁻粒子が，正電荷をもつ原子核の近傍を通過する際に減速されたり方向を変える際に，相当するエネルギーを電磁波として放射する現象を**制動放射**という．β⁻線の遮蔽では，この制動放射の発生を防ぐために，通常，原子量の小さい原子から成るプラスチック板などが遮蔽に使用されている．

c. β⁺線 β⁺線の本体は**陽電子**（e⁺）で，+1の電荷をもつ．β⁺壊変によって原子核の中からβ⁺粒子として放出される．放出されたβ⁺粒子の飛程は，周囲の陰電子との相互作用により短く，最終的に陰電子と結合し消滅する．その際に，電子の質量に相当する511 keVの2本の電磁波を180度方向に放出する．この性質を利用して，PETが開発された．現在，臨床現場で利用されているβ⁺線放出核種は，サイクロトロンを用いて人工的に製造されている．

d. γ線 γ線は電磁波の一種で，紫外線，可視光線，赤外線などと本質的には同一である．ただ，α壊変やβ⁻壊変によって励起状態となった核が定常状態に戻る際に，その励起エネルギーをγ線として放出するといった原子核内の現象に付随して放射される電磁波という点で，他のものと区別される．また，その波長は，紫外線よりもさらに短いため，エネルギーは大きい．物質中を通過する際に，光電効果，コンプトン散乱，光電効果によってそのエネルギーを失う．γ線は，物質を直接電離させることはできないが，物質との相互作用によって発生した荷電粒子によって，間接的に物質を電離することができるので，**間接電離放射線**として区分される．それに対し，α線やβ⁻線は，物質を直接電離することができるので，**直接電離放射線**に分類される．γ線の物質透過力は高く，原子量の大きい鉛版などが遮蔽材として使用される．

e. X線 X線も電磁波の一種で，その性質は，γ線と本質的な違いはないが，それぞれの起源によって区別される．γ線は，原子核内の現象に付随して原子核内から放出されるのに対し，X線は原子核外で発生する電磁波である．

f. 中性子線 中性子線の本体は，原子核を構成する二つの核子のうちの一つで，無電荷の粒子である．原子炉内などの限定された場所で，ウランなどの核燃料が核分裂した際に発生する．無電荷の粒子線なので，物質と電気的相互作用を起こすことがなく，その透過力は非常に大きい．中性子線の遮蔽には，水素を多く含む物質，たとえば水，パラフィン，コンクリートなどが用いられる．また，原子核に吸収されやすく，他の原子を放射性同位体に変えてしまう**放射化**という性質ももっている．

g. その他の荷電粒子線 α線，β⁻線，β⁺線は，RIに由来する荷電粒子線であるが，それ以外にも電子，陽子，He原子核，炭素原子核などといった荷電粒子を，加速器で光速に近い速度まで加速することによって，電離放射線とすることができる．一般に，He原子核より重い荷電粒子を本体とする粒子線を**重**

β⁻線　beta-minus rays
陰電子　electron

制動放射　bremsstrahlung

β⁺線　beta-plus rays
陽電子　positron

PET（positron emission tomography）：陽電子断層撮像法

γ線　gamma rays

間接電離放射線　indirectly ionizing radiation
直接電離放射線　directly ionizing radiation

X線　X rays

中性子線　neutron beam

放射化　radioactivation

重粒子線　heavy ion beam

粒子線とよんでいる．重粒子線をがん病巣にねらいを絞って照射した場合，がん病巣周囲の正常組織の損傷を低減させることが可能になるため，重粒子線治療法として期待されている．

55・2 電離放射線による被曝と生体への影響
55・2・1 線　　量

被曝　exposure
吸収線量　absorbed dose
等価線量　equivalent dose
実効線量　effective dose

グレイ　gray, Gy

人体が放射線を浴びることを**被曝**という．この被曝時に受ける効果を表すために用いる基本的な放射線量が，**吸収線量**（D），さらに，生物学的影響を表すために，**等価線量**と**実効線量**という放射線量の概念が導入されている．

a. 吸収線量　　放射線を照射された物質が，単位重量当たりに吸収したエネルギーを吸収線量という．物質1 kg 当たりに，1 ジュール〔J〕のエネルギーを吸収した際に，その物質の受けた線量を1 グレイ〔Gy〕と定義している．吸収線量は，放射線の種類，物質の種類に関係なく使用されるが，吸収物質は明記することになっている．多くは水の吸収線量で表現し，その場合は通常，物質名を省略する．

b. 等価線量　　吸収線量が同じ場合でも放射線が人体に与える影響は，放射線の種類やエネルギーの違い，また放射線を受ける組織や臓器によって大きく異なる．等価線量（H_T）は，放射線防護の観点から，被曝の程度を評価するために導入された概念で，以下の式に示すように，吸収線量に**放射線加重係数**（W_R）（表55・1）を掛けて求める．

放射線加重係数
radiation weighting factor

$$H_T = D \times W_R$$

† 表55・1の注: ICRPの2007年勧告では，中性子線の影響を連続的に表す方式に変更された．よって，1990年の勧告値を参考として下に示す．

$E < 10$ keV	5
10 keV $< E <$ 100 keV	10
100 keV $< E <$ 2 MeV	20
2 MeV $< E <$ 20 MeV	10
20 MeV $< E$	5

表55・1　放射線加重係数の勧告値[a]

放射線の種類	放射線加重係数（W_R）
γ線，X線　（光子）	1
β線　（電子）	1
陽子線	2
α線，重イオン線	20
中性子線	2.5〜20[†]

a) 出典: 日本アイソトープ協会 編，"国際放射線防護委員会の2007年勧告" p.59

シーベルト　sievert, Sv

H_T の単位は，**シーベルト**〔Sv〕が使用されている．γ線，X線およびβ線のW_Rは1であるため，1 Gy の被曝の場合には1 Sv の等価線量となる．一方，W_R の値が20のα線により被曝した場合には，γ線やβ⁻線による被曝の場合と同一の吸収線量でも，20倍の等価線量となり，生体影響は非常に大きくなる．

c. 実効線量　　全身にわたる被曝を評価するために実効線量（E）が導入された．Eは，以下の式に示すように，組織・臓器当たりの等価線量に，**組織加重係数**（W_T）を掛け，全身の組織・臓器の値を合計して算出する．なお，W_T は，その組織が被曝した際の損傷割合を全身の損傷に対して算出したものである（表55・2）．E の単位にも，シーベルト〔Sv〕が使用されている．

組織加重係数
tissue weighting factor

$$E = \sum_T (W_T \times H_T)$$

表 55・2 組織加重係数の勧告値[a]

組織	W_T	ΣW_T
骨髄（赤色），結腸，肺，胃，乳房，残りの組織[†]	0.12	0.72
生殖腺	0.08	0.08
膀胱，食道，肝臓，甲状腺	0.04	0.16
骨表面，脳，唾液腺，皮膚	0.01	0.04
合　計		1.00

a) 出典：日本アイソトープ協会 編，"国際放射線防護委員会の 2007 年勧告" p. 59
† 副腎，胸郭外（ET）領域，胆嚢，心臓，腎臓，リンパ節，筋肉，口腔粘膜，膵臓，前立腺（男性），小腸，脾臓，胸腺，子宮／頸部（女性）．

55・2・2　電離放射線の生体への影響

　放射線から人や環境を守るための国際基準を作成し，勧告を行う民間の国際学術組織である国際放射線防護委員会（ICRP）*は，1990 年の勧告において，電離放射線の生体への影響を，**確定的影響**と**確率的影響**に区別した．図 55・2 に示すように，確定的影響では，閾線量が存在するが，確率的影響には，閾線量が存在しない．この閾線量とは，その数値を超えて被曝した場合に，何らかの生体への影響が現れる数値である．身体的影響とよばれているもののうち，急性障害は，すべてこの確定的影響に含まれる．具体的には，骨髄障害による白血球減少や生殖細胞障害による不妊などがある．

* SBO 57 を参照．

確定的影響
deterministic effect

確率的影響
stochastic effect

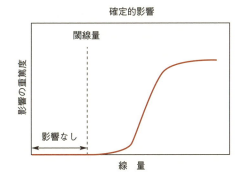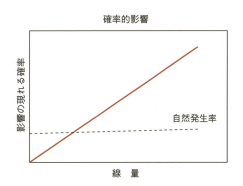

図 55・2　確定的影響と確率的影響

　確率的影響の典型的な例として，白血病などの発がんと遺伝的影響の突然変異や染色体異常などがある．図 55・3 に代表的な生体への影響の分類を示す．

55・2・3　臓器，組織の放射線感受性

　一般的に，生体の中では，細胞分裂が盛んな時期にある細胞ほど**放射線感受性**が高く，細胞再生系の組織は放射線による損傷を受けやすい．表 55・3 に，代表的な組織の放射線感受性の程度をまとめた．

放射線感受性
radiation sensitivity

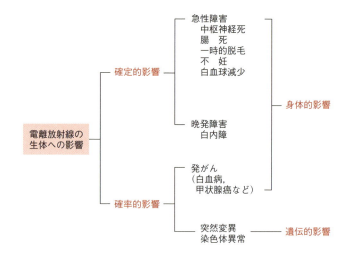

図 55・3　電離放射線の代表的な生体への影響の分類

表 55・3　放射線感受性による組織の分類

放射線感受性	組　　織
最も高い	リンパ組織，造血組織（骨髄），生殖組織，腸上皮
高　い	水晶体上皮，皮膚表皮，食道上皮，胃腸上皮
中程度	結合組織，小脈管組織，成長している骨組織
低　い	成熟した骨組織，肺上皮，腎上皮，肝上皮
最も低い	神経組織，筋肉組織，脂肪組織

　放射線の生体に及ぼす影響についてはなお不明の点もあるが，分子レベルでの影響が，細胞から臓器へ，さらには個体レベルへと拡大し，生体損傷につながると考えられている．具体的には，放射線の電離作用によって生成したフリーラジカルと生体成分との化学反応や，DNAや酵素といった生命活動に不可欠な生体高分子が直接電離され損傷を受けることによって，発がん，細胞分裂の抑制や突然変異の発生をもたらすと考えられている．また，細胞の障害は増殖の盛んな細胞に特に強く現れると考えられるので，骨髄などの造血組織，生殖組織，消化管上皮などの細胞は感受性が高い．さらにいくつかの要因によって，放射線感受性が変化することも知られている．なかでも，**酸素効果**とよばれる現象が，高等生物の放射線照射時などにみられる．これは，無酸素もしくは低酸素状態に置かれたものは，正常な酸素圧に置かれたものよりも放射線感受性が低くなるという現象で，酸素の存在下で放射線照射した場合に，無酸素状態のときよりも放射線感受性が2～3倍高くなることが知られている．

酸素効果　oxygen effect

SBO 56 代表的な放射性核種（天然，人工）と生体との相互作用を説明できる．
D2(1)④2

56・1 放射性核種

放射性同位元素は電離放射線を放出する能力（放射能）をもつ同一の元素をさすが，個々の放射性同元素を区別する場合に，**放射性核種**という場合が多い．SBO 55 では，電離放射線を中心に生体への影響をみたが，本 SBO では，放射性核種に注目して，生体影響を考える．一般に放射性核種の量はきわめて微量で，壊変によってその量が時々刻々減少していくため，通常の化学量（グラムやモル）で示されることはほとんどない．その代わりに，放射性核種の存在量を知る目安として放射能の単位である**ベクレル**〔Bq〕が用いられる．ただ，放射性核種の放射能と放射線量は切り離すことのできない密接な関係にあり，放射線の測定によって，その放射能を知ることができる．

放射性核種　radionuclide

ベクレル　Bequreru, Bq

56・2 環境中の放射性核種

56・2・1 天然放射性核種

放射線作業に従事しない一般のヒトも，自然放射線によって被曝[*1]しているが，その放射線は，宇宙線を除き，地球の大地，大気，食物中に存在する放射性核種に由来している．それらの大部分は，地球が生まれたときから存在していたものである．それ以外にも，一次宇宙線とよばれる高速の荷電粒子が，大気上層で窒素，酸素，アルゴンなどと衝突して核反応を起こすと同時に，新たに発生した二次宇宙線が，さらに大気中で核反応を起こし，^{14}C などの放射性核種を生成することも知られている．

a. 大地（地殻）に存在する放射性核種　大地に存在する放射性核種は，ウラン系列，トリウム系列，アクチニウム系列とよばれる 3 群の壊変系列に分類される．それぞれの系列は，^{238}U，^{232}Th，^{235}U を親核種とし，安定同位体の ^{206}Pb，^{208}Pb，^{207}Pb に至るまでに生成する放射性核種が放射平衡の関係にある．これらの系列を，ヘリウム原子核の質量数 4 で割ったときの共通性から，(4n+2) 系列，4n 系列，(4n+3) 系列とよぶことがある．

b. 大気中に存在する放射性核種　ラドン（^{222}Rn）[*2]は，ウラン系列中のラジウム（^{226}Ra）から生成され，放射性ガスとして地中から大気中へ放出される．通常，野外の ^{222}Rn 濃度は，通常は非常に低いが，鉱山や家屋などの閉鎖空間に濃縮されやすい．よって一般の人々が，ラドンに被曝する場所は家庭内である．ラドンガスを吸入すると，^{222}Rn による内部被曝よりも ^{222}Rn から生成される短半減期放射性核種から照射される α 線の影響が大きい．欧米では 1970 年代以後に一般家庭でのラドン被曝の影響が議論されるようになり，現在では，ラドンは喫煙についで 2 番目に重要な肺癌の原因であると認識されている．また，建材から放出されるラドンが注目されがちであるが，土壌ガスの侵入が屋内ラドンの発出源として最も重要であることも認識されるようになった．

[*1] 放射性医学研究所が発表している放射線早見表（2013 年 5 月改訂版）によれば，自然放射線からの被曝線量の年間平均値は，
① 宇宙線から約 3 mSv,
② 大地から約 0.33 mSv,
③ ラドンなどの吸入から 0.48 mSv,
④ 食物から 0.99 mSv,
とされている．（日本人 1 人当たり年間平均約 2.1 mSv）

[*2] トリウム系列中で生成する ^{220}Rn はトロンとよばれる．

c. 食物中に存在する放射性核種　食物から摂取される放射性核種の中で，最も量が多いものは ^{40}K である．K は必須元素で，同位体比は，約 0.01% であることから，毎日の食事から常に取込まれ，一定の量がわれわれの体内に存在し，被曝していることになる．

56・2・2　人工放射性核種

人工放射性核種が広く地球上に分布するようになったのは，古くには，核実験，最近ではチェルノブイリならびに福島での原子力発電所の事故（原発事故）によるものである．

a. 核実験による人工放射性核種　地上や海上での核実験では，"死の灰"とよばれる核分裂生成物が，対流圏のみならず成層圏にまで吹上げられ，放射性降下物（フォールアウト）として，地球全体に広がった．なかでも，太平洋マーシャル諸島のビキニ環礁での核実験は有名で，危険水域外で操業中のマグロ漁船，**第五福竜丸**は，1954 年 3 月 1 日に，水素爆弾実験によって発生した多量の核分裂生成物を浴びたことでも知られる．

b. チェルノブイリ原発事故による人工放射性核種　1986 年 4 月 26 日未明，ウクライナ（当時のソビエト連邦）にあるチェルノブイリ原子力発電所で，歴史上最も深刻な事故が発生した[*1]．発電所の 4 号炉がメルトダウンしたのち爆発したとされ，原子炉内の核分裂生成物や核燃料が大量に大気中に放出された．放射性降下物は，周辺地域に均一に広がったのではなく，その大部分は，ベラルーシを汚染したが，周辺のウクライナ・ロシア連邦なども汚染し，遠くはスウェーデンなどの欧州諸国にも及んだ．さらに，放出された放射性核種による影響は，地球全体に及んだ．

[*1] 後に決められた国際原子力事象評価尺度（INES）において最悪のレベル 7（深刻な事故）に分類される事故となった．
事故は当初，国内外を問わず，公表されなかったが，4 月 27 日にチェルノブイリ原子力発電所からおよそ 1100 km 離れた距離にあるスウェーデンのフォルスマルク原子力発電所にて，この事故が原因の特定核種，高線量の放射性物質が検出され，事故の発生が明らかになった．

表 56・1　チェルノブイリ原発事故で放出された代表的放射性核種の放射能[a]

おもな核種	半減期	放出量〔10^{15} Bq〕	放出率（%）
^{131}I	8.0 日	〜1760	50〜60
^{134}Cs	2.0 年	〜54	20〜40
^{137}Cs	30.0 年	〜85	20〜40
^{90}Sr	28.0 年	〜10	4〜6
^{106}Ru	1.0 年	>73	>3.5
^{239}Pu	約 24,000 年	0.03	3.5

a) OECD (Organisation for Economio Co-operatin Developmenl, "CHERNOBYL Assessment of Radiological and Health Impacts"（2002 年）p.35 をもとに作成

事故直後における健康への重大な影響は，おもに半減期 8 日の ^{131}I によるものであった．特に，汚染区域の子供は，放射性の ^{131}I を多量に含む牛乳から，多量に ^{131}I を摂取したことによる甲状腺の被曝が問題となった．2002 年までに，この集団の中では 4000 件を超える甲状腺癌の症例がみられ，この大部分は放射性ヨウ素を摂取したことに起因する可能性が高いとされている[*2]．また，現在では，半減期の長い ^{90}Sr と ^{137}Cs による土壌汚染がひき続き問題となっている．

[*2] チェルノブイリの遺産より引用

c. 東海村臨界事故による放射性核種　1999 年 9 月 30 日に東海村のウラン加工施設で，臨界事故が発生した．通常，中性子は，原子炉内でしか発生しない

が，高濃度の ^{235}U を含む硝酸ウラン溶液を大量にタンクに注入したため，**臨界**が起こり，中性子線と γ 線が，大量に周辺に放射された．中性子は電荷がないため，厚いコンクリート壁でも，ほとんど弱まらずに透過し，事故後に，周辺の土から，放射化された元素が検出されている．また，作業中に，中性子線と γ 線による高線量の被曝をした 3 人のうち 2 人は皮膚障害と消化管障害を含む多臓器不全のために亡くなった．この事故はレベル 6 となった．

臨界（criticality）：ウラン ^{235}U のような核分裂を起こす核種は，中性子が照射されると核分裂反応を起こし，新たな中性子が生成する．このため，一定量以上のウランが存在すると，核分裂の連鎖反応が持続する．この状態を臨界という．

d. 福島第一原発事故*による人工放射性核種　2011 年 3 月 11 日に起こった福島第一原子力発電所の事故により，^{131}I や ^{137}Cs などの放射性核種が大気中に放出された（表 56・2）．

* 福島第一原発事故のレベルは，最終的にレベル 7 となった．

表 56・2　福島第一原発事故での大気中への代表的放射性核種の放出量の試算値〔Bq〕[a]

おもな核種	半減期	1 号炉	2 号炉	3 号炉	合　計
^{131}I	8.0 日	1.2×10^{16}	1.4×10^{17}	7.0×10^{15}	1.6×10^{17}
^{134}Cs	2.1 年	7.1×10^{14}	1.6×10^{16}	8.2×10^{14}	1.8×10^{16}
^{137}Cs	30.0 年	5.9×10^{14}	1.4×10^{16}	7.1×10^{14}	1.5×10^{16}
^{90}Sr	29.1 年	6.1×10^{12}	4.8×10^{13}	8.5×10^{13}	1.4×10^{14}
^{106}Ru	368.2 日	7.4×10^{8}	5.1×10^{8}	8.9×10^{8}	2.1×10^{9}
^{239}Pu	約 24,000 年	8.6×10^{7}	3.1×10^{9}	4.0×10^{7}	3.2×10^{9}

a) 経済産業省，"放射性物質放出量データ"（2011 年 10 月 20 日）をもとに作成

これらはおもに 3 月 12 日〜15 日にかけての水素爆発により大気中に放出されたのち，やがて雨によって地上に降下した．土壌などからは，事故に由来する ^{131}I, ^{134}Cs, ^{137}Cs などの放射性核種が検出され，その影響は食品や水道水などにも及んだ．厚生労働省は，3 月 17 日に，原子力安全委員会が示した指標をもとに，飲料水や牛乳・乳製品などの食品の暫定規制値を定めた（図 56・1）．たとえば放射性セシウムについては，食品からの被曝に対する年間の許容線量を 5 mSv と設定し，食品カテゴリーごとの割当てが行われ，飲料水と牛乳・乳製品で 1 kg 当たり 200 Bq，野菜などが 1 kg 当たり 500 Bq とした．さらに，2012 年 4 月 1 日より，よりいっそうの安全と安心を確保するとして，食品中に含まれる放射性核種の新たな基準値を定めた．基準値では，年間の許容線量を 1 mSv 以

放射性セシウムの暫定規制値[†1]（単位は Bq/kg）

食品群	規制値
飲料水	200
牛乳・乳製品	200
野菜類	500
穀類	
肉・卵・魚・その他	

†1　放射性 Sr を含めて規制値を設定

放射性セシウムの新基準値[†2]

食品群	基準値
飲料水	10
牛　乳	50
一般食品	100
乳児用食品	50

†2　放射性 Sr, Pu などを含めて基準値を設定

図 56・1　食品中の放射性核種の暫定規制値から基準値への移行例　出典：厚生労働省，"医薬食品局食品安全部基準審査課資料"

下となるよう設定し，1 kg 当たりに含まれる放射性セシウムを，飲料水は 10 Bq，牛乳と乳児用食品は 50 Bq，一般食品は 100 Bq に引下げられた．規制の対象としては，福島第一原発事故により放出した放射性核種のうち，放出量の試算値リストに掲載した核種で，半減期 1 年以上の放射性核種（^{134}Cs，^{137}Cs，^{90}Sr，^{106}Ru，Pu）が指定された．なお，暫定規制値が設定されていた ^{131}I は，すでに減衰により検出が認められないため，基準値は設定されていない．

56・2・3 医療用放射性核種

医療用被曝の大部分は，単純 X 線撮影や X 線 CT によるものであるが，**PET** や **SPECT** を用いる核医学診断では，特定の臓器や組織に集積する性質をもつ放射性医薬品を静脈から投与し，体内から放出される放射線をもとに断層撮像を行う．これらの診断で投与される放射性核種には，^{99m}Tc，^{123}I，^{201}Tl，^{111}In，あるいは ^{18}F，^{11}C などがあるが，いずれも，短半減期で低エネルギーのγ線を放出する放射性核種に限られている．一方，核医学治療は，密封していない放射性物質（放射性医薬品）を体内に投与してがんの治療を行う方法で，特に ^{131}I を用いた甲状腺癌や甲状腺転移癌の治療は古くから行われている．

SPECT: single photon emission computed tonography

56・3 放射性核種の標的臓器・組織

放射性核種が体内に取込まれた場合，特定の臓器・組織に集積する核種がある．その場合，集積する臓器・組織のことを，その放射性核種の**標的臓器**あるいは**標的組織**という．代表的な放射性核種の標的組織と半減期を表 56・3 に示す．ま

標的臓器　target organ
標的組織　target tissue

表 56・3　環境を汚染する代表的放射性核種の標的臓器・組織と半減期

核種	壊変形式	放射線	標的臓器・組織	物理学的半減期	生物学的半減期	実効半減期
^{3}H	β^{-}	β^{-}	全身	12.3 年	12 日	12 日
^{14}C	β^{-}	β^{-}	全身	5730 年	40 日	40 日
^{90}Sr	β^{-}	β^{-}	骨	28.7 年	50 年	18.2 年
^{131}I	β^{-}	β^{-}, γ	甲状腺	8 日	138 日	7.6 日
^{137}Cs	β^{-}	β^{-}, γ	筋肉組織	30 年	70 日	70 日
^{226}Ra	α	α	骨	1600 年	45 年	43.8 年
^{239}Pu	α	α	骨	約 24,000 年	200 年	200 年

た同じ放射性核種でも，その化学形によっては，標的臓器などが異なることも多い．このような体内に残存する放射性核種では，その核種の，物理学的半減期（T_p）と，生物学的半減期（T_b）によって決定される**実効半減期**（T_e）が，体内被曝に大きく影響する．T_e は，以下の式によって求まる．

実効半減期　effective half life

$$\frac{1}{T_e} = \frac{1}{T_p} + \frac{1}{T_b}$$

^{131}I は半減期は短いが，体内に吸収されるとチロシンやトリヨードチロニンとして取込まれるため，甲状腺に特異的に集積し，甲状腺機能障害や甲状腺癌をひき起こす．^{137}Cs はカリウムに化学的性質が類似しており，ほとんど完全に消化管から吸収され，おもに筋肉に蓄積する．カルシウムと化学的性質が類似している

^{90}Sr は，体内に吸収されると骨に集積する．したがって，生物学的半減期が長く，また物理学的半減期も長いため，いったん体内に取込まれると長期間，骨髄などを照射しつづけることから，造血機能障害をひき起こす．

56・4 体外被曝と体内被曝

放射線被曝には，放射線を体外から照射されることによって起こる**体外被曝**と，放射性物質が体内に取込まれ，その物質が体内で放出する放射線によって被曝する**体内被曝**とがある．たとえば，α線は，透過性が低く体内への侵入はほとんどないため，体外被曝については，生体への影響を考える必要はあまりないが，ひとたび体内に取込まれれば，生体損傷の程度は，非常に大きくなる．また，体外被曝線量は，通常，身体に装着した個人線量計を用いる個人モニタリングによって評価されるが，放射性核種の体内摂取量は，直接計測（全身または特定の臓器・組織の外部モニタリングによる計測），あるいは間接計測（尿または糞の分析による計測）などの方法により推定しなければならない．

体外被曝
external exposure

体内被曝
internal exposure

SBO 57 電離放射線を防御する方法について概説できる．
D2(1)④3

57・1 放射線防護の基本的な考え方

国際放射線防護委員会（ICRP）は，専門家の立場から**放射線防護**に関する勧告を行う国際組織である．その目的は，電離放射線による被曝を管理し，制御することによって，確定的影響を防止し，確率的影響のリスクを合理的に達成できる程度に減少させることである．ICRPは，この基本的な考え方と具体的な基準を，全世界に向けて勧告してきたが，2007年の勧告では，これまでの勧告同様，放射線防護の三原則である，1) 行為の正当化，2) 防護の最適化，3) 線量の制限（線量限度）を堅持しつつ，放射線防護体系を，計画，緊急，現存時という三つの被曝状況*に基づくものに変更した．

国際放射線防護委員会
International Commission on Radiological Protection, ICRP

放射線防護
radiation protection

* ①計画被曝：計画的に線源を導入または操業することによる被曝状況
②緊急被曝：不測の事態または悪意の行為から生じる予期せぬ被曝状況
③現存被曝状況：自然放射線による被曝や過去の行為の結果として存在する被曝状況

57・2 放射線を防護する方法

SBO 56・4で述べたように，生体への影響は，放射性同位元素（RI）が体外にある体外被曝の場合と体内にある体内被曝の場合とでは大きく異なり，その防護方法も区別して考える必要がある．

57・2・1 体外被曝の防護方法

α線は，透過性が低く体外被曝については，容易に防護することができるが，γ線やX線は，透過性が高く，体外被曝の原因となるため，被曝防止には，次の三つの基本原則をとる必要がある．

1) 時間（被曝時間を短縮する）
2) 距離（放射線源との距離をとる）
3) 遮蔽（放射線を遮蔽する）

これらの方法は，一つだけを採用するのではなく，適切に組合わせて防護することが重要である．なお，γ線やX線のための遮蔽材には，通常鉛版が用いられるが，エネルギーの大きいβ^-線では，制動放射線の発生を防ぐため，アクリル板を用いるなどの注意が必要である．

57・2・2 体内被曝の防護方法

α線を放出する放射性核種が体内に取込まれると，臓器・組織に大きなエネルギーを与え，その影響は非常に大きい．また，いったん体内に取込まれたRIから放出される放射線による被曝を防護することは，事実上困難であるため，RIの体内への侵入を防ぐことが最大の防護方法となる．したがって，体内侵入経路となる経口摂取，吸入，経皮吸収，傷口からの吸収に応じて，放射性核種に対する防止対策をとる必要がある．通常，放射性核種を取扱う実験施設では，この点を配慮した設計がなされ装備が用意されている．

57・2・3 線量限度

2007年 ICRP 勧告で新たに設定された三つの被曝状況のうち,計画被曝状況における実効線量と等価線量に対しては 1990 年勧告の線量限度(表 57・1)が維持された.

表 57・1　計画被曝状況において勧告された線量限度の値[a]

限度のタイプ	職業被曝	公衆被曝
実効線量	定められた5年間の平均として,年間 20 mSv	1年につき 1 mSv
以下の組織における年等価線量		
眼の水晶体	150 mSv	15 mSv
皮　膚	500 mSv	50 mSv
手　足	500 mSv	—

a) 出典: 日本アイソトープ協会 編, "国際放射線防護委員会の 2007 年勧告", p. 59.

SBO 58
D2(1)④4
非電離放射線（紫外線，赤外線など）を列挙し，生体への影響を説明できる．

58・1 非電離放射線の種類

非電離放射線

non-ionizing radiation

電磁波

electromagnetic wave

非電離放射線とは，被放射物を電離しない放射線のことである．放射線には**粒子線**と**電磁波**があるが，光子のエネルギー波である電磁波は波長により性質が異なる（図58・1）．電磁波は波長によりエネルギーが規定され，波長の短いγ線やX線はエネルギーが高く**電離放射線**に当たるが，X線より波長が長い波長10 nm以上の電磁波は照射した原子や分子を電離させるだけのエネルギーがなく非電離放射線とよばれている．

発展 周波数と波長：電磁波は光子のエネルギー波で，速度は30万 km/s と一定である．つまり，30万 km を周波数で割ると波長になる．一般的に，紫外線から赤外線までは波長で，マイクロ波以上の電波とよばれる電磁波は周波数で表されることが多い．電波には，ラジオや通信に使用される長波（30～300 kHz），中波（300 kHz～3 MHz），短波（3～30 MHz），そしてテレビなどに使われる超短波（30～300 MHz）のほか，衛星通信や携帯電話などにも使われる極超短波（300 MHz～3 GHz）がある．

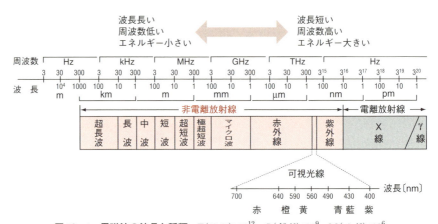

図58・1　電磁波の波長と種類　T(テラ):10^{12}, G(ギガ):10^9, M(メガ):10^6

58・1・1 電磁波の種類

電磁波は波長により性質が異なり，波長が短いとエネルギーが強く，長くなるにつれて弱くなる．非電離放射線に当たる電磁波は，短波長側から**紫外線**（10～400 nm），**可視光線**（400～760 nm），**赤外線**（760 nm～1 mm）と続き，ついで**マイクロ波，短波，中波，長波**とよばれている．マイクロ波より長い波長の電磁波は電話やラジオ，テレビなどの通信電波として利用されている（図58・2）．

58・2 紫外線の種類と生体への影響
58・2・1 紫外線の種類

紫外線 ultraviolet rays

紫外線は波長により，**UVA**（320～400 nm），**UVB**（280～320 nm），**UVC**（190～280 nm）に分類されている．UVC より短波長側は大気に吸収され真空中でないと伝播しないため，**真空紫外線**（10～190 nm）とよばれている．

地球上に降り注がれている紫外線の大部分は太陽から発せられたものである．

オゾン層 ozone layer

太陽からの放射線のうち 290 nm 以下の電磁波は成層圏に存在する**オゾン層**や大

気に吸収され地上に到達しない．地上に届く太陽光線の約6％が紫外線だが，そのうちの9割がUVAで残りがUVBである（図58・3）．

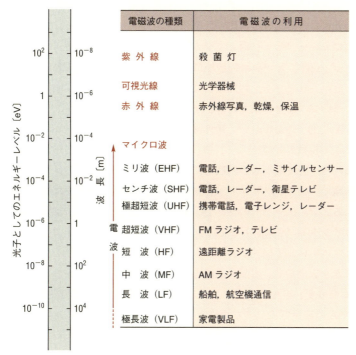

図58・2　非電離放射線の種類と用途

発展　波長12 cm（2450 MHz）のマイクロ波は電子レンジに使用されている．この波長の電磁波は水分子を振動させることにより熱をもたせ，水を含む物質の温度を上昇させるため加熱調理に利用されている．

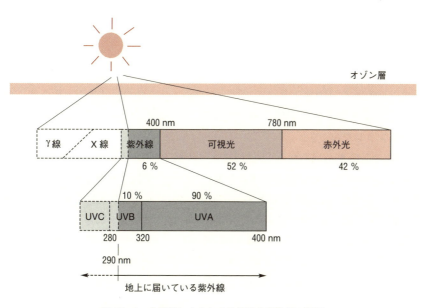

図58・3　太陽光に含まれる放射線と紫外線の種類

58・2・2 紫外線の生体への影響

非電離放射線の中でも最も波長が短くエネルギーの高い紫外線は種々の生体への影響を生じる．紫外線の波長域（10～400 nm）は，核酸やタンパク質など生体内物質の吸収波長を含み，さらに，医薬品など低分子の化学物質もこの波長域を吸収するものが多いため，紫外線被曝によりさまざまな傷害が起こる．特に100～400 nm の紫外線は，国際がん研究機関（IARC）が公表している発がん要因の分類において"ヒトに対して発がん性がある"とする"グループ1"に分類されている．近年，オゾン層の破壊により，地上に届く紫外線量の増加に伴う健康影響が危惧されている．紫外線に被曝した場合，皮膚などに吸収され皮下組織に到達しないが，皮膚や眼での傷害が問題となる．

a. UVA（320～400 nm） 紫外線の中では最もエネルギーが弱いが，波長が長いことから皮膚透過性がよく，表皮を通過し約30％が真皮底部まで届いているといわれる．表皮最下層の基底層には皮膚黒化の原因となる**メラニン色素**を産生する細胞である**メラノサイト**が存在し，紫外線が表皮細胞を傷害することにより発生するメディエーターのシグナルを受けメラニン産生を増加し，皮膚に即時型黒化の**サンタン**（日焼け）を起こす．また，眼では水晶体まで到達し，**白内障**の一因となっている可能性がある．水晶体内の芳香族アミノ酸を光増感物質として活性酸素を放出させ，水晶体混濁を誘起することが原因といわれている．

白内障　cataract

UVA は突然変異を生じ，マウスで皮膚癌を誘発することが実験で示されているが，DNA の非吸収波長のため直接作用ではなく，内在性の光増感物質を介して発生する活性酸素やラジカル種などによる傷害と考えられている．

通常傷害を起こさない程度の太陽光（UVA）曝露でも皮膚に丘疹，紅斑，水疱などの炎症を生じる**光線過敏症**を発症することがある．遺伝性，代謝異常，アレルギー性，薬剤性などの原因があるが，最も多いのが**薬剤性光線過敏症**で，薬剤だけでなくクロレラ，セロリなどの食品，化粧品や日焼け止め剤によっても起こることがある．UVA は軟質ガラスを透過するため，屋内での被曝も注意が必要である

光線過敏症
photodermatosis

【発展】**薬剤性光線過敏症**は，UVA により分解されやすい薬剤などを外用薬や内服薬として用いたあと太陽光に曝露されることにより，皮膚表面で発生する活性酸素による障害や薬剤分解物がアレルゲンとなる免疫反応などが原因となり発症するといわれている．原因薬剤としてニューキノロン系・テトラサイクリン系抗生物質や NSAIDs などが知られており，服用時には太陽光を避ける注意が必要となる．

b. UVB（280～320 nm） 地上に到達する太陽光に含まれる紫外線の約10％といわれる．UVA よりエネルギーが高いため，皮膚に紅斑，水疱を伴う**サンバーン（UVB による炎症）**を起こした後，メラニン色素沈着による遅発型黒化の**サンタン**を起こす．

DNA の吸収波長域も含み，直接 DNA に吸収され DNA 塩基の修飾や DNA 鎖切断をひき起こす．代表的な傷害として，ピリミジン塩基が隣合った配列に形成されるピリミジン二量体形成がある．これには，ピリミジン塩基の 6 位と 4 位の炭素が結合した（6-4）光産物とシクロブタン型ピリミジン二量体（5 位と 6 位の炭素で環状構造を形成）がある（図 58・4）．このような傷害は，**除去修復**や**組換え修復**による **DNA 修復機構**で修復されるが，紫外線被曝量が大きく多数のピリミジン二量体が発生した場合，修復ミスなどにより突然変異を生じ皮膚癌が発症する原因になるといわれている．実際，除去修復機能に関与する酵素（エンドヌクレアーゼ）を遺伝的に欠損している**色素性乾皮症**の患者では，わずかな太

除去修復　excision repair
組換え修復　recombination repair

色素性乾皮症
xeroderma pigmentosum

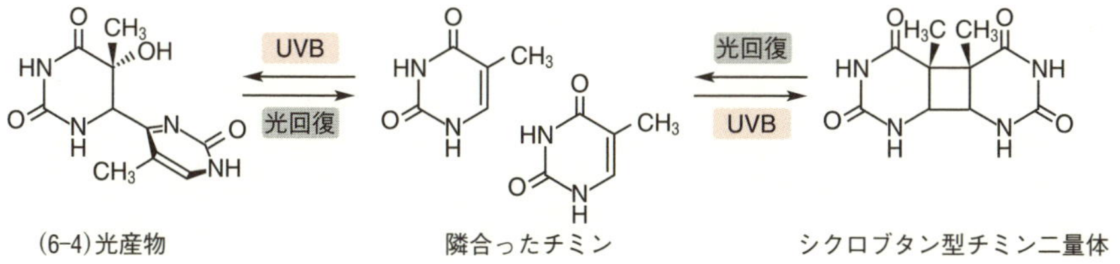

(6-4)光産物　　　　　隣合ったチミン　　　シクロブタン型チミン二量体

図 58・4　UVB による DNA 損傷

陽光曝露でも皮膚癌が発症しやすい．

眼に対する傷害として，角膜に吸収され**角膜炎**などを起こすことが知られている．特に雪上では太陽光の反射により被曝量が増大し，**雪眼炎**というびまん性の表層角膜炎が起こりやすい．また，活性酸素の発生や酸化作用も示し，長期間の曝露による**老人性白内障**の主原因といわれている．

UVB の中でも，270〜300 nm 付近の波長は**ドルノ線**（健康線）とよばれ，ビタミン D_3（コレカルシフェロール）の生合成に関与している（図 58・5）．プロビタミン D_3（7-デオキシコレステロール）が皮下で UVB のエネルギーを受け，開裂してビタミン D_3 となる．ビタミン D_3 は肝臓で 25 位ヒドロキシ化を受けた後，腎臓で 1 位ヒドロキシ化を受け活性型ビタミン D_3（$1\alpha,25$-ヒドロキシコレカルシフェロール）となる．UVB がビタミン D_3 の生成に必須であるため，くる病予防に日光浴が推奨されたこともあるが，日本では日常生活での被曝で不足す

ドルノ線　Dorno rays

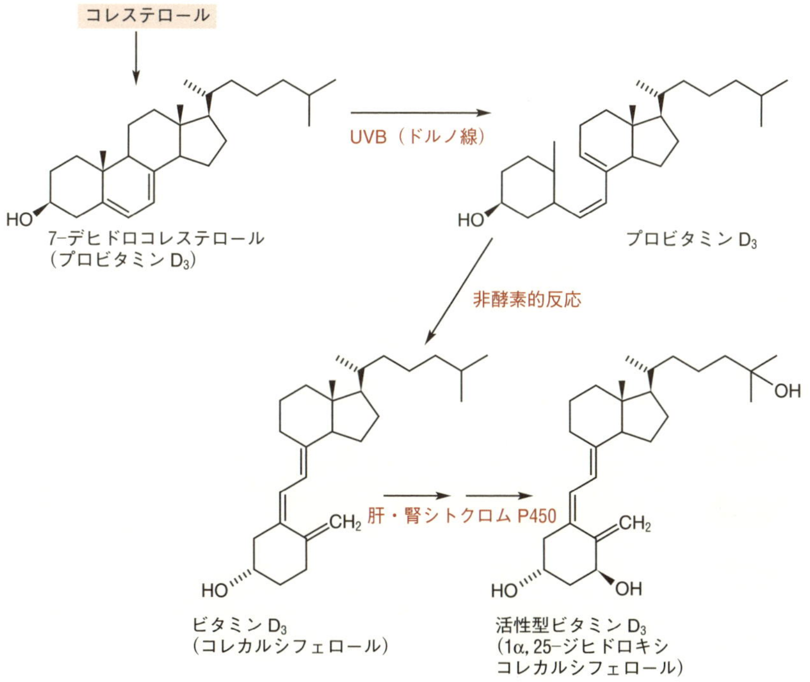

図 58・5　ビタミン D_3 の生合成経路

ることはない．さらに，ビタミン D の大部分は食物から供給されることより，過度な UVB 被曝は皮膚癌の危険性を高めるため避けることが望ましいとされている．

c．UVC（190〜280 nm）　オゾン層に吸収され地上には到達しないため，自然界では曝露されることはないが，殺菌灯などの人工光源による被曝がある．DNA の吸収波長域に当たり，エネルギーが大きいため UVB より低線量で DNA 傷害を生じる．特に，250〜280 nm での DNA・細胞傷害が高いため，254 nm の UVC を発する高圧水銀灯が殺菌を目的として使用されている．

電気溶接でも UVC が発生し，これによる角膜の炎症を電気性眼炎という．

UVインデックス
ultraviolet index, UV index

国際照明委員会
Commission Internationale de l'Eclairage, CIE

紅斑紫外線量
sunburn-producing ultraviolet

コラム 58・1　UV インデックスと紅斑紫外線量

近年，オゾン層破壊などのため地上に届く紫外線量が増加しているとの報告がある．紫外線による皮膚癌などの健康影響を防ぐため，世界保健機関（WHO）は"UV インデックス"を利用した紫外線対策を推奨している．UV インデックスは，**国際照明委員会（CIE）**が，皮膚に赤い日焼けを生じさせる紫外線量を人体への影響として数値化した**紅斑紫外線量（CIE 紫外線量）**をわかりやすい数値にしたもので，以下に示す計算式で求められる．

$$I_{CIE} = \int_{200\,nm}^{400\,nm} E_\lambda \cdot S_{er}\, d\lambda$$

$$S_{er} = \begin{cases} 1 & (25\,nm < \lambda < 298\,nm) \\ 10^{0.094(298-\lambda)} & (298\,nm \leq \lambda \leq 328\,nm) \\ 10^{0.015(139-\lambda)} & (328\,nm < \lambda < 400\,nm) \end{cases}$$

$$I_{UV} = I_{CIE} / 25$$

各波長の紫外線量（E_λ）を紫外線の波長による生体への影響の違い（S_{er}）で補正した後，波長を積分して紅斑紫外線量（I_{CIE}）を求め，これを 25 mW/m^2 で割って UV インデックス（I_{UV}）が算出されている．UV インデックス値は 1〜11+で表され，高い方が人体に対する影響が大きいことになる．紫外線の強さは，以下の図のように分類され，環境省"UV インデックスの運用ガイド"では，8 以上の場合日中の外出を控えるなどの配慮が必要であるとしている．気象庁は毎日地域ごとの予想 UV インデックスを公表し，紫外線対策をよびかけている．

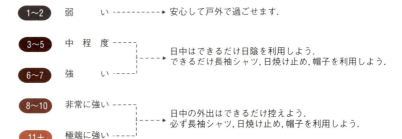

図　UV インデックス　出典：環境省，"UV インデックスの運用ガイド"

コラム 58・2　日焼け止めの効果表示

紫外線による影響を防ぐためには，紫外線が強い時間帯の外出を避けたり，日傘，帽子や衣服による防御のほか，顔や手のように衣服で防御できない皮膚には日焼け止めを塗布したりする．日焼け止めに使用されている成分には，**紫外線吸収剤**（メトキシケイ皮酸エステル類，ベンゾフェノン類など）と**紫外線散乱剤**（酸化亜鉛，酸化チタンなど）がある．日焼け止め効果は，SPF と PA で表示されている．SPF は UVB の防御効果を表し，ヒトの背中に塗布したとき，紫外線曝露により赤くなるのをどれだけ防ぐかで算出される．数字が大きい方が防御効果が大きく，測定方法より上限値は 50+ になっている．PA は UVA の防御効果を表し，次の 4 段階に分けられている．

紫外線吸収剤
ultraviolet absorbance

紫外線散乱剤
ultraviolet scattering agent

SPF: sun protection factor

PA: protection grade of UVA

PA +：UVA 防御効果がある．
PA ++：UVA 防御効果がかなりある．
PA +++：UVA 防御効果が非常にある．
PA ++++：UVA 防御効果がきわめて高い．

SPF は皮膚が赤くなるのを防ぐ指標，PA は黒化を防ぐ指標になる．それぞれ日焼け止め剤を 2 mg/cm^2 で塗布したときの値なので，薄く塗ったり汗で流れたりすると効果が低下するため，2, 3 時間おきの塗り直しが推奨されている．日焼け止めの選び方は使用目的により異なり，図のような例が示されている．

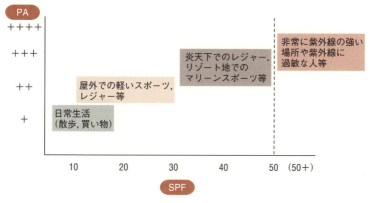

図　日焼け止めの選び方　出典：日本化粧品工業連合会 編，"紫外線防止用化粧品と紫外線防止効果"（2012 年改訂版）

58・3　赤外線の種類と生体への影響
58・3・1　赤外線の種類

赤外線は波長約 780 nm から 1 mm までの電磁波で，太陽光線のエネルギーの約半分を占めるといわれている．可視光線で最も波長が長い赤色より長波長域になることから赤外線とよばれている．さらに，**近赤外線**（780 μm～4 μm）とそれより波長の長い**遠赤外線**（4 μm～1 mm）に分類される．遠赤外線の 25 μm より長い波長領域を**超遠赤外線**とよぶこともある．

近赤外線は可視光線に波長が近く似た性質を示し，リモコンや赤外線カメラに用いられている．遠赤外線は**熱線**ともよばれ，被照射物に吸収されると熱エネ

赤外線　infrared rays

近赤外線
near infrared rays

遠赤外線　far infrared rays

超遠赤外線
superfar infrared rays

熱線　heat rays

ギーに変化しやすく，皮膚に吸収されると温熱感を与える．

58・3・2 赤外線の生体への影響

赤外線は**皮膚透過性**が高く，皮下 2～3 mm の皮下組織にまで到達する．赤外線は水などの極性分子に運動エネルギーを与え，分子が衝突することにより熱エネルギーとなるため，皮膚への照射で紅斑を形成し，過度の照射で**火傷**を生じる．特に遠赤外線は微細血管拡張，血液循環の亢進，新陳代謝の促進などの作用があるといわれ，暖房器具や医療用具に使用されている．

眼に対する影響として，長時間曝露による網膜の火傷および水晶体タンパク質の熱変性による**赤外線白内障**がある．ガラス工や製鉄作業従事者に多く発生し**職業病**となっている．

58・4 可視光線の生体への影響

可視光線　visible rays

可視光線は色として認識される波長領域（400～780 nm）の電磁波である．通常，生体に有害な作用はないが，強い可視光線は網膜に火傷を起こす危険性がある．近年，コンピューターなどの使用で，長時間ディスプレイを注視する作業従事者が増え，眼精疲労だけでなく心身に支障を来す**VDT症候群**の患者が増加している．特に，波長 380～495 nm の青色光は波長が短くエネルギーが比較的大きいため，長時間曝露により網膜損傷を起こす危険性がある．生体内物質や医薬品などで可視光領域に吸収をもつ物質は，曝露により分解や励起反応を起こし，活性酸素，ラジカル種の生成やアレルギー起因物質を生成して，**光線過敏症**を起こすことがある．

VDT: visual display terminal

58・5 電波の生体への影響

身のまわりの電磁波の例
（T：磁場の強さの単位 テスラ）
- 地球の地磁気：30～60 μT
- 送電線の下（地表 1 m）：20 μT
- 電気毛布使用：4～6 μT
- ドライヤー（30 cm 離れて）：2.5～53 μT
- 電子レンジ（30 cm 離れて）：4～8 μT
- パソコン（30 cm 離れて）：0.1～0.3 μT

* ICNRP: International Commisson on Non-ionizing Radiation Protection

今日，われわれの生活環境中には，幅広い領域の電磁波が飛び交っている．携帯電話のマイクロ波は，長時間曝露により脳腫瘍（神経膠腫）のリスクが高まる可能性があるとして，2011 年に IARC は"ヒトに対して発がんの可能性がある"という"グループ 2B"に分類している．また，米国やスウェーデンで高圧送電線近くの住人に小児白血病が増えるという疫学報告が出され，これも同じく"グループ 2B"とされている．いずれも疫学データに基づく予想で関連性は明確にされておらず，**国際非電離放射線防護委員会**（ICNIRP*）は関連性を否定しているが，電磁界の安全性に対する不安を考慮して，2010 年に電界は 5 kV/m（50 Hz），磁界は 200 μT 以下とガイドラインでの規制値を改定した．日本では，電波利用における人体防護のあり方として**"電波防護指針"**が定められており，電界は 3 kV/m，磁界 200 μT 以下としている．さらに，携帯電話に対応する基準として，1997 年と 2011 年に**"局所吸収指針"**の追加と周波数の拡張が行われている．

V 生活環境と健康

一般目標：地球生態系や生活環境を保全，維持できるようになるために，環境汚染物質などの成因，測定法，生体への影響，汚染防止，汚染除去などに関する基本事項を修得する．

　ヒトも含め生物は"遺伝情報"と"環境情報"のクロストークの中で，自らの生存を維持し，また，種の保存を図っている．1950年代以降の分子生物学の爆発的な進歩により，"遺伝情報"が後代に伝わるメカニズムは，分子レベルで詳細に明らかになった．"遺伝情報"の解明に比べて遅れている感は否めないものの，生体が環境から受けとる物理的・化学的因子，すなわち"環境情報"が生体内で処理されて生体が応答し，その恒常性を保つ分子メカニズムは生物学の基本的な課題である．しかし，18世紀の産業革命以降，特に20世紀に入ってから，製品として，もしくは非意図的にヒトが創り出した化学物質（man-made chemicals）が環境中に排出されて，その一部が直接的・間接的にヒトの健康に影響を及ぼす，あるいは健康影響が懸念される事態が生じるに至った．多くの化学物質の生成や物理的環境の改変は，ヒトの社会経済活動の結果であり，ヒトを取巻く生活環境と健康の関係は，純粋な生物学の課題ではなく，21世紀に残された課題である．また，その解決方策は薬学領域にいる人間が十分理解し，取組むべき事柄である．

　第V部では，まず，ヒトの活動が地球規模でどのような環境変動をひき起こし，ヒトの健康や生態系にどのような影響を与えうるのかを理解するために必要な基本事項を学ぶ．同時に，地球環境を保全するための国際的な枠組みについて理解する．一方，わが国での"環境"と"健康"のあり方の原点となった環境汚染による"公害"を理解し，環境汚染を防止するための法律の体系を学ぶ．さらに，ヒトの健康的な生活を維持するに必須な水環境と大気環境の現状と汚染対策，特に，水道水や下水などの水処理について理解する．また，日常の生活で最も密接な環境である室内環境の現状の問題点について学ぶ．最後に，環境保全上の重要な課題である廃棄物とその処理の課題について学ぶ．

（青木康展）

第16章 地球環境と生態系

> **SBO 59** 地球規模の環境問題の成因，人に与える影響について説明できる．
> D2(2)①1

　20世紀以降，世界の人口は急増し，すでに70億人を超えている．現在の地球において，個体当たり数十kgの体重をもち，かつ個体数が70億以上である生物種は人類のみである．したがって，人類はその生存のみで多量の水や食糧を消費し，環境や生態系に大きな影響を与えている．さらに，ヒトのみが環境や生態系に与える特異的な影響の要因として，その産業活動があげられる．

　産業活動の拡大に伴って発生した地球規模の環境問題として，1）気候変動，2）大気汚染，3）酸性雨，4）海洋汚染，5）オゾンホールなどがあげられる．

59・1 気候変動

温室効果
greenhouse effect

気候変動

温暖化

　石炭や石油などの化石燃料の大量使用によって，**温室効果**（地表から放射される赤外線を吸収する効果）をもつ二酸化炭素などのガスが大量発生し，人為的な**気候変動**に対する関心が高まっている．地球上の水は太陽エネルギーにより蒸発した後，凝結して雲を形成し，雨水として地表に降下するという循環を繰返している．近年の局地的な渇水や集中豪雨の発生の要因として，気候変動によりこの水の循環に異常が発生している可能性が指摘されており，日本においては大雨の発生数が長期的に増加傾向にある．さらに，**温暖化**が北極域の永久凍土の融解をひき起こすことにより，二酸化炭素よりも温室効果の高いメタンが発生し，温暖化が促進されることが懸念されている．

　温暖化は極地方の氷や氷河の融解をひき起こすだけではなく，海水の膨張による海面の上昇の原因となる．海面上昇は，海抜の低い地域の水没のほか，地下水層への海水の流入により，淡水地下水の塩水化をひき起こし，淡水資源の減少につながる．さらに，温暖化による気温の上昇により，温帯域における熱帯性感染症の拡大も懸念されている．

59・2 大気汚染と酸性雨

これらの大気汚染物質についてはSBO 73・3も参照．

大気汚染

　硫黄酸化物（SO_x）には，二酸化硫黄（SO_2）や三酸化硫黄（SO_3）などがあり，重油や石炭などの化石燃料の燃焼の際に発生し，喘息や気管支炎などの呼吸器障害の原因となる．硫黄酸化物による**大気汚染**は，高煙突，重油や排煙の脱硫技術，さらには天然ガスなどへの燃料転換などにより，国内では改善傾向にある．

　窒素酸化物（NO_x）には，一酸化窒素（NO）や二酸化窒素（NO_2），一酸化二窒素（N_2O）などがあり，化石燃料の使用で発生するフューエルNO_x以外に，エンジンなどで燃料が高温燃焼する際に空気中の窒素が酸化されて生成するサーマルNO_xがある．生成量はサーマルNO_xの方がフューエルNO_xよりもはるかに多い．また，工場などの固定発生源と自動車などの移動発生源から発生し，国内においては固定発生源からの発生量は減少しているが，自動車交通量の増加に

よって，移動発生源からの発生量は改善していない．工場の排煙や自動車の排気ガスなどに含まれる窒素酸化物の大部分は一酸化窒素であるが，大気環境中で紫外線などにより酸素やオゾンなどと反応し，二酸化窒素に酸化される．窒素酸化物は呼吸器障害の原因となるほか，**光化学オキシダント**の成因となる．

硫黄酸化物や窒素酸化物は大気を汚染するとともに，雨水を酸性化し（**酸性雨**），森林破壊や湖沼水・土壌の酸性化の原因となっている．ヨーロッパ各国で酸性雨による森林被害が報告されており，西ドイツが1983年に行った調査では，森林全体の約3分の1に当たるおよそ$25,000\,\mathrm{km^2}$（四国の面積の約1.3倍）が酸性雨による被害を受けていると報告されている．

酸性雨　acid rain

大気汚染物質は気流に乗って，発生源から数百，数千kmの長距離を移動するため，発生国だけではなく，周辺国において環境問題をひき起こし，国際問題の原因となっている（**越境大気汚染**）[*1]．ヨーロッパでは，中欧の工業地帯からの汚染物質が風下国である北欧へ被害を与え，北米では米国北東部で発生した汚染物質がカナダに及び，外交問題に発展した．

[*1] わが国への越境大気汚染として，近年，浮遊粒子状物質，微小粒子状物質が問題となっている（SBO 73・3参照）．

59・3　海洋汚染

各種の重金属，油類，化学物質，栄養塩類などが海域に流入し，**海洋汚染**をひき起こしている．海洋汚染は1）大気を経由した降下，2）河川を経由した流入，3）沿岸部からの直接流入，4）船舶からの廃棄物などにより発生しており，重金属では亜鉛，鉛，銅，クロム，水銀，カドミウムなどが問題となっている．

海洋汚染

油類による海洋汚染は，タンカーや油井の事故による大規模な重油流出事例が発生しているほか，地域によっては家庭からの生活排水や工場排水が原因となっている．

プラスチックは1）軽くてさびない，2）大量生産しやすい，3）形状や色を変えやすいなどの利点から，われわれの生活に広く用いられている．その一方で，環境中で分解されにくいため，浮遊汚染物質の大半を占め，海獣や海鳥が廃棄された漁網に絡まったり，プラスチック片やポリ袋を誤食する例が数多く報告されている．

59・4　オゾンホール

オゾンは地上約15 kmから約35 kmまで高濃度に分布し，成層圏でオゾン層を形成している．このオゾン層は生物に有害な太陽光中の紫外線を吸収している．しかしながら，大気中に放出されたクロロフルオロカーボン[*2]はその安定性から成層圏に到達し，塩素ラジカルの発生によりオゾン層を破壊し，**オゾンホール**を生成することが明らかとなった．オゾンホールにより地表に達する紫外線が増加し，皮膚癌や白内障などの健康被害が生じることが懸念されていることから，クロロフルオロカーボンの製造は中止されたものの，現在使用されている製品の中には多く使われており，その回収が課題となっている．このように，ヒトがより快適で便利な生活のために開発した化学物質が局所的，また世界規模の環境問題をひき起こしているため，われわれはその認識を深め，生態系の保全に対する意識を高める必要がある．

[*2] SBO 61・5を参照．

オゾンホール　ozone hole

> **SBO 60** 生態系の構成員を列挙し，その特徴と相互関係を説明できる．
> D2(2)①2

生態系 ecosystem

生態系とは，ある地域の生物群集とそれを取巻く無機的環境（物理的環境，化学的環境）をひとまとめにして捉えたものであり，生態系の中ではエネルギーの流れや物質循環が起こっている．基本的には，**生産者**（光合成を行う生物；植物やラン藻類など），**消費者**（植食動物，肉食動物），**分解者**（細菌，真菌など）および**非生物的環境**（気圏，水圏，地圏）から構成される．

生産者は光合成により，二酸化炭素と水から光エネルギーを用いて酸素と有機物を合成する．独自に有機物を合成することができるため，独立栄養生物とよばれる．一方，消費者は生産者の合成した有機物を利用するため，従属栄養生物とよばれる．分解者は生産者および消費者の遺骸や排泄物を無機化することにより，物質循環の根幹部をなしている．

食物連鎖 food chain

生産者と消費者の間には，"生産者 → 植食生物（一次消費者）→ 小型肉食動物（二次消費者）→ 大型肉食動物（三次消費者）"の捕食の関係が成り立ち，これを**食物連鎖**とよぶ．たとえば，淡水域では植物プランクトンが生産者，動物プランクトンが一次消費者，小魚が二次消費者，マスなどの大きな魚が三次消費者，鳥が四次消費者となる．

生態ピラミッド
ecological pyramid

食物連鎖が成り立つためには，捕食者に比べて被食者の生物量が多いことが必要である．すなわち，食物連鎖の流れの中では，下流に存在する生物ほど，個体数が多くなる．これをピラミッドの形状になぞらえて，**生態ピラミッド**とよんでいる．

コラム60・1 深海における生態系

地上をはじめ，太陽光の届く範囲においては，生産者が光合成により有機物を合成し，生態系に供給している．一方，光の届かない深海においても，生態系が存在する．

深海においては，300℃を超える熱水が湧出している"熱水噴出孔"が存在し，その周辺の適温水域には，チューブワームや巻貝，カニ・エビなどが生息している．詳細な調査の結果，熱水噴出孔の周辺には化学合成細菌が生息しており，化学合成細菌が熱水中に含まれるメタンや硫化物を酸化することで合成した有機物を基盤として，生態系（**化学合成生態系**）が構成されていることが明らかとなった．

熱水噴出孔に構成される生態系においては，化学合成細菌を餌とする小型の甲殻類，それらの小型動物を餌とする中型動物が存在するが，チューブワームは口や消化管をもたず，体内に化学合成細菌を共生させることにより，有機物を摂取している．

このような特殊な環境では他の環境ではみられない微生物や生物が生息しており，多くの新種が発見されている．

> **SBO 61** 化学物質の環境内動態（生物濃縮など）について例をあげて説明できる．
> D2(2)①3

　生物は呼吸や摂食により外部の物質を体内に取込んでいる．その過程において，さまざまな化学物質が体内に入り，その一部は蓄積され，環境中よりも生体内での濃度が高くなる．これを**生物濃縮**とよぶ．ある物質の環境中の濃度と生体内の濃度の比（生体内の濃度／環境中の濃度）を**濃縮係数**とよび，この値が1を超える場合に生物濃縮が起こっていると判断する．なお，生物濃縮は環境汚染物質だけではなく，栄養物質にもみられ，海産の藻類はヨウ素を濃縮することが知られている．

　生物濃縮の経路として，環境中から直接摂取する**直接濃縮**と食物連鎖を介する**間接濃縮**の二つがあり，一般的に陸生生物は間接濃縮，水生生物は直接濃縮と間接濃縮がおもな経路となっている．生態ピラミッドにおいては，ヒトが最上位となるため，生物濃縮はわれわれにとって大きな問題となっている．

生物濃縮　bioconcentration
濃縮係数　concentration factor

61・1　水　銀

　水銀（Hg）は金属加工（アマルガムの形成），農薬，医薬品や防腐剤など，水銀化合物として幅広い分野で利用されてきた．環境中に放出された水銀は，微生物の作用によりメチル水銀などの有機水銀に変化し，食物連鎖を通じて大形魚類や海洋動物に蓄積されている．日本人の水銀摂取の80％以上が魚介類由来であるとされており，厚生労働省は妊娠中の女性に対して，マグロやキンメダイなどの魚介類の摂取量や摂取回数を制限し，胎児に影響を与えないように注意を喚起している．

水銀　mercury

水俣病（SBO 39・5・2 および 64・1・2）も参照のこと．

61・2　カドミウム

　カドミウム（Cd）は金属のメッキや充電式乾電池（ニッケル-カドミウム電池）などに用いられてきた．また，亜鉛や銅などの金属鉱山では他の金属とともにカドミウムが産出され，精錬中に環境中に放出されるため，河川や土壌がカドミウムに汚染される．土壌中のカドミウムは，土壌のpHが中性からアルカリ性では難溶であるため吸収されにくいが，酸性土壌ではイオンとして溶出し，農作物に吸収，蓄積される．国内では，水田のカドミウム汚染によるカドミウム汚染米が問題となっている．

カドミウム　cadmium

イタイイタイ病（SBO 39・5・1）も参照のこと．

61・3　ヒ　素

　ヒ素（As）は地下水中に含まれており，バングラデシュやインド東部では，ヒ素含有量の高い井戸水の摂取による健康被害（皮膚の色素沈着や角化，肝障害など）が問題となっている．

　バングラデシュでは河川水や溜め池の水が豊富にあり，飲用としても利用されていた．しかしながら，細菌による汚染が著しいため，飲料水源を地下水に切替

ヒ素　arsenic

ヒ素による健康被害については SBO 39・5・3を参照．

えた結果，地下水中のヒ素による健康被害が発生している．ほとんどの地域でWHO（世界保健機関）が定めている飲料水のヒ素の基準値 0.01 mg/L を上回る汚染が確認され，3000 万人以上の住民がヒ素中毒の危険性があるとされている．

なお，地下水のヒ素の起源は人為的なものではなく，地下の鉱物中から溶出したものであると考えられている．具体的には，1）地下水に溶存している酸素が少ない還元状態のとき，鉱物中に含まれている鉄が地下水へ溶け出し，同時に鉄に吸着していたヒ素が溶け出す，2）鉱物中のナトリウムが地下水に溶け出し弱アルカリ性になった場合に，鉱物中の鉄に吸着しているヒ素が直接溶け出すという過程が考えられている．

61・4 有機塩素化合物

*1 SBO 42・4・3 を参照．

DDT（ジクロロジフェニルトリクロロエタン） などの **有機塩素系農薬** [*1] は昆虫に特有の神経系を麻痺させ，ヒトに対する急性毒性が認められなかったことから，農薬やマラリア対策（蚊の退治）に広く用いられ，国内でも第二次世界大戦終了後に感染症を媒介するシラミなどの駆除のために多く用いられた．

*2 SBO 42・5 を参照．

PCB（ポリ塩素化ビフェニル） [*2] は熱に対する安定性や絶縁性が高く，耐薬品性にも優れているため，加熱・冷却用熱媒体や絶縁油，可塑剤，塗料，ノンカーボン紙など幅広い分野で用いられた．

DDT や PCB など環境中で安定であり，脂溶性の高い化学物質は生体内に蓄積されやすいため，食物連鎖において，より高次に位置する生物において高濃度（自然状態の数千倍から数万倍）に濃縮され，その生物に影響を及ぼす．ある地点で各種生物の PCB 蓄積量を測定した結果，植物プランクトンでは 0.0025 ppm であったのに対し，動物プランクトンでは 0.12 ppm，小魚では 1.0 ppm，マスでは 4.8 ppm であり，カモメの卵では 120 ppm であったとの報告がされている．海洋生態系の生体ピラミッドにおける最高次生物であるクジラ類への生物濃縮は特に深刻であり，北太平洋西部での調査ではスジイルカに残留する DDT および PCB の濃度が海水と比べてそれぞれ 3700 万倍，1300 万倍も濃縮されていることが報告されている．

DDT に関しては，米国の生物学者であるレイチェル・カーソンが著書"沈黙の春"で生物濃縮の問題を論じ，農薬については残留しにくいものを少量用いるべきであるとの認識が深まる契機となった．

有機塩素系農薬と異なり，PCB は生物に対する作用を目的として利用されていなかったが，微量の長期摂取により生物への影響が現れたことから，化学物質に対しては，急性毒性や変異原性のみではなく，慢性毒性や環境蓄積性も考慮する必要があることを認識するきっかけとなった．PCB による環境汚染および被害の発生を契機として，国内においては 1973 年に **"化学物質の審査及び製造等の規制に関する法律（化審法）"** が制定され，新規化学物質の製造または輸入を行うに当たっては，事前に安全性の審査を受けることが義務づけられている [*3]．

*3 SBO 51・2・2 を参照．

DDT や PCB はその難分解性，慢性毒性，高蓄積性から，化審法において，第一種特定化学物質に指定されている．なお現在，PCB は製造や使用が禁止され

ているが，DDT は安価で殺虫作用が高いことから，途上国においてマラリア対策のために使用されつづけている＊．

＊ DDT の使用中止によって多くの発展途上国でマラリア患者が増加したため，WHO の指導により，蚊よけネットや家の内壁などに限定的に使用が再開された．

コラム 61・1　バイオレメディエーション

トリクロロエチレンやテトラクロロエチレンなどの有機塩素系溶剤は，それぞれ半導体や機器の洗浄，ドライクリーニングに広く用いられていた．しかしながら，使用中の漏出や廃液の投棄などによって地下深くに浸透し，地下水の汚染が問題となっている．これらの地下水中の有機塩素系溶剤の除去法として，**バイオレメディエーション**が着目されている．

環境中の化学物質は，主として微生物の働きによって分解され，無機化される．これを**生分解（生物分解）**とよぶ．自然環境中に生息する微生物の中には，PCB やダイオキシンなど，ヒトがつくり出した天然には存在しない難分解性化学物質を生分解できる細菌がいる．これらの細菌を用いて，環境汚染物質を除去する技術がバイオレメディエーションである．バイオレメディエーションは物理的・化学的な汚染物質除去法に比べて，微生物の代謝反応を利用するために常温・常圧下での反応が可能であり，一般的に省エネルギーである．地下水中の環境汚染物質の除去以外にも，流出事故により沿岸域を汚染している原油の分解にも利用されている．

バイオレメディエーション
bioremediation

生分解（生物分解）
biodegradation

61・5　クロロフルオロカーボン

クロロフルオロカーボン（CFC）はフッ素および塩素を含む炭化水素であり，毒性，引火性や腐食性がなく，安定で分解しにくいため，冷媒や溶剤，発泡剤，噴霧剤などに大量に使用されてきた．しかしながら，大気中に放出されたクロロフルオロカーボンは，その安定性から環境中で分解されることなく成層圏に到達し，光分解によって生じた塩素ラジカルによりオゾン層を連鎖的に破壊し，**オゾンホール**を生成することが明らかとなった．

現在は"オゾン層を破壊する物質に関するモントリオール議定書"や"特定物質の規制等によるオゾン層の保護に関する法律"により，国際・国内的に生産などの規制が行われており，**特定フロン**（オゾン層を破壊する効果をもつ主要なクロロフルオロカーボン）は先進国では 1996 年までに，途上国では 2010 年までに全廃されている．なお，クロロフルオロカーボンは大気中の寿命がきわめて長いため，下層の対流圏大気中に蓄積し，さらに，非常にゆっくり大気の運動を通じて成層圏に輸送されオゾン層を破壊している．したがって，使用を禁止してからもその影響が持続することが問題である．

なお，クロロフルオロカーボンの使用禁止に伴い，"代替フロン"とよばれる**ヒドロクロロフルオロカーボン（HCFC）**類と**ヒドロフルオロカーボン（HFC）**類が使用されているが，いずれも強力な**温室効果**をもち，温暖化を促進するとされている．また，ヒドロクロロフルオロカーボンはクロロフルオロカーボンと比べるとオゾン層破壊係数が低いことから代替とされていたが，モントリオール議定書においてオゾン層破壊物質に指定された．ヒドロクロロフルオロカーボンは先進国では 2020 年までに，途上国では 2030 年までに廃止することが定められて

クロロフルオロカーボン
chlorofluorocarbon, CFC

ヒドロクロロフルオロカーボン
hydrochlorofluorocarbon, HCFC
ハイドロクロロフルオロカーボンともいう．

ヒドロフルオロカーボン
hydrofluorocarbon, HFC
ハイドロフルオロカーボンともいう．

いる．また，ヒドロフルオロカーボンは塩素を含まないためにオゾン層の破壊作用はないが，温室効果をもつため，フロンをまったく使用しないノンフロン製品の開発と利用が進められている．

61・6 有機スズ化合物

有機スズ化合物（トリブチルスズオキシド，トリブチルスズ，トリフェニルスズなど）は，藻類や貝類が船底や魚網などに付着することを防ぐために，1960年代から世界中で大量に使用されてきた．しかし，船底防汚塗料や漁網防汚剤から海水に溶け出し，魚介類に蓄積することが明らかとなっている．有機スズ化合物は，巻貝に影響を与え，雌を雄性化させる作用（**内分泌かく乱作用**）[*1]をもつ．トリブチルスズオキシドは化審法において第一種特定化学物質に指定され，使用が禁止されている．また，トリブチルスズとトリフェニルスズは第二種特定化学物質に指定され，使用が制限されている．

*1 コラム 42・1 を参照．

61・7 非意図的生成物

化学物質の製造時に副産物として生成する物質を**非意図的生成物**とよぶ．生体にとって毒性をもつ非意図的生成物としては，**ポリ塩素化ジベンゾ-p-ジオキシン（PCDD）**や**ポリ塩素化ジベンゾフラン（PCDF）**があり，**ダイオキシン類**[*2]とよばれている．これらは農薬である 2,4-D や 2,4,5-T の製造時に生成され，生体への影響として発がん性や催奇形性が注目されている．ダイオキシンはゴミの低温焼却時（300〜400℃）や製紙の塩素漂白過程でも生成され，広範囲の環境汚染が問題視されている．国内においては，特に廃棄物焼却施設などから排出されるダイオキシン類による汚染が問題となっており，**ダイオキシン類対策特別措置法**が制定されている[*3]．

非意図的生成物

*2 SBO 42・5 を参照．

*3 SBO 66・9 を参照．

SBO 62 地球環境の保全に関する国際的な取組みについて説明できる．
D2(2)①4

人間の生産活動はいずれ地球全体の資源を使い尽くしてしまうのではないか？資源を使い尽くした結果，地球上で人類が生存できなくなるのでは？　これらは20世紀以降人々が抱いてきた基本的な疑問である．地球環境保全へのさまざまな取組みは，人類が未来においても地球上で生存が可能なように，持続可能な社会を創り出すことにその目的がある．

62・1 "成長の限界"と"国連人間環境会議"

"地球上の資源には限界がある"という可能性を世界で初めて客観的根拠から議論したレポートが，ローマクラブ（科学者や経済学者から構成された国際的な民間組織）により1972年に発表された**"成長の限界"**である．このレポートでは，地球をシステムとして数理モデルにより解析し，人口と工業投資が成り行きのまま増大すると，地球の有限な資源は枯渇し，また，環境汚染が自然の許容範囲を越えて深刻化し，100年以内に成長は限界を迎えると予測した．同年に6月には，世界初の環境問題の政府間会合である**"国連人間環境会議"**がストックホルム（スウェーデン）で113カ国の代表が参加して開催された．この会議では"環境問題が人類に対する脅威であり，国際的に取組むべきこと"とした**"人間環境宣言"**が採択された．"成長の限界"の発表と"国連人間環境会議"の開催を契機として，環境保全への国際的な取組みが大きく広がっていった．

〔成長の限界〕
〔国連人間環境会議〕
〔人間環境宣言〕

62・2 "環境と開発のための国連会議"と"アジェンダ21"

"国連人間環境会議"から20年後，1992年にはリオデジャネイロ（ブラジル）で**"環境と開発のための国連会議"**（地球サミット）が開催された．地球環境の保全と持続可能な発展のための具体的な方策が議論され，具体的な成果として"環境と開発のためのリオデジャネイロ宣言（リオ宣言）"と，その行動計画である**"アジェンダ21"**が採択された．"アジェンダ21"では，各国政府がとるべき行動を"持続不可能な経済成長モデルから成長と開発に不可欠な環境資源を保護かつ更新させる経済活動へ世界を動かしていく"ものとしている．具体的には，"大気環境の保全，森林破壊や土砂流出および砂漠化との闘い，大気・水質汚染の防止，有害物質の安全管理の促進"に向けた行動などをあげているが，この約束は2002年にヨハネスブルグ（南アフリカ）で開かれた"持続可能な開発に関する世界首脳会議"で再確認されている．また，地球サミットではその後の地球環境保全への取組みの大きな枠組みとなる"気候変動枠組み条約"と"生物多様性条約"の署名が開始された．

〔環境と開発のための国連会議〕
〔アジェンダ21〕

62・3 気候変動とは

人類の生産活動の増大により大気中の温室効果ガス（石油や石炭などの化石燃

料の燃焼による生成した二酸化炭素のほか，メタン，一酸化二窒素，クロロフルオロカーボン類など）が増加することで，太陽光エネルギーの照射により地表面から放射される赤外線の大気への吸収量が増加し，地表面の気温が上昇すると考えられている．一般には"地球温暖化"とよばれるが，その結果，さまざまの気象の変動が起こっている，あるいは将来起こるであろうと考えられているが，それらの変動を総称して**"気候変動"**とよんでいる．

気候変動

62・4 "気候変動枠組条約"と"IPCC 国連気候変動に関する政府間パネル"の役割

気候変動は生態系ばかりでなく，人類の持続可能性の大きな阻害要因になることは国際的な共通認識となり，**"気候変動枠組条約"**が批准された．この条約の目的は，大気への温室効果ガスの排出を抑制し，"気候系に対して危険な人為的干渉を及ぼすことにならない水準において，大気中の温室効果ガスの濃度を安定化すること"である．

気候変動枠組条約

では，温室効果ガスの排出を抑制する科学的根拠はどのようにレビューされ，議論されているのであろうか．その中心にあるのが，"IPCC"である．1988 年に国連環境計画と世界気象機関によって設立された機関であり，政府機関などから推薦された専門家が学術論文や観測データを評価して，気候変動の科学的根拠と将来予測，社会経済への影響，気候変動に向けた対策などを報告書にとりまとめている．

IPCC: Intergovermental Panel on Climate Change

IPCC 第 4 次評価報告書（2007 年）では，図 62・1 に示すように，産業革命（18 世紀）の時点では大気中の二酸化炭素濃度は 280 ppm であったものが，生産活動による人為的な温室効果ガスの排出により，2005 年には 380 ppm に増加し，温暖化の原因が人間の活動である可能性を 90 % 以上としている（最新の第 5 次評価報告書（2013 年）ではその可能性はより高まり 95 % 以上としている）．現在（2000〜2005 年平均），二酸化炭素の人為的排出量は 72 億トン／年である一方，自然の吸収量は 31 億トン／年であり，単純に考えれば排出量を半分に削減

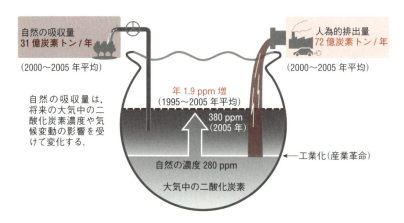

図 62・1 二酸化炭素濃度安定化のイメージ　出典：環境省，"STOP The 温暖化 2012"，IPCC 第 4 次評価報告書より作成

すれば，二酸化炭素濃度の増加は抑制されると期待される．そこで，気温の上昇を止め安定化させる二酸化炭素濃度（二酸化炭素安定化濃度）を予測して，排出削減を図るためのさまざまなシナリオが提案されている．表 62・1 に示すように，二酸化炭素安定化濃度をおおむね 440 ppm 以下とすれば，21 世紀中の世界平均気温の上昇を産業革命以前と比べて 2 ℃ 台（温暖化のリスクが高くないレベルに抑えられると考えられている）にとどめることができ，またそのためには，2050 年時点での二酸化炭素排出量を 2000 年比でおおむね 50 % 以下に抑える必要があると予測されている．

表 62・1　IPCC 第 4 次評価報告書における安定化シナリオ

二酸化炭素 安定化濃度 〔ppm〕	温室効果ガス 安定化濃度 〔ppm 二酸化炭素換算[†]〕	二酸化炭素排出が ピークとなる年 （年）	2050 年の二酸化炭素 排出量（2000 年比） （%）	最良の推計値を用いた 産業革命以前からの 世界平均気温上昇 〔℃〕
350 ～ 400	445 ～ 490	2000 ～ 2015	−85 ～ −50	2.0 ～ 2.4
400 ～ 440	490 ～ 535	2000 ～ 2020	−60 ～ −30	2.4 ～ 2.8
440 ～ 485	535 ～ 590	2010 ～ 2030	−30 ～ +5	2.8 ～ 3.2
485 ～ 570	590 ～ 710	2020 ～ 2060	+10 ～ +60	3.2 ～ 4.0
570 ～ 660	710 ～ 855	2050 ～ 2080	+25 ～ +85	4.0 ～ 4.9
660 ～ 790	855 ～ 1130	2060 ～ 2090	+90 ～ +140	4.9 ～ 6.1

[†]　二酸化炭素と二酸化炭素以外のガスの温室効果を二酸化炭素に換算した総計の濃度．

62・5　温室効果ガス排出削減に向けた"京都議定書"とその後の国際的取組み

温室効果ガスの排出削減に向けた国際的取組みは，1997 年に京都で開催された気候変動枠組条約第 3 回締結国会議（COP3 と略す）で採択された"**京都議定書**"である．この議定書は 2005 年に発効し，先進国全体で，温室効果ガスの排出量を 2008 年から 2012 年（第一約束期間という）の平均で 1990 年比 5 % 以上削減し，国別では日本 6 % 減，米国 7 % 減，EU 8 % 減などを約束することした．この議定書の特徴は，単に排出削減の目標を示しただけでなく，新規の植林などによる温室効果ガスの吸収量を排出量から差引くこと（森林吸収）ができる，排出権取引やクリーン開発メカニズム（先進国が途上国において排出削減プロジェクトを実施した場合，その排出削減量を自国の削減量とする仕組み）など（"京都メカニズム"という）排出削減を促進するインセンティブを付与したことである．日本は森林吸収と京都メカニズムを合わせて 8.4 % の削減を達成した[*]としている．しかし，米国が議定書を批准せず，削減義務を負わなかった中国，インドなどの大量排出国で削減が行われなかったことなどから，世界全体での排出削減は達成できなかった．

その後，第 21 回締結国会議（2015 年）において新たな国際枠組みとして，世界共通の長期目標として 2 ℃ 目標を設定し，すべての国が削減目標を 5 年ごとに提出・更新するなどの要素が盛り込まれた「パリ協定」が採択された．

京都議定書

[*] 内閣府，"京都議定書目標達成計画の進捗状況"，2014 年より．

62・6　オゾン層の保護に向けた国際的取組み

オゾン層　ozonosphere
＊　SBO 58・2 を参照.

　地表面から 15〜30 km の高層大気ではオゾン（O_3）の濃度は地表よりはるかに高く，**オゾン層**とよばれている．このオゾン層は，太陽光に含まれる有害な紫外線＊（波長 315 nm 以下）を吸収するため，地上の生物は発がんなどの有害作用を免れている．オゾンは塩素原子を含むフロン（クロロフルオロカーボンの一種）などで分解される．冷蔵庫などの冷媒やプリント基板の洗浄剤などに用いられていたフロンの使用量の増大に伴い，オゾン層の著しい減少が，南極や北極などの極域で観測されるに至った．この状況を受けて，1985 年にはオゾン層保護のための国際的枠組みを設定する"オゾン層保護のためのウイーン条約"が採択され，さらに，1987 年には"オゾン層を破壊する物質に関するモントリオール議定書"が採択され，オゾン層を破壊する物質の生産・消費・貿易が国際的に規制されることとなった．その後の国際的協議により，特定フロン（フロン 11，フロン 12，フロン 113，フロン 114，フロン 115）などのクロロフルオロカーボンは先進国では 1996 年に全廃され，フロンの代替品（代替フロン）も温室効果をもつことから 2020 年に全廃されることとなった．今後は，アンモニアや二酸化炭素を冷媒として用いることなどが検討されている．

62・7　オゾン層の保護に向けたわが国の取組み

　わが国では，フロンなどのオゾン層を破壊する物質の生産・輸出入の規制や，排出抑制を促進するために，1988 年に"オゾン層保護法"を制定した．また，"フロン排出抑制法"，"家電リサイクル法"の制定により，フロンなどの回収や破壊を適正に進めることとしている．

62・8　生物多様性の保全に向けた国際的な枠組みとしての"生物多様性条約"

生物多様性条約

　"生物の多様性の保全"，"生物多様性の構成要素の持続可能な利用"，"遺伝資源の利用から生じる利益の公正で衡平な分配"を目的とした条約であり，1992 年に採択された．自然保護の観点ばかりでなく，遺伝子資源の持続的利用の促進を目的としている．2010 年に名古屋で開催された第 10 回締結国会議において，戦略計画 2011〜2020 が採択され，長期目標として"2050 年までに，生物多様性が評価され，保全され，回復され，そして賢明に利用され，そのことによって生態系サービスが保持され，健全な地球が維持され，すべての人々に不可欠な恩恵が与えられる"とし，さらに，短期目標として，"生物多様性の損失を止めるために効果的かつ緊急な行動を実施"し，"2020 年までに回復力のある生態系と，そこから得られる恩恵が継続されることを確保し，そして，地球の生命の多様性を確保し，人類の福利（人間の豊かな暮らし）と貧困解消に貢献"するとしている．また，2010 年以降の"明確"で"わかりやすい"世界目標となる新戦略計画（愛知目標）が策定された．

> **SBO 63** 人が生態系の一員であることをふまえて環境問題を討議する．
> D2(2)①5　（態度）

　Johan Rockström らは許容できない環境の変化から人類を守るという観点から，Planetary Boundary（地球の限界）の同定と定量化を行った（表63・1）．その結果，10種類の地球系プロセスの変動が懸念され，地球温暖化，生物多様性喪失，窒素循環は地球の限界を越えているとしている．
　1) これらの変動の原因とメカニズム
　2) 変動に対する対策
　3) われわれは，その対策のためにどのような行動をとったらよいか
について考えて討議しよう．

表63・1　地球の限界の同定と定量化[a]

地球系プロセス	パラメーター	地球の限界	現状	工業化以前
気候変動	大気中の二酸化炭素濃度（ppm） 輻射強制力の変化（ワット/m^2）	350 1	387 1.5	280 0
生物多様性喪失	消失割合 （100種当たりの種数/年）	10	>100	0.1〜1
窒素循環（リン循環とともに限界の構成要素である）	人為的利用により大気から除かれた窒素の量 （1,000,000トン/年）	35	121	0
リン循環（窒素循環とともに限界の構成要素である）	海洋へのリンの流出量（1,000,000トン/年）	11	8.5〜9.5	−1
成層圏オゾンの消失	オゾン濃度（ドブソン単位）	276	283	290
海洋の酸性化	地球全体での海水表面のアラゴナイト（炭酸カルシウムの結晶系の一種）の平均飽和状態	2.75	2.9	3.44
地球上の淡水の利用	人による淡水の消費（km^3/年）	4000	2600	415
土地利用の変化	穀物畑に変えられた地表面の割合（%）	15	11.7	低い
大気へのエアロゾルの蓄積	地域ごとの大気中の粒子状物質の総濃度		算定予定	
化学物質汚染	例: 地球環境中に排出される残留性有機汚染物質，プラスチック，内分泌撹乱物質，核廃棄物の量や濃度，あるいは生態系への影響や地球システムへの脅威の程度		算定予定	

[a]　出典: Johan Rockström *et al.*, "Planetary Boundary（地球の限界）", *Nature*, **461**, 472-475 (2009).

第17章 環境保全と法的規制

> **SBO 64** 典型七公害とその現状，および四大公害について説明できる．
> D2(2)②1

64・1 公害

公害 public nuisance

産業の発展と人口増加・都市化によりエネルギーや資源の消費が拡大すると，生産・生活の場から環境中への排出物が増加し，生活環境の汚染やそれによる健康被害，すなわち**公害**が生じるようになった．このように公害とは，人間活動による環境汚染によって人の健康や生活環境が損なわれて被害が生じることである．

64・1・1 公害事例

水俣病（Minamata disease）: SBO 23・2・3 も参照．
イタイイタイ病 (itai-itai disease): SBO 23・2・1 も参照．
四日市喘息 Yokkaichi asthma
四大公害

わが国では明治時代の足尾銅山の鉱毒事件に始まり，金属精錬の際の二酸化硫黄排気による煙害と鉱山排水による農業被害が発生していたが，公害として大きな問題になったのは1950年代になってからである．特に**水俣病**と**第二水俣病**，**イタイイタイ病**，**四日市喘息**は，多数の住民に健康被害が生じたことから裁判訴訟に発展した（**四大公害**，表64・1）．この時期には，大気汚染を中心に急性死を伴う深刻な公害が世界的に多発した（表64・2）．次項では水俣病を具体例として，多くの公害事例にも通じる汚染と被害発生の経過を概説する．

64・1・2 水俣病

メチル水銀 monomethyl mercury

ハンター・ラッセル症候群 (Hunter-Russel syndrome): 知覚障害，聴覚障害，言語障害，求心性視野狭窄，運動失調などを主とする有機水銀中毒症状．

1953年ごろから熊本県水俣地域，1965年には新潟県阿賀野川流域でも，原因不明の中枢神経疾患が発生した．これは化学工場においてアセトアルデヒドを製造する際，触媒として用いていた無機水銀から生じた有機水銀（**メチル水銀**）が原因であった．工場から排出されたメチル水銀は，海や川の魚介類に濃縮され，これを摂食した人々に**ハンター・ラッセル症候群**を中心とする中枢神経障害が発症したのである．有機水銀は脂溶性が高く，血液脳関門を通過することによって中枢神経系に障害を与えるが，母体においては胎盤を通過して胎児に蓄積し，出生児に知的障害や運動障害が現れた（胎児性水俣病）．この水俣病の例においては，副産物としての有害な物質の生成（非意図的生成），有害物を含む排水の未処理放流（環境汚染への配慮の欠如），有害物の環境中での濃縮などの環境汚染の基本的な問題点が含まれている．また，PCBなどの有機汚染物質で問題となる母体を介した胎児への影響（次世代影響）が明らかになった最初の例でもある．

64・2 公害対策

＊環境基本法については SBO 66 も参照．
大気汚染　air pollution
水質汚濁　water pollution
土壌汚染　soil pollution
騒音　noize pollution

上述のように，戦後の高度経済成長期において生じた環境汚染や自然破壊による健康被害が大きな社会問題となり，その結果公害の発生防止のために公害対策基本法（1967年，現在では環境基本法＊）が定められた．本法律では公害を，"事業活動，その他の人の活動に伴って生ずる相当範囲にわたる**大気汚染**，**水質汚濁**，**土壌汚染**，**騒音**，**振動**，**地盤沈下**および**悪臭**により，人の健康または生活環境に

第17章 環境保全と法的規制

表64・1 健康被害を生じたおもな公害事例（日本）[†1]

公害事例	場所・年代	発生原因・汚染経路	症状・被害状況[†2]
水俣病（熊本水俣病）	熊本県 水俣湾周辺から不知火海沿岸（1953年〜）	化学工場のアセトアルデヒド合成工程で無機水銀触媒から有機水銀（メチル水銀）が生じ、それを含む排水の放流により魚介類がメチル水銀に汚染された。その汚染魚介類の多食により発生。	ハンター・ラッセル症候群を中心とする中枢神経障害（視野狭窄、知覚・聴力障害、運動神経障害など）が主症状。母体の汚染による胎児性水俣病も発生。（公害病認定者2265名以上）
第二水俣病（新潟水俣病）	新潟県 阿賀野川流域（1963年〜）	水俣病と同じく、アセトアルデヒド製造工場排水由来のメチル水銀により汚染された川魚の摂食により発生。	同　上（公害病認定者690名）
イタイイタイ病	富山県 神通川流域（1955年以前）	亜鉛鉱山より掘り出された鉱石の粉砕水や鉱滓中のカドミウムが川に流入し、汚染された下流域の田畑の農作物や井戸水を摂取したことにより発生。	腎障害[†3]、骨軟化症（腎性骨軟化症）、骨折の激痛。（公害病認定者188名）
四日市喘息	三重県 四日市市臨海地域（1960年ごろ〜）	石油化学コンビナートに集中した工場の排煙中の硫黄酸化物を主体とする大気汚染により、周辺の住民に発生。	慢性気管支炎、気管支喘息などの呼吸器障害。（公害病認定者817名）
慢性ヒ素中毒症	宮崎県高千穂町土呂久地区、島根県笹ケ谷地区（1920年ごろ〜）	ヒ素鉱山の鉱石から亜ヒ酸を製造する際の煙害やヒ素を含む廃鉱石による河川汚染により発生。	慢性気管支炎、手足のしびれ、皮膚の色素沈着、皮膚癌。（公害病認定者188名）

†1　上記のほかに、東京、川崎、大阪など多数の都市の大気汚染公害による呼吸器障害事例や、製造過程における食品汚染による、いわゆる"食品公害"といわれるものには、ヒ素ミルク事件、PCB中毒（油症）事件などがある。
†2　公害病認定者数は2003〜2004年の時点（四日市喘息は認定制度廃止のため1988年まで）における数である。調査時点や認定基準によりその数は異なるので、ここでは被害のおおよその規模を示す参考値として示した。
†3　腎障害については、他のカドミウム汚染地域（長崎県対馬、兵庫県市川流域ほか）でも発生の報告がある。

表64・2 健康被害を生じたおもな公害事例（世界）

発生地	時期	原因・発生状況	おもな症状と被害
ミューズ（ベルギー）	1930年	二酸化硫黄、硫酸ミスト、一酸化炭素 工場からの石炭燃焼排煙	急性呼吸器疾患 60名死亡（通常の10倍の過剰死）
ドノラ（米国）	1948年	二酸化硫黄、硫酸ミスト 工場からの石炭燃焼排煙	肺刺激症状 18名死亡
ポザリカ（メキシコ）	1950年	硫化水素 工場事故による流出	急性呼吸器障害 22名死亡
ロサンゼルス（米国）	1951年	窒素酸化物と炭化水素から光化学スモッグの発生 自動車・工場の石油燃焼排気	眼や呼吸器の粘膜への強い刺激 65歳以上400名死亡
ロンドン（英国）	1952, 1956, 1962年	二酸化硫黄、硫酸ミスト、粉じん（すす） 工場や家庭暖房での石炭燃焼排煙	気管支炎、気管支喘息（数百人から数千人の過剰死）
セベソ（イタリア）	1976年	ダイオキシン類（TCDDが主体） 農薬工場事故による飛散と土壌汚染	油症類似の皮膚症状（塩素挫瘡）、流産
ボパール（インド）	1984年	イソメチルシアン酸 農薬工場事故による流出	呼吸障害による死亡、失明、皮膚炎ほか後遺症 2000人以上の死亡

典型七公害
公害健康被害補償法

係わる被害が生じること"と定義しており，これらを**典型七公害**という．ついで健康被害者の救済のために公害健康被害救済法（1973年には**公害健康被害補償法**に改正）が定められた．補償の対象となる公害病患者は典型的な症状を基準として認定されており，実際に健康被害を受けた被害者数は認定者数をかなり上回ると考えられている．これらの法規は，被害の発生防止や救済・補償が中心であ

自然環境保全法

るが，その一方で自然破壊防止を目的とする**自然環境保全法**（1972年）が定められ，メチル水銀やカドミウムによる土壌汚染に対処すべく，汚染土壌の封じ込め（覆土）や入れ替え（客土）などの環境保全工事に膨大な経費が費やされた．一方，公害対策基本法のもとに健康の保持や環境の保全のために望ましい基準と

環境基準

して，大気や水域などに**環境基準**が定められた．それらの基準を達成するために，大気汚染，水質汚濁，土壌汚染などの防止法とそれにかかわる諸規則が定められ，

*1 改善された例：一般大気中の二酸化硫黄や一酸化炭素，近年では浮遊粒子状物質（SPM）や窒素酸化物．

事業体への排出規制が実施された[*1]．さらに企業の公害防止のための投資，技術開発などが行われた結果，極端な健康被害をもたらすような公害の発生は激減した．

64・3 公害の現状

産業型汚染

当初，環境汚染は企業活動による**産業型汚染**が主体であったが，公害対策として汚染物質の排出規制が効果を現し始めると，人口の集中する都市からの排水や廃棄物による汚染，自動車などの交通手段による大気汚染などの生活活動による

都市・生活型汚染
感覚公害

都市・生活型汚染が問題となってきた．そのため，従来から多かった騒音，悪臭，振動などのいわゆる**感覚公害**（例：新幹線などの交通騒音）とともに，最近では交通量の増加を背景とする大気汚染（例：ディーゼル車排気による汚染），廃棄物（例：産業廃棄物の不法投棄），害虫発生，および電波障害など，典型七公害

*2 典型七公害以外の公害：廃棄物の不法投棄，動物の死骸放置，害虫などの発生，火災の危険，糞・尿の害，土砂の流出，電波障害，光害などがある．2012年度は約2.5万件で，その4割以上は廃棄物の投棄．

以外の公害[*2]に関する苦情が増え，全国の公害に関する苦情件数は近年でも相当数に上る（図64・1および図64・2）．また，大気汚染や水質汚濁のような実感しやすい環境汚染から，大量生産・大量消費される生活化学物質による目に見えない環境汚染とその健康影響が懸念されるようになってきており，PCBや農

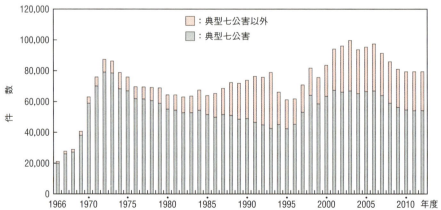

図64・1　公害苦情件数の推移　出典：総務省公害等調整委員会，"2012年度公害苦情調査"

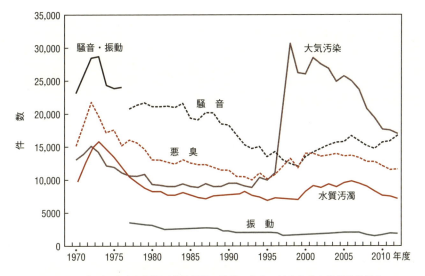

図 64・2　典型七公害の種類別苦情件数の推移　出典：総務省公害等調整委員会，"2012年度公害苦情調査"

薬などによる食物の化学物質汚染に起因する健康障害（"食品公害"とよぶことがある）はその例である．このような化学物質による汚染は，地域的な環境汚染による人への健康影響という図式から，広域汚染による生態系への影響，さらには地球環境の変化と人類を含む生物の生存に関わる地球規模の汚染問題へと対象が広がっている．このような多構造の環境変化に対して，汚染による被害を防止することだけではなく，生活基盤としての良好な環境の維持・保全を積極的に考えることが重要である．

SBO 65 環境基本法の理念を説明できる．

D2(2)②2

65・1 環境基本法が制定された背景

日本の経済が安定期に入るにつれ，大量生産・大量消費・大量廃棄型の社会経済活動や生活様式に移行し，自動車排気による大気汚染，生活排水などによる水質汚濁や産業・生活廃棄物による汚染などのいわゆる都市・生活型の環境汚染が増え，環境汚染は多様化かつ日常化してきた．同様の変化は世界的にも進行している．これらに加え，新規化学物質の増加に伴い，目に見えない地球規模の環境汚染の進行が明らかになるとともに，新たな技術の開発・利用に伴う環境汚染の可能性も指摘されるようになった．このような環境の変化に対応するために，公害対策基本法と自然環境保全法を統合して**環境基本法**（1993年）が制定された．環境基本法は地球環境も視野に入れた積極的な環境保全の推進を基本としている．

環境基本法

*1 環境への負荷：人の活動により環境に加えられる影響で，環境保全上の支障となるおそれのあるものをいう．

*2 地球環境保全：人の活動による地球温暖化，オゾン層の破壊，酸性雨，海洋汚染，熱帯林の減少，野生生物種の減少（生物多様性の減少），砂漠化，有害廃棄物の越境移動，開発途上国における環境問題など，地球全体または広範な地域に影響を及ぼす事態についての環境保全をいう．これらの問題を**九大地球環境問題**という．

*3 環境法の体系：憲法のもとに環境領域の指針・方向を示すものとして**環境基本法**が制定され，その関連法として次のようなものがある．

環境基本法
― 大気汚染防止法
― 水質汚濁防止法
― 土壌汚染対策法
― 悪臭防止法
― 騒音規制法
― 振動規制法
― 循環型社会形成推進基本法
― 廃棄物処理法
― 環境影響評価法
― 自然環境保全法
― その他

環境基本計画

65・2 環境基本法の内容

環境基本法は環境保全について，次の三つの基本理念から成り立っている．

1) 環境の恵沢の享受と継承：良好な環境の恵みを享受するとともに，人類の存続の基盤であるその環境を将来にわたり保全し継承すること．
2) 持続的発展可能な社会の構築：環境への負荷[*1]が少ない経済活動により，良好な環境を維持し，持続的発展が可能な社会のシステムを築くこと．
3) 国際的協調による地球環境保全[*2]：地球環境の保全は人類共通の課題であることから，その環境保全を国際的協力のもとに積極的に推し進めること．

これらの基本理念を踏まえ，環境基本法では国，地方公共団体および事業者のみならず，国民一人一人が環境保全のための責務を果たすことを求めている．また，これらの理念を具体化するために，環境基本計画，環境基準，公害防止計画などの基本計画・方針および基準が定められているほか，環境影響評価の推進と国の環境保全の配慮義務が明示されている．さらに，これらの計画や基準を実施・達成するために，個別の環境法（大気汚染防止法，水質汚濁防止法，土壌汚染対策法，廃棄物処理法など）が別途定められている[*3]．

65・3 環境基本計画

環境保全のための**環境基本計画**は，環境政策の基本方針として2012年には第四次環境基本計画が策定されている．第一次計画では，"循環，共生，参加，国際的取組み"の四つの目標が提示された．すなわち，1) 環境への負荷の少ない循環を基調とする社会・経済システムの実現（**循環**），2) 健全な生態系の維持・回復と，自然と人間の共生の確保（**共生**），3) あらゆる主体が公平な役割分担のもとに，環境保全に関する行動に参加する社会を実現する（**参加**），4) 地球環境を共有する各国との国際的協調のもとに，地球環境を良好な状態に保持するため

の国際的取組みを推進する（**国際的取組み**），の四つである．その後，第二次計画では，"理念から実行へ"，第三次計画では"環境的な側面を社会的・経済的な側面と共に統合的に向上させること"，そして第四次計画では，"目指すべき持続可能な社会の姿を，低炭素・循環・自然共生が統合的に達成される社会"とし，"安全の確保"がその基盤とされた．また，震災からの復興と放射線物質による環境汚染対策が盛り込まれている．

65・4 環境モニタリングと環境アセスメント

環境基本法の目標の達成のためには，大気，水質，土壌，廃棄物などにおける個別の環境因子や媒体について指標を設け，その**環境モニタリング**や**環境アセスメント**（環境影響評価）がなされる．

環境モニタリングとは環境の諸指標について，継続的に測定・監視することをいう．公害防止の監視対策として始まったが，現在では新たな環境問題に対する予防的役割が大きくなってきた．公害対策としてのモニタリングは，大気汚染物質，水質汚濁指標を中心に，国や自治体の監視測定施設で行われており，各地域の測定データを評価するために環境基準が使われる．近年では，酸性雨とその森林への影響，種々の有害化学物質の安全性評価や汚染実態調査にまで対象が広がってきている．

環境アセスメントとは，大規模開発事業によって周辺の環境がどのように変化するかを事前に調査・予測し，評価することをいう．具体的な内容は環境影響評価法や地方公共団体の条例で定められているが，道路，ダム，鉄道，空港あるいは発電所の建設など国や地方公共団体が関与する事業において，大気・水・土壌環境のほか，生態系の生物，景観への影響や環境への負荷などの項目を対象として事業者が調査を行う．その結果を公表し，地方公共団体や国民からの意見もふまえてその事業の適否を評価することになっている．

65・5 環 境 基 準

環境基準は，"人の健康の保護及び生活環境の保全のうえで維持されることが望ましい基準"とされ，行政上達成することが望ましい目標として環境の改善や汚染対策の目安とされる．現在，環境基本法において大気汚染，水質汚濁，土壌汚染および騒音について基準値と測定法が定められている[*1]．汚染物質のうちダイオキシン類[*2]やベンゼン，一部の低沸点有機塩素化合物（トリクロロエチレン，テトラクロロエチレン，ジクロロメタン）については，大気，水質，土壌のすべての環境における基準値が定められている．これら基準は，常に適切な科学的判断が加えられ，必要な改定がなされなければならないと規定されている．

環境モニタリング
environmental monitoring

環境アセスメント
environmental assessment

環境基準
environmental standard

[*1] SBO 73, 74 および SBO 69〜71 を参照．

[*2] ダイオキシン類に関する環境基準は"ダイオキシン類対策特別措置法"において設定されている（SBO 66・9）．

SBO 66 環境汚染（大気汚染，水質汚濁，土壌汚染など）を防止するための法規制について説明できる．

D2(2)②3

66・1 環境基本法に関連する法規の成立経緯

高度成長期にあった1960年代のわが国では大気汚染や水質汚濁が進行し，深刻な公害が起こっていた．そこで大気汚染対策としては"ばい煙規制法"，水質汚濁対策として"水質保全法"や"工業廃水規制法"が制定されたが，十分な対策とはなりえなかった．そこで1967年に"公害対策基本法"（現 **環境基本法**）が成立し，大気や水質に関する環境基準が設定された．これら環境基準を達成するために，**"大気汚染防止法"** と **"水質汚濁防止法"** が制定され，工場などからの有害物質の排出基準値が定められるとともに，排出された有害物質による被害者の救済を優先し，その全責任は排出者にあることが明記された．これらの法規以外にも，大気や水質汚染に対処する法規が目的別に定められている（図66・1）．また，2010年には"大気汚染防止法"と"水質汚濁防止法"の両方において事業者の責務規定が追加され，排出・排水基準を遵守すること以外に，環境中

大気汚染防止法
水質汚濁防止法

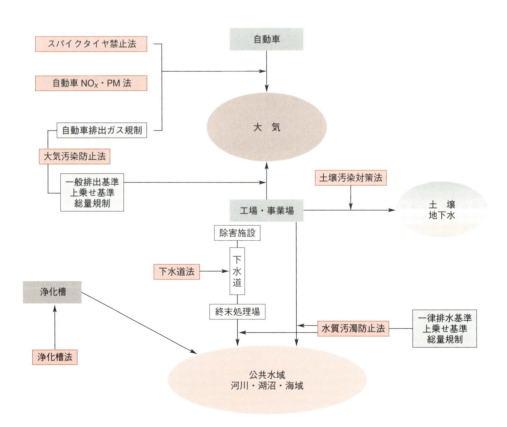

図66・1　環境保全のための法規制の概要　大気汚染，水質汚濁，土壌汚染などを防止するためのおもな法規制を示している．このほかにも水環境を保全するための法規として瀬戸内海環境保全特別措置法，湖沼水質保全特別措置法，水道水源法，海洋汚染防止法などがある．また，ダイオキシン類対策特別措置法による規制は，大気，水質（底質，地下水を含む），土壌に及んでいる．

への排出の状況を把握し，その抑制のための措置を講ずることとされた．

　大気および水質汚染に加えて，1998年ころから有害物質を扱う工場の不適切処理による土壌汚染の件数が増加し，汚染された地下水や舞い上がった土壌を直接摂取することによる健康影響が問題となり，対策の必要性が指摘されてきた．そこで土壌汚染の調査と汚染土壌の管理を目的として，2002年に"**土壌汚染対策法**"が成立している．

土壌汚染対策法

66・2　大気汚染防止法

　大気汚染防止法では，工場・事業場など固定発生源から排出される各種大気汚染物質に対する排出基準や自動車排出ガスの許容限度が定められている．規制対象となる大気汚染物質は，1) ばい煙，2) 揮発性有機化合物（VOC），3) 粉じん，4) 自動車排出ガス，5) 特定物質および 6) 有害大気汚染物質の六つのカテゴリーに分類され，さまざまな方式で規制される（表66・1）．また，汚染状況の常時監視を都道府県に義務づけており，一般的な住宅地においては**一般環境大気測定局***，自動車排ガスの影響を受けやすい場所には**自動車排出ガス測定局***が設置され，大気汚染物質をモニタリングして公表している．

* SBO 73 を参照．

表66・1　大気汚染防止法における大気汚染物質と規制方式[a]

大気汚染物質			発生原因	規制方式
ばい煙		硫黄酸化物（SO_x）	物の燃焼 石油の燃焼	量規制（K値規制） 総量規制
		ばいじん	物の燃焼 熱源としての電気の使用	濃度規制
	有害物質	窒素酸化物（NO_x）	物の燃焼	濃度規制 総量規制
		カドミウム，鉛，フッ化水素，塩素，塩化水素	物の燃焼，合成，分解など	濃度規制
揮発性有機化合物（VOC）		塗料，洗浄剤，接着剤，ガソリンなど	塗装・洗浄・接着（その後の乾燥），あるいはVOC貯蔵施設からの発生など	濃度規制
粉じん		一般粉じん（セメント粉，石炭粉，鉄粉など）	物の粉砕，選別など	構造・使用・管理基準
		特定粉じん（アスベスト）	物の粉砕，選別など	作業基準および敷地境界における濃度基準（10本/L）
特定物質		フェノール，ピリジンなど28物質	物の合成などの化学的処理中の事故	なし（事故時の処置命令）
自動車排出ガス		一酸化炭素 炭化水素 鉛化合物 窒素酸化物 粒子状物質	自動車の運行	許容限度
有害大気汚染物質		248物質（うち優先取組物質として23物質）		
		指定物質（ベンゼン，トリクロロエチレン，テトラクロロエチレン）	ベンゼン乾燥施設，洗浄施設，ドライクリーニング装置など	排出抑制基準

a) 独立行政法人環境再生保全機構の資料を改変

66・2・1 ばい煙

ばい煙（煤煙）とは燃焼に伴って発生する硫黄酸化物やばいじん（すす）をいい，カドミウムや鉛，窒素酸化物など5種類の有害物質も含まれる．

a．一般排出基準と上乗せ基準　ばい煙の排出規制は，それが発生する施設ごとに国によって定められており，これを**一般排出基準**という．基本的には各大気汚染物質の排出口における濃度を規制（濃度規制）している（次項に述べるように硫黄酸化物の場合は特殊な方法で規制されている）．

工場・事業場が密集して存在している地域では一般排出基準のみでは汚染状況の改善が認められない場合があり，新設の施設に限って一般排出基準より厳しい**特別排出基準**が適用される．また，都道府県が条例によってさらに厳しい基準を設けることも可能で，これを**上乗せ基準**という．

b．硫黄酸化物に関するK値規制　硫黄酸化物については大気汚染防止法成立当時から地域ごとの汚染状況を考慮した量規制が採用されている．この規制は排出口の高さを考慮したもので，大気汚染物質の地上への到達量が**有効煙突高さ**（H_e）（煙突の高さと煙の最大上昇高の和）の2乗に反比例すること（有効煙突高さが高いほど単位面積当たりの汚染は少ない）に基づき，硫黄酸化物の許容排出量 q〔m³/毎時〕は $q = K \times H_e^2 \times 10^{-3}$ という式で表される．この式における K は地域ごとに定められる係数で小さいほど規制が厳しくなる（**K値規制**）．K値規制は地域ごとの汚染状況が加味されているため，硫黄酸化物の上乗せ基準は設定されない．一方，K値規制では煙突が高くなる傾向にあるため，大気汚染物質が広域にわたって拡散するという問題点も指摘されている．

c．総量規制　以上のような規制によっても環境基準の達成が困難な地域においては**総量規制**が実施される．これは"総量削減計画"に基づいて都道府県知事が規制基準を定めることになっており，現在硫黄酸化物に関して24地域，窒素酸化物に関して3地域（東京特別区，横浜・川崎市および大阪市）が指定されている．基準値は特定の工場ごとに定められ，使用する原燃料が増大するに従って排出許容量が減少する方法（原燃料使用量方式）などが用いられる．また，硫黄酸化物の場合，総量規制適用外の小規模工場などについては燃料の使用基準や使用する燃料の硫黄分の割合が別途定められている．

66・2・2 揮発性有機化合物（VOC）

揮発性有機化合物（VOC）はきわめて種類が多く，大気中に排出されて飛散したのち光化学反応を受けて浮遊粒子状物質や光化学オキシダント生成の原因にもなっている．現在わが国ではVOC発生源の9割は固定発生源であり，その発生が多い施設*の排出口からの排出濃度が規制されている．この規制では，法的な規制を最小限とし，排出業者の自主的な取組みを評価する"ベスト・ミックス"という新しい考え方が取入れられている．

* VOC の規制対象となる施設の例
1) 塗装施設および塗装後の乾燥・焼付施設
2) 化学製品製造における乾燥施設
3) 工業用洗浄施設および洗浄後の乾燥施設
4) 印刷施設および印刷後の乾燥・焼付施設
5) VOC（ガソリンなど）の貯蔵施設
6) 接着剤使用施設および使用後の乾燥・焼付施設

66・2・3 粉じん

粉じんは，物の破砕や堆積で飛散するセメント粉などをいう．特に人の健康に

被害を生じるおそれのあるものは**特定粉じん**として指定され，その他の**一般粉じ**ん*とは区別されているが．現在特定粉じんに指定されているものは石綿（アスベスト）のみである．アスベストの規制は建築物の解体作業および工場プラントなどアスベストが使用されている工作物の解体・改造または補修作業も規制対象となる．アスベストの大気中濃度の基準は事業場の敷地境界においてアスベスト繊維 10 本/L と定められており，作業方法に関する基準も設けられている．

特定粉じん

66・2・4 特 定 物 質

特定物質とは化学処理によって発生し，人の健康や生活環境に被害を生じるもので，アンモニア，フェノール，ピリジンなど 28 物質が含まれる．これらの物質は事故の際の措置が規定されている．

66・2・5 自動車排出ガス

自動車排出ガスとして，1) 一酸化炭素，2) 炭化水素，3) 鉛化合物，4) 窒素酸化物，および 5) 粒子状物質が指定されている．その中で鉛化合物は燃料の無鉛化が進んだことから現在では問題となっておらず，実際の規制対象となっているのは，ガソリン車・LPG 車の場合に窒素酸化物，一酸化炭素および炭化水素の 3 種類，ディーゼル車ではさらに粒子状物質と黒煙が加わっている．規制値は車 1 台ごとに，その重量に応じて許容濃度が設定されている．

66・2・6 有害大気汚染物質

有害大気汚染物質として，低濃度でも長期摂取によって健康影響が生じるおそれのある物質 248 種類があげられている．そのうち 23 種類は特に優先的に対策を講じる物質として選択されている（優先取組物質）．また，有害大気汚染物質のうち人の健康に係わる被害を防止するため，その排出または飛散を早急に抑制しなければならないものを指定物質とされており，現在，ベンゼン，トリクロロエチレンおよびテトラクロロエチレンがこれに当たる．

66・3 大気汚染防止法以外の自動車排出ガス対策

　法的規制によって一酸化炭素や硫黄酸化物の大気中濃度は大幅に改善され，環境基準もほぼ達成されたが，その一方で移動発生源由来の窒素酸化物や浮遊粒子状物質（SPM*）は改善が認められなかった．そこで，スパイクタイヤによる降下粉じん対策として 1990 年には "**スパイクタイヤ粉じんの発生の防止に関する法律**"（スパイクタイヤ禁止法）によりスパイクタイヤの使用が制限された．さらに，NO_x と粒子状物質対策としてこれらの排出が多いディーゼル車への規制を強化した "**自動車から排出される窒素酸化物及び粒子状物質の特定地域における総量の削減等に関する特別措置法**"（**自動車 NO_x・PM 法**）が成立し，首都圏，近畿圏および愛知・三重圏に適用されている．本法律の特徴は，NO_x と SPM の排出基準に適合しない車の使用を禁止する**車種規制**が採用されていることで，大気汚染防止法の自動車排出ガス規制が新車を対象とするのと比べ，使用中の車に

* SPM: suspended particulated matter の略.
スパイクタイヤ禁止法

自動車 NO_x・PM 法

車種規制

対しても適用される．不適合車は登録できず，規制区域外からの乗入れも禁止されている．また，一定規模以上の対象車両を保有する事業者は，窒素酸化物排出抑制のための自動車管理計画の作成・提出が義務づけられている．これらの規制の結果，近年 NO_x と SMP は環境基準達成に近づきつつある．

66・4　水質汚濁防止法

水質汚濁については SBO 71 を参照.

水質汚濁防止法では，特定施設を設置する工場または事業場から公共水域への排出水中の物質に対して規制を行っている．対象業種として，鉱業，畜産業，水産業，食料品製造業，紡績業，製材業，出版製版業，廃棄物処理業，下水処理場あるいは病院や研究機関など多くが該当する．

水質汚濁防止法の規制対象物質には"有害物質"と"その他の物質"が規定されており，それぞれ水質の環境基準における"人の健康の保護に関する環境基準"（健康項目）と"生活環境の保全に関する環境基準"（生活環境項目）に相当する（表 66・2 および表 66・3）．

生活環境項目は排出水量が 50 m³ 以上の工場あるいは事業場に適用される．また，環境基準と同様に COD は海域および湖沼，BOD はそれ以外の河川などの公共水域に排出する場合，窒素やリンは環境大臣が指定した著しく富栄養化が進んだ湖沼や海域に排出する場合に適用される．

66・4・1　規 制 方 式

一律排水基準

a. 一律排水基準と上乗せ基準　表 66・2 および表 66・3 に示した各物質の基準値は**一律排水基準**とよばれ，国が定めるものである．一般的に健康項目に関する基準値は，排水後の環境中における希釈を見込んで環境基準の 10 倍の濃度で設定される．

上乗せ基準

水質汚染源が集中している地域の場合，一律排水基準による規制では環境基準達成が困難となる．そこで都道府県がさらに厳しい基準（**上乗せ基準**）を設定することができるようになっている．

b. 総 量 規 制　一律排水基準と上乗せ基準は排水中の物質濃度を規制しているため，工場・事業場が集中している地域では環境基準の達成が困難である．そこで，特に汚染の著しい地域（現在東京湾，伊勢湾および瀬戸内海）を指定して，COD および全リン・全窒素を対象として，それらの総量を**汚濁負荷量**（排水中の汚濁物質濃度×排水量）に基づいて規制している（**総量規制**）．

総量規制

66・5　下 水 道 法

排除基準

COD: 化学的酸素要求量
BOD: 生物化学的酸素要求量
SS: 浮遊物質量

公共下水道や流域下水道へ下水を排出する特定の事業場は，水質汚濁防止法の排出基準ではなく下水道法の**排除基準**を遵守しなければならない．排除基準は水質汚濁防止法における一律排水基準の項目およびその許容濃度と共通するものが多いが，健康項目においてダイオキシン類（10 pg-TEQ/L 以下）が追加されている．一方，生活環境項目として COD や大腸菌群の基準は設定されていない．BOD や SS の基準は，終末処理場においてそれらを分解除去できるため水質汚

表 66・2 水質汚濁防止法一律排水基準（有害物質：健康項目）

有害物質	許容濃度	有害物質	許容濃度
カドミウムおよびその化合物	0.1 mg/L	1,1-ジクロロエチレン	1 mg/L
シアン化合物	1 mg/L	cis-1,2-ジクロロエチレン	0.4 mg/L
有機リン化合物（パラチオン，メチルパラチオン，メチルジメトンおよび EPN に限る）	1 mg/L	1,1,1-トリクロロエタン	3 mg/L
		1,1,2-トリクロロエタン	0.06 mg/L
		1,3-ジクロロプロペン	0.02 mg/L
		チウラム	0.06 mg/L
鉛およびその化合物	0.1 mg/L	シマジン	0.03 mg/L
六価クロム化合物	0.5 mg/L	チオベンカルブ	0.2 mg/L
ヒ素およびその化合物	0.1 mg/L	ベンゼン	0.1 mg/L
水銀およびアルキル水銀その他の水銀化合物	0.005 mg/L	セレンおよびその化合物	0.1 mg/L
アルキル水銀化合物	検出されないこと	ホウ素およびその化合物	・海域以外 10 mg/L ・海域 230 mg/L
ポリ塩素化ビフェニル	0.003 mg/L		
トリクロロエチレン	0.3 mg/L	フッ素およびその化合物	・海域以外 8 mg/L ・海域 15 mg/L
テトラクロロエチレン	0.1 mg/L		
ジクロロメタン	0.2 mg/L	アンモニア，アンモニウム化合物，亜硝酸化合物および硝酸化合物	100 mg/L†
四塩化炭素	0.02 mg/L		
1,2-ジクロロエタン	0.04 mg/L	1,4-ジオキサン	0.5 mg/L

† アンモニア性窒素に 0.4 を乗じたもの，亜硝酸性窒素および硝酸性窒素の合計量．

表 66・3 水質汚濁防止法一律排水基準（その他の物質：生活環境項目）

項　目	許容濃度	項　目	許容濃度
水素イオン濃度（pH）	海域外 5.8～8.6 海　域 5.0～9.0	フェノール類含有量	5 mg/L
		銅含有量	3 mg/L
生物化学的酸素要求量（BOD）	160 mg/L （日間平均 120 mg/L）	亜鉛含有量	2 mg/L
化学的酸素要求量（COD）	160 mg/L （日間平均 120 mg/L）	溶解性鉄含有量	10 mg/L
		溶解性マンガン含有量	10 mg/L
浮遊物質量（SS）	200 mg/L （日間平均 150 mg/L）	クロム含有量	2 mg/L
n-ヘキサン抽出物質含有量（鉱油類含有量）	5 mg/L	大腸菌群数	日間平均 3000 個/cm^3
		窒素含有量	120 mg/L （日間平均 60 mg/L）
n-ヘキサン抽出物質含有量（動植物油脂類含有量）	30 mg/L	リン含有量	16 mg/L （日間平均 8 mg/L）

濁防止法における基準値よりもかなり高い設定となっている．また，下水道排除基準にはヨウ素消費量や温度の項目があり，これは H_2S や SO_2 などの化学物質による有毒ガスの発生を抑えるためである．下水道の排除基準は全国一律の基準であるが，水質汚濁防止法と同様，都道府県が区域を区切って上乗せ基準を設定することが可能である．

66・6 浄化槽法

産業由来の水質汚濁が減少する一方で，一般家庭からの生活雑排水由来の汚濁

浄化槽法　　　　　　　　が無視できなくなっている．そこで下水道に接続されていない地域で用いる浄化槽に関して "**浄化槽法**" が定められている．本法律では，新設浄化槽は生活雑排水も処理できる合併処理浄化槽でなければならず，し尿のみを処理する単独処理浄化槽は原則として禁止されている．また，浄化槽の製造や保守点検に関しても規制が設けられている．

66・7　水質保全を目的とするその他の法規制

瀬戸内海環境保全特別措置法　　1960 年代の瀬戸内海は深刻な水質汚濁に見舞われ，赤潮の被害が頻発していた．この事態に対処するため "**瀬戸内海環境保全特別措置法**" が成立した．本法律の対象地域は，瀬戸内海に流入する河川流域にまで及び，現在汚染の程度は著しく改善されている．このような規制や産業排水中の汚濁物質除去技術の進歩および下水道の普及により，近年河川における汚濁は環境基準達成に近づきつつあるが，湖沼では COD や全窒素，全リンの達成率が 50 % 前後にとどまっており，

湖沼水質保全特別措置法　　霞ヶ浦や琵琶湖など汚濁の進んだ湖沼に関して "**湖沼水質保全特別措置法**" による汚染源の規制や下水道整備などが行われている．

近年水道水源に混入している汚濁物質が原因となり，浄水過程で有害な副生成物を生じることが問題になっている．そこで水質汚濁から水道水源を守るために

特定水道利水障害防止のための水道水源水域の水質の保全に関する特別措置法　　1994 年に "**特定水道利水障害防止のための水道水源水域の水質の保全に関する特別措置法**"（水道水源法）が施行されている．一方，海洋における油などの廃

海洋汚染防止法　　棄物汚染対策としては "**海洋汚染防止法**" が担っている．

66・8　土壌汚染対策

土壌汚染対策法　　**土壌汚染対策法**における汚染対策は都道府県知事への報告と指示に基づいて行われ，その流れは，1) 汚染の可能性がある土壌の調査を行い，2) 有害物質の存在量とその健康リスクを評価して，3) 必要に応じて有害物質の封じ込めなどの措置がとられる．また，放射性物質による汚染は，本法律の範疇ではない．

土壌の調査義務が生じるのは，1) 有害物質使用特定施設（水質汚濁防止法で指定されている特定施設と同一）が，その使用を廃止するとき，2) 3000 m^2 以上の土地を掘削や盛土などで形状を変更する際の届出において，土壌汚染のおそれがあると都道府県知事が認めた場合のほか，3) 都道府県知事が土壌汚染による健康被害のおそれがあると認めた土地の場合，および 4) 土地の所有者が自主的に調査を行い，土壌汚染に対する措置を要する土地であることを申請する場合である．これらの調査は，環境大臣によって指定された調査機関（指定調査機関）に依頼しなければならない．

指定基準項目　　調査において測定される項目（**指定基準項目**）は，水質汚濁防止法の一律排水基準に有害物質として収載されているものから 25 項目が指定されている（表

土壌溶出量基準　　66・4）．地下水の摂取による健康被害をもたらすもの（**土壌溶出量基準**）としてはこれら 25 項目すべてが該当するが，土壌の直接摂取による健康被害をもたら

土壌含有量基準　　す化学物質（**土壌含有量基準**）に関しては，第二種特定有害物質（重金属など）のみ 9 物質に基準値が定められている．

表 66・4 土壌汚染防止法 指定基準

特定有害物質の種類		地下水の摂取などによるリスク 土壌溶出量基準（検液 1 L につき）	直接摂取によるリスク土壌含有量基準（土壌 1 kg につき）
第一種特定有害物質（揮発性有機化合物）	四塩化炭素	0.002 mg 以下	
	1,2-ジクロロエタン	0.004 mg 以下	
	1,1-ジクロロエチレン	0.1 mg 以下	
	シス-1,2-ジクロロエチレン	0.04 mg 以下	
	1,3-ジクロロプロペン	0.002 mg 以下	
	ジクロロメタン	0.02 mg 以下	
	テトラクロロエチレン	0.01 mg 以下	
	1,1,1-トリクロロエタン	1 mg 以下	
	1,1,2-トリクロロエタン	0.006 mg 以下	
	トリクロロエチレン	0.03 mg 以下	
	ベンゼン	0.01 mg 以下	
第二種特定有害物質（重金属など）	カドミウムおよびその化合物	カドミウム 0.01 mg 以下	カドミウム 150 mg 以下
	六価クロム化合物	六価クロム 0.05 mg 以下	六価クロム 250 mg 以下
	シアン化合物	検液中にシアンが検出されないこと	遊離シアン 50 mg 以下
	水銀およびその化合物	水銀 0.0005 mg 以下かつ検液中にアルキル水銀が検出されないこと	水銀 15 mg 以下
	セレンおよびその化合物	セレン 0.01 mg 以下	セレン 150 mg 以下
	鉛およびその化合物	鉛 0.01 mg 以下	鉛 150 mg 以下
	ヒ素およびその化合物	ヒ素 0.01 mg 以下	ヒ素 150 mg 以下
	フッ素およびその化合物	フッ素 0.8 mg 以下	フッ素 4000 mg 以下
	ホウ酸およびその化合物	ホウ素 1 mg 以下	ホウ素 4000 mg 以下
第三種特定有害物質（農薬＋PCB）（農薬など）	シマジン	0.003 mg 以下	
	チオベンカルブ	0.02 mg 以下	
	チウラム	0.006 mg 以下	
	ポリ塩素化ビフェニル（PCB）	検液中に検出されないこと	
	有機リン化合物	検液中に検出されないこと	

　土壌調査の結果，基準値を超過し，かつ健康被害のおそれがあると判断された場合は汚染除去などの要措置区域に指定され，清浄な土との入替えや盛土あるいはコンクリートによる封じ込めなどの方法がとられる．しかし，基準値を超過してもその土壌からヒトが有害物質を摂取する経路がなく，健康被害のリスクがないと判断されれば措置は不要となる．

66・9　ダイオキシン類対策特別措置法

　ダイオキシン類による大気汚染に関しては 1999 年に成立した**"ダイオキシン類対策特別措置法"**において大気・水質・（水域の）底質・地下水質・土壌の環境基準がそれぞれ定められている．大気では一定規模以上の廃棄物焼却炉や製鋼用電気炉などからの排出基準が定められている．また，水域に関しては，パルプ製造業における塩素系漂白施設や焼却炉の排ガス洗浄施設などからの排出基準が定められている．現在，水質や底質で環境基準超過地点がわずかに存在するが，その他の環境中では環境基準を達成している．

第18章 水　環　境

> **SBO 67** 原水の種類をあげ，特徴を説明できる．
> D2(2)③1

水は生命維持に必要であるばかりでなく，ヒトの生活を維持していくうえでも大変重要である．水の安全性確保と生活環境維持のために，水の浄水法や下水処理法のみならず，水質基準や汚濁の指標を把握することが重要である．

67・1　原水の種類と特徴

わが国でおもに利用される水道原水は，地表水であるダム湖水，湖沼水，河川水と，地下水である井戸水，伏流水である．このうち，ダム湖水が最も多く利用されている（図67・1）．

a. 地表水　　ダム湖水，湖沼水や河川水は，取水が容易なため水源としての利用が多い．わが国の地表水の水質は，一般に溶存塩類の少ない**軟水**である．また，有機物質による汚染を受けやすく，生物の繁殖や水質汚濁によって溶存酸素や濁度の変動が大きい．ダム湖水や湖沼水は，閉鎖系水域であるため水が停滞し，富栄養化による藻類などの異常繁殖によって異臭味の問題が発生しやすい．

b. 地下水　　地表水が地層を浸透して**帯水層**を形成したものが地下水である．その水質は，一般に滞留時間が長いことから地質の影響を受け，遊離炭酸に富み弱酸性を示すとともに，溶存塩類が多いので**硬度**が高い傾向にある．また，深層水ほど水温変化，濁度，細菌，有機物質などが少ない．しかし，水よりも比重が大きい有機溶剤による汚染が地上で発生すると，帯水層の下層まで浸透して地下水を汚染しやすい．

c. 伏流水　　河川水や湖沼水が地下に浸透した水であり，不透水層の上層を流れる地下水の一種である．その水質は，一般に地下浅層水に類似しており，

軟水（soft water）：一般に総硬度 50 mg/L 以下の水をいう．

発展　藻類が異常繁殖すると，日中の水質は藻類の光合成によって溶存酸素が増加し，遊離炭酸が減少してアルカリ性に傾く．

帯水層：水を通しやすい地層で大気と接した不圧帯水層と，水を通さない地層（不透水層）の間に挟まれることにより大気圧よりも高くなった被圧帯水層から成る．このような地層が互いに関係し合って地下水が流れたり，溜まったりする．

硬度（hardness）：水中の Ca^{2+} および Mg^{2+} 量を，これに対応する $CaCO_3$ の mg/L に換算して表したもの．深層地下水は，炭酸水素塩による一時硬度が高い傾向にある．

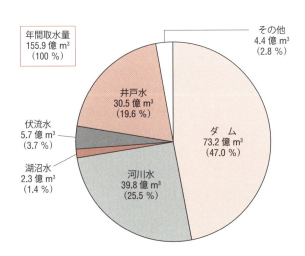

図67・1　水道水源の種類（2012年度，上水道＋用水供給事業の合計）
出典：社団法人 日本水道協会資料

地表水に比べて濁度が低く,水道原水としての利用度が高い.しかし,地下深層水に比べると,その地表水としての河川水などの水質の影響を受けやすい.

67・2 水道の種類と普及

水道とは,"導管その他の工作物によってヒトの飲用に適する水を供給する施設の総体をいう"(水道法)と定義されており,表67・1に示すように分類されている.

水道 waterworks

表67・1 水道の種類と普及率

水道の種類	内　容	普及率(%)[†]
水道用水供給事業	水道事業者に水道用水を供給する事業	
水道事業の給水によるもの 　上水道 　簡易水道	給水人口5001人以上の水道事業 給水人口101人以上5000人以下の水道事業	93.8 3.5
簡易専用水道 （受水槽水道）	水道事業から給水を受け,受水槽容量が$10\,m^3$以上のもの	
水道事業の給水によらないもの 　専用水道	寄宿舎,社宅などの自家水道で,給水人口101人以上または1日最大給水量が$20\,m^3$を超えるもの	0.3

† 普及率＝給水人口／総人口（2013年3月末）

わが国の水道は1955年から1965年あたりにかけて急速に普及し,それに伴って水系感染症の患者数は基底数に抑えられるようになった（図67・2）.水道普及率は,1978年には90%を超え,2012年で97.7%を示しており,ほとんどの家庭で水道が使用されている.現在,わが国における1人当たりの1日平均使用水量（都市活動用水を含む）は,約300Lとなっている.最近では,水洗トイレや洗濯機などの節水化が進んでおり,1人当たりの使用水量は減少傾向にある.

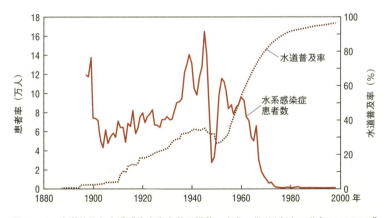

図67・2　水道普及と水系感染症患者数の推移　出典: "国民衛生の動向 2014/2015"

SBO 68 水の浄化法，塩素処理について説明できる．
D2(2)③2

68・1 水の浄化法と塩素処理の概要

水の浄化の目的は，不純物を除去し清澄化することにより飲用水などに利用すること（利水という）にかなった水質にすることである．飲用水の基本的な浄化法には，原水中の浮遊物質を沈殿させ，不純物を沪過して除き，**塩素消毒**により微生物を除去するという3段階の処理が含まれる．

塩素消毒
chlorine disinfection

水道における一般的な浄化法として，清澄で水質が良好な原水の場合は**普通沈殿–緩速沪過**が用いられ，汚濁が進行した都市近郊の河川水や湖沼水を原水とする場合は**薬品凝集沈殿–急速沪過**が用いられている（図68・1）．どの浄化法でも浄水場から給水栓まで送水する過程で病原微生物によって新たに汚染されることを持続的に防止するため，残留性の高い塩素消毒が必ず行われる．**残留塩素（有効塩素）**には，**次亜塩素酸（HClO）とそのイオン（ClO⁻）から成る遊離残留塩素**と，**クロラミンのような結合残留塩素**があり，いずれも塩素の重量濃度〔mg/L〕で表す．わが国では，塩素消毒には遊離残留塩素が用いられる．

残留塩素
residual chlorine

有効塩素
available chlorine

次亜塩素酸
hypochlorous acid

クロラミン chloramine

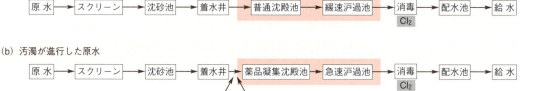

図68・1 水道における一般的な浄化法の概念

浄水処理過程において，アンモニアなどの塩素消費物質の除去や，浄水処理効率改善のために**不連続点塩素処理**が行われている．この処理を行うため，以下に示す指標を目安にして**不連続点**となる塩素注入量（遊離残留塩素がおもに検出されはじめる塩素添加濃度〔mg/L〕）が求められる．

不連続点塩素処理
break point chlorination

不連続点 break point

・**塩素消費量**：水に塩素を注入して所定時間接触後，初めて残留塩素を認めるのに必要な塩素注入量〔mg/L〕をいう．

・**塩素要求量**：水に塩素を注入して所定時間接触後，初めて遊離残留塩素を認めるのに必要な塩素注入量〔mg/L〕をいう．

68・2 沈殿および沪過

a. 普通沈殿–緩速沪過 原水は，まず大きなごみをスクリーンで除去し，さらに砂などの細かい沈降物を沈砂池で沈殿除去する．この水を8～24時間かけて普通沈殿池に導入して比較的微細な浮遊物質を沈殿させた後，砂層と砂利層か

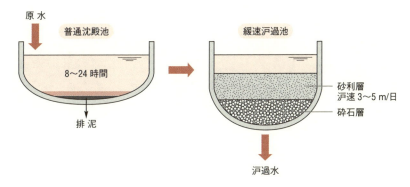

図 68・2　普通沈殿-緩速沪過システム

ら成る緩速沪過池で 3～5 m/日のゆっくりした速度で沪過する（図 68・2）．緩速沪過の効果は，沈殿，沪過，吸着などの物理化学的作用だけでなく，砂粒子の表面に付着した好気性生物から成る**沪過膜（生物膜）**が形成され，生物化学的作用により有機物質の分解や吸着のほか，マンガンイオン，アンモニアや微生物なども取除くことができ，浄水能力は高い．しかし，短所として汚濁が進行した原水では浄化しきれるとは限らず，さらに沪過速度が遅いことから，大量の水を得るためには広大な沪過面積が必要である．

b. 薬品凝集沈殿-急速沪過　普通沈殿と同様に沈砂池を通過した原水を急速混和池に導入し，凝集剤を注入して撹拌した後，フロック形成池，沈殿池を経て大部分の浮遊物質を沈殿除去する．その上澄水を砂沪床層と砂利層から成る急速沪過池に導入して 120～150 m/日の速い速度で沪過する（図 68・3）．凝集剤には，おもに硫酸アルミニウム（硫酸ばん土：$Al_2(SO_4)_3 \cdot n\,H_2O$）や**ポリ塩化アルミニウム**（PAC, $[Al_2(OH)_nCl_{6-n}]_m$）などが使われる．これらの凝集剤は，原水中のアルカリ分との反応や，生石灰などのアルカリ剤を加えて pH 7～8 に調整すると水酸化アルミニウムコロイドを生成する．

ポリ塩化アルミニウム
polyaluminium chloride, PAC

$$Al_2(SO_4)_3 + 3\,Ca(OH)_2 \longrightarrow 2\,Al(OH)_3\downarrow + 3\,CaSO_4 + 6\,CO_2$$

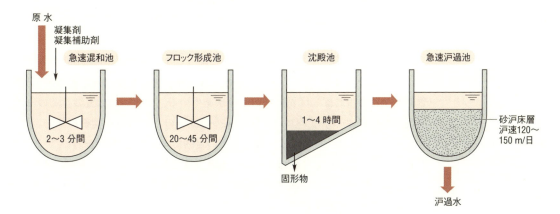

図 68・3　薬品凝集沈殿-急速沪過システム

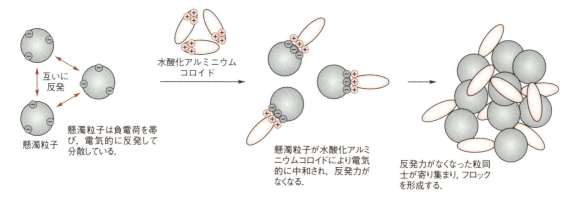

図 68・4 水酸化アルミニウムコロイドによる懸濁粒子の電気的中和とフロック形成

生成した水酸化アルミニウムコロイドは正電荷をもち，負電荷をもつ懸濁粒子を電気的に中和して凝集塊（**フロック**）を形成する（図 68・4）．フロックは凝集して沈殿する際に，水中の無機物質，有機物質，微生物なども吸着して沈殿除去する．PAC は，硫酸アルミニウムよりも pH や水温などに影響されることが少なく，よく凝集するので，わが国の浄水場で繁用されている．

フロック floc

薬品凝集沈殿-急速沪過は，生物化学的作用が期待できず，その水質は普通沈殿-緩速沪過に比べて劣る．しかし，薬品凝集沈殿処理後の沪過速度が速く，大量の水の処理に広い敷地を必要としないため，わが国の大都市域の浄水場ではほとんどが本法を採用している．

68・3 高度浄水処理

a. 曝気処理 水と空気を十分に接触（曝気）させ，揮発や酸化による沈殿を促進して溶存物質を除去する方法である．水中に含まれる有害な揮発性物質は，曝気処理によって除去される．たとえば，地下水汚染で問題となった低沸点有機ハロゲン化合物のトリクロロエチレン，テトラクロロエチレンなどの揮発性物質や，カルキ臭（トリクロラミン（NCl_3）が原因といわれている）のもととなるアンモニア性窒素を曝気（**エアレーション**）して除去する（**エアーストリッピング法**という）．このうちアンモニアを除去することを，特にアンモニアストリッピングという．

エアレーション aeration
エアーストリッピング air stripping
オゾン処理 ozonization, ozonation
ジェオスミン geosmin

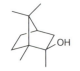

2-メチルイソボルネオール 2-methylisoborneol

b. オゾン処理 原水の富栄養化によってラン藻類が異常増殖した場合，**ジェオスミン**や **2-メチルイソボルネオール**（後述の基準項目）などのカビ臭物質が産生され，しばしば異臭味の問題が発生する．これらの除去の目的のほか，前塩素処理によるトリハロメタン生成の低減化のための前駆物質の除去，フェノール類などの酸化分解による除去などの目的でオゾン処理が行われている．しかし，オゾン処理によって原水中の有機物が酸化されてホルムアルデヒドなどのアルデヒド類やカルボン酸類が生成するほか，原水中の臭化物イオンが酸化されて発がん性をもつ臭素酸イオン（BrO_3^-；基準項目）が生成することもある．

c. 活性炭処理 粉末活性炭を着水井に投入することによって異臭味物質

を吸着除去することや，粒状活性炭を砂沪過層に重層することによって異臭味物質，着色物質，界面活性剤，フェノール類などを吸着除去する．また，オゾン処理を行う場合には，生成したアルデヒド類やカルボン酸類などのオゾン酸化生成物の分解除去のため，微生物が付着した粒状活性炭筒（生物活性炭筒という）が設置される．

68・4 消毒剤の酸化力と残留性

水の消毒には，塩素ガス（Cl_2），次亜塩素酸塩類（NaClO など），**二酸化塩素**（ClO_2），オゾン（O_3）などが使用される．これらの消毒剤による殺菌力は，微生物の細胞壁や SH 酵素などを破壊するほどの酸化力によるものと考えられている．酸化力による殺菌力を比べると，オゾン＞二酸化塩素＞塩素および次亜塩素酸塩類（遊離残留塩素）＞クロラミン（結合残留塩素）の順に強い．このうち，オゾンは塩素消毒では死滅しにくいウイルスやクリプトスポリジウムなどの原虫の消毒にも有効であるが，化学的に不安定であり残留性は期待できない．一方，二酸化塩素は残留性が高いが，副生成物の亜塩素酸（ClO_2^-）がメトヘモグロビン血症をひき起こすことが知られている．わが国の水道水の消毒には，安全性や残留性などの点で遊離残留塩素による塩素処理のみが認められている．

二酸化塩素
chlorine dioxide

68・5 残留塩素の殺菌力

塩素（Cl_2）は水に溶解すると，次式のように HClO や ClO^-（遊離残留塩素）を生成する．この反応は可逆的であり，生成した HClO は弱酸であるため pH が上昇するとさらに H^+ と ClO^- に解離する．

$$Cl_2 + H_2O \rightleftarrows HClO + HCl$$
$$HOCl \rightleftarrows H^+ + ClO^-$$

水中の塩素は pH 1 ではおもに Cl_2 として存在するが，pH 4 では HClO として存在し，pH 7.5 付近で HClO と ClO^- がほぼ 1:1 の割合で存在する（図 68・5）．pH 10 ではほとんどイオン化し ClO^- として存在する．一般に，HClO の殺菌力は ClO^- に比べて強い．そのため，ClO^- によって殺菌力をもたせるためには，HClO よりも高濃度にするか，接触時間を長くする必要がある（図 68・6）．このように塩素消毒における殺菌作用は pH に依存し，酸性条件下では速やかに殺菌効果を示す．

原水中にアンモニアなどが存在すると，遊離残留塩素と反応し，次式のようなクロラミン生成反応が起こる．

① $NH_3 + HClO \longrightarrow NH_2Cl + H_2O$　（pH 7～10 で生成しやすい）
② $NH_2Cl + HClO \longrightarrow NHCl_2 + H_2O$　（pH 6 付近で生成しやすい）
③ $NHCl_2 + HClO \longrightarrow NCl_3 + H_2O$　（pH 5 以下で生成しやすい）

浄水処理では pH 7 付近に維持されるため，おもに①と②の反応が進行する．この場合，遊離残留塩素に加え，生成したモノクロラミン（NH_2Cl）やジクロラミン（$NHCl_2$，結合残留塩素）との合計量が残留塩素となる．

結合残留塩素は，遊離残留塩素に比べ殺菌力は弱い．たとえば，NH_2Cl によっ

て殺菌力をもたせるためには，ClO⁻よりも高濃度にするか，より長い接触時間が必要となる（図68・6）．一般に，消毒剤の殺菌効果は，濃度（<u>c</u>oncentration）と接触時間（<u>t</u>ime）の積（**CT値**）で表される（表68・1）．

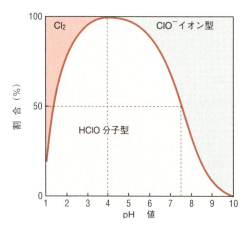

図68・5　水中遊離有効塩素の形に対するpHの影響

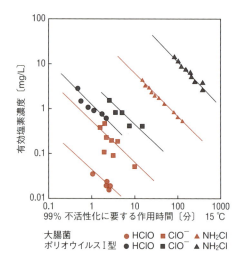

図68・6　HClO, ClO⁻およびNH₂Clによる殺菌効果
日本プールアメニティ施設協会，"水泳プール総合ハンドブック"，p.159（2009）より改変．

表68・1　消毒剤の殺菌効果の比較

消毒剤	大腸菌			ポリオウイルスⅠ型		
	pH値	温度	CT値†	pH値	温度	CT値
次亜塩素酸	6.0	5	0.04	6.0	0	1.0
				6.0	5	2.0
				7.0	0	1.0
次亜塩素酸イオン	10.0	5	0.92	10.5	5	10.5
オゾン	6.0	11	0.031	7.0	20	0.005
	7.0	12	0.002	7.0	25	0.42
二酸化塩素	6.5	20	0.18	7.0	15	1.32
	6.5	15	0.38	7.0	25	1.90
	7.0	25	0.28			
クロラミン						
モノクロラミン	9.0	15	64	9.0	15	900
	9.0	25	40	9.0	25	320
ジクロラミン	4.5	15	5.5	4.5	15	5000

† 微生物を99%不活化するのに要する消毒剤濃度と接触時間の積値〔mg分/L〕．

68・6　塩素消毒基準

水道法における水道水の塩素消毒に関する基準は，次のように規定されている．

"給水栓における水が，遊離残留塩素を0.1 mg/L（結合残留塩素の場合は0.4 mg/L）以上保持するように塩素消毒をすること．ただし，供給する水が病原生物に著しく汚染されるおそれがある場合または病原生

物に汚染されたことを疑わせるような生物もしくは物質を多量に含むおそれがある場合の給水栓における水の遊離残留塩素は，0.2 mg/L（結合残留塩素の場合は 1.5 mg/L）以上とする"（水道法施行規則第 17 条）

　わが国の浄水場においては，遊離残留塩素に基づく消毒が通常行われているため，その時点ではクロラミンはほとんど存在しない．また残留塩素濃度が高いと，塩素処理副生成物が生成しやすいことや，特異的な臭気や皮膚・粘膜への刺激作用があるため，水質管理目標値として"1 mg/L 以下に維持すること"が設定されている．

68・7　不連続点塩素処理

　水に塩素を低濃度から段階的に注入し，一定時間放置したときの残留塩素のパターンは，水質の違いによって基本的にⅠ型，Ⅱ型およびⅢ型の 3 通りに分類される（図 68・7）．

　塩素を消費するような物質を含まない清浄な水，たとえば純水では，塩素注入量に依存して残留塩素が直線的に増加する（Ⅰ型）．

　鉄(Ⅱ)塩，マンガン(Ⅱ)塩，亜硫酸塩，硫化物などの還元性無機物質のみが存在する場合，それらと反応して塩素が分解する間は残留塩素が増加しないが，反応が終了して還元物質がすべて消費されると塩素注入量に依存して残留塩素が直線的に増加する（Ⅱ型）．

　アンモニアを含む水では，塩素注入量の増加に従って残留塩素（結合残留塩素）

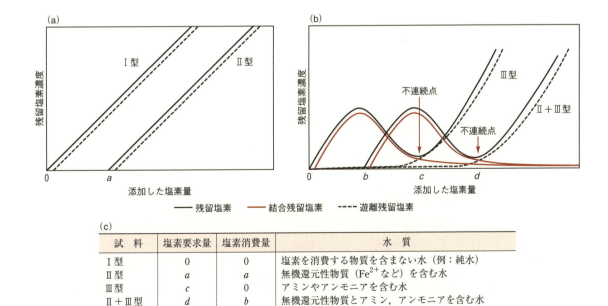

図 68・7　水質が異なる水に塩素を注入したときの残留塩素のパターンと塩素要求量および塩素消費量との関係

が増加してくるが，ある点に達すると逆に残留塩素が減少しはじめ，最も濃度が低下した後，再び残留塩素（遊離残留塩素）が増加する（Ⅲ型）．この結合残留塩素と遊離残留塩素の変曲点を**不連続点**とよぶ．結合残留塩素が減少して不連続点に至るまでの反応式は次に示す通りである．

$$NH_2Cl + NHCl_2 \longrightarrow N_2 + 3\,HCl$$
$$2\,NH_2Cl + HClO \longrightarrow N_2 + 3\,HCl + H_2O$$
$$2\,NHCl_2 + H_2O \longrightarrow N_2 + HClO + 3\,HCl$$
$$2\,NH_3 + 3\,HClO \longrightarrow N_2 + 3\,HCl + 3\,H_2O$$

　実際の原水に塩素を注入すると，水質に依存するがⅡ＋Ⅲ型のようなパターンを示すことが多い（図68・7）．この反応系を利用し，原水中の鉄(Ⅱ)塩，マンガン(Ⅱ)塩などの還元性無機物質の酸化処理，臭いの強い結合残留塩素の生成抑制とアンモニアの除去，一般細菌や大腸菌などを死滅させるために，不連続点を超えた遊離残留塩素処理，すなわち塩素要求量を目安とした**不連続点塩素処理**が行われている．これは，浄水に塩素消毒を行う後塩素処理と対比して**前塩素処理**ともよばれるのである．

前塩素処理
pre-chlorination

68・8　塩素処理の利点と問題点

　塩素処理の利点は，① 大量の水に適用したときの経費が少なく，確実な消毒効果が期待できること，② 残留性が高く消毒効果が末端の給水栓水まで持続すること，③ 水道施設や配管を腐蝕することが少ないこと，などがあげられる．反対に塩素処理の問題点として，トリハロメタンなどの有害な塩素処理副生成物を生成することや，クロラミン生成による塩素臭をもつことがあげられる．

トリハロメタン
trihalomethane, THM

```
    Cl
    |
H - C - Cl
    |
    Cl
```
クロロホルム

```
    Cl
    |
H - C - Br
    |
    Cl
```
ブロモジクロロメタン

```
    Br
    |
H - C - Br
    |
    Cl
```
ジブロモクロロメタン

```
    Br
    |
H - C - Br
    |
    Br
```
ブロモホルム

フミン質
humic substance

フミン酸　humic acid

クロロフェノール類
chlorophenols

　a．トリハロメタン　水中に含有される種々の有機物は，塩素処理によって酸化反応や塩素化反応を受け，多様な塩素消毒副生成物を非意図的に生成することがある．これらのうち，水道水から最も高濃度に検出され，社会問題となった塩素消毒副生成物は，低沸点有機ハロゲン化合物である**トリハロメタン**（一般式 CHX_3, X = Cl, Br）である．これら4種類のトリハロメタンおよびそのトータル（総THM）濃度は水質基準として規制されている．このうち，代表的なクロロホルムは変異原性，発がん性，肝・腎毒性などが知られている．トリハロメタン生成の典型的な前駆物質は，土壌中の腐植質に由来する**フミン質**（その基本構造にジヒドロキシベンゼン骨格をもつ**フミン酸**やフルボ酸など）である．また，臭素（Br）を含むトリハロメタンの生成は，水中に微量に含まれる臭化物イオンが塩素処理によって活性ブロム（Br_2 または HBrO）に酸化され，これが前駆物質を臭素化するためである．

　b．その他の塩素処理副生成物　トリハロメタン以外の塩素処理副生成物には，クロロ酢酸，ジクロロ酢酸，トリクロロ酢酸，ホルムアルデヒド（基準項目）のほか，ジクロロアセトニトリル，抱水クロラール（水質管理目標設定項目）などの副生成物が検出されている．また，フェノール類に汚染した原水を塩素処理すると，**クロロフェノール類**が生成して異臭を与えることがある．

SBO 69　水道水の水質基準のおもな項目を列挙し，測定できる．（知識・技能）
D2(2)③3

69・1　水道水質基準の概要

わが国における水道の水質基準は，水道法に基づく水質基準に関する省令（2003年，2015年一部改正）によって規定されている．水質項目は，重要度に応じて次の三つに分類されている．

a. 基準項目（51項目）　この水質項目には"ヒトの健康の保護に係わる項目（31項目）"と"生活利水上の支障を来すおそれのある項目および水道水の性状として基本的に求められる項目（20項目）"が含まれる（表69・1）．前者には，一般細菌，大腸菌などの微生物汚染や消化器系感染症の原因となる糞便汚染の指標のほか，カドミウム，六価クロム，水銀，セレン，鉛，ヒ素などの重金属，シアン，四塩化炭素，ベンゼンなどの有害物質，メトヘモグロビン血症の原因となる亜硝酸性窒素（硝酸態窒素および亜硝酸態窒素），トリハロメタンなどの消

表69・1　水道水質基準（基準項目）

番号	区分	項目	基準値	目的・意義
1	病原微生物の指標	一般細菌	1 mLの検水で形成される集落数が100以下	塩素消毒が有効に機能しているかの判断基準．
2		大腸菌	検出されないこと	し尿汚染の直接的な指標．糞便由来の病原微生物による汚染指標でもある．
3	無機物質・重金属	カドミウム及びその化合物	カドミウムの量に関して，0.003 mg/L以下	自然界に極微量存在しているが，鉱山や工場等の排水の混入による汚染を知る．
4		水銀及びその化合物	水銀の量に関して，0.0005 mg/L以下	工場排水等の混入による汚染を知る．
5		セレン及びその化合物	セレンの量に関して，0.01 mg/L以下	河川水にわずかに含まれているが，おもに工場排水等の混入による汚染を知る．
6		鉛及びその化合物	鉛の量に関して，0.01 mg/L以下	工場排水等の混入による汚染を知る．水道管に鉛管を使用している場合に検出されることがある．
7		ヒ素及びその化合物	ヒ素の量に関して，0.01 mg/L以下	鉱山排水，工場排水等の混入による汚染を知る．
8		六価クロム化合物	六価クロムの量に関して，0.05 mg/L以下	工場排水等の混入による汚染を知る．
9		亜硝酸態窒素	0.04 mg/L以下	し尿汚染の間接的な指標．乳児にメトヘモグロビン血症を起こすことがある．
10		シアン化物イオン及び塩化シアン	シアンの量に関して，0.01 mg/L以下	メッキ工場排水等の混入による汚染を知る．
11		硝酸態窒素及び亜硝酸態窒素	10 mg/L以下	し尿汚染の間接的な指標．窒素肥料，生活排水等からの汚染を知る．高濃度に含まれると乳児にメトヘモグロビン血症を起こすことがある．
12		フッ素及びその化合物	フッ素の量に関して，0.8 mg/L以下	おもに地質に由来するが，工場排水等の混入による汚染もある．0.8 mg/L以下では虫歯の予防につながるが，多量に含まれていると斑状歯の原因になる．

表69・1 （つづき） 水道水質基準（基準項目）

番号	区分	項目	基準値	目的・意義
13	無機物質・重金属	ホウ素及びその化合物	ホウ素の量に関して，1.0 mg/L 以下	海水から淡水化された水道水や，火山地帯などの地域で問題となる項目である．
14	一般有機化学物質	四塩化炭素	0.002 mg/L 以下	化学工業原料，溶剤，金属類の洗浄剤，塗料，ドライクリーニング等に使用され，地下水汚染によって検出されることがある．発がん性を有するものや肝臓障害等を起こすものがある．
15		1,4-ジオキサン	0.05 mg/L 以下	
16		cis-1,2-ジクロロエチレン及び trans-1,2-ジクロロエチレン	0.04 mg/L 以下	
17		ジクロロメタン	0.02 mg/L 以下	
18		テトラクロロエチレン	0.01 mg/L 以下	
19		トリクロロエチレン	0.01 mg/L 以下	
20		ベンゼン	0.01 mg/L 以下	
21	消毒副生成物	塩素酸	0.6 mg/L 以下	原水中の一部の有機物質と塩素が反応して生成される．
22		クロロ酢酸	0.02 mg/L 以下	
23		クロロホルム	0.06 mg/L 以下	
24		ジクロロ酢酸	0.03 mg/L 以下	
25		ジブロモクロロメタン	0.1 mg/L 以下	
26		臭素酸	0.01 mg/L 以下	オゾン処理や次亜塩素酸生成時に不純物の臭素が酸化されて生成する．
27		総トリハロメタン	0.1 mg/L 以下	クロロホルム，ジブロモクロロメタン，ブロモジクロロメタン，ブロモホルムの各濃度の合計．
28		トリクロロ酢酸	0.03 mg/L 以下	原水中の有機物質と塩素が反応して生成する．
29		ブロモジクロロメタン	0.03 mg/L 以下	
30		ブロモホルム	0.09 mg/L 以下	
31		ホルムアルデヒド	0.08 mg/L 以下	
32	色・味	亜鉛及びその化合物	亜鉛の量に関して，1.0 mg/L 以下	鉱山排水，工場排水等の混入や亜鉛メッキ鋼管からの溶出に由来する汚染を知る．高濃度に含まれると白水の原因となる．
33		アルミニウム及びその化合物	アルミニウムの量に関して，0.2 mg/L 以下	高濃度に含まれると，水の変色を起こす場合がある．
34		鉄及びその化合物	鉄の量に関して，0.3 mg/L 以下	高濃度に含まれると異臭味（金気臭）や赤水の原因となる．
35		銅及びその化合物	銅の量に関して，1.0 mg/L 以下	銅山排水，工場排水，農薬等の混入や給水装置等に使用される銅管，真鍮器具等からの溶出に由来する汚染を知る．
36		ナトリウム及びその化合物	ナトリウムの量に関して，200 mg/L 以下	工場排水の混入，あるいは海水や pH 調整等の水処理に由来して検出される．し尿の混入によっても増加する．
37		マンガン及びその化合物	マンガンの量に関して，0.05 mg/L 以下	地殻中に広く分布しており，高濃度で含まれると黒水の原因となる．
38		塩化物イオン	200 mg/L 以下	地質，下水，家庭排水，工場排水やし尿等の混入による汚染を知る．
39		カルシウム・マグネシウムなど（硬度）	300 mg/L 以下	主として地質由来の Ca^{2+} および Mg^{2+} の合計量を，これに対応する炭酸カルシウム（$CaCO_3$）の量〔mg/L〕に換算して表したもの．硬度が高いと缶石発生などの利用上の問題が生じる．
40		蒸発残留物	500 mg/L 以下	水中に溶解または浮遊している物質の総量をいう．水の一般的性状を示す水質指標．

表69・1 （つづき） 水道水質基準（基準項目）

番号	区 分	項 目	基 準 値	目的・意義
41	発 泡	陰イオン界面活性剤	0.2 mg/L 以下	生活排水や工場排水等の混入による汚染を知る．高濃度に含まれると水の泡立ちの原因となる．
42	臭 気	ジェオスミン	0.00001 mg/L 以下	放線菌や藍藻類が産生するカビ臭などの原因物質による汚染を知る．
43		2-メチルイソボルネオール	0.00001 mg/L 以下	
44	発 泡	非イオン界面活性剤	0.02 mg/L 以下	合成洗剤等による汚染を知る．高濃度に含まれると水の泡立ちの原因となる．
45	臭 気	フェノール類	フェノールの量に換算して，0.005 mg/L 以下	工場排水等の混入による汚染を知る．微量であっても水の塩素処理過程でクロロフェノール類が生成し異臭味の原因となる．
46	味	有機物 (total organic carbon, TOC)	3 mg/L 以下	有機物などによる汚染の度合いを知る．土壌由来や，し尿，下水，工場排水等の混入によって高い値となる．
47	基本的性状	pH 値	5.8 以上 8.6 以下	酸・アルカリの液性を知る．
48		味	異常でないこと	地質または海水，工場排水，化学薬品等の混入や藻類等生物の繁殖に起因する．
49		臭気	異常でないこと	化学物質による汚染，藻類の繁殖，下水の混入及び地質等に起因する．
50		色度	5 度以下	水の着色の程度を示すもの（基準値以下であればほぼ無色）．
51		濁度	2 度以下	水の濁りの程度を示すもの（基準値以下であればほぼ透明）．

毒副生成物の項目が含まれる．また後者には，水の混濁，着色，着臭，泡立ち，有機物量，硬度など，水を生活用水として利用するうえで外観的な性状が望ましい範囲内に規定するような項目が含まれる．

b．水質管理目標設定項目（26 項目，農薬類として 1 項目を含む） 水質基準として設定するまでには至らないが，一般環境中で検出されている物質や，使用量が多く今後水道水中でも検出される可能性がある物質など，水道水質管理上留意すべき物質で，水質目標値とともに関連情報を付して公表し，関係者の注意を喚起すべきであるとされた項目である．

農薬類については，118 農薬（1 %を超えて浄水から検出されるおそれのあるものや社会的要請があるもの）を対象とした総農薬方式という概念に基づき管理がなされている．総農薬方法の考え方は，次式に従い，対象農薬の浄水における検出値を規制値（目標値）で除した値の総和を算出し，その検出指標値が 1 を超えないこととなっている．

$$DI = \sum_i \frac{DV_i}{GV_i}$$

DI：検出指標値，DV_i：農薬の検出値，GV_i：農薬の目標値

c．要検討項目（47 項目） 毒性が定まらない，浄水中の存在量が不明であるため水質基準項目および水質管理目標設定項目のいずれにも分類できない項目であり，次の見直しの機会には適切な判断ができるよう，必要な情報・知見の収集に努めていくべきであるとされた項目である．

69・2 飲料水試験法

飲料水試験として一般に用いられる試験法と測定できる項目との組合わせを表69・2にまとめた．これらの項目は，簡易専用水道水（学校などの受水槽から配水される水道水）の飲用適否の判断などにも用いられる．

a. 一般細菌　一般細菌とは，試料水1 mLについて標準寒天培地を用いて36 ± 1℃，24 ± 2時間培養したときに集落（コロニー）を形成する生菌をいう．一般細菌は，良好な水では少なく，汚染されている水ほど多い傾向があるので，水の汚染度を示す指標となる．

水道水においては，塩素消毒後でも一般細菌が検出されなくなるとは限らない．これは，塩素消毒耐性菌が含まれるためである．したがって，大腸菌が検出されず，水道水質基準の"100個/mL以下"であれば，し尿，下水などによる汚染がないものと判断される．

b. 大腸菌　大腸菌は，ヒトや動物の新しい糞便中には1g当たり10^9個ほどが存在するが，糞便で汚染されていない水，土壌，植物中などに存在することはまれである．従来は，"大腸菌群"が糞便汚染の指標に用いられていたが，検出されても自然環境に由来するものや水中で増殖するものが存在することから，

> **大腸菌**（*Escherichia coli*）：は，乳糖を分解してガスを産生する通性嫌気性無芽胞桿菌．

表69・2　おもな飲料水試験法と測定できる項目

試験法	測定できる項目
標準寒天培地法	一般細菌
特定酵素基質培地法（MMO-MUG培地，XGal-MUG培地など）	大腸菌
原子吸光光度法 誘導結合プラズマ（ICP）発光分光分析法 誘導結合プラズマ発光分光分析/質量分析（ICP-MS）法	カドミウム，六価クロム，鉛，亜鉛，鉄，銅，アルミニウム，マンガンなどの金属およびヒ素，ホウ素
還元気化原子吸光光度法	水銀
水素化物発生/原子吸光光度法 水素化物発生/ICP発光分光分析法	ヒ素
インドフェノール法	アンモニア性窒素
イオンクロマトグラフ法	亜硝酸性窒素，硝酸性窒素，シアン化物イオン，フッ化物イオン，臭素酸イオン，塩化物イオンなどの陰イオン類
ピリジン・ピラゾロン法	シアン化物イオンおよび塩化シアン
ランタン・アリザリンコンプレクソン法	フッ素およびその化合物
パージトラップ-ガスクロマトグラフ/質量分析法 ヘッドスペース-ガスクロマトグラフ/質量分析法	トリハロメタン，四塩化炭素，トリクロロエチレンなどの揮発性有機ハロゲン化合物類
エチレンジアミン四酢酸(EDTA)による滴定法	硬度
4-アミノアンチピリン法 ガスクロマトグラフ/質量分析（GC-MS）法	フェノール類
メチレンブルー法	陰イオン界面活性剤
ジエチル-p-フェニレンジアミン（DPD）法	残留塩素

必ずしも糞便汚染にはつながらなかった．大腸菌の検出試験は，飲料水への直接の糞便汚染の指標となり，消化器系感染症の原因菌の汚染指標となり得ることから水道水質基準では"検出されないこと"と規定されている．**特定酵素基質培地法**は，大腸菌に特異的に存在する β-D-ガラクトシダーゼと β-D-グルクロニダーゼを検出するための特定酵素基質培地を用いて定性・定量を行う方法である．この培地には，MMO-MUG[*1]培地，IPTG[*2]添加 ONPG[*3]-MUG 培地または XGal[*4]-MUG 培地が用いられる．いずれも 2 種類の合成酵素基質と数種類の無機塩類が，目的とする細菌にとって必要最小限の栄養素が含まれている．ONPG と XGal は乳糖分解に関与する β-D-ガラクトシダーゼを検出する基質であり，分解により β-D-ガラクトースを生成し，それぞれ黄色呈色物および青色呈色物を生成することにより大腸菌が同定される（図 69・1）．MUG は β-D-グルクロニダーゼを検出する基質であり，分解により β-D-グルクロン酸を生成し，青白色の蛍光色素を生成することにより同定される．IPTG は β-D-ガラクトシダーゼを誘導する非代謝性誘導酵素基質である．

[*1] MMO-MUG: minimum medium ONPG-4-methylumbelliferyl-β-D-glucuronide) の略．

[*2] IPTG: isopropyl 1-thio-β-D-galactoside の略．

[*3] ONPG は o-nitrophenyl β-D-galctopyranoside の略．

[*4] XGal は 5-bromo-4-chloro-3-indolyl-β-D-galactoside のこと．

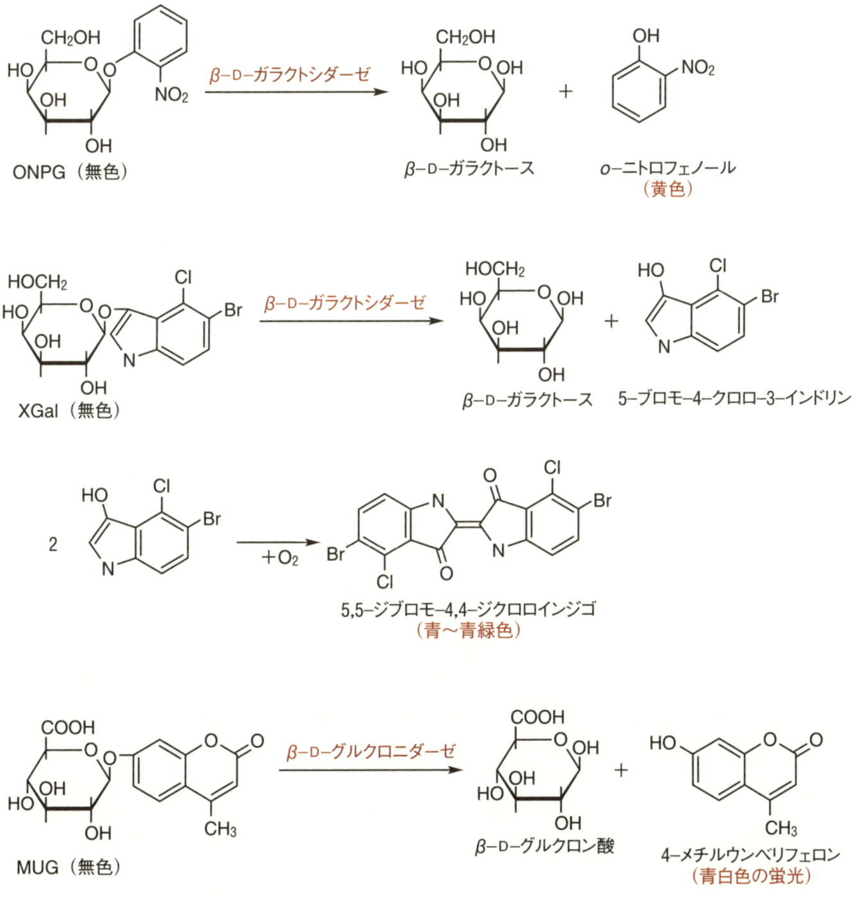

c. 金属およびヒ素，ホウ素　カドミウム，六価クロム，鉛，ホウ素は，ヒ

図 69・1　特定酵素基質培地法による大腸菌同定の原理

トの健康の保護に係わる項目に含まれる．亜鉛，鉄，銅，アルミニウム，マンガンなどの金属は，生活利水上の支障を生じる項目に含まれる．

水銀は，通常の原子吸光光度法では感度が悪いため，**還元気化原子吸光光度法**によって定量される．これは，試料中の水銀化合物を塩化スズ(I)（$SnCl_2$）で還元して金属水銀とし，この水銀蒸気を吸光セルに導入してフレームレス原子吸光光度法によって測定する方法である．ヒ素についても，通常の原子吸光光度法や誘導結合プラズマ発光分光分析法（ICP発光分光分析法）では感度が悪いため，還元して**水素化物**（AsH_3）とした後，これを原子吸光光度法やICP発光分光分析法によって測定する．

ICP: inductively coupled plasma の略．

d．陰イオン類　ヒトの健康の保護に係わる項目に含まれる亜硝酸性窒素および硝酸性窒素，シアン化物イオン（CN^-），フッ化物イオン，臭素酸イオン（BrO_3^-）や，水道水の性状として基本的に求められる項目としての塩化物イオンなどの陰イオンはイオンクロマトグラフ法によって一斉分析ができる．これらのうち，シアン化物イオンおよび臭素酸イオンはイオンクロマトグラフ-ポストカラム誘導体化法によって定量される．シアン化物イオンは，分離カラムで分離した後にクロラミンTで塩化シアンとし，4-ピリジンカルボン酸-ピラゾロンとの反応呈色物を定量する．臭素酸イオンは，KBr-H_2SO_4 と $NaNO_2$ で反応させて生成した三臭化イオンを 450 nm で定量する．

i) シアン化物イオンおよび塩化シアン

シアン化物イオンを含む水を塩素処理すると，塩化シアンに変化する．また，シアン化物イオンはアルカリ溶液中では安定であるが，塩化シアンは不安定である．**ピリジン-ピラゾロン法**によるシアン化物イオンおよび塩化シアンの定量では，シアン化物イオンがクロラミンTの作用で塩化シアンとなり，つぎに塩化シアンとピリジンとが反応してピリジン環が開裂し，グルタコンアルデヒドが生成する．このグルタコンアルデヒドに1-フェニル-3-メチル-5-ピラゾロンが縮合して青色化合物を生成するので，その呈色度を吸光光度法で測定する．

クロラミンT

発展　シアン化物イオンは，錯塩型シアン化合物に比べてきわめて強い毒性を示し，シトクロムオキシダーゼを阻害して細胞呼吸毒をひき起こす．したがって，衛生化学的にはシアン化物イオンが問題になる．

ii) フッ素およびその化合物

水中のフッ化物イオンは主として地質に由来するが，工場排水などから混入することもある．**ランタン-アリザリンコンプレクソン法**によるフッ素およびその化合物の定量では，試料中にアルミニウムイオンや鉄イオンが存在すると，フッ化物イオンと強固な錯イオンを形成するため試料の前処理として蒸留操作が必要である．酸性で水蒸気蒸留すると錯イオンが分解し，フッ素化水素として遊離し，遊離フッ化物イオンとして留液に捕集される．pH 5.0 付近でアリザリンコンプレクソンと La^{3+} が 1：1 で反応して生成するキレートに，フッ化物イオンがさらに反応してキレートを生成する青色の複合錯体の呈色を吸光光度法で測定する．

発展　フッ化物イオンは，飲料水中に適量にあれば虫歯予防の効果があるが，過量になれば，骨の発育を阻害し，"斑状歯"の原因となる．

アリザリンコンプレクソン-La-複合キレート（青色）

e．揮発性有機ハロゲン化合物　トリハロメタン，四塩化炭素，トリクロロエチレン，テトラクロロエチレンなどの揮発性有機ハロゲン化合物では，気化させた試料をガスクロマトグラフ-質量分析計（GC-MS）に導入して定量する．

f．硬　　度　硬度とは，水中のカルシウムイオンおよびマグネシウムイオンの量を，これに対応する炭酸カルシウム（$CaCO_3$）の量〔mg/L〕に換算して

表したものと定義され，1) **総硬度**，2) **永久硬度**，3) **一時硬度**，4) **カルシウム硬度**，5) **マグネシウム硬度**の5種類がある．

総硬度は，一時硬度と永久硬度との和である．一時硬度とは，煮沸すると炭酸カルシウムや水酸化マグネシウムとして析出する，カルシウムおよびマグネシウムの炭酸水素塩による硬度をいう（下記反応式）．また，永久硬度とは，煮沸しても析出しない，カルシウムおよびマグネシウムの硫酸塩，硝酸塩，塩化物による硬度をいう．

$$Ca(HCO_3)_2 \longrightarrow CaCO_3 \downarrow + CO_2 + H_2O$$
$$Mg(HCO_3)_2 \longrightarrow MgCO_3 + CO_2 + H_2O$$
$$MgCO_3 + 2H_2O \longrightarrow Mg(OH)_2 \downarrow + CO_2 + H_2O$$

硬度の高い水は日常生活に影響するところが大きく，たとえば，調理した飲食物の味を損ない，セッケン使用時に水に不溶の脂肪酸のカルシウム塩となるためセッケンの泡立ちを悪くし，ボイラー用水として使用すると缶石（スケール）の量を多くしたりする．水道法における硬度の水質基準は 300 mg/L 以下である．

エチレンジアミン四酢酸（EDTA*）による滴定法では，EDTA が Ca^{2+} および Mg^{2+} と 1：1 のモル比でキレートを生成することに基づく（図69・2）．総硬度の測定では，EDTA よりもキレート生成能の弱い指示薬として**エリオクロムブラック T（EBT）**を用いる．pH 10 において，遊離の EBT は青色を呈するが，あらかじめ添加した Mg^{2+} とキレートを生成した EBT-Mg はブドウ赤色を呈する．したがって，Mg^{2+}，EBT 試液およびアンモニア緩衝液（pH 10.0）存在下で試料水を EDTA で滴定していくと，終末点において EDTA がすべての Mg^{2+} とキレートを生成し，ブドウ赤色から青色に変化するので総硬度が定量できる．

* EDTA: ethylenediaminetetraacetic acid の略.

エリオクロムブラック T
eriochrome black T (EBT)

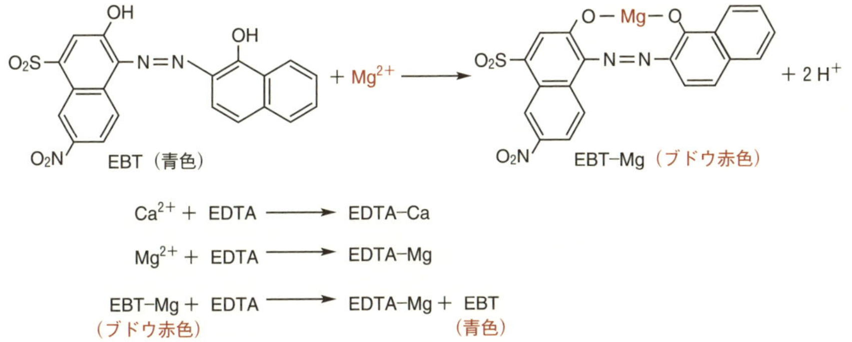

$$Ca^{2+} + EDTA \longrightarrow EDTA\text{-}Ca$$
$$Mg^{2+} + EDTA \longrightarrow EDTA\text{-}Mg$$
$$EBT\text{-}Mg + EDTA \longrightarrow EDTA\text{-}Mg + EBT$$
（ブドウ赤色）　　　　　　　　　　　（青色）

図 69・2　EDTA 滴定法による総硬度定量の原理

g. フェノール類　フェノール類は自然水中には含まれていないが，ガス工場排水，医薬品・化学工場排水などから水中に混入する人為的汚染物質である．フェノール類の水質基準は毒性学的に定められたものではなく，塩素消毒を行った際の異臭の発生防止から定められたものである．

4-アミノアンチピリン法によるフェノール類の定量では，フェノールと 4-アミノアンチピリンが酸化剤のフェリシアン化カリウム（$K_3[Fe(CN)_6]$）の存在下

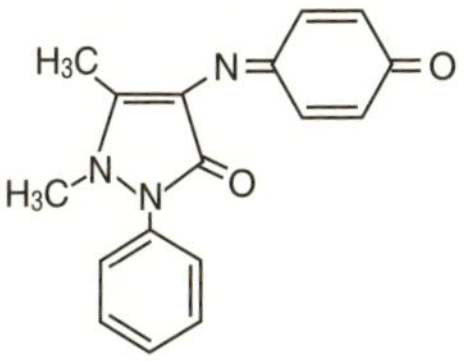

アンチピリン色素（赤色）

で縮合してアンチピリン色素を生成する．この色素を吸光光度法で測定することによりフェノール類の濃度として定量することができる．

h. 陰イオン界面活性剤　アルキルベンゼンスルホン酸塩（ABS*）のような石油型（$R-C_6H_5-OSO_3^- Na^+$）のほかに，アルコール型（主としてドデシルアルコールの硫酸エステル：$C_{12}H_{25}OSO_3^- Na^+$）のものがある．これらの陰イオン界面活性剤が環境衛生上問題となるのは，その消費量が多いこと，下水道や河川中に排出されると，その発泡による障害と水中有機物の微生物分解の阻害を起こすからである．また，中性洗剤に洗浄補助剤として添加されるビルダーとしてのポリリン酸が富栄養化との関連で問題となる．

メチレンブルー法による陰イオン界面活性剤の定量では，陰イオン界面活性剤が，カチオン性物質であるメチレンブルーと複塩をつくり有機溶媒に可溶になることに基づいている．陰イオン界面活性剤の総量を求めるには，試料にメチレンブルーを混合した後，生成した複塩をクロロホルムで抽出して吸光光度法で定量する．

メチレンブルー（水溶性）

> アルキルベンゼンスルホン酸塩（alkylbenzene sulfonate, ABS）：アルキル基が直鎖構造をもつソフトタイプ（直鎖状アルキルベンゼンスルホン酸塩；LAS）と分枝構造をもつハードタイプ（分枝アルキルベンゼンスルホン酸塩）とがあり，LASの方が水中微生物によるβ酸化による分解を受けやすい．ABSは，単に分枝状のほうをさすこともある．

i. 残留塩素　ジエチル-p-フェニレンジアミン（DPD*²）法による残留塩素の測定では，中性条件下でDPDが残留塩素濃度に応じて直ちに酸化され，生成するセミキノン中間体が桃色〜橙赤色を呈する反応に基づいている．残留塩素は分解しやすいので，採水後直ちに測定を行う．

① 試験管2本を用意し，それぞれにリン酸緩衝液（pH 6.5）およびDPD試薬を加える．1本は試料を加え，直ちに吸光度を測定して，遊離残留塩素濃度（a）を検量線から求める．

② 残りの1本の試験管に試料を加え，反応促進剤のKI 0.1 gを加え，2分放置後，吸光度を測定し，残留塩素濃度（b）を検量線から求める．結合残留塩素濃度は，以下の計算式から求める．

> *2 DPD：N,N-diethyl-p-phenylenediamine の略．
>
> セミキノン中間体（橙赤色）

$$\text{結合残留塩素濃度 [mg/L]} = \text{残留塩素濃度 } b \text{ [mg/L]} - \text{遊離残留塩素濃度 } a \text{ [mg/L]}$$

SBO 70 下水処理および排水処理のおもな方法について説明できる．
D2(2)③④

　下水とは生活活動もしくは事業活動による廃水と雨水をいい，下水処理場において，環境に対する負荷が軽減するように，有機物や窒素・リンの削減のための処理がなされている（図70・1）．わが国では，**標準活性汚泥法**が広く使用されている．下水道の普及率は，約 76 % である（2013 年 3 月 31 日現在）[*1]．

標準活性汚泥法 standard activated sludge process

[*1] この下水道の普及率（下水道利用人口／総人口）は福島県を除いた値である．

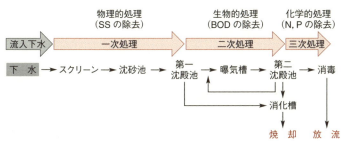

図70・1　下水処理の工程

70・1　下　水　道

　下水道法では，下水とは"生活もしくは事業（耕作の事業を除く）に起因し，もしくは付随する廃水（汚水）または雨水をいう"と定義され，"下水を排除するために設けられる排水管，排水渠その他の排水施設（かんがい排水施設を除く），これを接続して下水を処理するために設けられる処理施設（し尿浄化槽を除く）またはこれらの施設を補完するために設けられているポンプ施設その他の施設の総体"を下水道としている．

下水道法

　排水渠[*2]は，下水を終末処理場や放流する公共用水域まで送るために，道路の下に埋設されている．排水渠により下水を集める方式には，分流式と合流式がある．**合流式**では，雨水を汚水と合わせて集めるため，降雨時に水量が増加して下水処理に負担となり，汚水を含む一部の下水は直接公共用水域に放流されることもあり，水質保全には適さない方式である．**分流式**では，汚水と雨水が別々に集められ，汚水のみが下水処理場に送られて処理されるので，水質汚濁を軽減させることができる．わが国では，1970 年以降，分流式の割合が増えている．

[*2] 排水を流すために人工的に造った水路．

例題 70・1　資源の再利用と廃棄物の削減の観点から，消化槽の処理の有益性を述べよ．
解　答　好気性微生物では十分に酸化分解できない有機物を，嫌気性微生物で分解することで汚泥量の削減を図ることができる．また，生成したメタンガスを燃料として再利用することが可能である．

70・2 下水処理

家庭や事業施設などから排出された廃水（下水）は，下水処理施設において，一般的には標準活性汚泥法により処理されて，河川などの公共用水域に放流されている．処理は，**一次処理**，**二次処理**，**三次処理**（**高度処理**）の3段階で行われる．

一次処理

70・2・1 一次処理

物理学的方法と機械的方法により，固形物や砂の除去を行う処理工程のことである．

a. 沈殿池　ゴミなどの粗大浮遊物質を格子スクリーニングで沪別除去した後，沈砂池中を流速0.2～0.3 m/s程度で通過させることにより，大きな浮遊物や小石・砂などを沈殿除去する．

b. 最初沈殿池　沈殿池を通過した処理水をポンプで最初沈殿池にくみ上げ，1.5～3時間程度滞留させて，比較的沈殿しやすい浮遊物質を沈殿除去させる．この工程で，汚れの30％程度が沈殿除去される．沈殿物（汚泥）は，汚泥処理施設に送られて処理される．

二次処理

BOD, SSについてはSBO 71・3を参照．

70・2・2 二次処理

一次処理水から，BOD（生物化学的酸素要求量；有機物質）とSS（浮遊物質）を削減することを目的として行われる．有機物を生物学的に好気的に酸化分解させ，また，沈殿汚泥や余剰活性汚泥を嫌気的に消化させて，液化・気化させる．

a. 標準活性汚泥法　二次処理法として，わが国でおもに使用されている方法である．曝気槽（反応槽）で一次処理水に空気を吹込むと，好気性微生物は，有機物を酸化分解（生分解）して得られたエネルギーを用いて増殖しながら，水中の浮遊物質を吸着・凝集して，ゼラチン様のフロック（凝集塊）を形成する．曝気を停止すると，フロックは沈殿して清浄な水と分離する．フロックを沈殿させた上澄水は，最終沈殿池に送られ，浄化された処理水として消毒処理後に放流される．有機物質の酸化分解能とフロック形成能をもつ，沈殿する好気性微生物の集合体を，**活性汚泥**という．活性汚泥の形成は，溶存酸素，栄養塩の含有量，水温，pH，有害・有毒物質の混入などの種々の因子の影響を受ける．活性汚泥の生成条件が悪いと，活性汚泥が沈殿しない**バルキング**現象を起こすことがある．活性汚泥の一部は，返送汚泥として，汚水への新しい植種用（たね汚泥）として利用される．残りの余剰汚泥は，消化槽で嫌気性微生物の働きにより分解された後，残留汚泥は汚泥処理施設で乾燥・焼却されて処分される．

活性汚泥　activated sludge

バルキング　bulking

活性汚泥変法

b. 活性汚泥変法

i）長時間エアレーション法

標準活性汚泥法において，フロックを形成させる曝気槽の滞留時間を長くすることにより，活性汚泥の自己酸化を促進させて，余剰活性汚泥の生成量を抑える方法である．維持管理が容易であるため，小規模下水処理施設で適用されている．

ii）オキシデーションディッチ法

長時間エアレーション法の原理を応用して，余剰活性汚泥の生成量を抑える方

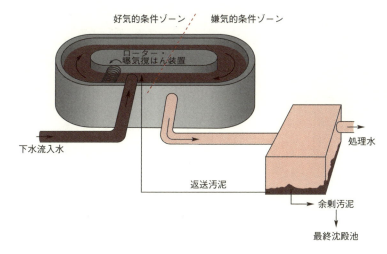

図70・2　オキシデーションディッチ法の概略図

法である（図70・2）．反応槽として，1〜2.5 m程度の環状あるいは長方形の水路を使用する．下水を流入させながら，曝気撹はん装置で酸素を供給するとともに，反応槽内を移動させる．全体の流路の中で，曝気点が限られているために，好気的部分と嫌気的部分が生じ，好気性微生物による有機物の酸化分解とともに，嫌気性細菌による窒素化合物の除去が期待できる方法である．この方法は，経済的で管理が容易なため，町村などの小さな下水処理施設で採用されている．

iii）回分式活性汚泥法

下水の流入，曝気，撹はん，沈殿および処理水の排出の一連の処理を，単一の反応槽で，定められた時間に従って行う方法である．曝気時には硝化反応が進み，曝気を停止させた時間には嫌気的条件となり脱窒反応が起こるため，窒素の除去効率が高い方法である．本法では，リンの除去能力もある．

c．**生物膜法**　活性汚泥法は微生物を水中に浮遊させた状態で利用する方法に対して，生物膜法は好気性微生物を種々の接触剤（砕石，レンガ，プラスチックなど）に付着させて，下水中の有機物などを酸化分解・除去する方法である．

生物膜法　biofilm process

i）散水濾床法

30〜80 mm程度の大きさの砂利・砕石やプラスチックを濾材として，1.5〜2 mほどの厚さで層状に敷き，下水を回転散水機や固定ノズルで上部から連続的に散水する方法である（図70・3）．濾材の表面に好気性微生物や原生動物から成るゼラチン状の生物膜が形成され，下水が濾材の間を流下する間に下水中の有機物質の吸着や酸化分解が行われ，清浄化される．広い敷地を必要とし，悪臭が発生しやすい点が欠点である．

ii）回転円板法

薄いプラスチックや金属などの回転円板を穏やかに回転させながら，半円形状の汚水接触層に水浸させ，汚水接触槽の上部に移動した際に大気中の酸素を取込ませて，回転円板表面に形成された生物膜中の好気性微生物の働きを利用し，有

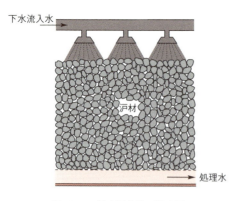

図70・3 散水沪床法の概略図　　　　　図70・4 回転円板法の概略図

機物を酸化分解する方法である（図70・4）．

酸化池（ラグーン）法

d. 酸化池（ラグーン）法　水深1m前後の浅い池に下水を長時間滞留させ，日光照射のもとで好気的条件下にある好気性微生物，藻類などにより，有機物を分解する方法である．この方法は，広い敷地を必要とする．

汚泥消化法（嫌気性生物処理法）

e. 汚泥消化法（嫌気性生物処理法）　嫌気性生物を利用して有機物を分解する方法で，おもに沈殿池の汚泥や余剰汚泥などの処理（汚泥消化），高濃度の有機性排水の処理に適用される．回収された汚泥は，水分を除き，体積を1/4～1/2にした後，30～40℃の密封タンクで20～30日放置する．第一段階で，嫌気性微生物によりタンパク質，炭水化物などを発酵分解させて，酢酸，プロピオン酸，酪酸などの低級脂肪酸に分解・液化される．第二段階で，メタン発酵菌により，低級脂肪酸をメタン*，二酸化炭素の気体と水に分解される．この段階では，窒素や硫黄を含む有機物から硫化水素，アンモニア，メルカプトエタノールなどの悪臭原因物質も生成する．

* 生じたメタンガスは，バイオガスとよばれ，燃料としての有効利用に関心が高まっている．

三次処理（高度処理）

70・2・3　三次処理（高度処理）

二次処理だけでは容易に除去できない有機物，窒素・リン化合物を除去する方法を三次処理という．窒素やリン化合物の高い濃度の下水処理水を放流すると，内海や湖沼などの閉鎖性水域では富栄養化の原因となるおそれがある．

a. 有機物の除去　膜沪過法，急速沪過法，薬品凝集沈殿法，活性炭吸着法などが用いられている．

b. 脱窒（窒素除去）　アンモニアの除去には，アルカリ性にして曝気するアンモニアストリッピング法，不連続点塩素処理法，選択的イオン交換法などの物理化学的処理法が用いられる．また，生物学的好気-嫌気法（硝化-脱窒素法）が，リン酸の除去と合わせた方法として適用されている．この法の原理は，好気的条件下の活性汚泥処理過程で硝化菌の作用によりアンモニア態窒素を硝酸態窒素（NO_3^-）に変換（硝化反応）した後，条件を嫌気的条件に変え，炭素源を供給して脱窒菌により窒素ガスに還元して大気中に希散除去（脱窒素）する方法である．

c. 脱リン（リン除去）　リン酸態のリンの除去には，鉄塩（塩化第二鉄，

硫酸第二鉄），アルミニウム塩（硫酸アルミニウム，アルミン酸ナトリウム），石灰などを添加して，不溶性リン化合物にさせる凝集沈殿法が用いられる．窒素の除去と合わせた生物学的嫌気-好気法が，生物学的脱リン法として，下水処理施設で適用されている．この方法は，リン蓄積菌が嫌気的条件下で細胞内のリン酸を放出し，好気的条件下に変えると嫌気的条件で放出した以上の過剰なリン酸を取込む性質を利用している．リン酸蓄積菌は，沈殿汚泥として回収する．

d. 活性汚泥法への適用　活性汚泥法の処理プロセス中で，脱窒素法としての生物学的好気-嫌気法と脱リン法としての生物学的嫌気-好気法を組合わせ，活性汚泥処理（好気的条件）後に，嫌気プロセス（嫌気槽，無酸素槽）および好気プロセス（好気槽）を継続させる方法がとられている（嫌気無酸素好気法）．

嫌気槽ではリン蓄積菌が細胞内のリン酸を放出し，無酸素槽で脱窒菌が好気槽で生成した硝酸を窒素（気体）として大気に放出する．好気槽では硝化菌によるアンモニアの硝酸への酸化，リン蓄積菌によるリンの過剰摂取と好気性微生物による有機物の酸化分解が進む．好気槽の処理水は，無酸素槽との間で循環し，アンモニア態窒素の除去を促進する．また，好気槽の処理水は，最終沈殿池に送られ，増殖した菌体を汚泥として回収されて処理される．汚泥には，リンが多量に含まれているので，焼却灰がリン源として再利用される（図70・5）．

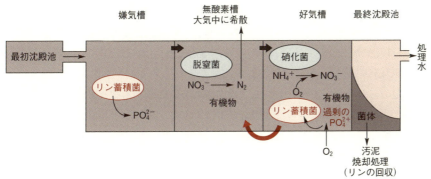

図70・5　嫌気無酸素好気法（A_2O法）の概略

例題70・2　各水域の下水処理場において，活性汚泥を構成する微生物の種類は異なっていることがある．その理由を述べよ．

解答　地域により気候や自然環境，流入地域の産業の違いがあり，溶存酸素，栄養塩の含有量，水温，pH，有害・有毒物質の混入などの種々の因子の影響を受け，活性汚泥を構成する微生物叢が異なっている*．

＊**発展** 微生物叢が異なることにより，流入する有機物の削減効率が相違することがみられる．工場排水では，排出する有機物や重金属などの種類が大きく異なっていることから，それらの物質の削減に適した活性汚泥にするために"くん化"を行った後，排水処理を行う．

SBO 71 水質汚濁のおもな指標を列挙し，測定できる．(知識・技術)
D2(2)③5

ヒトの体は 60～70％が水で構成されている．成人の1日の水分排泄量は2～3Lとされているため，排泄量に相当する量が生理的に必要な水分量として，毎日摂取しなくてはならない．また，生命維持のためだけでなく，調理，入浴，洗濯，清掃などの日常生活を営むためにも水は大切な役割をもっている．水は，このようにわれわれの健康維持に使用されるほか，農産物の生産，魚介類の育養などに使用するためにも重要であり，水量に加えて水質の確保も必要である．そのため，ヒトの健康の保護および生活環境の保全のうえで維持されることが望ましい基準を定め，積極的に維持されることが望ましい目標として，また，汚染が進行していない地域では現状より悪化しないように，施策が実施されている．

71・1 環境基準

水質汚濁に係わる環境基準（水質環境基準）は，**環境基本法**に基づき，ヒトの健康の保護および生活環境の保全に関する項目について，積極的に維持されることが望ましい目標として基準値を定め，汚染が進行していない地域では現状より悪化しないように施策を実施している．基準値は，行政上の施策目標である．

a. ヒトの健康の保護に関する環境基準　全国の公共用水域（河川，湖沼，海域）における，27項目[*1]について基準値が設定されて，すべての項目がすべての水域に対して一律に適用される．全シアン，アルキル水銀，PCBの3項目は，定められた測定方法において"検出されないこと"となっている．

地下水の水質汚濁に係わる環境基準では，直接，飲料水として使用される可能性も考慮して，基準値が設定されている．水質汚濁に係わる環境基準では cis-1,2-ジクロロエチレンについて基準が設定されているが，地下水の水質汚濁に係わる環境基準では水道水質基準に準じて，シス体とトランス体の和として1,2-ジクロロエチレンについて基準値が設定されている．

また，2000年にダイオキシン類対策特別措置法[*2]が施行されたことにより，公共用水域および地下水に対してもダイオキシン類についての基準が設定されている．

b. 生活環境の保全に関する環境基準　12項目[*3]が設定されている（表71・1）．

この基準では，公共用水域を利用目的に応じて，河川では6類型，湖沼では4類型，海域では3類型に水域分類し，河川では6項目，湖沼と海域では8項目について，各水域の環境基準値が設定されている．これは，公共用水域は，利用目的や水質汚濁の状況，水質汚濁源の立地状況が水域ごとに異なるため，水質保全の目標である環境基準も，水域ごとの特性を考慮して，該当する水域類型を指定することが望ましいことによる．水域の類型指定は，水質の汚濁防止を図る必要のあるすべての公共用水域を対象として，都道府県の境界水域は環境大臣が指定

[*1] カドミウム，全シアン，鉛，六価クロム，ヒ素，総水銀，アルキル水銀，PCB，ジクロロメタン，四塩化炭素，1,2-ジクロロエタン，1,1-ジクロロエチレン，cis-1,2-ジクロロエチレン，1,1,1-トリクロロエタン，1,1,2-トリクロロエタン，トリクロロエチレン，テトラクロロエチレン，1,3-ジクロロプロペン，チウラム，シマジン，チオベンカルブ，ベンゼン，セレン，硝酸性窒素および亜硝酸性窒素，フッ素，ホウ素，1,4-ジオキサン

[*2] SBO 66・9を参照．

[*3] 水素イオン濃度(pH)，有機物汚濁指標として溶存酸素(DO)，生物化学的酸素要求量(BOD)，化学的酸素要求量(COD)，浮遊物質(SS)，病原微生物汚染指標として大腸菌群数，油汚染指標として n-ヘキサン抽出物質，富栄養化指標として全窒素，全リン，水生生物に対する保全の観点から全亜鉛，ノニルフェノール，直鎖アルキルベンゼンスルホン酸およびその塩．
pH，DO，BOD，COD，SS については SBO 71・3を参照．

表 71・1　生活環境の保全に関する環境基準における各水域の規制項目

水域	pH	DO	BOD	COD	SS	大腸菌群数	n-ヘキサン抽出物質	全窒素	全リン	全亜鉛	ノニルフェノール	LAS†
河川	○	○	○	×	○	○	×	×	×	○	○	○
湖沼	○	○	×	○	○	○	×	○	○	○	○	○
海域	○	○	×	○	×	○	○	○	○	○	○	○

○：基準が設定されている．　×：基準が設定されていない．
†　LAS：直鎖アルキルベンゼンスルホン酸およびその塩

し，その他の水域は都道府県知事が指定を行う．

　河川や湖沼の水質汚濁は水道の水源の水質に影響するため，公共用水域の水質保全の確保が重要な課題である．したがって，水道水源に利用される河川および湖沼では，特定の類型が当てはめられている．富栄養化が問題となる閉鎖性水域である湖沼と海域に対しては，全窒素と全リンに関して，利用目的に応じて類型分類ごとに基準値が設定されている．

水生生物の保全の観点では，生息する生物の産卵場または幼稚仔の生育場であるか否かにより，類型が当てはめられている．

71・2　排水基準

　公共用水域などの水質を保全するために，工場および事業場から排出される排水について，水質汚濁防止法に基づき，ヒトの健康に被害が生じるおそれのある有害物質の項目と，生活環境を保全するための項目について，基準値が定められ*，事業者に遵守させることにより，水質汚濁を防止することが図られている．加えて，生活排水の排出による公共用水域の水質汚濁の防止を図るための対策を推進することが示されている．

＊　SBO 66 の表 66・2 と表 66・3 を参照．

71・3　水質汚濁のおもな指標の意味

　水質汚濁の状態を判断するために，各水域の特性に応じて測定すべき指標と環境基準値が定められている．

71・3・1　水素イオン濃度（pH）

　pH は，魚介類の生息や植物の生育に影響を及ぼす要素である．通常の河川水では，pH 6.6〜7.5 の範囲にあることが多く，海域では pH 8 前後である．水稲の正常な成育のために望ましいかんがい用水の pH 値は 6.0〜7.5 とされている（農業用水基準）．河川水における魚介類の生息には，pH 6.5〜8.5 が，海域においては pH 7.8〜8.3 が適している．

71・3・2　溶存酸素（DO）

　水中に溶解している酸素のことを**溶存酸素（DO）**といい，mg/L の単位で表示する．水に対する酸素の溶解度は，温度，圧力，塩濃度などの影響を受けるが，清浄な表流水ではほぼ飽和状態に近く，水温が 15〜20 ℃ で 7〜9 mg/L である．溶存酸素は，大気に接する水面から，もしくは葉緑体をもつ生物の光合成で生成した酸素が溶け込み供給されている．

溶存酸素
dissolved oxygen, DO

有機物が流入すると，好気性微生物による酸化分解作用により酸素が消費される．消費量が供給量を上回ると，DO が低下するため，汚染指標として用いられる．第一鉄塩，亜硝酸塩，硫化物などの無機物質の酸化によっても DO は減少する．有機汚染物質が河川に流入すると，好気性微生物の有機物の酸素消費量が供給量を上回り，DO 値は低下するが，流下に伴い時間が経過すると，有機物の酸化分解が進み，しだいに酸素供給量が消費量を上回るようになり，最終的には DO 値は回復して飽和状態に戻る（図 71・1）．汚濁が進み，溶存酸素濃度が著しく低くなると，嫌気性微生物の活動が活発となり，メタンや硫化水素などの発生を伴う嫌気性分解が起こる．この状態が進むと，悪臭の原因物質の発生や有機物の不十分な分解によるヘドロの堆積が起こり，最終的には DO 値が消失する．魚類の生息には 5 mg/L 以上の溶存酸素が必要であり，3〜4 mg/L 以下に低下すると生息に影響が及ぶ．

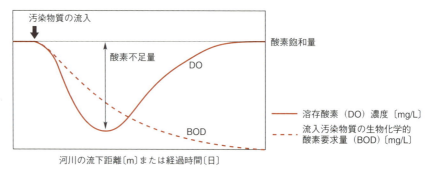

図 71・1 溶存酸素垂下曲線

ウィンクラー法
Winkler method

測定原理 DO は，**ウィンクラー法**により測定する．

試料水に硫酸マンガン（$MnSO_4$）とアルカリ性ヨウ化カリウム/アジ化ナトリウム（KI/NaN_3）溶液を加え撹はんすると，生成する水酸化マンガン（$Mn(OH)_2$）の沈殿と DO が作用して亜マンガン酸（H_2MnO_3）の褐色沈殿が生じる．

$$Mn(OH)_2 + (O) \longrightarrow H_2MnO_3$$

H_2SO_4 を加えて酸性にすると，H_2MnO_3 が KI を酸化して，DO と等量の I_2 を生じる．

$$H_2MnO_3 + 2\,KI + 2\,H_2SO_4 \longrightarrow MnSO_4 + K_2SO_4 + H_2O + I_2$$

I_2 が完全に遊離してから，デンプン溶液を指示薬として，チオ硫酸ナトリウム（$Na_2S_2O_3$）で滴定する．NaN_3 は，試料中に存在する亜硝酸による DO の消費を防ぐために加える．

測定操作 測定瓶に，満水に試料水を入れ，$MnSO_4$ 溶液 1 mL とアルカリ性 KI/NaN_3 溶液 1 mL を加え，栓をした後に測定瓶を上下して，生成する沈殿を試料水に十分分散するように撹はんする．H_2SO_4 1 mL を加えて直ちに栓をして振り動かして，液性を酸性に変えると，I_2 が遊離する．I_2 が完全に遊離してから，測定瓶から適量を分取し，デンプン溶液を指示薬として，0.025 mol/L $Na_2S_2O_3$ で滴定する．

$$DO\,[\mathrm{mg/L}] = 0.2 \times a \times f \times \frac{V_1}{V_2} \times \frac{1000}{V_1 - V_2}$$

a: 滴定に要した 0.025 mol/L $Na_2S_2O_3$ 溶液の量〔mL〕
f: 0.025 mol/L $Na_2S_2O_3$ 溶液のファクター
V_1: 測定瓶の容量〔mL〕，V_2: 滴定に用いた試料の量〔mL〕

71・3・3 生物化学的酸素要求量（BOD）

比較的分解されやすい有機物が，好気性微生物により溶存酸素を利用して酸化分解される際に，消費される酸素量〔mg/L〕を**生物化学的酸素要求量（BOD）**といい，有機物汚染の指標として用いられる．自然の状態に近い条件で，有機物による河川水汚濁の実態を評価できる指標として用いられる*．有機物の中には，フミン質などの難分解性有機物も存在しており，これらはBODに反映されにくい．一方，無機物の中にもアンモニアや亜硝酸などは微生物により酸化されるので，共存すると酸素を消費するため，BODの測定値に含まれることがある．鉄（Ⅱ）塩，マンガン（Ⅱ）塩，亜硝酸塩，硫化物などの還元性無機物を含む工場排水では，短時間（0〜15分までの間）に酸素を消費することがある．このような非生物的に消費される酸素量は，**瞬時の酸素要求量（IDOD）**といい，BODとは区別している．人為的な汚濁のない河川のBODは，だいたい1 mg/L以下である．有機物の汚濁を受けると，BODの値は増加する．

酸素の消費は2段階で進む．第一段階の溶存酸素の消費は，おもに炭素化合物の酸化によるものであり，7〜10日を要する．タンパク質などは，この段階でアミノ基が脱アミノされアンモニウム塩などの無機窒素化合物へと分解が進む．第二段階では，窒素化合物の酸化が進行し（硝化），約100日間を要する．硝化細菌の働きで，第一段階で生じたアンモニウム塩は亜硝酸塩を経て硝酸塩まで酸化される（図71・2）．滞留時間が長い試料水は，微生物などが炭素化合物を優先的に利用しているため，炭素化合物の含有量が少ないことがあり，硝化反応が初

生物化学的酸素要求量
biochemical oxygen demand, BOD

* 　**発展** 　BOD負荷量: 工場や施設，一定の地域全体などから排出される有機物総量を，BODを指標として表す．流出する負荷（汚濁物質量）を把握して，公共用水域の汚濁を防止するために，負荷総量の削減施策に用いられる．流入汚濁物質濃度〔mg/L〕×排出量〔m^3/日〕の式で求める．

瞬時の酸素要求量
immediate dissolved oxygen demand, IDOD

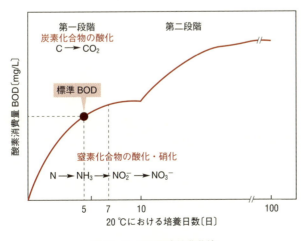

図71・2　溶存酸素消費曲線

期から始まり，第一段階と第二段階の区別が明確に観察されないことがある．

測定原理　20℃，5日間，暗所で保温して，含まれる有機物が好気性微生物により分解される際に消費される溶存酸素の減少を測定して算出する．

試験操作　試料水は，① 20℃で，酸素が飽和するまで空気を曝気し，② pH 値を 7 前後に調整（中和）する．また，必要に応じて，③ 微生物の生育に必要な栄養無機塩類を少量添加，④ 好気性微生物が十分に存在しない試料水には河川水や家庭下水などを添加して好気性微生物を補う（植種），⑤ 残留塩素を含む場合には亜硫酸ナトリウム（Na_2SO_3）を加えて除去，⑥ 微生物の生育に有害な物質を除去，などの前処理を行う．試料水を希釈水あるいは希釈植種水*で一定量になるように段階的に希釈し，2 本ずつ組合わせて，1 本は 15 分後に DO を測定し，もう 1 本は 5 日後に DO を測定する．20℃保温前の DO の 40〜70％が消費された希釈度の試料の数値を BOD 算出の計算に用いる．

*　**発展**　好気性微生物が存在しないか，少ない試料水には，測定する試料水の環境を反映する河川水や下水を希釈した希釈植種水を添加して，好気性微生物を補う．

$$BOD \,[mg/L] = \frac{(D_1 - D_2) - (B_1 - B_2) \times f}{p}$$

D_1：希釈 15 分後の希釈試料水の DO [mg/L]
D_2：5 日間培養後の希釈試料水の DO [mg/L]
B_1：希釈 15 分後の希釈植種水の DO [mg/L]
B_2：5 日間培養後の希釈植種水の DO [mg/L]
f：希釈試料水中の植種水の含有率(%)／希釈植種水中の植種水の含有率(%)
p：希釈試料水調製における試料水の希釈度(試料水量 [mL]／希釈試料水量 [mL])

植種しない場合は，補正の必要がないために下記の式を用いて算出する．

$$BOD \,[mg/L] = \frac{D_1 - D_2}{p}$$

D_1：希釈 15 分後の希釈試料水の DO [mg/L]
D_2：5 日間培養後の希釈試料水の DO [mg/L]
p：希釈試料水調製における試料水の希釈度(試料水量 [mL]／希釈試料水量 [mL])

71・3・4　化学的酸素要求量（COD）

化学的酸素要求量
chemical oxygen demand, COD

被酸化物質，主として有機物が酸化される際に消費される酸化剤の量から，被酸化物質を酸化するために消費される酸素量 [mg/L] を求めた値で，有機物汚染の指標として用いられる．試料水に一定量の酸化剤を添加し，一定条件で反応させたときに消費される酸化剤の量を測定し，それを酸素の量に換算して求める．したがって，使用する酸化剤の種類（過マンガン酸カリウムまたは二クロム酸カリウム）や反応条件が異なると，得られる COD の値が異なることになる．よって，COD の値を示す際には，測定方法を明示する．海水や，微生物の増殖を妨げる有害・有毒物質が含まれる工場排水など，BOD による測定が難しい試料水でも有機物汚濁の程度を短時間で測定することができる．ただし，有機物の種類により BOD と COD の値は異なることがあり，両者の間には必ずしも比例関係はない．また，湖沼などの閉鎖性水域では，微生物は利用しやすい有機物から栄養源として利用して増殖しているため，滞留時間が長くなると BOD 値は低くなるが，COD 値は大きくなる．

a. ニクロム酸法　芳香族炭化水素や環式窒素化合物などの一部を除いて，有機物はほぼ完全に近い程度まで酸化される．20日後のBOD値に近い値が得られることが多い．塩化物イオンの影響を受けるため，硫酸銀を添加して妨害を除く．

測定原理　試料水に硫酸銀（$AgSO_4$）を添加し，二クロム酸カリウム（$K_2Cr_2O_7$）により，100℃，2時間 H_2SO_4 存在下で還流しながら加熱する．o-フェナントロリン鉄（Ⅱ）塩を指示薬として，未反応の $K_2Cr_2O_7$ を硫酸鉄（Ⅱ）アンモニウム（$FeSO_4(NH_4)_2SO_4$）で滴定する．

試料の酸化反応は次のようになる．

$$Cr_2O_7^{2-} + 14\,H^+ + 6\,e^- \longrightarrow 2\,Cr^{3+} + 7\,H_2O$$

滴定反応は次のようになる．

$$Cr_2O_7^{2-} + 6\,Fe^{2+} + 14\,H^+ \longrightarrow 2\,Cr^{3+} + 6\,Fe^{3+} + 7\,H_2O$$

$AgSO_4$ を添加し，ある種の有機物の酸化を促進するとともに，塩化物イオンの影響を除去する．

測定操作　試料水を希釈して50 mLにし，$AgSO_4$ 1 gを加えてよく振り混ぜ，0.04 mol/L $K_2Cr_2O_7$ を正確に10 mL加え，さらに H_2SO_4 60 mLを加えて，還流冷却器を付けて，2時間加熱する．冷却後，o-フェナントロリン鉄（Ⅱ）塩試液を2～3滴加え，0.1 mol/L $FeSO_4(NH_4)_2SO_4$ 溶液で滴定して，滴定量を求めて算出する．青緑色から赤褐色に変化すると滴定が終了したと判断する．

$$COD\,[mgO/L] = \frac{0.8 \times f \times (c-b) \times 1000}{a}$$

a：試料の量 [mL]
b：滴定に要した全 0.1 mol/L $FeSO_4(NH_4)_2SO_4$ 溶液の量 [mL]
c：空試験に要した全 0.1 mol/L $FeSO_4(NH_4)_2SO_4$ 溶液の量 [mL]
f：0.1 mol/L $FeSO_4(NH_4)_2SO_4$ 溶液のファクター

b. 酸性高温過マンガン酸法　有機物のうち炭水化物は酸化されやすいが，窒素系の有機化合物は酸化されにくいが，亜硝酸塩，鉄（Ⅱ）塩，硫化物なども酸化される．多量の塩化物イオンは一部が遊離の塩素となるため，被酸化性物質となる．塩化物イオンの妨害は，硝酸銀を添加して防ぐ．試験は，採水後速やかに行わなければならない．

測定原理　硝酸銀（$AgNO_3$）を添加して塩化物イオンの妨害を防ぎ，試料水中の被酸化物を，沸騰水浴中，30分間，H_2SO_4 酸性下，過マンガン酸カリウム（$KMnO_4$）で酸化した後，一定量のシュウ酸を添加して残留する $KMnO_4$ と反応させ，さらに残留するシュウ酸を $KMnO_4$ により逆滴定を行い，滴定量を求めて算出する．

試料の酸化反応は次のようになる．

$$MnO_4^- + 8\,H^+ + 5\,e^- \longrightarrow Mn^{2+} + 4\,H_2O$$

$$3\,Mn^{2+} + 2\,MnO_4^- + 2\,H_2O \longrightarrow 5\,MnO_2 + 4\,H^+$$

シュウ酸ナトリウムを加えるときの反応は次のようになる．

$$2\,MnO_4^- + 5\,C_2O_4^{2-} + 16\,H^+ \longrightarrow 2\,Mn^{2+} + 10\,CO_2 + 8\,H_2O$$

$$MnO_2 + C_2O_4^{2-} + 4H^+ \longrightarrow Mn^{2+} + 2CO_2 + 2H_2O$$

測定操作 試料水を希釈して 100 mL とし，20 % $AgNO_3$ 5 mL を撹はんしながら混ぜ，さらに 30 % H_2SO_4 10 mL を加えて酸性とする．過剰な Ag^+ が完全に沈殿するまで撹はんし，5 mmol/L $KMnO_4$ 溶液 10 mL を正確に加えて，沸騰水浴中，30 分間加熱する．25 mmol/L シュウ酸 10 mL で脱色させ，直ちに 5 mmol/L $KMnO_4$ 溶液で微紅色が消えずに残るまで，逆滴定する．

$$\text{COD [mgO/L]} = \frac{0.2 \times f \times (c-b) \times 1000}{a}$$

a：試料水の量 [mL]
b：滴定に要した全 5 mmol/L $KMnO_4$ 溶液の量 [mL]
c：空試験に要した全 5 mmol/L $KMnO_4$ 溶液の量 [mL]
f：5 mmol/L $KMnO_4$ 溶液のファクター

c. アルカリ性過マンガン酸法 塩化物イオンの影響を受けない方法である．海水に適用される．

測定原理 アルカリ性条件下で 100 ℃，1 時間，$KMnO_4$ で酸化した後，KI を加えて，H_2SO_4 酸性として未反応の $KMnO_4$ で I_2 を遊離させる．デンプン試液を指示薬として，I_2 をとして，遊離した I_2 をチオ硫酸ナトリウム（$Na_2S_2O_3$）で滴定して，滴定量を求める．

試料の酸化反応は次のようになる．

$$MnO_4^- + 4H^+ + 3e^- \longrightarrow MnO_2 + 2H_2O$$

ヨウ素滴定の反応は次のようになる．

$$O + 2KI + H_2SO_4 \longrightarrow K_2SO_4 + H_2O + I_2$$
$$I_2 + 2S_2O_3^{2-} \longrightarrow S_4O_6^{2-} + 2I^-$$

測定操作 試料水をとり，20 % NaOH 1 mL を加えてアルカリ性とし，5 mmol/L（または 2 mmol/L）$KMnO_4$ 溶液 5 mL を正確に加えて，沸騰水浴中で 60 分間加熱する．直ちに，10 % KI 溶液 1 mL を加える．冷却後，10 % H_2SO_4 5 mL を加え，デンプン試液を指示薬として，遊離した I_2 を 25 mmol/L または 10 mmol/L $Na_2S_2O_3$ 溶液で滴定をする．

$$\text{COD [mgO/L]} = \frac{K \times f \times (c-b) \times 1000}{a}$$

a：試料水の量 [mL]，b：滴定に要した $Na_2S_2O_3$ 溶液の量 [mL]
c：空試験に要した $Na_2S_2O_3$ 溶液の量 [mL]
f：$Na_2S_2O_3$ 溶液のファクター
K：25 mmol/L $Na_2S_2O_3$ 溶液を用いた場合は 0.2，10 mmol/L $Na_2S_2O_3$ 溶液を用いた場合は 0.08

71・3・5 浮遊物質（SS）

浮遊物質
suspended solid, SS

水に浮遊もしくは懸濁している不溶物質である．ガラス繊維沪紙沪過法により測定する．

水の濁り，光合成の阻害，魚介類の呼吸阻害，底質の環境悪化の原因となる．

71・3・6　n-ヘキサン抽出物質

試料水を塩酸でpH 4以下に調製した後，n-ヘキサン層に分配・抽出される物質で，80〜85℃に加温してn-ヘキサンを留去した後に残る不揮発性物質（油状物質）の総称である．比較的揮発しにくい炭化水素，鉱物油，動植物油脂，グリースなどが含まれ，低沸点の軽油類は加温の際に揮散するため測定されない．pH 4以下にするのは，共存する微生物による分解を阻止するとともに，脂肪酸塩から脂肪酸を遊離するためである．

鉱物油と動植物油脂を分離する場合は，n-ヘキサン抽出物を四塩化炭素に再溶解し，フロリジルカラムに極性物質を吸着させ，溶出される非極性物質を鉱物油とする．

油膜の形成は，空気と水面の接触面を遮断するため，大気から海水への酸素の供給を妨げ，魚介類の呼吸を阻害する原因となる．また，水中に油分が分散した状態では，日光の入射量を減少させ，えら呼吸の妨げになるなど，水中生息生物に影響を及ぼすおそれがある．

71・3・7　大腸菌群数

大腸菌群には，大腸菌および大腸菌に類似した性質をもつ細菌の総称で，グラム陰性の無芽胞桿菌の中でラクトースを分解してガスを産生する好気性または通性嫌気性の菌種が含まれる．分類学上の大腸菌属とは一致しない．

し尿汚染の可能性を示す指標として用いられる．

乳糖ブイヨン培地発酵管法で測定し，100 mL中の最確数[*1]を求める．

71・3・8　全有機炭素（TOC）

試料水に含まれる有機物を高温で燃焼させて生じる二酸化炭素を測定して，水中の酸化できる有機物の全量を炭素の量で表した，有機物量の指標である．水道水質基準の項目でもある．

71・3・9　全窒素と全リン

水中に含まれる窒素化合物由来の窒素の総量を**全窒素**，無機および有機リン化合物由来のリンの総量を**全リン**という．窒素とリンは**栄養塩類**とよばれ，水域で富栄養化を起こす原因物質となりうることから，水質汚濁の指標として用いられている．

窒素化合物は，アンモニア態窒素，亜硝酸態窒素，硝酸態窒素などの無機態窒素と有機態窒素がある．有機態窒素とアンモニア態窒素は，ケルダール分解法[*2]により測定することができる．そのため，有機態窒素とアンモニア態窒素はケルダール性窒素とよばれている．亜硝酸態窒素と硝酸態窒素はジアゾ化法で測定することができる[*3]．全窒素を求める場合は，ケルダール性窒素とジアゾ化法で別々に求めた窒素量を合算して算出する．

---

n-ヘキサン抽出物質
n-hexane extracts

大腸菌群数
coliform group

[*1] 大腸菌群数を算出する際に用いる方法．培養後のコロニー数を推計学に基づいて統計的に算出した最大推定数のこと．

全有機炭素 total organic carbon, TOC

発展 全酸素消費量（total oxygen demand, TOD）：TOCを測定する際に消費される酸素量のこと．有機物の含有量の指標として用いられる．

[*2] 試料水を硫酸存在下で加熱し，有機態窒素をアンモニア態窒素に分解する方法．アンモニア態窒素は，アルカリ性で蒸留し，水と共沸させて回収する．

[*3] 硝酸態窒素を還元して亜硝酸態窒素に変換し，スルファニルアミドとナフチルエチレンアミンによりジアゾ化して呈色する量を測定する．

発展 リンの定量：リン化合物をペルオキシ二硫酸カリウムで分解し，生成したリン酸とモリブデン酸アンモニウム（$(NH_4)_6Mo_7O_{24}\cdot 4H_2O$）を結合させ，リンモリブデン酸アンモニウムを形成させる．アスコルビン酸で還元させる際に生じるモリブデンの低級酸化物の青色に呈色する量を測定して求める．

71・3・10 全亜鉛，ノニルフェノール，直鎖アルキルベンゼンスルホン酸およびその塩

水生生物の保全に係わる水質環境基準の項目として，特性や生産量・使用状況，公共用水域からの検出状況からみて環境中に継続して存在する物質で，水生生物の集団維持を可能とする観点からリスクが高い物質として，全亜鉛が設定された．2012年8月にノニルフェノールが，2013年3月に直鎖アルキルベンゼンスルホン酸およびその塩が追加された．

例題 71・1 ある工場の排水は，2系統である．A系統の排水のBODは200 mg/L，排出量は1000 m³/日である．B系統の排水のBODは80 mg/L，排出量は500 m³/日である．汚水処理施設を設置し，両排水を合わせた排水のBOD値を20 mg/Lとして排出したい．汚水処理施設における除去効率を何%とすればよいか．

解 答 87.5 %

$$1 - \frac{20 \times (1000 + 500)}{200 \times 1000 + 80 \times 500} = 0.875$$

例題 71・2 自然の河川で有機物が流入した際に起こる自浄作用において，溶存酸素濃度の推移を述べよ．

解 答 有機物が流入すると，好気性微生物による酸化分解作用により酸素が消費され，消費量が供給量を上回ると，DOが低下する．流下に伴い有機物の酸化分解が進み，次第に酸素供給量が消費量を上回るようになり，最終的にはDO値は回復して飽和状態に戻る．

SBO 72 富栄養化の原因とそれによってもたらされる問題点をあげ，対策を説明できる．

D2(2)③6

富栄養化とは，湖沼などの閉鎖性水域に栄養塩類が流入して，自然的に栄養分が増加していく現象である．しかし，近年は，人口の集中化や産業活動の活発化に伴い，窒素，リンなどの栄養塩類および有機物が，人為的に，湖沼，瀬戸内海，東京湾などの閉鎖性水域・海域に過剰に流入し，富栄養化する現象が問題となっている．窒素やリンは，植物プランクトンが繁殖するための制御因子であり，これらの栄養塩類の濃度が上昇することにより，異常増殖がひき起こされ，赤潮，青潮，アオコの発生，水質汚濁，酸素濃度低下による魚介類の死滅が生じている．富栄養化のおもな原因は，生活雑排水，工業排水，農業・畜産の排水である（図72・1）．

富栄養化　eutrophication

72・1 富栄養化がひき起こす問題

富栄養化は，藻類などの異常増殖をひき起こし，昼間は活発な光合成により酸素の供給が行われるが，夜間の光合成が行われない時間帯には溶存酸素消費量が生産量を超えて貧酸素の状態に陥り，他の水生生物の酸素欠乏を来す．また，大量に発生した植物プランクトンや動物プランクトンの死骸は，細菌による分解の際に溶存酸素を消費して，魚介類の生存に影響を及ぼす．

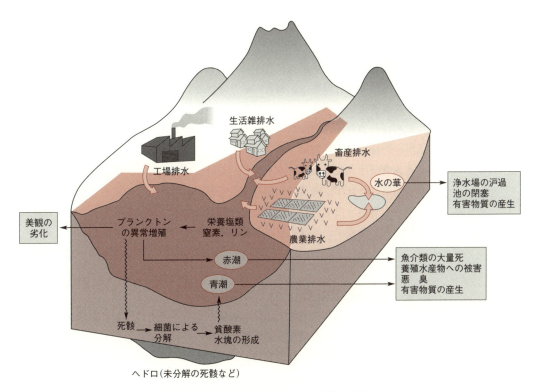

図72・1　富栄養化の原因とその影響の関係

* 有害物質として，神経毒性を示すアナトキシン a（ニコチン性アセチルコリン受容体のアゴニスト）やサキシトシン，肝臓毒性を示すミクロシスチン（タンパク質ホスファターゼの阻害）やノデュラリン，肝臓，腎臓，脾臓に毒性を示すシリンドロスパーモプシンなどが知られている．

藻類によっては，有害物質*を産生し，他の生物に害を及ぼすことが知られている．

藻類が異常増殖した水を水道水源として使用すると，カビや藻類などの代謝産物による水道水のカビ臭（ジェオスミン，2-メチルイソボルネオール）の原因となり，浄水場の沪過池が閉塞して浄水工程に支障が生じることが起こる．

水の透明度が失われ，美観を損ねることもある．

a. 水の華（アオコ）　湖沼などで，ラン藻類の一種であるアオコ（*Microcystis* など）が異常増殖し，水面が緑色・緑黄色に覆われる現象を水の華が発生したという．水の透明度の低下，死骸による悪臭，汚泥の堆積，浄水場の沪過閉塞，美観の劣化が起こる．ミクロキスティスが産生する肝臓毒性を示す環状ペプチドのミクロシスチンによる畜産への被害，生態系への影響の問題が生じる．わが国では有毒アオコの異常発生の報告はないが，地球温暖化や富栄養化の進行により，将来，問題となるおそれがある．

b. 赤　潮　閉鎖性海域で，おもに鞭毛藻類やケイ藻類などに属する植物プランクトンの異常増殖により，海水が赤・褐色に変色する現象のことである．瀬戸内海，東京湾，伊勢湾，大阪湾などで発生が報告されている．赤潮をひき起こすプランクトンは，色素としてカロテノイドをもつことが多く，細胞が赤・褐色をしているために海水が赤・褐色にみえる．赤潮の影響で，養殖ハマチの大量死などの漁業被害が発生する．溶存酸素の低下，プランクトンやプランクトンが分泌する粘着物質がえらに付着することによる魚介類の呼吸不全，プランクトンの死骸が分解されることによる酸素欠乏と水質の悪化，プランクトンによる有害物質の産生などが原因となっていると考えられる．

c. 青　潮　大量発生したプランクトンは死滅すると，沈殿・堆積する．また，生活雑排水，工場排水に含まれる固形有機物は，ヘドロとなって海底に堆積する．堆積した有機物は，細菌により分解される際に，溶存酸素が大量に消費され，酸素濃度が低い底層水が生じる．夏季には，密度の低い上層水と混じりにくいために，表層からの酸素の供給がなく，貧酸素水塊が形成されやすい．貧酸素水塊中では，嫌気性細菌が優先する状態が生じ，ある種の嫌気性細菌は大量の硫化水素を発生させる．貧酸素水塊が，表層に移動すると，海中の溶存酸素で硫化水素が酸化されて，硫黄酸化物の微粒子が形成され，コロイドとして漂うために，海水が青色・白濁色になる現象を，**青潮**という．貧酸素状態のため，水生生物の酸素欠乏を来す．硫化水素が含まれる場合もあるので，魚介類の大量死を生じることもある．

72・2　富栄養化対策

水環境に対する汚濁負荷発生源は，現在，生活雑排水の占める割合が高くなっている．単独処理浄化槽から合併処理浄化槽への転換促進と，下水道整備が，生活雑排水による栄養塩類の放出を防ぐ基本である．一方で，家庭では，リン酸塩を含む合成洗剤・シャンプーの適正量の使用，調理くずのストレーナーによる分別，油や米のとぎ汁を流さないなど，日常生活で工夫をすることが富栄養化の防止に

つながる．また，産業系排水においても，グリーンケミストリーの考えに基づき，生産工程の改善や廃水処理施設の改良・維持管理を実施し，有害物質排出の削減だけではなく，有機物や栄養塩類の流出負荷を下げることが求められ，富栄養化の防止に努めている．

窒素の流出源としては，化学肥料の散布が原因の一つと考えられ，使用量の低減と農業技術の改良による化学肥料依存の軽減が進められている．また，畜産し尿の処理を適正化することにより，窒素・リンの公共用水域への流出負荷の低減化を図る必要がある．富栄養化の原因となる窒素とリンに対して，水質環境基準に基づき，水質汚濁防止法などにより水質総量規制がとられている．第五次水質総量規制では，COD（化学的酸素要求量）に加えて，窒素・リンが項目として追加されて，規制強化された．

例題 72・1 下水処理において富栄養化の防止のために行われている処理について述べよ．

解答 活性汚泥による有機物質の除去後，三次処理として，未処理の有機物を削減するとともに，化学的もしくは生物学的に窒素とリンの削減処理を行った後，公共用水域に処理水を放流している．

発展 三次処理として，アンモニアのアンモニアストリッピング法や不連続点塩素処理法などによる除去，もしくは硝化菌・脱窒菌を用いて窒素ガスへ転換して除去する方法がとられている．リンは，不溶性リン化合物として沈殿除去する方法やリン蓄積菌を用いて除去する方法がとられている．

コラム 72・1 医薬品は環境に負荷を及ぼす？

医薬品の有効成分は，病気の治療や予防に貢献する化学物質として大切な役割を果たしている．使用された医薬品は，一部は代謝されて，また一部は原体として，環境中に流出する．これらの医薬品成分由来の化学物質は，環境中に生息する生物に対してどのように影響を及ぼすのだろうか．たとえば，抗生物質は，ヒトの健康に支障を来す微生物に作用させることを目的として使用している．したがって，抗生物質が環境中に放出されると，環境中に生息する微生物に区別なく影響を及ぼす可能性があることは明らかである．もしかすると，微生物を殺菌して現存する場の生物種のバランスを乱すかもしれない．また，薬剤耐性菌を生じさせるおそれもある．下水処理施設では，広く使用されている活性汚泥の細菌叢を変えて，処理効率を低減してしまうかもしれない．化学物質としてみると，使用目的を発揮する性質以外に，物理化学的にも，生物学的にも，生物に作用してさまざまな影響を及ぼす可能性がある．向精神薬が，生物の行動に影響して，次世代の繁殖に影響が及ぶおそれがある実験結果も示されている．生物多様性の維持からも，医薬品類が，われわれの生活環境に及ぼす影響についても目を向けることが大切である．また，医薬品由来の化学物質が水道水源に放出されると，浄水処理では十分に除去されずに，水道水として飲用するおそれもある．これらの事柄は，現在のところ，まだ十分な情報が集積されているとはいえない．調査・研究が進められているが，創薬から使用後の挙動まで，われわれの健康とともに，環境に優しい薬学，グリーンファーマシーを考えてみよう．

第19章 大気環境

> **SBO 73** おもな大気汚染物質を列挙し，その推移と発生源，健康影響について説明できる．
> D2(2)④1

大気汚染物質 air pollutant

大気環境を保全するため，大気汚染に係わる環境基準が環境基本法により設定されており，おもな**大気汚染物質**について常時監視が行われている．また，おもな大気汚染物質の排出については，大気汚染防止法により規制されている．

73・1 大気汚染に係わる環境基準とその監視

わが国では，人の健康を保護し生活環境を保全するうえで維持されることが望ましい基準として**二酸化硫黄，一酸化炭素，浮遊粒子状物質，二酸化窒素，光化学オキシダント，ベンゼン，トリクロロエチレン，テトラクロロエチレン，ジクロロメタン，微小粒子状物質**について大気汚染に係わる**環境基準**が環境基本法により設定されており，**ダイオキシン類**に関してダイオキシン類対策特別措置法に基づいて大気汚染に係わる環境基準が設定されている（表73・1）．また，大気汚染物質として12項目（二酸化硫黄，一酸化窒素，二酸化窒素，窒素酸化物，一酸化炭素，光化学オキシダント，非メタン炭化水素，メタン，全炭化水素，浮遊粒子状物質，微小粒子状物質，浮遊粉じん）が全国において常時監視されている．大気汚染の状況を把握するための施設としては，一般的な生活空間における状況把握のための**一般環境大気測定局（一般局）**と自動車排ガスによる大気汚染の影響を受けやすい区域の大気状況を把握するための**自動車排出ガス測定局（自排局）**が設けられている．

環境基準 environmental standard
環境基本法

73・2 大気汚染物質の排出規制

大気汚染は，火山や森林火災など自然現象によっても発生するが，いわゆる環境汚染の観点からは人の活動に伴う人為的なものが問題となる．大気汚染物質の発生源としては，工場や事業場など移動しない**固定発生源**と自動車，飛行機，船舶など移動する**移動発生源**がある．大気環境を保全するため**大気汚染防止法**が制定され，固定発生源から排出または飛散する大気汚染物質として硫黄酸化物，ばいじん，窒素酸化物，カドミウム，鉛，塩化水素，フッ化水素などの**ばい煙**，**揮発性有機化合物（VOC）**，粉じん（一般粉じん，**特定粉じん**）などが指定され，排出規制されている．また，大気汚染防止法により自動車排ガスに係わる許容限度などが定められている．首都圏（東京都のほぼ全域と埼玉，千葉，神奈川各県の一部地域），愛知・三重圏（愛知県，三重県の各一部地域），大阪・兵庫圏（大阪府のほぼ全域と兵庫県の一部地域）を対策地域として，**自動車から排出される窒素酸化物および粒子状物質の特定地域における総量の削減等に関する特別措置法（自動車 NO_x・PM 法）**により大気汚染対策が行われている．

大気汚染防止法

表73・1 大気汚染に係わる環境基準[†1]

大気汚染物質	環境基準	測定方法（SBO 74 も参照）
二酸化硫黄	1時間値の1日平均値が0.04 ppm 以下であり，かつ，1時間値が0.1 ppm 以下であること．	溶液導電率法または紫外線蛍光法
一酸化炭素	1時間値の1日平均値が10 ppm 以下であり，かつ，1時間値の8時間平均値が20 ppm 以下であること．	非分散型赤外分析計を用いる方法
浮遊粒子状物質[†2]	1時間値の1日平均値が0.10 mg/m^3 以下であり，かつ，1時間値が0.20 mg/m^3 以下であること．	濾過捕集による重量濃度測定方法またはこの方法によって測定された重量濃度と直線的な関係をもつ量が得られる光散乱法，圧電天秤法もしくはβ線吸収法
二酸化窒素[†3]	1時間値の1日平均値が0.04 ppm から 0.06 ppm までのゾーン内またはそれ以下であること．	ザルツマン試薬を用いる吸光光度法またはオゾンを用いる化学発光法
光化学オキシダント[†4]	1時間値が0.06 ppm 以下であること．	中性ヨウ化カリウム溶液を用いる吸光光度法もしくは電量法，紫外線吸収法またはエチレンを用いる化学発光法
ベンゼン[†5]	1年平均値が0.003 mg/m^3 以下であること．	キャニスターまたは捕集管により採取した試料をガスクロマトグラフ/質量分析計により測定する方法を標準法とする．また，当該物質に関し，標準法と同等以上の性能をもつと認められる方法
トリクロロエチレン	1年平均値が0.13 mg/m^3 以下であること．	
テトラクロロエチレン	1年平均値が0.2 mg/m^3 以下であること．	
ジクロロメタン	1年平均値が0.15 mg/m^3 以下であること．	
ダイオキシン類[†6]	1年平均値が0.6 pg-TEQ/m^3 以下であること．	ポリウレタンフォームを装着した採取筒を濾紙後段に取付けたエアサンプラーにより採取した試料を高分解能ガスクロマトグラフ/質量分析計により測定する方法
微小粒子状物質[†7]	1年平均値が15 μg/m^3 以下であり，かつ，1日平均値が35 μg/m^3 以下であること．	微小粒子状物質による大気の汚染の状況を的確に把握することができると認められる場所において，濾過捕集による質量濃度測定方法またはこの方法によって測定された質量濃度と等価な値が得られると認められる自動測定機による方法

[†1] 環境基準は，工業専用地域，車道その他一般公衆が通常生活していない地域または場所については，適用しない．
[†2] 浮遊粒子状物質とは大気中に浮遊する粒子状物質であってその粒径が 10 μm 以下のものをいう．
[†3] 二酸化窒素について，1時間値の1日平均値が0.04 ppm から 0.06 ppm までのゾーン内にある地域にあって，原則としてこのゾーン内において現状程度の水準を維持し，またはこれを大きく上回ることがないよう努めるものとする．
[†4] 光化学オキシダントとは，オゾン，ペルオキシアセチルナイトレート（PAN）その他の光化学反応により生成される酸化性物質（中性ヨウ化カリウム溶液からヨウ素を遊離するものに限り，二酸化窒素を除く）をいう．
[†5] ベンゼンなどによる大気の汚染に係わる環境基準は，継続的に摂取される場合には人の健康を損なうおそれがある物質に係わるものであることに鑑み，将来にわたって人の健康に係わる被害が未然に防止されるようにすることを旨として，その維持または早期達成に努めるものとする．
[†6] 基準値は，2,3,7,8-テトラクロロジベンゾ-p-ジオキシンの毒性に換算した値とする．
[†7] 微小粒子状物質とは，大気中に浮遊する粒子状物質であって，粒径が 2.5 μm 以下の粒子を 50 % の割合で分離できる分粒装置を用いて，より粒径の大きい粒子を除去した後に採取される粒子をいう．

73・3 おもな大気汚染物質

a. 硫黄酸化物　大気汚染物質としての硫黄酸化物（SO$_x$）は，二酸化硫黄，三酸化硫黄とそれらが空気中の水分と結合して生じる**硫酸ミスト**がおもなものであり，硫黄酸化物は**酸性雨**の原因になる．環境基準は**二酸化硫黄**（SO$_2$）について，排出基準*は硫黄酸化物について設けられている．硫黄酸化物のおもな発生源は，石炭や石油の燃焼であり，これら化石燃料中の硫黄が燃焼時に酸化されることにより生じる．また，鉄鉱石などにも硫黄が含まれるため製鉄工程などからも排出される．二酸化硫黄の人体への影響として，呼吸器の刺激，咳，喘

硫黄酸化物　sulfur oxides

硫酸ミスト　sulfuric acid mist

二酸化硫黄　sulfur dioxide

* 硫黄酸化物の排出量規制はK値規制とよばれる．SBO 66・2・1を参照．

息，気管支炎などがある．1961年ころより三重県四日市市で発生した**四日市喘息**が代表例としてあげられる．

1960～1970年代に日本各地で高濃度の汚染が発生し，特に大規模な石油コンビナートが建設された三重県四日市，千葉県京葉，岡山県水島などと重化学工業化が進んだ川崎，尼崎，北九州などの地域において深刻な汚染がみられた．大気汚染防止法制定後は，アルカリ洗浄などを用いた排煙脱硫装置[*1]の普及，重油脱硫などによる燃料の低硫黄化などの対策が進み，1980年代には全国的に環境基準の達成がみられるようになった（図73・1）．2012年度の二酸化硫黄の年平均値は，一般局，自排局とも 0.002 ppm であった．2012年度の二酸化硫黄の有効測定局数は，一般局が1022局，自排局が59局であり，環境基準達成率は，一般局が99.7 %，自排局が100 %であり，近年良好な状態が続いている（表73・2）．

*1 **発展** 排煙中の硫黄酸化物を除去する設備であり，乾式法と湿式法がある．排煙を塩基性の水溶液などに接触させることで効率的に硫黄酸化物を除去することができる．

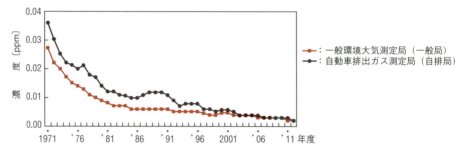

図73・1　二酸化硫黄濃度の年次推移　　出典：環境省，"2012年度大気汚染状況報告書"

表73・2　二酸化硫黄の環境基準達成率の推移（2008～2012年度）[a]

	2008年度	2009年度	2010年度	2011年度	2012年度
一般局	99.8 %	99.6 %	99.7 %	99.6 %	99.7 %
自排局	100 %	100 %	100 %	100 %	100 %

a) 出典：環境省，"2012年度大気汚染状況報告書"

窒素酸化物
nitrogen oxides

二酸化窒素
nitrogen dioxide

フューエル NO_x　　fuel NO_x

サーマル NO_x
thermal NO_x

*2 **発展** 二段燃焼法：窒素酸化物の発生を抑制するための燃焼法である．一段目で燃料過剰燃焼を行い，二段目で未燃焼分を完全燃焼させる．

b．窒素酸化物　　大気汚染物質としての窒素酸化物（NO_x）は，一酸化窒素と二酸化窒素がおもなものであり，窒素酸化物は硫黄酸化物と同様に**酸性雨**の原因になる．また，窒素酸化物は，後述する**光化学オキシダント**の原因となる．環境基準は**二酸化窒素**（NO_2）について，排出基準は窒素酸化物について設けられている．窒素酸化物のおもな発生源は化石燃料などの燃焼である．窒素酸化物は燃料中の窒素化合物の燃焼によって生じる**フューエル NO_x**と大気成分の窒素が燃焼などの高温過程で酸化されて生じる**サーマル NO_x**がある．最近では精製された燃料が使用されているため，燃焼により生じる窒素酸化物の大部分はサーマル NO_x である．発生源は，工場・事業所などの特定の固定発生源だけではなく，移動発生源である自動車などと多種多様である．さらに，窒素酸化物は，アルカリ洗浄でもほとんど除去できず，発生源での制御は困難である[*2]．燃焼により生じる窒素酸化物の大部分は一酸化窒素であるが，大気環境中で速やかに酸化されて二酸化窒素になる．二酸化窒素は，咳や痰など呼吸器障害を生じるが，

水に溶けにくく上気道に対して軽度な刺激であり，肺胞など肺の深部に達し肺水腫の原因になる．また，二酸化窒素は，ヘモグロビン中の鉄を酸化し，メトヘモグロビン血症の原因になる．

二酸化窒素の年平均値の推移を図73・2に示す．年平均値は，一般局，自排局とも1965年以降，減少し，1980〜1990年代は横ばいであったが，近年再び減少傾向がみられた．2012年度の二酸化窒素の年平均値は，一般局では0.011 ppmであり，自排局では0.02 ppmであった．2012年度の二酸化窒素の有効測定局数は，一般局が1285局，自排局が406局であり，環境基準達成率は，一般局が100 %，自排局が99.3 %であり，近年高い水準で推移している（表73・3）．

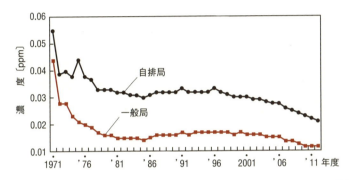

図73・2 二酸化窒素濃度の年次推移　出典：環境省，"2012年度大気汚染状況報告書"

表73・3 二酸化窒素の環境基準達成率の推移（2008〜2012年度）[a]

	2008年度	2009年度	2010年度	2011年度	2012年度
一般局	100 %	100 %	100 %	100 %	100 %
自排局	95.5 %	95.7 %	97.8 %	99.5 %	99.3 %

a) 出典：環境省，"2014年度大気汚染状況報告書"

c．一酸化炭素　有機物の不完全燃焼により発生し，環境中のおもな発生源は自動車排ガスである．ヘモグロビンとの結合力は酸素の約200〜300倍であり，一酸化炭素はヘモグロビンの体内組織への酸素の運搬を阻害する．

一酸化炭素の年平均値の推移を図73・3に示す．年平均値は，一般局，自排局とも1963年以降減少し，近年も緩やかな減少傾向である．2012年度の一酸化炭素の年平均値は，一般局では0.3 ppmであり，自排局では0.4 ppmであった．2012年度の一酸化炭素の有効測定局数は，一般局が68局，自排局が241局であり，環境基準達成率は一般局，自排局とも100 %であった．

d．浮遊粒子状物質，微小粒子状物質　大気中の粒子状物質は，降下ばいじんと浮遊粉じんに大別される．**降下ばいじん**は，比較的粒径が大きく重いために大気中に浮かんでいられずに落下するもの，雨や雪などに取込まれて降下する物をいう．**浮遊粉じん**は，空気を分散媒とするコロイドのような性質を示すもので，**エアロゾル**ともよばれる．環境基準の設定されている**浮遊粒子状物質（SPM）**は，粒径10 μm以下のものであり，**微小粒子状物質（PM$_{2.5}$）**は，粒径2.5 μm以

一酸化炭素　carbon monooxide

降下ばいじん　dust fall
浮遊粉じん　suspended dust
エアロゾル　areosol
浮遊粒子状物質　suspended particulate matter
微小粒子状物質　fine particulate matter

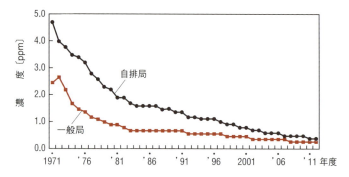

図73・3　一酸化炭素濃度の年次推移　出典：環境省，"2012年度大気汚染状況報告書"

下のものである．

浮遊粒子状物質は，性状から表73・4のように分類されるほか，発生源から大気に直接放出される**一次粒子**と，硫黄酸化物，窒素酸化物，揮発性非メタン炭化水素などのガス状物質として大気中に放出されたものが粒子状物質に変化して生じる**二次生成粒子**に分けることもできる．一次粒子の発生源としては，工場などから排出されるばいじんやディーゼル排ガス粒子などの人為的発生源と，黄砂*や土壌の巻上げなどの自然発生源がある．大気汚染防止法において，粉じんは特定粉じんと一般粉じんに区別され，**特定粉じんには石綿（アスベスト）が指定**され，一般粉じんは特定粉じんを除く粉じんとされている．

浮遊粉じんは，その粒径により呼吸器内の沈着性が異なる．粒径が10 μmでは，ほとんどが鼻喉腔に沈着するが，粒径が小さくなるにつれて気管や肺内部に沈着する割合が増加する．このため，生体影響の観点からは，肺内部への沈着率が高い微小粒子状物質が重要であると考えられ，2009年に微小粒子状物質に係わる環境基準が設定された．都市の大気浮遊粒子や自動車排気ガス中の粒子状物質には，発がん性のあるベンゾ[a]ピレンなどの**多環芳香族炭化水素**やジニトロピレンなどの**ニトロ多環芳香族炭化水素類**が含まれている．**石綿（アスベスト）**は，繊維状ケイ酸塩鉱石であり耐熱性，耐酸性，耐アルカリ性などの特性をもつため，耐火，耐熱，吸音の目的で建築材料などの目的で使用された．その後，飛散により環境中に浮遊した石綿を吸入することによって肺癌や悪性中皮腫が誘発される

* **発展** ゴビ砂漠やタクラマカン砂漠などの乾燥地域の大量の砂が強風により巻上げられて砂じんとなり，偏西風により東アジア地域に運ばれて降下する現象．日本ではおもに春季に観測され，激しいときは空が黄褐色に見え，視程が減少する．

特定粉じん

石綿（アスベスト）
asbestos

多環芳香族炭化水素
polycyclic aromatic hydrocarbon, PAH

表73・4　浮遊粒子状物質の種類

	形態	成因	直径〔μm〕	例
粉じん	固体	燃料の燃焼，無機物・有機物固体の粉砕，分散	1〜150	鉱物性粉じん
ヒューム	固体	昇華，蒸留，燃焼で生成した気体分子が冷えてコロイド状となったもの	0.1〜1	Pbヒューム
ミスト	液体	液体分散，液体凝縮による球状の液滴コロイド	0.5〜30	硫酸ミスト
煙	固・液体	有機物の不完全燃焼で生じた有機性微粒子	0.01〜0.1	タバコ煙
もや	液体	気体凝縮で生じた微細液滴	0.1〜100	大気汚染のスモッグ

ことが明らかになり，2006年に使用が禁止されたが，現在も石綿が用いられた古い建築物が多数存在している．

浮遊粒子状物質の年平均値の推移を図73・4に示す．年平均値は，近年，一般局，自排局とも緩やかな減少傾向である．2012年度の浮遊粒子状物質の年平均値は，一般局では0.019 mg/m^{3}であり，自排局では0.021 mg/m^{3}であった．2012年度の浮遊粒子状物質の有効測定局数は，一般局が1320局，自排局が394局であり，環境基準達成率は，近年は一般局，自排局とも99.7 %であった（表73・5）．微小粒子状物質の環境基準達成状況の推移を表73・6に示す．2012年度の微小粒子状物質の有効測定局数は，一般局が312局，自排局が123局であり，環境基準達成率は，一般局が43.3 %，自排局が33.3 %であった．また，年平均値は，一般局では14.5 μg/m^{3}であり，自排局では15.4 μg/m^{3}であった．有効測定局数は，微小粒子状物質が常時監視項目に加わった2009年度以降，一般局，自排局とも増加している．

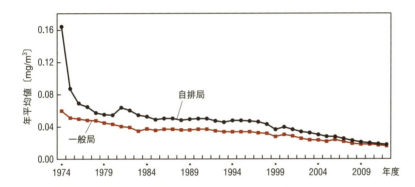

図73・4 浮遊粒子状物質濃度の年次推移　出典：環境省，"2012年度大気汚染状況報告書"

表73・5　浮遊粒子状物質の環境基準達成率の推移（2008～2012年度）[a]

	2008年度	2009年度	2010年度	2011年度	2012年度
一般局	99.6 %	98.8 %	93.0 %	69.2 %	99.7 %
自排局	99.3 %	99.5 %	93.0 %	72.9 %	99.7 %

a) 出典：環境省，"2012年度大気汚染状況報告書"

表73・6　微小粒子状物質の環境基準達成状況の推移（2010～2012年度）[a]

一般局

	2010年度	2011年度	2012年度
測定局数	34	105	312
達成局数	11	29	135

自排局

	2010年度	2011年度	2012年度
測定局数	12	51	123
達成局数	1	15	41

a) 出典：環境省，"2012年度大気汚染状況報告書"

光化学オキシダント
photochemical oxidant

オゾン　ozone

PAN　peroxyacetyl nitrate
$$\text{CH}_3\text{COOONO}_2$$ (O=)

e. 光化学オキシダント　光化学オキシダントは，工場・事業所や自動車から排出される窒素酸化物と非メタン炭化水素が太陽光線の照射を受けて光化学反応することにより二次的に生成する**オゾン**や**ペルオキシアセチルナイトレート（PAN）**などの過酸化物の総称である．光化学オキシダントは，強い酸化力をもち，ヒトに対して目や喉などの粘膜を刺激し，呼吸器に影響を及ぼす．また，農作物など植物への影響も観察される．光化学オキシダント濃度は夏季に高濃度になりやすく，高い状態が継続し，被害が生じるおそれがある場合に**光化学オキシダント注意報**などが発令される．光化学オキシダント注意報などの発令のべ日数の推移を表73・7に示す．近年の注意報などの発令日ののべ日数は年間50日以上であり，大都市部およびその周辺部などで多かった．光化学オキシダントの環境基準の達成状況を表73・8に示す．近年の環境基準の達成率は一般局，自排局とも1%以下であり，きわめて低い水準であった．

表73・7　光化学オキシダント注意報などの発令のべ日数[a]

	2008年度	2009年度	2010年度	2011年度	2012年度
発令のべ日数	144日	123日	182日	82日	53日
発令府県数†	25都府県	28都府県	22都府県	18都府県	17都府県

a) 出典: 環境省, "2012年度大気汚染状況報告書"
† 都道府県を一つの単位として注意報などの発令日を集計した．

表73・8　光化学オキシダントの環境基準の達成状況[a]

	2009年度		2010年度		2011年度		2012年度	
	一般局	自排局	一般局	自排局	一般局	自排局	一般局	自排局
測定局数	1152局	31局	1150局	33局	1152局	31局	1143局	30局
達成率	0.1%	0%	0%	0%	0.5%	0%	0.3%	0%

a) 出典: 環境省, "2012年度大気汚染状況報告書"

揮発性有機化合物
volatile organic compounds, VOC

f. 揮発性有機化合物　揮発性有機化合物（VOC）は常温常圧で空気中に容易に揮発する有機物質の総称で，おもに人工合成されたものをさすが，天然に発生する物質も含むことがある．浮遊粒子状物質および光化学オキシダントの原因となる揮発性有機化合物の工場・事業所からの排出抑制を目的とする"大気汚染防止法の一部を改正する法律"が2005年に施行された．揮発性有機化合物に該当する物質として多種多様な物質を包括的に規制する方法*がとられている．なお，揮発性をもつ有機化合物であってもオキシダントの生成原因とならないメタンやフロン類は規制対象から除外されている．

* **発展** ベストミックス: 揮発性有機化合物排出抑制のために行われている．事業者の自主的取組みと法規制を組合わせた制度．

有害大気汚染物質

g. 有害大気汚染物質　有害大気汚染物質は改正大気汚染防止法（1997年4月1日施行）において，"継続的に摂取される場合にはヒトの健康を損なうおそれがある（長期毒性を有する）物質で大気の汚染の原因となるものであって，同法による工場・事業場規制の対象物質を除くもの"と定義されている．その中で発がん性などの健康リスクがある程度高いと考えられる大気汚染物質が**優先取組物質**として選定されている．また，大気中の濃度の低減を急ぐべき物質として

ベンゼン,トリクロロエチレン,テトラクロロエチレンが**指定物質**に指定され,これら3物質とジクロロメタンについて大気環境基準が示されている.2012年の有害大気汚染物質のモニタリング結果によると,4物質ともすべての地点で環境基準を達成していた(表73・9).

表73・9 有害大気汚染物質の年平均値と環境基準達成状況(2012年)[a]

	測定地点数	全地点平均値 (年平均値)[†]	環境基準 超過地点数
ベンゼン	419	1.2 μg/m^3	0
トリクロロエチレン	367	0.5 μg/m^3	0
テトラクロロエチレン	369	0.18 μg/m^3	0
ジクロロメタン	366	1.6 μg/m^3	0

a) 出典:環境省,"2012年度 大気汚染状況について(有害大気汚染物質モニタリング調査結果)"
† 年平均値は,月1回,年12回以上の測定値の平均値である.

SBO 74 おもな大気汚染物質を測定できる．（技能）

D2(2)④2

74・1 大気汚染物質の測定法

大気汚染物質

微小粒子状物質

浮遊粒子状物質

大気汚染物質の測定法は，試料捕集法と分析法の二つの操作から成り，測定対象物質に応じて選択する．試料捕集方法は，粒子状物質とガス状物質とで大きく異なる（表74・1）．測定対象となる粒子状物質には，粒径が2.5 μm以下の**微小粒子状物質**（PM$_{2.5}$）があり，粒径10 μm以下の**浮遊粒子状物質**（SPM）に加えて2009年に新たに環境基準が設けられた．粒子状物質の捕集には，通常沪過捕集法（フィルター法）が用いられる．ガス状物質の捕集には，直接容器に試料空気を採取する，あるいは固体の捕集剤に吸着または液体の吸収液に吸収させる手法が用いられる．捕集操作によって得られた試料について，各測定対象に合った分析法，すなわち前処理方法と検出方法とを選択する．

表74・1 大気試料の採取法

捕集対象	採取法	採取法の概要	測定対象の例
粒子状物質 (PM$_{2.5}$)	沪過捕集法（フィルター法）	試料大気を一定流量のポンプで吸引し，上流に設置したフィルター上に捕集する．フィルターには，石英繊維フィルターやガラス繊維フィルターなどが使用される．目的に合った採取量に応じて，ハイボリュムエアサンプラー（1～1.5 m^3/min）やローボリウムエアサンプラー（0.01～0.03 m^3/min）を選択する．PM$_{2.5}$の捕集には，各種分級装置を用いて粗大粒子を除去したうえで捕集する．	PM$_{2.5}$質量，金属成分，イオン成分，多環芳香族炭化水素，ダイオキシン，農薬類
ガス状物質	溶液吸収法	目的とするガス状物質を溶解する，あるいは反応して安定化する溶液を吸収液とし，これに試料空気を通じて捕集する．	窒素酸化物，二酸化硫黄，オゾン
	容器採取法	試料空気を容器内に採取する方法で，ガスクロマトグラフでの分析に適した方法．測定対象に応じてステンレス容器（キャニスター），ガラス製採気びん，樹脂製採気バッグなどが使用される．	揮発性有機化合物，低沸点有機硫黄化合物
	充填剤による乾式採取法	捕集剤（合成樹脂，シリカゲル，活性炭など）を充填した捕集管に試料空気を通気して常温で目的成分を吸着捕集する．揮発性有機化合物の場合は，捕集剤から溶媒抽出または加熱脱着により回収し，ガスクロマトグラフで分析する．	揮発性有機化合物，アルデヒド類
	冷却・濃縮法	充填剤による乾式採取法で用いられる捕集管を液体窒素あるいはドライアイス・アセトンで冷却しながら試料空気を通気し，目的成分を捕集する．容器採取法で捕集した試料を濃縮してガスクロマトグラフに導入する場合にも用いられる．	炭化水素類，有機溶媒
	拡散法（パッシブ法）	目的とするガス状物質を拡散膜を介してサンプラーの捕集エレメントに捕捉させる方法．サンプラーの形状は，円筒チューブ式と箱型または短円筒型のバッジ式に大別でき，捕集エレメント部には，目的成分に応じて活性炭や吸収液含浸フィルムが使用される．捕集のためのポンプ（電源）が不要で，ヒトに装着してガス捕集できることから，人体への有害ガスの曝露量を把握するのに適している．	揮発性有機化合物，アルデヒド類，窒素酸化物

74・2 微小粒子状物質（PM$_{2.5}$）

PM$_{2.5}$とは，大気中に浮遊する粒子状物質のうち，粒径が2.5 μm以下の粒子をさし，より粒径の大きい粒子（**粗大粒子**）を除去した後に採取される粒子をい

粗大粒子 coarse particle

う．わが国におけるPM$_{2.5}$の環境基準は，米国と同様に1年平均値が15 μg/m^{3}以下で，かつ，1日平均値が35 μg/m^{3}以下となっている．PM$_{2.5}$の測定には，環境大気中に浮遊する粒子状物質中の粗大粒子を除去したうえで，質量を測定する方法がとられる．

粒子の分粒には，**インパクタ方式（慣性衝突型），サイクロン方式（遠心分離型），バーチャルインパクタ方式（仮想慣性衝突型）**のいずれかの分級装置を用いて大気を導入口から一定の流量でポンプにより吸引する．インパクタ方式では，試料空気の導入ノズルに対して直角に衝突版を配置し，気流が衝突版に当たって水平方法に曲がる際に，慣性力により粗大粒子は衝突版に残り，より微細な粒子は気流とともに分級装置から流出する（図74・1）．サイクロン方式は，遠心力を利用して粗大粒子を除去し，バーチャルインパクタ方式は衝突版の代わりに対抗ノズルにより粗大粒子を除去する装置である．いずれの分級装置も2.5 μmの粒子の透過率が50 %であり，より大きな粒子ほど除去されやすく，小さな粒子ほど通過しやすく設計されている[*1]（図74・2）．通常，PM$_{2.5}$用の分級装置の上流にPM$_{10}$の粒子を捕集するためのインパクタが設置されている[*2]．

[*1] PM$_{2.5}$において，2.5 μmを超える粒子をまったく含まないわけではなく，粒子の物理的な粒径分布において2.5 μmを超える粒子が存在する．

[*2] **発展** より詳細に粒径別捕集する場合は，多段多孔ノズルを備えたインパクタ方式のアンダーセンサンプラーを用いる．

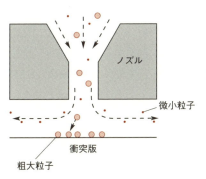

図74・1 インパクタの分級原理

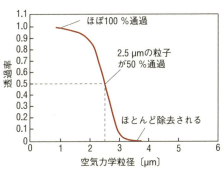

図74・2 PM$_{2.5}$分級用インパクタの透過率特性
Evaluation of PM$_{2.5}$ Chemical Speciation Samplers for Use in the EPA National PM$_{2.5}$ Chemical Speciation Network, Volume I-Introduction, Results, and Conclusions, Final report, US EPA (2000) をもとに作製

PM$_{2.5}$質量濃度の標準測定法は，**フィルター秤量法**であり，上述の分級装置により分粒したPM$_{2.5}$の粒子をフィルター上に捕集し，その増加重量と吸引大気量から質量濃度〔μg/m^3〕を求める．吸引流量は16.7 L/minで，24時間捕集する．フィルターは，ポリテトラフルオロエチレン（PTFE）製のものを用い，温度21.5±1.5 ℃，相対湿度50±5 %[*3]に保たれた部屋に24時間以上静置した後，感度1 μgの精密電子天秤で秤量する．**β線吸収法**は，低エネルギーのβ線を物質に照射したとき，その物質の単位面積当たりの質量に比例してβ線の吸収量が増加することを利用した測定法である．フィルター上に捕集したPM$_{2.5}$に一定量のβ線を照射し，透過β線強度を測定することにより，PM$_{2.5}$の質量濃度を連続的に測定する．**振動素子（TEOM）法**は，円錐状の振動素子とともに固有の振

フィルター秤量法

[*3] 諸外国では，相対湿度35±5 %の秤量条件がよく用いられる．

β線吸収法

振動素子　tapered element oscillating microbalance, TEOM

表74・2 PM$_{2.5}$測定方法の特徴

測定方法	フィルター秤量法	β線吸収法	振動素子法	光散乱法
フィルター捕集	あり	あり	あり	なし
測定原理	フィルター上の粒子の増加重量から濃度を算出	フィルター上の粒子によるβ線吸収量の増加から濃度を算出	フィルター上の粒子による振動素子の振動数減少から濃度を算出	粒子質量濃度に比例して発する散乱光量から相対濃度を算出
測定範囲	2〜200 μg/m^3	2〜数百 μg/m^3	2〜数百 μg/m^3	2〜200 μg/m^3
測定精度	10〜100 μg	10 μg	0.01 μg	1 μg
長　所	標準測定法	1〜3カ月間自動連続測定でき，テープ状フィルターの交換が簡単	高感度で，粒子の粒径，形状，比重などに影響されない，自動連続測定が可能	小型軽量で内臓バッテリーを用いた測定が可能で，容易に可搬できる
短　所	手動，温湿度調整に時間を要する，1日単位の測定値	高めの測定値を示す可能性	除湿目的の加温により，半揮発性物質が揮散する可能性	別途質量濃度への換算係数を求めておくことが必要

動数で共振しているフィルターカートリッジ上に粒子が捕集されると，粒子による質量増加により，振動素子の振動数が減少することを利用した測定法で，振動数の変化からPM$_{2.5}$の質量濃度を算出する．**光散乱法**は，分級装置により粗大粒子を除去した後，試料空気中の粒子に一方から光を照射し，その質量濃度に比例して発する散乱光量を測定する．質量濃度を間接的に測定する方式であり，別途同時に測定したフィルター秤量法による測定値から質量濃度への換算係数（F値）を求めて補正する必要がある．各測定方法の特徴について表74・2にまとめた．

光散乱法
light scattering method

74・3 金属成分

作業環境，または大気環境から粒子状物質をフィルター捕集して試料とする．前処理（圧力容器分解法）として，フィルター試料をフッ化水素酸および硝酸とともに密閉容器に入れ，加熱して加圧状態で酸分解処理して溶液化し試料溶液とする．その試料溶液中の元素濃度を**誘導結合プラズマ質量分析（ICP-MS）**法により測定する．ICP-MS法は，試料溶液中の測定対象元素を誘導結合プラズマによってイオン化し，イオン化された元素の質量/電荷数の比（m/z）により分離されるイオンスペクトルとその強度により定性・定量を行う．測定可能な元素数は，全元素の7割に及び，多元素を同時に，かつ高感度に測定できることから広く使用されている．感度および精度が十分でない元素に対しては，**蛍光X線分析法**を用いて測定する場合もある*．

誘導結合プラズマ質量分析法 inductively coupled plasma mass spectrometry, ICP-MS

蛍光X線分析法
X-ray fluorescence analysis

* **発展** 試料中の元素にX線を照射する際に発生する元素特有の波長をもつ特性X線（蛍光X線）の強度を測定する．エネルギー分散型蛍光X線分析法も用いられる．非破壊，多元素同時に前処理不要であるため，迅速な分析が可能である．

74・4 イオン成分

粒子状物質中のイオン成分の分析には，多成分を同時に分析できる**イオンクロマトグラフィー（IC）**が広く用いられている．陰イオンとして，フッ化物イオン（F$^-$），塩化物イオン（Cl$^-$），硝酸イオン（NO$_3^-$），硫酸イオン（SO$_4^{2-}$）など，陽イオンとして，カリウムイオン（K$^+$），アンモニウムイオン（NH$_4^+$），ナトリウムイオン（Na$^+$），マグネシウムイオン（Mg^{2+}），カルシウムイオン（Ca^{2+}）な

イオンクロマトグラフィー
ion chromatography, IC

どを測定対象とする．フィルター試料に水を加えて超音波抽出し，沪過を行って不溶性残渣を除去してから分析に供する．IC 法は，低交換容量のイオン交換体を分離カラムとして用いる**高速液体クロマトグラフィー（HPLC）**の一種で，分析対象に応じたカラムを選択する．検出は，塩基性の炭酸系溶離液を用いる際のバックグラウンドノイズ低減のためのイオン交換膜から成るサプレッサ付きの電気伝導度検出器により行う[*1]．

74・5 多環芳香族炭化水素

化石燃料の不完全燃焼により生成する**多環芳香族炭化水素（PAH）**のうち，ベンゾ[a]ピレンのように四つ以上の環をもつ PAH の大部分は粒子状物質に吸着して存在する．ローボリュウムエアサンプラーなどを用いて 24 時間 $PM_{2.5}$ を捕集したフィルター試料について，ジクロロメタンなどで**ソックスレー抽出**，あるいは超音波抽出した後，蛍光検出 HPLC 法，あるいは**ガスクロマトグラフィー/質量分析法（GC-MS）**で測定する．HPLC 法では，逆相カラムにアセトニトリル-水混液を溶離液として用いて抽出液を分離し，PAH に固有の励起・蛍光波長により検出する．GC-MS 法では，5％フェニルメチルシリコーンなどを化学結合させたキャピラリーカラムで分離し，電子衝撃イオン化（EI）法によりイオン化させて**選択イオン検出（SIM）**法で測定する[*2]．

74・6 ダイオキシン類

ポリ塩素化ジベンゾ-p-ジオキシン（PCDD），**ポリ塩素化ジベンゾフラン（PCDF）**およびコプラナー PCB を測定対象とする．環境大気，排ガス，ばいじん，焼却灰などの試料によって捕集方法や試料の前処理が異なる．環境大気の捕集は，粒子捕集用の沪紙とガス捕集用のポリウレタンフォームを装着できるハイボリウムエアーサンプラーを用い，700 L/min 程度の流量で 24 時間吸引し，約 1000 m^3 の試料空気を採取する．いずれの試料も有機溶媒でソックスレー抽出し，得られた粗抽出液について硫酸で洗浄する．さらにシリカゲルカラムまたはアルミナカラムにより精製した後，高分解能 GC-MS により SIM 法で測定する．^{13}C で標識された各測定対象物質を内標準物質として前処理の回収率を補正して定量を行う[*3]．

74・7 窒素酸化物

窒素酸化物のうち，大気汚染物質として重要な**一酸化窒素（NO）**と**二酸化窒素（NO_2）**の合計値を**窒素酸化物（NO_x）**として測定する．ザルツマン法では，試料大気を**ザルツマン試薬**に通気すると，NO_2 は酸性で亜硝酸イオン（NO_2^-）を生成し，NO_2^- はスルファニル酸とジアゾ化反応する．さらに，N-(1-ナフチル)エチレンジアミン二塩酸塩とのカップリング反応によりアゾ色素（桃紫色）を生成する．この反応液の 545 nm における吸光度を測定する．NO はザルツマン試薬と直接反応しないため，硫酸酸性過マンガン酸カリウム溶液に通気して NO_2 に酸化してから同様に測定する[*4]．

高速液体クロマトグラフィー high performance liquid chromatography，HPLC

[*1] **発展** サプレッサを必要としないノンサプレッサ型では，電気伝導度の低い有機酸を溶離液として使用する．また，紫外部吸収をもつイオン種や，溶離液として吸収の強いフタル酸などを用いる間接吸光光度法では，紫外部吸収検出器を用いるため，一般的な HPLC 装置を使用できる．

ベンゾ[a]ピレンの構造式については図 52・1 を参照．

ソックスレー抽出 Soxhlet extraction

ガスクロマトグラフィー／質量分析 gas chromatography–mass spectrometry，GC-MS

選択イオン検出 selected ion monitoring，SIM

[*2] **発展** 窒素酸化物と内燃機関内で化学的に反応，あるいは大気中で光化学的に反応して生成する PAH のニトロ体については，HPLC の分離カラムの後ろに還元カラムを設置して蛍光性のアミノ体に還元して測定する．

PCDD，PCDF の構造式については SBO 42・5 を参照．

[*3] 吸着特性の異なる各種シリカゲルを積層した多層カラムを使用して前処理を行うことが多い．

ザルツマン試薬（Saltzman reagents）：N-(1-ナフチル)エチレンジアミン二塩酸塩，スルファニル酸，酢酸の混液．

[*4] NO_2 の生成率は吸収液の組成，二酸化窒素濃度，吸収条件などに依存するため，一般的には係数を含む反応式で表される．
$NO_2 + H_2O \rightarrow \alpha \cdot HNO_2 + (1-\alpha) \cdot HNO_3$
α はザルツマン係数とよばれ，わが国では 0.84 が使用される．

$$2\,NO_2 + H_2O \longrightarrow HNO_2 + HNO_3$$

$$HNO_2 + H_2N{-}C_6H_4{-}SO_3H + H^+ \longrightarrow N{\equiv}N^+{-}C_6H_4{-}SO_3H + 2\,H_2O$$

$$N{\equiv}N^+{-}C_6H_4{-}SO_3H + \text{(1-NH(CH}_2\text{)}_2\text{NH}_2\text{-naphthalene)} \longrightarrow HO_3S{-}C_6H_4{-}N{=}N{-}\text{naphthyl-}NH(CH_2)_2NH_2 + H^+$$

また，試料大気中の NO に O_3 を反応させると励起状態の NO_2 が生成し，これが基底状態に戻る際に発光することを利用した**化学発光法**[*1]も用いられる．NO_2 は，いったん NO に還元した後測定する[*2]．

*1 <発展> **化学発光**(chemi-luminescence): 化学反応に伴って反応物質が励起され，基底状態に戻るときに光子を放出する現象．
$NO + O_3 \to NO_2{^*} + O_2$
$NO_2{^*} \to NO_2 + h\nu$

*2 <発展> NO-O_3 化学発光スペクトルは 600〜3000 nm の波長帯域にあり，極大波長は 1200 nm 付近で，他の化学発光の干渉影響を除くため，光電測光部に光学フィルタを装着する．

74・8 二酸化硫黄

二酸化硫黄（SO_2）は，かつて大気汚染の主原因物質であったが，現在では全国の 99 % 以上の地域で環境基準を達成している．試料大気中の SO_2 のみを測定する手分析法である**トリエタノールアミン・パラロザニリン法**では，トリエタノールアミン溶液に試料大気を通気して SO_2 を亜硫酸イオン（$SO_3{^{2-}}$）として捕集する．亜硫酸（H_2SO_3）はホルムアルデヒド（HCHO）と反応してヒドロキシメチルスルホン酸を生成し，これがパラロザニリン塩酸塩と反応して赤紫色化合物となる．得られた呈色液について，560 nm 付近の吸光度を測定する．

$$H_2SO_3 + HCHO \longrightarrow HOCH_2SO_3H$$

[パラロザニリン塩酸塩 + 3 $HOCH_2SO_3H$ → 赤紫色化合物 + 3 H_2O + 3 H^+]

*3 <発展> 共存する SO_3 も反応するため，硫黄酸化物総濃度を SO_2 として測定する．また，導電率に変化を与える物質（Cl_2, HCl, HF, NH_3 など）は，すべて測定値に影響を与える．

*4 <発展> 紫外線照射により蛍光を発するトルエンやキシレンなどの芳香族炭化水素は，除去器で除いてから測定する．

ペルオキシアセチルナイトレート

*5 全オキシダントから NO_2 を除いた物質を光化学オキシダントという．

一方，環境基準に係わる連続測定法として，**溶液導電率法**および**紫外線蛍光法**が規定されている．溶液導電率法は，試料大気を過酸化水素水（H_2O_2）中に通じると，SO_2 は H_2O_2 によって酸化され H_2SO_4 となって捕集される．硫酸の生成に応じて増加する導電率を測定する[*3]．紫外線蛍光法では，SO_2 を 220 nm 付近の紫外線により励起させ，基底状態に戻るときに放出される蛍光（330〜380 nm）を測定する[*4]．

74・9 オゾンおよびオキシダント

オキシダントは，大気中の強酸化性物質の総称であり，**オゾン**（O_3），**ペルオキシアセチルナイトレート**（**PAN**），過酸化物，NO_2 などが含まれる[*5]．全オキシダントは，中性ヨウ化カリウム溶液からヨウ素を遊離させる物質と定義されている．

$$2\,KI + O_3 + H_2O \longrightarrow 2\,KOH + I_2 + O_2$$

試料空気をKI溶液に通気すると上記の反応によりI_2が遊離し，ついでI_2は過剰のKIと反応してKI_3となる．水溶性のI_3^-の吸収極大である352 nmにおける吸光度を測定する[*1]．なお，光化学オキシダントに対するO_3以外の成分の寄与は非常に小さいと考えられており，近年ではO_3のみを紫外線吸収法による自動測定機を用いて測定することが多い．O_3は紫外領域の254 nmに極大吸収波長をもち，その吸光度からO_3濃度を測定する．試料大気中のO_3を分解する比較用ゼロガスラインを設け，試料と比較ガスとの吸光度の差からO_3を定量することで，共存ガスの影響を受けずに測定できる．

[*1] **発展** 測定を妨害するSO_2などの還元性物質を除去するため，三酸化クロム含浸沪紙を用いる．

74・10 揮発性有機化合物

揮発性有機化合物（VOC）は，常温でガス状または高い蒸気圧をもち，大気や作業環境の汚染原因となる有機物で，有害大気汚染物質対策に関するリスト（234物質）や，健康リスクが高いとみなされた優先取組物質（22物質）に多くの物質が収載されている．特に，ジクロロメタン（塩化メチレン），テトラクロロエチレン，トリクロロエチレン，ベンゼンには環境基準が定められている．これらの物質の測定には，ステンレス容器（キャニスター）に捕集した大気試料を専用の導入装置を用いてGC-MSに導入してSIM法により検出する方法が標準法となっている[*2]．

[*2] 試料空気の一部を試料濃縮装置の濃縮管に導入して冷却濃縮した後，加熱して濃縮管から目的成分を加熱脱着させてGCのカラムに導入する．サーマルデソープション・コールドトラップ法，あるいはクライオフォーカス法とよばれる．

SBO 75 大気汚染に影響する気象要因（逆転層など）を概説できる．
D2(2)④3

　大気汚染物質の大気中の濃度は，発生源からの排出量と大気内での汚染物質の動態，すなわち拡散，移流，反応などの影響を受ける．また，汚染物質の動態は，気温，天候，気圧配置など気象状況と深く関係する．

75・1　大気の安定性と逆転層

　一般に大気の温度は，地表付近が高く，上空ほど低い．100 m 上昇するごとに乾燥空気では 0.98 ℃ 低下していき（乾燥断熱減率），湿潤空気では 0.4〜0.9 ℃ 低下する．空気の比重は，地表付近の暖かい空気では小さく，上空の冷たい空気では大きい．このため，地表付近の空気と上空の空気は入れ換わる傾向がある．このような大気が動く状態を大気が不安定であるという．大気が不安定だと，大気汚染物質は大気の動きによって拡散するため，著しい大気汚染は起こりにくくなる．逆に，上空の空気の温度が下層空気の温度より高い場合，大気は安定になり，このような状態の空気層を**逆転層**という．逆転層が形成されると，下層空気中の大気汚染物質は上空へ拡散せず，下層に停留し，下層空気の汚染度は高くなり，大気汚染による被害が生じやすくなる．

逆転層　inversion layer

　逆転層は，その発生原因により以下のように分類される．

　放射性逆転：日没後，地表面から急速な熱放射により地表面付近の気温が上層より低くなり生じる．冬の晴れた夜間で風速 3 m 以下のとき発生しやすく，日本での逆転層による大気汚染の発生成因として最も多い．この種の逆転層は特に地上約 200 m 以下に形成されることが多く，接地逆転層ともいう．

　地形性逆転：局地的な地形に起因するもので，盆地や谷あいなどで発生する．夜間に冷却された空気が斜面に沿ってゆっくりと低地に流入し，滞留することで生じる．

　沈降性逆転：高気圧圏内の上空では沈降性の気流が存在しており，そのような気流があるところでは，下降した空気が断熱圧縮で温度上昇し，下層空気より気温が高くなり，逆転層が形成される．

　前線性逆転：前線の移動に伴い，暖気が寒気の上層になることで形成される．

　移流性逆転：冷却した地表面の上に暖かい空気が流れ込み，冷えた地表面により下層空気が冷やされることにより発生する．

第 20 章　室 内 環 境

> **SBO 76** 室内環境を評価するための代表的な指標を列挙し，測定できる．
> D2(2)⑤1　（知識・技能）

室内とは住宅，事務所，学校，病院，店舗，宿泊施設など人が日常生活をする空間であり，物理的，化学的および生物学的な要因が室内環境の快適性に影響を及ぼすことが知られている．

76・1　室内環境に影響を及ぼす物理的な要因

76・1・1　気温（温度）

室内気温は放射熱の影響のない状態で測定した空気温度である．室内気温は外気温，日射量および建築物の構造に左右され，在室人数や換気回数，冷暖房，発熱原などの影響を受ける．人間にとって快適な気温は，体内で生成される熱量と，対流，輻射，伝導および蒸発によって体外に放散される熱量のバランスがとれた状態，すなわち体熱平衡となる温度である．

気温　temperature

76・1・2　気湿（湿度）

湿度は，空気中に含まれる水蒸気量を示す尺度であり，絶対湿度と相対湿度がある．**絶対湿度**は単位体積の空気中に含まれる水蒸気の質量〔g/m^3〕である．一方，**相対湿度**はその気温において含みうる最大水蒸気量（飽和水蒸気圧）に対する実際に含まれている水蒸気量（試料空気中の水蒸気圧）の比（百分率％）である．湿度感は相対的な湿度によることから，絶対湿度よりも相対湿度が使われることが多い．室内気温および相対湿度を最も正確に測る方法として，**アスマン通風乾湿計**（図 76・1）により一定気流速度下で乾球および湿球温度を測定する方法がある．

湿度　humidity

76・1・3　気動（気流）

室内空気の流動を**気動**あるいは**気流**といい，速度〔m/sec〕で表す．気動は対流や蒸発による体熱の放散に大きな影響を及ぼし，室内では人体に感じる気動が 0.2〜0.5 m/sec 程度であるのが快適な範囲である．室内の気動は一般に微弱な速度でありかつ方向が一定しないため，カタ温度計による測定が適している．風速が大きく方向性があるときは熱線風速計を用いることもできる．

気動　air current

人間の平温（36.5℃）に等しい示度のカタ温度計（図 76・2）において，その周囲の空気による冷却力を**カタ冷却力**といい，単位時間に球部表面から放出する熱量〔$mcal/cm^2/sec$〕として表される．カタ温度計のアルコール柱が 38℃の標線から 35℃の標線まで下降する時間を計測し，以下のように計算する．

カタ冷却力
kata cooling power

$$H = \frac{F}{T}$$

H：カタ冷却力〔$mcal/cm^2/sec$〕，F：カタ係数〔$mcal/cm^2$〕，T：冷却時間〔sec〕

カタ温度計には，乾カタ温度計と湿カタ温度計（乾カタ温度計の球部に湿らせたガーゼを巻いたもの）がある．乾カタ温度計では輻射，伝導と気動による熱損失（乾カタ冷却力）を，湿カタ温度計では輻射，伝導，気動と水分の蒸散による熱損失（湿カタ冷却力）を測定することができる．

カタ温度計による気動 V〔m/sec〕の算出は，乾カタ冷却力 H〔mcal/cm^2/sec〕とアスマン通風乾湿計の乾球温度 t〔℃〕から次のように求める．

気動 1 m/sec（$H/\theta = 0.60$）以下では，
$$V = \left\{\frac{(H/\theta - 0.20)}{0.40}\right\}^2$$

気動 1 m/sec（$H/\theta = 0.60$）以上では，
$$V = \left\{\frac{(H/\theta - 0.13)}{0.47}\right\}^2$$

ただし，θ は温度差 36.5$-t$〔℃〕（高温乾カタ温度計を用いた場合には 53.0$-t$〔℃〕）である．

76・1・4 温熱指標

"熱い"，"寒い"と感じる温熱感覚は，環境側の四つの要素，すなわち気温，気湿，気動および黒球温度計によって測定される熱輻射と，人体側の要素である着衣量と代謝量が深く関わっている．これらの要素を組合わせて，温熱環境を評価するための指標が考案されており，気温と湿度のみから算出される不快指数から，温熱六要素すべてを考慮した指標として予測平均温冷感申告や標準新有効温

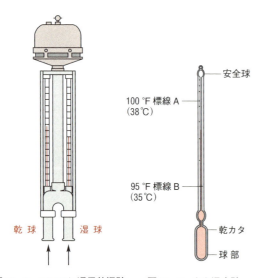

図76・1 アスマン通風乾湿計 **図76・2 カタ温度計**

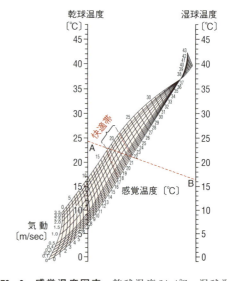

図76・3 感覚温度図表 乾球温度24.4℃，湿球温度16.5℃，気動1.0 m/sの空気の場合，図の乾球および湿球両温度線上に与えられた温度に該当する点Aおよび Bを結ぶ直線を引き，その直線と1.0 m/s気動線との交点を求めれば，感覚温度として20℃が得られる．

度が知られている．**感覚温度**は，試料空気と同一の温度感を与える静止した相対湿度100％の空気温度である．感覚温度はアスマン通風乾湿計の乾球温度と湿球温度および気動（乾カタ温度計）の値から感覚温度図表（図76・3）を用いて求められる．熱輻射を考慮に入れた感覚温度として補正感覚温度がある．

暑さ指数（WBGT，**湿球黒球温度**）は熱中症を予防することを目的として提案された指標で，湿度，熱輻射および気温の三要素に基づいて下式から算出される．

感覚温度　effective temperature

湿球黒球温度　wet bulb globe temperature, WBGT

屋外での算出式
　　WBGT〔℃〕＝ 0.7 × 湿球温度 ＋ 0.2 × 黒球温度 ＋ 0.1 × 乾球温度
屋内での算出式
　　WBGT〔℃〕＝ 0.7 × 湿球温度 ＋ 0.3 × 黒球温度

WBGTは，労働環境においては，"WBGT（湿球黒球温度）指数に基づく作業者の熱ストレスの評価－暑熱環境"として JIS Z 8504，世界的にも ISO 7243として規格化されるなど，有用な指標である．また，日本体育協会において"熱中症予防のための運動指針"がとりまとめられているなど，運動時においても活用されている．

76・1・5　換　気

外気などの流入によって室内の空気が置換される現象が換気であり，風力や室内外の温度差によって生じる**自然換気**と，機械による**強制換気**がある．換気量は単位時間当たりに置換される空気量〔m^3/hr〕で表す．一方，換気量を室の容積（気積）〔m^3〕で除した値を**換気回数**〔回/hr〕という．2003年に施行された改正建築基準法では，住宅，学校，オフィス，病院などの建築物の居室に換気回数0.5回/hr以上の換気設備の設置が義務づけられた．

換　気　ventilation

換気量を測定する方法には，空気の吹き出し口などで風速計を用いて空気量を直接測定する方法と，二酸化炭素（CO_2）濃度など空気質の指標の変化量から間接的に求める方法がある．CO_2による間接測定では，測定する室内に適当量のCO_2を供給した後に，室内空気をよくかき混ぜて分布を均等にし，室内CO_2の平均濃度C_1を測定する．つぎに一定時間tが経過した後，再び空気をよくかき混ぜて室内CO_2濃度の平均濃度C_tを測定し，次式により換気量V〔m^3/hr〕および換気回数E〔回/hr〕を求める．

$$V = 2.303 \times V_R/t \times \log\left(\frac{C_1 - C_o}{C_t - C_o}\right) \quad \text{および} \quad E = V/V_R$$

　V: 換気量〔m^3/hr〕，　V_R: 室容積〔m^3〕
　t: 測定開始時刻から次の測定時刻までの経過時間〔hr〕
　C_1: 測定開始時刻における室内空気の平均CO_2濃度〔％またはm^3/m^3〕
　C_o: 室外から入ってくる空気のCO_2濃度〔％またはm^3/m^3〕
　C_t: t時間後の室内空気の平均CO_2濃度〔％またはm^3/m^3〕
　E: 換気回数〔回/hr〕

* **発展** 室内の CO_2 濃度は，検知管法あるいは非分散型赤外線吸収法により定量できる．
検知管法は CO_2 と反応して変色する検知剤を充填した検知管の一方から，ガス採取器で一定量の試料空気を吸引し，変色の度合いや長さによって濃度を測定する方法である．検知剤として $NaOH$ などのアルカリ＋ pH 指示薬，あるいはヒドラジン＋ pH 指示薬が用いられる．非分散型赤外線吸収法は，CO_2 の吸収帯（4.3 μm）の赤外線エネルギーの吸収量を測ることで濃度を定量する方法で，CO_2 センサーを搭載したモニタ表示器タイプの測定装置が用いられる．

さらに，室内の CO_2 あるいは汚染物質の濃度を一定濃度（C_s）以下にするために必要な換気量を必要換気量（V）といい，定常状態においては次式の関係がある．

$$V = \frac{M \times 100}{C_s - C_o}$$

V: 必要換気量〔m^3/hr〕，M: 室内で発生する CO_2 あるいは汚染物質量〔m^3/hr〕
C_s: 室内の汚染物質濃度（%），C_o: 室外の汚染物質濃度（%）

学校環境衛生基準（2009 年；表 76・1）では，児童生徒らの呼気からの CO_2 の発生量に注目した換気基準として CO_2 濃度* 1500 ppm（0.15 %）を定めた．これは，40 人在室，容積 180 m^3 の教室の場合，換気回数が幼稚園・小学校においては 2.2 回/hr 以上，中学校においては 3.2 回/hr 以上，高等学校などにおいて

表 76・1 教室などの環境に係わる学校環境衛生基準（2009 年，2018 年 4 月一部改正）

項　目		基　準	
換気および保温等	換　気	換気の基準として，二酸化炭素は，1500 ppm 以下であることが望ましい	
	温　度	17 ℃ 以上，28 ℃ 以下であることが望ましい．	
	相対湿度	30 % 以上，80 % 以下であることが望ましい．	
	浮遊粉じん	0.10 mg/m^3 以下であること．	
	気　流	0.5 m/秒以下であることが望ましい．	
	一酸化炭素	10 ppm 以下であること．	
	二酸化窒素	0.06 ppm 以下であることが望ましい．	
	揮発性有機化合物		
		ホルムアルデヒド	100 μg/m^3 以下であること．
		トルエン	260 μg/m^3 以下であること．
		キシレン	870 μg/m^3 以下であること．
		p-ジクロロベンゼン	240 μg/m^3 以下であること．
		エチルベンゼン	3800 μg/m^3 以下であること．
		スチレン	220 μg/m^3 以下であること．
	ダニまたはダニアレルゲン	100 匹/m^2 以下またはこれと同等のアレルゲン量以下であること．	
採光および照明	照　度	（ア）教室およびそれに準ずる場所の照度の下限値は，300 lx（ルクス）とする．また，教室および黒板の照度は，500 lx 以上であることが望ましい．	
		（イ）教室および黒板のそれぞれの最大照度と最小照度の比は，20 : 1 を超えないこと．また，10 : 1 を超えないことが望ましい．	
		（ウ）コンピューターを使用する教室等の机上の照度は，500～1000 lx 程度が望ましい．	
		（エ）テレビやコンピューターなどの画面の垂直面照度は，100～500 lx 程度が望ましい．	
		（オ）その他の場所における照度は，工業標準化法（昭和 42 年法律 185 号）に基づく日本工業規格（以下日本工業規格という．）Z9110 に規定する学校施設の人工照明の照度基準に適合すること．	
	まぶしさ	（ア）児童生徒から見て，黒板の外側 15°以内の範囲に輝きの強い光源（昼光の場合には窓）がないこと．	
		（イ）見え方を妨害するような光沢が，黒板面および机上面にないこと．	
		（ウ）見え方を妨害するような電灯や明るい窓などが，テレビおよびコンピューターなどの画面に映っていないこと．	
騒　音	騒音レベル	教室内の等価騒音レベルは，窓を閉じているときには LAeq 50 dB（デシベル）以下，窓を開けているときは LAeq 55 dB 以下であることが望ましい．	

は 4.4 回/hr 以上であれば満たされる値である．

76・2　室内環境に影響を及ぼす化学的な要因

室内空気中の化学物質は，室内環境の快適性ばかりではなく居住者の健康に直接的な影響を及ぼすことがある．SBO 76・2 では室内の化学的環境について，さらに SOB 76・3 では室内の生物学的環境について述べ，シックハウス症候群などの室内環境と健康影響との関係については SBO 77 で説明する．

76・2・1　室内空気と大気の化学的組成

室内に発生源がない場合には室内空気の化学的組成は周囲の大気と同一であり，その主成分は窒素（78％），酸素（21％）およびアルゴン（1％）である．

大気中の CO_2 濃度は約 0.04％ すなわち 400 ppm である．室内ではおもに人間の活動に伴って CO_2 濃度が増加し，成人では安静時で 0.011～0.013 m^3/hr，軽作業時で 0.020～0.022 m^3/hr の CO_2 を呼気から排出する．CO_2 濃度の基準値として建築物環境衛生管理基準では 1000 ppm 以下，学校環境衛生基準では，1500 ppm 以下とされているが，これらは健康影響に基づくものではなく，空気清浄度や換気の指標として用いられている．

一酸化炭素（CO）は燃料の不完全燃焼によって生じ，大気中のおもな発生源は自動車の排気ガスである．室内では外気の影響に加えて，燃焼器具の使用や喫煙によって発生する．CO は血液中のヘモグロビンと結合して酸素運搬機能の阻害により健康影響を及ぼすため，10 ppm の基準値が設けられている．

大気中の窒素酸化物（NO_x）の発生源には工場などの固定発生源と，自動車などの移動発生源があり，燃料中の窒素分の酸化によるフューエル NO_x ではなく，空気中の窒素の高温燃焼に伴う酸化によって生成されるサーマル NO_x がおもな原因となっている．室内においても，調理器具や冬期の暖房器具の使用による NO_x の発生で大気中よりも極端に NO_x 濃度が高くなることがあるため，換気に留意する必要がある．学校環境衛生基準では二酸化窒素（NO_2）について "0.06 ppm 以下であることが望ましい" とされている．

76・2・2　室内環境中の揮発性および準揮発性有機化合物

室内環境中には，合板，壁紙，床材，塗料，接着剤などの建築材料や，家具，寝具，家電製品，日用品などの家庭用品から放散されるさまざまな化学物質が存在する．発生源から直接放散された物質（一次物質）のみならず，これら一次物質と環境中で化学反応した際に生じる生成物，すなわち二次生成物も室内汚染物質となる．たとえば，ホルムアルデヒドとオキシダントの反応で生じるギ酸，エチルアルコールの酸化によって生じるアセトアルデヒドなどがあげられる．特に，木造建築物の室内では，木材由来のテルペン類が高濃度に検出される場合があるが，テルペン類とオゾンとの反応によって気道刺激性の高い物質が生成することが指摘されている．これらの化学物質の中で，沸点が 50 ないし 100℃ から 240 ないし 260℃ の範囲にある化学物質は **揮発性有機化合物**（VOC），240 ないし

揮発性有機化合物　volatile organic compound, VOC

準揮発性有機化合物
semi-VOC, SVOC

260℃から380ないし400℃の範囲にあるものは**準揮発性有機化合物**（SVOC）と総称される．VOCは常温で容易に気化して室内空気を汚染するのに対し，SVOCはおもに床や壁面，ハウスダストなどに吸着して室内環境中に存在する．

76・3　室内の生物学的環境
76・3・1　衛生動物・真菌

室内環境で人間の健康に有害な影響を及ぼす衛生動物には，衛生昆虫（ゴキブリ，ハエ，カ），室内じん性ダニ類，家住性ネズミがある．

* Der p1, Der f1: プロテアーゼ活性を有する分子量約 25 kDa のタンパク質．

ヒョウダニ（コナヒョウダニ，ヤケヒョウダニ）の死骸や排泄物にはDer p1，Der f1*など多種のアレルゲンが含まれており，気管支喘息および鼻炎をはじめとするアレルギー性疾患の原因の一つとなっている．また，ツメダニは針状の鋭角で人を刺し，皮膚炎をひき起こす．室内じん性ダニ類は温度25～30℃，湿度70%以上の環境中で繁殖しやすく，特にヒョウダニは塵埃中の垢やフケなどを餌として繁殖するため，これらの要因を除くことがアレルギーの予防策となる．また，真菌（カビ）の増殖至適条件もダニ類と類似しており，室内環境中の浮遊真菌がアレルギー性疾患の原因となる場合もある．学校環境衛生基準（2009年）では，"ダニまたはダニアレルゲン"について"ダニ数は100匹/m^{2}以下，またはこれと同等のアレルゲン量以下であること"という基準が設けられ，保健室の寝具，カーペット敷の教室などにおいて検査を行うこととされている．

76・3・2　レジオネラ

1976年7月に米国フィラデルフィアで催された在郷軍人の集会において，重症の原因不明の肺炎が集団発生したことから在郷軍人病とよばれた．後に，その原因が空調機の循環冷却水中に大量に発生した病原性グラム陰性桿菌 *Legionella pneumophila* が飛散し感染したことが判明し，**レジオネラ症**と名づけられた．

レジオネラ症　Legionnaire disease

レジオネラ菌は環境中に普遍的に存在し，日本でも夏期にビルの空調機の循環冷却水中に繁殖したレジオネラ属菌による感染例や，温泉や公共入浴施設，特に循環式浴槽を使用した施設での感染例が報告されている．2002年には宮崎県の温泉施設で295人が発症し，7人が死亡した．菌の感染力は弱いものの，免疫力の低い乳児や高齢者などで発症率が高く，加湿器の使用による集団感染事例も報告されている．また，免疫不全患者に発生する院内肺炎の原因としても注目されている．

76・4　室内環境の保全

室内環境の低減目的として，厚生労働省は表76・2に示す13種の揮発性有機化合物（VOC）について健康影響をもとに**室内濃度指針値**を定めている．またそのほかに，n-ヘキサンからn-ヘキサデカンまでの沸点範囲のVOCの総和として，**総揮発性有機化合物**（TVOC）について暫定目標値 400 μg/m^3 を示してい

総揮発性有機化合物
total VOC, TVOC

表 76・2　揮発性有機化合物の用途と室内濃度指針値
(厚生労働省, 2002 年, 2019 年 1 月一部改正)[a]

揮発性有機化合物	室内濃度指針値[†]	おもな用途
ホルムアルデヒド	100 µg/m^3 (0.08 ppm)	接着剤, 防腐剤
アセトアルデヒド	48 µg/m^3 (0.03 ppm)	接着剤, 防腐剤
トルエン	260 µg/m^3 (0.07 ppm)	接着剤, 塗料の溶剤
キシレン	200 µg/m^3 (0.05 ppm)	接着剤, 塗料の溶剤, 可塑剤
エチルベンゼン	3800 µg/m^3 (0.88 ppm)	塗料の溶剤
スチレン	220 µg/m^3 (0.05 ppm)	樹脂原料
p-ジクロロベンゼン	240 µg/m^3 (0.04 ppm)	防虫剤, 芳香剤
テトラデカン	330 µg/m^3 (0.04 ppm)	灯油, 塗料の溶剤
クロルピリホス	1 µg/m^3 (0.07 ppb) ただし, 小児の場合は, 0.1 µg/m^3 (0.007 ppb)	殺虫剤, 防蟻剤
ダイアジノン	0.29 µg/m^3 (0.02 ppb)	殺虫剤, 防蟻剤
フェノブカルブ	33 µg/m^3 (3.8 ppb)	防蟻剤
フタル酸ジ-n-ブチル	17 µg/m^3 (1.5 ppb)	可塑剤
フタル酸ジ-2-エチルヘキシル	100 µg/m^3 (6.3 ppb)	可塑剤

a) http://www.nihs.go.jp/mhlw/chemical/situnai/hyou.html ほかより.
† 25℃における ppm, ppb.

る. この目標値は, 実態調査の結果をもとに合理的に達成可能な限り低い範囲で決定した値であり, 個々の VOC の健康影響に基づくものではない. 表 76・3 に示す WHO 欧州による室内空気質ガイドラインでは発がん性の観点から, **ユニットリスク**(化学物質を濃度 1 µg/L (飲料水) または 1 µg/m^3 (空気) で生涯毎日曝露したときに予測される発がん確率) の考え方を導入している.

　厚生労働省が示す室内濃度指針値は, 基準値と異なり法律として守らなければならない値ではないが, 一部の物質については建築物環境衛生管理基準や学校環境衛生基準に採用されており, これらの法律に基づいて室内空気の判定基準が設定されている. また, 学校, 病院など公共の場における喫煙に関して, 健康増進法により受動喫煙の防止が図られている*. ただし, あくまでも公共の場における喫煙に関するものであり, 個人の居室も含めた室内環境の保全に関してはさらに健康影響についての啓発を行う必要がある.

　2003 年に施行された改正建築基準法では室内濃度指針値物質であるホルムアルデヒドとクロルピリホスが規制の対象となり, 室内のホルムアルデヒド濃度が低減するなど, 室内汚染状況は改善される方向にある. しかしながら, 厚生労働省が実施した室内空気中の VOC に関する全国実態調査では, 多くの VOC について室内濃度 (I)/室外濃度 (O) 比が 2 以上の値となり, そのおもな発生源が室内に存在することが示されている. 環境を汚染する化学物質, 特に VOC はおもに建築材料, 家庭用品および喫煙に由来することから, これらの製品からの VOC 放散・負荷を低減することが健全な室内環境質を維持するうえできわめて重要である.

ユニットリスク　unit risk

* 2018 年に公布された改正健康増進法では, 受動喫煙防止対策が強化された.

表76・3 室内空気質ガイドライン(WHO 欧州)

汚染物質	ガイドライン
ホルムアルデヒド	$100\,\mu g/m^3$(30分平均値)
ベンゼン	ユニットリスク(UR):$6.0\times 10^{-6}(\mu g/m^3)^{-1}$ 　$17\,\mu g/m^3$(10^{-4}の発がんリスク) 　$1.7\,\mu g/m^3$(10^{-5}の発がんリスク) 　$0.17\,\mu g/m^3$(10^{-6}の発がんリスク)
ナフタレン	$10\,\mu g/m^3$(年平均値)
二酸化窒素	$200\,\mu g/m^3$(1時間平均値) $40\,\mu g/m^3$(年平均値)
一酸化炭素	$100\,mg/m^3$(15分値) $35\,mg/m^3$(1時間値) $10\,mg/m^3$(8時間値) $7\,mg/m^3$(24時間値)
ラドン	喫煙者のユニットリスク(UR):$15\times 10^{-5}(Bq/m^3)^{-1}$ 　$67\,Bq/m^3$(10^{-2}の発がんリスク) 　$6.7\,Bq/m^3$(10^{-3}の発がんリスク) 非喫煙者のユニットリスク(UR):$0.6\times 10^{-5}(Bq/m^3)^{-1}$ 　$1670\,Bq/m^3$(10^{-2}の発がんリスク) 　$167\,Bq/m^3$(10^{-3}の発がんリスク)
トリクロロエチレン	ユニットリスク(UR):$4.3\times 10^{-7}(\mu g/m^3)^{-1}$ 　$230\,\mu g/m^3$(10^{-4}の発がんリスク) 　$23\,\mu g/m^3$(10^{-5}の発がんリスク) 　$2.3\,\mu g/m^3$(10^{-6}の発がんリスク)
テトラクロロエチレン	$250\,\mu g/m^3$(年平均値)
ベンゾ[a]ピレン	ユニットリスク(UR):$8.7\times 10^{-5}(ng/m^3)^{-1}$ 　$1.2\,ng/m^3$(10^{-4}の発がんリスク) 　$0.12\,ng/m^3$(10^{-5}の発がんリスク) 　$0.012\,ng/m^3$(10^{-6}の発がんリスク)

ユニットリスク:化学物質を濃度$1\,\mu g/L$(水)または$1\,\mu g/m^3$(空気)で生涯(70年)毎日曝露したときに予測される発がん確率

SBO 77　室内環境と健康との関係について説明できる．
D2(2)⑤2

77・1　室内環境と大気環境

　大気環境は，地上10～12 kmまでの生物圏の大気の環境であり，室内環境は，天井・屋根，床や，壁・窓・ドアなどで仕切られた，人間が活動する空間の環境と規定することができる．しかし，室内という閉鎖された空間の環境であるため，空気環境だけでなく，壁面や居住している人間からの影響が大きく，それらを含めた環境と考え，本章では人間のより快適な生活の場としての室内環境について述べる．

　大気から遮蔽された室内空間は，通常はドア・窓を通して**室外**と**室内**が換気される．このように，**室内環境**はドア・窓により遮蔽された**大気環境**の一部であるが，閉ざされた環境であるため，局所的な影響が増幅される．したがって，室内環境は単に大気環境の連続した閉鎖空間というよりも，人間との関わり合いをも含めた人間の生活空間の環境と理解される．

室内環境
indoor environment

大気環境
outdoor environment

77・2　人間の生活空間

　現代の人間の生活空間は，特に先進国に居住する人間では，ほとんどが室内であり，日本人全体の1日の在宅平均時間は約16時間であるという調査結果がある．室内を壁やガラスで完全にあるいは部分的に遮蔽された空間と規定すると，睡眠中はもちろん，車や電車による移動から，生活の場も仕事の場も室内で過ごす時間の方が室外で過ごす時間よりも長い．このように，1日の大半を過ごす室内環境において人間は経口，経気道および経皮的に化学物質やカビ・ダニなどの微生物に曝露されている．

　一般的に成人の平均的な食物の摂取量は1日に1.0～1.5 kg，水の摂取量は1.5～2.5 L（kg）程度であるのに対して，空気は重量に換算して15～20 kgに達する．食べ物や飲み物は個人の好みにより選ぶことができるが，呼吸する空気は選ぶことができない．また，このように飲食物に比べて大量の空気を吸い込むのであるから，室内が化学物質や埃・じん（ハウスダスト）などでわずかでも汚染されていていたら健康に影響を与えることも当然ありうる．特に，子供は大人に比べて体重当たりの呼吸量が多い．新生児期から乳児期までは，移動の範囲が限られているので，室内や寝具・ベッドが汚染されていれば，曝露は大きくなる．また，ハイハイや指しゃぶりによって，ハウスダストの摂取量が成人より多くなる．したがってこれらの室内の汚染物質の負荷は相対的に大きく，免疫系，代謝系が十分には発達していない子供にとっては化学物質の影響を受けやすいことになる．さらに，このような汚染物質への曝露空間が大人と同じでないために，子供が利用する保育園，幼稚園，児童館などの施設における空気質の管理には特別の注意が払わなければならない．

77・3 室内環境と健康

人間の健康に影響を与える室内環境要因として，物理的，生物学的そして化学的因子に大きく分けることができる．

- **物理的因子**：気温，気湿，気動のほか，照度や騒音も健康に影響を与える．気温と気湿は直接的あるいは間接的にウイルスの感染の機会を高めたり，カビやダニ類を増殖させるなど，健康への影響が大きい．**熱中症**は高温環境下で，体内の水分や塩分（ナトリウムなど）のバランスが崩れたり，体内の調節機能が破綻するなどして発症する障害の総称で，死に至ることもある．近年，家庭で発症する高齢者の熱中症が増えている．

- **生物学的因子**：室内の床，壁，天井などで生息・増殖するカビやダニ類，空気中のウイルスなどが室内環境を汚染する．ハウスダストは，カビの胞子，ダニの死骸，花粉，動物やヒトの皮屑（フケ）などの混合物であり，これらがアレルゲンとなり喘息や鼻炎，アトピー性皮膚炎などアレルギーをひき起こす重要な原因と考えられている．

- **化学的因子**：建材，家具，調度品などに使用されている接着剤・塗料，溶剤，殺虫剤，防カビ剤，さらに，洗剤，芳香・消臭剤のような家庭用品や化粧品などから放散される揮発性の化学物質によって室内は汚染される．喫煙によるタバコの煙成分や室内で燃焼器具を使用することによる窒素酸化物も重要な汚染物質である．

曝露 exposure

経口曝露

経気道（吸入）曝露

* SBO 40・1・2を参照．

経皮曝露

化学物質にさらされることを**曝露**といい，曝露経路には経口曝露，経気道（吸入）曝露，経皮曝露などがある．**経口曝露**とは，食品や飲料水などの摂取に伴って化学物質などを曝露することをいい，自発的な飲食行動による意図的経口曝露と，乳幼児が手指などに付着したハウスダストなどを無意識に摂取する非意図的経口曝露がある．呼吸により化学物質に曝露することを**経気道（吸入）曝露**という．空気とともに口や鼻から吸入された化学物質は気管を通って肺に入り，肺胞から毛細血管を経て吸収される．肝臓による初回通過効果*を受けずに直接体内の血液循環に入るため，同濃度の化学物質であれば経口曝露より吸入曝露の方が高い危険性を有する．皮膚に化学物質が接触することにより**経皮曝露**が生じる．水溶性の化学物質に比べて，皮脂に可溶な成分は皮膚の表面を通過して内部に浸透しやすく，血液やリンパ液に入って全身を循環する．経皮曝露の場合も肝臓での初回通過効果を受けないため，一度吸収された物質の排泄には時間を要する．つまり，化学物質の曝露においては，室内環境中での経気道または経皮的曝露がとても重要である．

化学物質の安全性，いい換えれば人間への危険性（リスク）は，曝露量とその有害性の積で表される．化学物質は何らかの有害性（ハザード）をもつ場合が多く，人間に対して危険であるかどうかは摂取あるいは接触する量に依存する．このときの危険性を**リスク**という．有害化学物質は一切使用禁止にするべきであるというゼロリスクという考え方もある．しかし一方で，化学物質は人間の生活において便益（ベネフィット）をもたらす．たとえば，繊維製品，プラスチックや建材などに添加される難燃剤の健康リスクが指摘されるが，一方では難燃剤を

用いることによって，火災による被害を低減させることができ，人間・社会にもたらす便益は大きい．ある化学物質を使用するかの妥当性は，リスクの大きさとベネフィットの大きさを客観的に比べて判断することが重要である．

77・4　シックハウス症候群と化学物質過敏症（多種化学物質過敏状態）

室内環境の汚染により，**シックハウス症候群**や，**化学物質過敏症（多種化学物質過敏状態）**とよばれる健康被害が増えている．これらの病態の発症のメカニズムの詳細は明らかでない．厚生労働省では"室内空気質健康影響研究会"をつくり，表77・1にまとめたように室内空気質の健康影響について得られた知見を整理した報告書を公表している．

シックハウス症候群
sick house syndrome
sick building syndrome

化学物質過敏症
chemical sensitivity

多種化学物質過敏状態
multiple chemical sensitivity

表77・1　シックハウス症候群と化学物質過敏症 a)

シックハウス症候群	化学物質過敏症
1. 医学的に確立した単一の疾患ではなく，居住に由来するさまざまな健康被害の総称を意味する用語．	1. 微量化学物質に反応し，非アレルギー性の過敏状態の発現により，精神・身体症状を示すとされるもの．
2. おもな症状 ・皮膚や眼，咽頭などの皮膚・粘膜刺激症状 ・全身倦怠感，頭痛・頭重などの不定愁訴	2. その病態や発症機序について，未解明な部分が多い．
3. 発症関連因子 ホルムアルデヒドなど化学物質，カビ，ダニなど	3. 診断を受けた症例には，中毒やアレルギーといった既存の疾病による患者が含まれている．
4. 室内濃度指針値は，必ずしもシックハウス症候群を直ちにひき起こす閾値ではないため，診断に関しては総合的な検討が必要．	4. 病態解明を進めるとともに，感度や特異性に優れた臨床検査方法および診断基準が開発されることが必要．

a) 出典：厚生労働省，"室内空気質健康影響研究会報告書"

77・4・1　シックハウス症候群／シックビル症候群／シックスクール症候群

1970年代のオイルショック後，オフィスビルなどで空調を省エネルギー化するため，建物を断熱化・高気密化するとともに，換気回数を減らすという対策がなされた．これに伴い，室内空気中の化学物質が原因と考えられる"シックビル症候群"や化学物質過敏症・多種化学物質過敏状態が多発するようになった．オフィスだけでなく，個人住宅や学校でも高気密化されるようになり，また，建築物，建築加工物，建具，家具，電化機器，日用品などの素材から揮散してくる揮発性化学物質の種類と量が増加することにつれて，化学物質などによる室内空気汚染により，居住者にさまざまな体調不良が生じる現象がひき起こされた．学校環境においても同様な現象が生じており，"シックスクール症候群"とよばれるが，建築物一般に関わる症候群であるとして"シックハウス症候群"というよび方が一般化している．

シックハウス症候群は医学的に確立した単一の疾病というよりも，"居住者の健康を維持するという観点から問題のある住宅においてみられる健康障害の総称"を意味する用語である（厚生労働省，2004年）．その発症関連因子として揮発性有機化合物が指摘されている．

原因はすべてが解明されているわけではないが，これらの化学物質を中心とする居住環境におけるさまざまな環境因子への曝露により，

1) 皮膚や眼，咽頭，気道などの皮膚・粘膜刺激症状
2) 全身倦怠感，めまい，頭痛・頭重などの不定愁訴

のような症状を示す．

77・4・2 発症関連因子としての化学物質

高濃度の揮発性有機化合物に曝露されつづけることにより，粘膜障害や中枢神経障害などの健康障害が発症すると考えられている．

ホルムアルデヒド
formaldehyde

ホルムアルデヒドについては，0.08 ppm という建築物衛生関係法令上の基準値が定められており，表76・2に示したように室内濃度指針値としても用いられている．この値は，環境衛生上良好な状態を維持するという観点から決められている．しかし，アトピー性皮膚炎や気管支喘息をはじめとするアレルギー関連疾患の既往症などがあり，皮膚・粘膜の防御機能に障害がある者では，この基準値を上回る濃度に持続的に曝露されると，皮膚や粘膜の症状が増悪されるおそれがある値でもあると，厚生労働省"室内空気質健康影響研究会"は説明している．

クロルピリホス
chlorpyrifos

シロアリ駆除に使用されている有機リン系の**クロルピリホス**については，駆除従事者で健康影響が示唆される報告がある．このことから，気密性の高い住宅で持続的に曝露されると感受性の高い居住者に健康影響が生じる可能性が指摘され，改正された建築基準法関連法令（2003年）で，クロルピリホスの使用が禁止された．

77・4・3 化学物質以外の環境因子の関与

皮膚・粘膜刺激症状や不定愁訴などの臨床症状は，物理的な温熱環境因子をはじめ，化学物質以外にもさまざまな物理的環境要因によっても誘発される．したがってこれらの症状を軽減させるためには化学物質が主要な要因であるのか，他の物理的環境要因も関与しているのか見極めてその要因を取除く必要がある．

77・4・4 室内濃度指針値とシックハウス症候群との関連

厚生労働省の"シックハウス（室内空気汚染）問題に関する検討会"において，室内の化学物質の指針値*を決めたことにより，指針値を満足するような建材などを使用し，指針値を満足するような住宅や建物を提供することが考慮されるようになった．

* 表76・2を参照．

しかし，13物質についての指針値は，入手可能な毒性に関する科学的知見から，ヒトがその濃度の空気を一生涯にわたって摂取しても健康への有害な影響は受けないであろうと判断される値を算出したものであり，化学物質により"シックハウス症候群"をひき起こす閾値として設定されていないこともあって，指針値と症状から直ちに"シックハウス症候群"と判断するまでの医学的な関係を示すには至っていない．そのため，室内環境で化学物質の濃度が指針値を超過していることだけから，その化学物質が症状を誘発している原因物質であると判断す

ることは必ずしも適当ではなく，症状誘発の関連因子を特定するためには，慎重かつ適切な臨床診断に基づく総合的な検討が必要であるとされている．

77・4・5 対策と今後の課題

シックハウス症候群は2002年に，化学物質過敏症は2009年に病名登録され，健康保険適応が認められた．しかし，シックハウス症候群/化学物質過敏症について医学的に統一された見解は確立されておらず，発症機序の解明や治療法の確立が今後の重要な課題となっている．

国では，関係省庁が連携してシックハウス対策に取組んでいる．厚生労働省では，シックハウス症候群の主要な原因に関して，これまでに13物質について室内濃度指針値，および総揮発性有機化合物の暫定目標値を提案した*．しかしながら，それらの代替化学物質の管理はまったく進んでいない．また，さらに問題なのは室内のホルムアルデヒドなどの化学物質濃度の低減に伴い，それらによって活動が抑制されていたカビ，ダニなどの微生物の繁殖が懸念されるという新しい状況に直面し，化学物質汚染の次の室内空気問題と位置づけられつつある．このような背景から，現在，厚生労働省の"シックハウス（室内空気汚染）問題に関する検討会"において，室内濃度指針値の追加・見直しの必要性について議論が進められている*．

* SBO 76・4を参照．

* 2019年には3物質（キシレン，フタル酸ジ-n-ブチル，フタル酸ジ-2-エチルヘキシル）について指針値の改定が行われ規制が強化された．

第21章 廃 棄 物

SBO 78 廃棄物の種類と処理方法を列挙できる．
D2(2)⑥1

78・1 廃棄物の種類

廃棄物処理法
waste management and public cleansing law

廃棄物とは，"廃棄物の処理および清掃に関する法律"（**廃棄物処理法**，1970年制定）において"ごみ，粗大ごみ，燃えがら，汚泥，ふん尿，廃油，廃酸，廃アルカリ，動物の死体，その他の汚物または不要物であって放射性の廃棄物を除く固形状または液状のもの"と定義されている．

一般廃棄物
municipal solid waste

産業廃棄物
industrial waste

廃棄物は，**一般廃棄物**と**産業廃棄物**の二つに大別され，図78・1のように分類される．

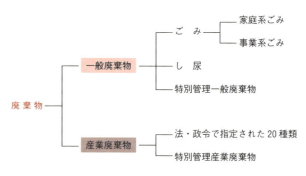

図78・1　廃棄物の種類

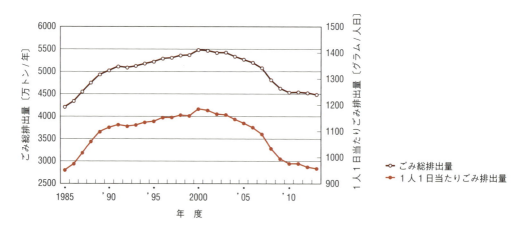

・2015年度実績の取りまとめより"ごみ総排出量"は，廃棄物処理法に基づく"廃棄物の減量その他その適正な処理に関する施策の総合的かつ計画的な推進を図るための基本的な方針"における，「一般廃棄物の排出量（計画収集量＋直接搬入量＋資源ごみの集団回収量）」と同様とした．
・1人1日当たりごみ排出量は総排出量を総人口×365日または366日でそれぞれ割った値である．なお，2012年度以降の総人口には，外国人人口を含んでいる．
環境省 廃棄物・リサイクル対策部，"日本の廃棄物処理（2013年版）"より

図78・2　ごみ総排出量と1人1日当たりごみ排出量の推移

78・2 一般廃棄物

一般廃棄物は，**ごみ**と**し尿**，ならびに**特別管理一般廃棄物**に分類され，ごみはさらに一般家庭から排出される**家庭系ごみ**と事業活動から排出される**事業系ごみ**に区分される（図78・1）．わが国のごみ排出量は，年間約4500万トンであり，国民1人当たり1日に約960gとなっている（図78・2）．

ごみ処理は，**市町村**が処理責任をもっており，できるだけ資源化・再利用を

ごみ　garbage, refuse
し尿　excreta, night soil
特別管理一般廃棄物
specially controlled municipal solid waste

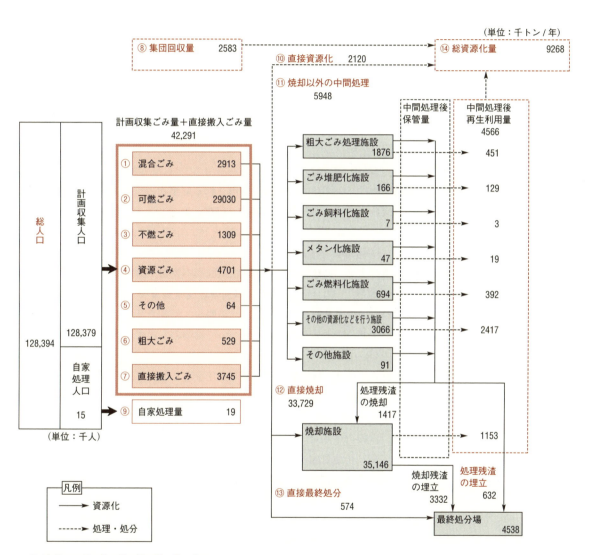

- 計画収集ごみ量＝①＋②＋③＋④＋⑤＋⑥＝38,546千トン
- 計画収集ごみ量＋直接搬入ごみ量＝①＋②＋③＋④＋⑤＋⑥＋⑦＝42,291千トン
- ごみ総排出量＝①＋②＋③＋④＋⑤＋⑥＋⑦＋⑧＝44,874千トン
- 1人1日当たり排出量＝(①＋②＋③＋④＋⑤＋⑥＋⑦＋⑧)／総人口／365＝958グラム/人日
- ごみの総処理量＝⑩＋⑪＋⑫＋⑬＝42,372千トン
- 総資源化量＝⑭＝9268千トン
  リサイクル率＝⑭／(⑧＋⑩＋⑪＋⑫＋⑬)＝20.6％
- 中間処理による減量化量＝(⑪＋⑫)−中間処理後再生利用量−残渣の埋立量＝31,148千トン

※ 2013年度において，容器包装リサイクル法に基づき市町村等が分別収集したものの再商品化量（参考：2012年度実績275万トン）は総資源化量927万トンに含まれている．また，2013年度において家電リサイクル法に基づく家電4品目の再商品化等処理量は51万トン，このうち再商品化量が43万トンであり，これを含めると総資源化量は970万トンとなる．

図78・3　ごみ処理の状況（2013年度実績）　出典：環境省 廃棄物・リサイクル対策部，"日本の廃棄物処理（2013年度版）"

図って処分量を減らす努力が行われている．ごみ処理方法には，直接資源化，焼却などの中間処理（減量化と再資源化），最終処分（埋立て）があり，地域環境に支障を来さないように衛生的に処理されている（図78・3）．市町村が収集したごみのうち，直接資源化される量は約200万トン，中間処理される量は約4000万トン，最終処分量は約450万トン（総処理量の約10％）となっている（図78・3）．また，資源回収量，直接資源化量および中間処理に伴う資源化量を合わせたリサイクル率は約20％となっている．

し尿は，下水道終末処理場，し尿処理施設，ごみ堆肥化施設，メタン化施設，農地還元，自宅処理などで処理されている．2013年度の水洗化人口は1億2007万人（総人口の93.5％）であり，そのうち下水道人口が9289万人（総人口の72.3％）で，浄化槽人口が2718万人（総人口の21.2％）となっている．非水洗化人口は833万人（総人口の6.5％）であり，水洗化の進展とともに年々減少はしているが，総人口に対する割合としては依然として大きい．

78・3　産業廃棄物

産業廃棄物は，事業活動に伴って排出される廃棄物のうち法令で定められた6種類の廃棄物（燃えがら，汚泥，廃油，廃酸，廃アルカリ，廃プラスチック類）と政令で定められた14種の廃棄物〔ゴムくず，金属くず，ガラスくず・コンクリートくず・陶磁器くず，鉱さい，がれき類，ダスト類（ばいじん），紙くず，木くず，繊維くず，動植物性残渣，動物系固形不要物，動物のふん尿，動物の死体，13号廃棄物*〕の合計20種類と**特別管理産業廃棄物**に分類されている（図78・1）．わが国の産業廃棄物排出量は，年間約3億8千万トンであり，種類別の排出量は，**汚泥**の排出量が最も多く，ついで**動物のふん尿**，**がれき類**の順となっている（表78・1）．

産業廃棄物処理は，**排出事業者**が処理責任を有しており，排出事業者は自らの責任において処理しなければならないが，廃棄物処理業者に委託することも認められている．その場合においても処理責任は排出事業者にある．産業廃棄物処理方法には，直接再生利用，中間処理（減量化と再生利用），最終処分があり，ごみ処理と同様に再生利用を図って処分量を減らす努力が行われている．2012年度の産業廃棄物処理では，総排出量の55％が再生利用され，3％が最終処分されている（図78・4）．また，脱水，焼却，破砕などの中間処理段階で42％が減量化されている．排出量に対して最終処分の比率が高い産業廃棄物は，ガラスくず・コンクリートくず・陶磁器くず（25％），ゴムくず（24％），燃えがら（23％），廃プラスチック類（17％）などである．

* 法施行令第2条第13号に規定する産業廃棄物（汚泥等のコンクリート固化物など他の19項目を処分するために処理したもの）

特別管理産業廃棄物
specially controlled industrial waste

78・4　特別管理廃棄物

一般廃棄物と産業廃棄物のうち，爆発性，毒性，感染性など，ヒトの健康または生活環境に被害を生じるおそれのある廃棄物を**特別管理一般廃棄物**と**特別管理産業廃棄物**に指定し（表78・2），これらの適正処理を確保するため，分別・保管・収集・運搬・処分について規制が強化されている．

表 78・1 産業廃棄物の種類別排出量[a]

種　類	2012 年度 排出量〔千 t〕	割　合 (%)	種　類	2012 年度 排出量〔千 t〕	割　合 (%)
燃え殻	1869	0.5	ゴムくず	34	0.0
汚　泥	164,638	43.4	金属くず	7267	1.9
廃　油	3212	0.8	ガラスくず,	6083	1.6
廃　酸	2595	0.7	コンクリートくず,		
廃アルカリ	1778	0.5	陶磁器くず		
廃プラスチック類	5691	1.5	鉱さい	16,398	4.3
紙くず	1020	0.3	がれき類	58,887	15.5
木くず	6229	1.6	動物のふん尿	85,434	22.5
繊維くず	68	0.0	動物の死体	153	0.0
動植物性残さ	2572	0.7	ばいじん	15,138	4.0
動物系固形不要物	70	0.0	合　計	379,137	100.0

a) 出典: 環境省 廃棄物・リサイクル対策部, "産業廃棄物排出・処理状況報告書 (2012 年実績, 概要版)"
各種類の産業廃棄物排出量は四捨五入しているため, 合算値計と異なる場合がある.

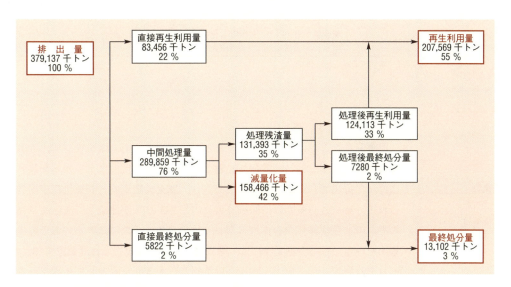

図 78・4　産業廃棄物の処理フロー（2012 年度実績）　各項目量は, 四捨五入して表示しているため, 収支が合わない場合がある. 出典: 環境省 廃棄物・リサイクル対策部, "産業廃棄物排出・処理状況報告書 (2012 年度実績, 概要版)"

表 78・2　特別管理廃棄物の一覧[a]

区分	おもな分類	概　要
特別管理一般廃棄物	PCB 使用部品	廃エアコン・廃テレビ・廃電子レンジに含まれる PCB を使用する部品
	ばいじん	ごみ処理施設の集じん施設で生じたばいじん
	ばいじん, 燃え殻, 汚泥	ダイオキシン特措法の特定施設である廃棄物焼却炉から生じたもので, ダイオキシン類を 3 ng/g を超えて含有するもの
	感染性一般廃棄物	医療機関等から排出される一般廃棄物であって, 感染性病原体が含まれもしくは付着しているおそれのあるもの

表78・2（つづき）特別管理廃棄物の一覧[a]

区分	おもな分類		概　要
特別管理産業廃棄物	廃　油		揮発油類，灯油類，軽油類（難燃性のタールピッチ類などを除く）
	廃　酸		著しい腐食性をもつ pH 2.0 以下の廃酸
	廃アルカリ		著しい腐食性をもつ pH 12.5 以上の廃アルカリ
	感染性産業廃棄物		医療機関などから排出される産業廃棄物であって，感染性病原体が含まれもしくは付着しているおそれのあるもの
	特定有害産業廃棄物	廃 PCB など	廃 PCB および PCB を含む廃油
		PCB 汚染物	PCB が染みこんだ汚泥，PCB が塗布され，または染みこんだ紙くず，PCB が染みこんだ木くずもしくは繊維くず，PCB が付着し，または封入されたプラスチック類もしくは金属くず，PCB が付着した陶磁器くずもしくはがれき類
		PCB 処理物	廃 PCB などまたは PCB 汚染物を処分するために処理したもので PCB を含むもの
		指定下水汚泥	下水道法施行令第 13 条の 4 の規定により指定された汚泥
		鉱さい	重金属などを一定濃度を超えて含むもの
		廃石綿など	石綿建材除去事業に係わるものまたは大気汚染防止法の特定粉じん発生施設が設置されている事業場から生じたもので飛散するおそれのあるもの
		燃え殻	重金属など，ダイオキシン類を一定濃度を超えて含むもの
		ばいじん	重金属など，1,4-ジオキサン，ダイオキシン類を一定濃度を超えて含むもの
		廃　油	有機塩素化合物など，1,4-ジオキサンを含むもの
		汚泥，廃酸または廃アルカリ	重金属など，PCB，有機塩素化合物など，農薬など，1,4-ジオキサン，ダイオキシン類を一定濃度を超えて含むもの

a) 出典：環境省ホームページ，"特別管理廃棄物の概要"
　参照：廃棄物処理法施行令第 1 条，第 2 条の 4

78・5　医療廃棄物

　医療廃棄物とは，医療関連施設など（病院，診療所，衛生検査所，介護老人保健施設，助産所，動物の診療施設および医療系研究機関など）から医療行為などに伴って排出される廃棄物のことであり，**感染性廃棄物**と**非感染症廃棄物**に分けられる．感染性廃棄物は，医療廃棄物のうち，ヒトが感染し，もしくは感染するおそれのある病原体が含まれ，もしくは付着し，またはこれらのおそれのある廃棄物をいう．感染性廃棄物には，**感染性一般廃棄物**と**感染性産業廃棄物**とがあり，それぞれ特別管理一般廃棄物または特別管理産業廃棄物として処理されなければならない．ただし，滅菌処理済みのものは非感染性廃棄物（一般廃棄物，産業廃棄物）として扱われる．非感染性廃棄物のうち，損傷性のあるもの（注射針やメスなど）や有害化学物質（放射性物質を除く）などについては，特別管理産業廃棄物として取扱われる．

感染性廃棄物
infectious waste

非感染症廃棄物
non-infectious waste

例題 78・1　感染性一般廃棄物と感染性産業廃棄物にはどんなものがあるか，それぞれ具体例をあげよ．
解　答　感染性一般廃棄物：血液が付着したガーゼ，脱脂綿，包帯
感染性産業廃棄物：血液，使用済み手術用メスやディスポ手袋，使用済み注射針

　また，廃棄物処理法に基づいて感染性廃棄物を適正に処理するために必要な保管，収集運搬および処分に関する手順などを記述したものとして，**感染性廃棄物**

処理マニュアルが環境省から提示されている．このマニュアルでは，廃棄物の形状，排出場所，感染症の種類に基づいた判断基準および判断フローが示されている（図78・5）．

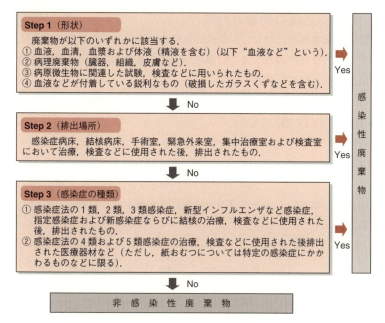

図78・5　感染性廃棄物の判断基準　出典：環境省 廃棄物・リサイクル対策部，"廃棄物処理法に基づく感染性廃棄物処理マニュアル（2012）"

（発展）通常，医療関係機関などから排出される廃棄物は"形状"（Step 1），"排出場所"（Step 2）および"感染症の種類"（Step 3）の観点から感染性廃棄物の該否について判断できるが，これらいずれの観点からも判断できない場合であっても，血液などその他の付着の程度やこれらが付着した廃棄物の形状，性状の違いにより，専門知識をもつ者（医師，歯科医師および獣医師）によって感染のおそれがあると判断される場合は感染性廃棄物とする．
なお，非感染性の廃棄物であっても，鋭利なものについては感染性廃棄物と同等の取扱いとする．

感染性廃棄物の容器には，感染性廃棄物であることを識別できるようにマークを付けるか，"感染性廃棄物"と明記することになっている．なお，マークはバイオハザードマークを用いることが推奨されている．さらに，廃棄物取扱者に廃棄物の種類が判別できるように，性状に応じて，表78・3のようにマークの色分けをすることが望ましい．

また，非感染性廃棄物の容器にも"非感染性廃棄物"であることを明記したラベルを付けることが推奨されている．

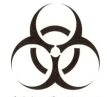
バイオハザードマーク

非感染性廃棄物ラベルの例

表78・3　バイオハザードマークの色別

色分け	廃棄物の種類
赤　色	液状または泥状のもの（血液など）
橙　色	固形状の可燃物（点滴セット，注射筒などのプラスチック類，ガーゼなどの繊維類など） 固形状の不燃物（ビンなどのガラス類）
黄　色	鋭利なもの（注射針，メスなど）

SBO 79 廃棄物処理の問題点を列挙し，その対策を説明できる．

D2(2)⑥2

79・1 廃棄物処理の問題と対策

わが国の廃棄物処理において，最終処分場の確保および廃棄物の不法投棄などが深刻な問題となっている．また，国際的には廃棄物の海洋投棄や有害廃棄物の越境移動などが地球環境問題となっている．

79・2 最終処分場

国土の狭いわが国では，廃棄物の最終処分場の確保が深刻な問題となっている．2013年度廃棄物最終処分場の残余容量は，約1億700万 m^3 となっており，年々減少している（図79・1）．残余年数は，約19.3年であり，廃棄物の再利用および減量化などの推進により廃棄物の最終処分量が減少したため，見かけ上は増加傾向にある．

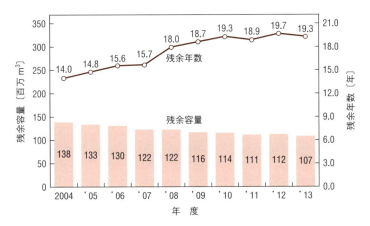

図79・1 一般廃棄物最終処分場の残余容量と残余年数の推移
出典：環境省 廃棄物・リサイクル対策部，"日本の廃棄物処理（2013年度版）"

【対　策】　廃棄物の排出量を削減するために，廃棄物処理法をはじめ種々の廃棄物関連法規が制定され，廃棄物の発生抑制や再生利用が推進されている．

大都市圏において最終処分場を整備するために，**広域臨海環境整備センター法**が1981年に公布され，1982年には大阪湾広域臨海環境整備センターが設立されて事業が開始されている．

79・3 不法投棄

産業廃棄物については，香川県豊島をはじめ全国各地で数多くの不法投棄が発生している．これまでに，わが国では，三重県四日市市，福井県敦賀市，青森・岩手県境，岐阜県岐阜市椿洞，香川県豊島などで50万 m^3 以上の産業廃棄物が大量不法投棄されている．2013年度の産業廃棄物の不法投棄は，投棄件数が159件，投棄量が2.9万トンであった．

【対　策】　不法投棄の未然防止対策として，数次にわたって廃棄物処理法が改正され，廃棄物処理の規制強化，マニフェスト制度の強化，不法投棄に係わる罰則

の強化などが行われている．不法投棄地の原状回復については，原因者が原状回復しなければならないが，原因者が不明の場合は都道府県が実施することになっている．原状回復を推進するため，2003年に"特定産業廃棄物に起因する支障の除去等に関する特別措置法"*が制定され，都道府県による原状回復を支援している．

* 2003年度から10年間の時限法，さらに10年間延長された．

79・4 海洋投棄

廃棄物の海洋投棄が海洋汚染の原因にもなっており，地球環境の汚染問題となっている．

【対　策】　海洋への廃棄物投棄による海洋汚染を防止するための国際的な対応として"廃棄物その他の物の投棄による海洋汚染の防止に関する条約"（**ロンドン条約**，海洋投棄規制条約）が1975年に発効されている．国内では，1970年に"海洋汚染防止法"（海防法）が制定され，海洋投棄の規制が強化されている．

ロンドン条約

79・5 有害廃棄物の越境移動

有害物質を含む廃棄物が先進国から発展途上国に輸出され，その受け入れ先の国では有害廃棄物の適正な処理が行われないため，環境汚染が起こっており，地球環境の汚染問題となっている．

【対　策】　有害廃棄物の国境を越える移動およびその処理によって生じるヒトの健康被害ならびに環境汚染を防止するために，国際的な対応として"有害廃棄物の国境を越える移動及びその処分の規制に関するバーゼル条約"（**バーゼル条約**）が1989年に採択され，1992年に発効された．わが国では，"特定有害廃棄物等の輸出入等の規制に関する法律"（バーゼル法）が1992年に制定されている．さらに，バーゼル法制定と同時に廃棄物処理法を改正して，廃棄物全般についての輸出入を規制し，国内処理の原則を規定している．

バーゼル条約

例題79・1　わが国の廃棄物処理における問題点をあげよ．
解　答　最終処分場の確保，廃棄物の不法投棄，廃棄物の海洋投棄，有害廃棄物の越境移動

79・6 廃棄物処理関連法規

廃棄物処理問題に対する対策として，**廃棄物処理法**をはじめ種々の法規制*が整備されている．

a. 廃棄物処理法　1970年に廃棄物処理法が制定されたが，六価クロムの汚染問題を契機に産業廃棄物の規制を強化するため，1976年に法の改正が行われている．その後も法改正を重ね，廃棄物の発生抑制，リサイクルの推進，マニフェスト制度の強化，排出事業者責任の強化，不法投棄に対する罰則の強化，不適正処理に対する罰則の強化，アスベスト廃棄物の無害化処理に関する認定制度などの措置が講じられている．

b. 資源有効利用促進法　生産・流通・消費の各段階にさかのぼって資源

* 資源有効利用促進法"，"循環型社会形成推進基本法"，"個別リサイクル法"など．

廃棄物処理法：廃棄物の処理および清掃に関する法律

資源有効利用促進法：資源の有効な利用の促進に関する法律

の有効な利用を図るとともに，廃棄物の発生の抑制と環境の保全に資することを目的に，"再生資源の利用の促進に関する法律"が1991年に施行された．その後，2000年に"資源の有効な利用の促進に関する法律"に改正され，廃棄物の再利用，再使用および再生利用が強化されている．

循環型社会形成推進基本法

c. 循環型社会形成推進基本法　循環型社会における施策の優先順位（① **発生抑制**，② **再使用**，③ **再生利用**，④ **熱回収**，⑤ **適正処分**）を明確にする目的で，2000年に"循環型社会形成推進基本法"が公布され，廃棄物・リサイクル対策が総合的に推進されている．

d. 個別リサイクル法　個別物品の特性に応じて，リサイクルの推進や適正処理を目的に，以下の六つの個別リサイクル法が整備されている．

容器包装リサイクル法: 容器包装に係る分別収集及び再商品化の促進等に関する法律（1995年制定，1997年施行，2000年完全施行）

1) **容器包装リサイクル法**　容器包装廃棄物（ガラスびん，ペットボトル，紙製・プラスチック製）について，分別収集（消費者による分別排出，市町村による分別収集）と事業者による再商品化が実施され，義務化されている．

家電リサイクル法: 特定家庭用機器再商品化法（1998年公布，2001年施行）

2) **家電リサイクル法**　廃家電4品目（エアコン，テレビ，電気冷蔵庫・冷凍庫，電気洗濯機・衣類乾燥機）について，消費者による適正な排出，小売業者による収集・運搬と製造業者・リサイクル施設による一定水準以上の再商品化（50～60％）が義務づけられている．また，収集・運搬や再商品化に係る費用は，排出者（消費者）が負担する．

建設リサイクル法: 建設工事に係る資材の再資源化等に関する法律（2000年公布，2002年施行）

3) **建設リサイクル法**　一定規模以上の建設工事から発生した特定建設資材（コンクリート，コンクリートと鉄から成る建設資材，木材，アスファルト・コンクリート）の分別解体などと再資源化などが義務づけられている．

食品リサイクル法: 食品循環資源の再生利用等の促進に関する法律（2000年公布，2001年施行）

4) **食品リサイクル法**　食品関連事業者に対して食品廃棄物の発生抑制や原料化の促進と飼料や肥料の原材料としての再生利用などの実施が義務づけられている．

自動車リサイクル法: 使用済み自動車の再資源化等に関する法律（2002年公布，2003年一部施行，2004年完全施行）

5) **自動車リサイクル法**　使用済み自動車を適正に処理し，資源として有効に利用するため，自動車製造業者をはじめとする関係者への適切な役割分担が義務づけられ，使用済み自動車の再商品化と適正処理が図られている．

小型家電リサイクル法: 使用済小型電子機器等の再資源化の促進に関する法律（2012年制定，2013年施行）

6) **小型家電リサイクル法**　携帯電話機やデジタルカメラ，ゲーム機などの使用済み小型電子機器などに利用されている金属その他の有用なものを回収して，再資源化もしくは適正処理を促進するため，市町村が使用済み小型電子機器の回収を行うことが義務づけられ，使用済み小型電子機器などの適正な処理と資源の有効な利用の確保が図られている．

例題79・2　個別リサイクル法で消費者が行わなければならないことをあげよ．

解 答
・消費者による容器包装廃棄物の分別排出〔容器包装リサイクル法〕
・消費者による廃家電4品目（エアコン，テレビ，電気冷蔵庫・冷凍庫，電気洗濯機・衣類乾燥機）の適正な排出〔家電リサイクル法〕
・消費者による使用済み小型電子機器の適正な排出〔小型家電リサイクル法〕

SBO 80 マニフェスト制度について説明できる．

D2(2)⑥3

80・1 マニフェスト制度

産業廃棄物は排出事業者が自らの責任で適正に処理することになっているが，その処理を廃棄物処理業者に委託することも認められている．ただし，その場合においても処理責任は排出事業者にあるため，排出事業者は最終処分まで適正に処理されていることを確認しなければならない．

産業廃棄物の委託処理における排出事業者責任の明確化と，産業廃棄物の不法投棄を防止するために，1991年に**マニフェスト（産業廃棄物管理票）制度**が導

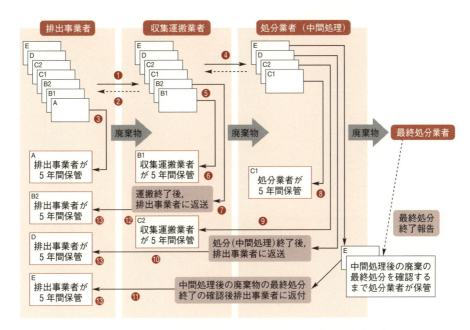

❶ 排出事業者は7枚（複写）のマニフェストに必要な事項を記入し，廃棄物とともに収集運搬業者に渡す．
❷ 収集運搬業者は，廃棄物の受領時にマニフェストの所定欄に署名・捺印し，A票を排出事業者に渡す．
❸ 排出事業者は，収集運搬業者から戻されたA票を5年間保管する．
❹ 収集運搬業者は，残り6枚のマニフェストを，廃棄物とともに処分業者に渡す．
❺ 処分業者は，廃棄物の受領時にマニフェストの所定欄に署名・捺印し，B1, B2票を収集運搬業者に渡す．
❻, ❼ 収集運搬業者は，B1票を自ら5年間保管し，運搬終了後10日以内にB2票を排出事業者に返送する．
❽ 中間処分業者は，廃棄物の中間処理が終了したときに，マニフェストの所定欄に署名・捺印し，4枚のうちC1票を自ら5年間保管し，❾, ❿ 10日以内にC2票を収集運搬業者に，D票を排出事業者に返送する．
⓫ 処分業者は，最終処分業者により最終処分が適切に行われたことを確認した後，10日以内にE票を排出事業者に返送する．なお，中間処理が終了した廃棄物を収集運搬業者を介して最終処分業者に引渡す際には，中間処理業者は新たなマニフェスト（二次マニフェスト）を発行し，収集運搬業者と最終処分業者との間で，❶〜⓭のマニフェストのやり取りを行い，最終処分業者から二次マニフェストのE票を受けた後に，一次マニフェストのE票を排出事業者に返送することになる．
⓬ 収集運搬業者は，処分業者から戻されたC2票を，保管しているB1票と照らし合わせて，指示どおりに処分が行われたかチェックし，C2票を5年間保管する．
⓭ 排出事業者は，収集運搬業者から戻されたB2票および中間処理業者から戻されたD票，E票を，保管しているA票と照らし合わせて，指示どおりに処分が行われたかチェックし，B2, D, E票を5年間保管する．

図80・1　廃棄物処理における紙マニフェストの流れ

入された．マニフェスト制度は，排出事業者が産業廃棄物の処理から処分場までの流れを管理する制度のことである．1998年に法の改正が行われ，産業廃棄物の処理を委託する排出事業者は，すべての産業廃棄物についてマニフェストを使用することが義務づけられた．さらに，2001年，排出事業者は中間処理を行った後の最終処分の確認が義務づけられた．

マニフェストは，現在，**紙マニフェスト**と**電子マニフェスト**の2種類がある．紙マニフェストの仕組みを図80・1に示す*．電子マニフェストを利用する際には，あらかじめ情報センター（日本産業廃棄物処理振興センター）と事業者，収集運搬業者，処理業者との契約が必要である．

* マニフェストの保存義務: 排出事業者はA票, B2票, D票, E票を，収集運搬業者はB1票, C2票を，処分業者はC1票を，それぞれ5年間保存する義務がある．

マニフェストの確認義務: 排出事業者は，委託業者からB2票, D票, E票が返送されたら，A票と照合して委託契約書通りに処理が行われたかを確認する．

例題80・1 マニフェスト制度における排出事業者の実施義務をあげよ．
解 答
・すべての産業廃棄物についてマニフェストを使用する．
・管理票（A票, B2票, D票, E票）を5年間保存する．
・中間処理を行った後の最終処分を確認する．

索　引

あ

IARC　356
IADL → 日常生活動作
ICRP → 国際放射線防護委員会
ICNIRP → 国際非電離放射線防護委員会
ICD-10　26
ICT → 感染制御チーム
ICP　302, 398
ICP-MS　428
IDL → 中間密度リポタンパク質
IDOD　409
IPCC　366
IPハンドリング　203
亜鉛　103, 115, 237
亜塩素酸ナトリウム　189
青カビ　228
アオコ　416
青潮　416
赤潮　416
悪臭　370
悪性新生物　4, 25, 84, 89
悪性中皮腫　268
アグマチン　164
アクリルアミド　173, 178, 230
アクリロニトリル　237
アコニチン　227
アザスピロ酸　223
アジェンダ21　365
アシドーシス　161
亜硝酸アミル　295
亜硝酸ナトリウム　187, 295
N-アシルトランスフェラーゼ　264
L-アスコルビン酸　137, 186
L-アスコルビン酸ステアリン酸エステル
　　　　　187
アスパルテーム　182
アスベスト　104, 268, 315, 379, 422
アスベスト肺　268
アスペルギウス　228
アスマン通風乾湿計　433
アセスルファムカリウム　182
アセチルコリン　274
アセチルコリンエステラーゼ　274
アセチルシステイン　296
N-アセチルシステイン抱合体　263
アセチル転位反応　262

N-アセチルトランスフェラーゼ　262
アセチル抱合　261, 262
6-アセチルモルヒネ　286
アセトアミノフェン　265, 296
アセトアルデヒド　437
アゾキシストロビン　188
暑さ指数　435
アデノウイルス　78
S-アデノシル-L-メチオニン　264
アトウォーター係数　140
アドバンテーム　183
ADME（アドメ）　244
アドリアマイシン　260
アトロピン硫酸塩　295
アニリン　103, 268
亜ヒ酸　233
アフラトキシン　228
アフラトキシンB_1　228, 253
アマトキシン　224
アマドリ転位　173
アマニタトキシン　224
アマニチン　224
アミグダリン　225, 257
4-アミノアンチピリン法　399
アミノ基　249
アミノ酸　112
　　──の吸収　121
　　──の代謝　125
アミノ酸価　131
アミノ酸スコア　131
アミノ酸代謝異常症　97
アミノ酸評点パターン　131
アミノ酸抱合　261, 264
アミノ酸輸液剤　162
4-アミノジフェニル　104
アミノ配糖体系抗生物質　266
5-アミノレブリン酸　105
5-アミノレブリン酸デヒドラターゼ　268
アラキドン酸　111
アラビアガム　135
亜硫酸ガス　102
亜硫酸ナトリウム　189
RSウイルス感染症　78
アルカリ性過マンガン酸法　412
RQ → 呼吸商
アルキルベンゼンスルホン酸塩　400
アルギン酸　135
アルギン酸塩類　188
アルギン酸プロピレングリコールエステル
　　　　　188

アルコール性肝障害　84
アルコールデヒドロゲナーゼ　259
RCT → 無作為化比較試験
アルセノ糖　233
アルセノベタイン　233
RDA → 推奨量
RTP　159
アルデヒドオキシダーゼ　256, 259
アルデヒドデヒドロゲナーゼ　259
アルドケトレダクターゼ　260
アルドリン　275
α　線　338, 343, 347, 348
アルブミン　247
アレルギー性肝障害　265
アレルギー物質を含む原材料の表示　200
アレルギー様食中毒　165
安全係数　317
安全データシート　324
安息香酸　185
安定剤　188
アンドロゲン　280
アンフェタミン　254, 285, 304

い

胃　245
EER → 推定エネルギー必要量
EAR → 推定平均必要量
EH　260
EHE → ヒトの推定曝露量
EN → 経腸栄養法
硫黄酸化物　358, 419
イオンクロマトグラフィー　428
異　化　159
E型肝炎　67
易感染状態　60
易感染性宿主　60
閾　値　315
イスランジトキシン　230
イソフラボン　138
イソロイシン　112
依存症　285
イタイイタイ病　231, 278, 370
一次機能　133, 193
一次処理　402
一次発がん物質　326
一次予防　4, 54
一律排水基準　380

索引

1類感染症　63, 70, 74
一酸化炭素　102, 270, 293, 302, 418, 421
一酸化窒素　429
一般環境大気測定局（一般局）　377, 418
一般細菌　396
一般毒性試験　317
一般廃棄物　446
一般排出基準　378
ED　314
ED50　314
EDTA　399
遺伝子組換え作物　202
遺伝子組換え食品　202
遺伝子組換え食品添加物　202
遺伝子組換え不分別　203
遺伝子多型　251, 258
遺伝子突然変異試験　332
遺伝毒性　330
遺伝毒性試験　313, 330
伊東細胞　126
移動発生源　358, 418
イニシエーション　335
イニシエーター　335
EPA →エイコサペンタエン酸
異　物　244
異物代謝酵素　249
異物動態　244
イマザリル　188, 236
医薬品市販後調査　44
移流性逆転　432
医療関連感染　60
医療廃棄物　450
イルジン　224
因果関係　37
インスリン　122
インスリン抵抗性　85
陰電子　339
インドール　165
院内感染　60
インパクタ方式　427
インフォームドコンセント　43
インフルエンザウイルス　78

う，え

ウイルス感染症　75
ウイルス性肝炎　76
ウイルス性食中毒　216
ウィンクラー法　408
ウエストナイル熱　75
ウェルシュ菌　212
後ろ向き研究　40
上乗せ基準　378, 380

AI →目安量
エアーストリッピング法　388
ART　67
エアレーション　388
エアロゾル　421

エイコサペンタエン酸　111, 156
AIDS →後天性免疫不全症候群
衛生薬学　4
エイムス試験　330
栄　養　4, 5
栄養アセスメント　158
栄養管理　157, 158
栄養管理計画　158
栄養機能食品　194, 196
栄養サポートチーム　157
栄養スクリーニング　158
栄養必要量　158
栄養評価　158
栄養輸液剤　161
栄養療法　158
　──の種類　159
　──の選択基準　159
栄養療法実施　158
Af →動作強度
AF-2　179, 255
AMC →上腕筋囲
ALDH　259
AO/AOX　259
疫　学　35
エキノコックス症　76
A群溶血性連鎖球菌　69
AC →上腕周囲長
SARS →重症急性呼吸器症候群
SS　380, 412
SFTS →重症熱性血小板減少症候群
SLC 輸送体　245
SOD →スーパーオキシドジスムターゼ
SGA →主観的包括的栄養評価
SGLT　116
SDS 制度　324
STD →性行為感染症
エステラーゼ　256
エストロゲン　280
エストロゲン様作用　138
SPECT　346
SPF　355
SPM →浮遊粒子状物質
SVOC →準揮発性有機化合物
SULT　262
エタノール　295
エチルメルカプタン　165
エチレングリコール　295
エチレンジアミン四酢酸
　──による滴定法　399
エチレンジアミン四酢酸カルシウム・
　　　　　　　　二ナトリウム　186
エチレンジアミン四酢酸ナトリウム　186
越境大気汚染　359
XO　259
X　線　339, 348
Hib ワクチン　83
HIV 感染症　80
HEN →在宅経腸栄養法
HAM　66
HACCP　201, 207, 210
HFC　363

HQ →ハザード比
HCFC　363
HDL →高密度リポタンパク質
HTLV-1 →ヒト T 細胞白血病ウイルス 1 型
HPRT 試験　332
HBE →ハリス・ベネディクトの推定式
HbA1c　87, 174
HPN →在宅経腸栄養法
HPLC　301, 429
HUS →溶血性尿毒症症候群
ADI →許容一日摂取量
ADH　259
ADME　244
ADL →日常生活動作
ATL →成人 T 細胞白血病
エデト酸カルシウム二ナトリウム　294
エトカチノン　287
NICE Study　89
NIPPON DATA　88
NST　157
NAT　262
NAD(P)H-キノンオキシド
　　　　　　　　レダクターゼ　255, 259
NADPH-シトクロム P450
　　　　　　　　レダクターゼ　258, 260
NNMT　264
NOEL →無影響量
NOAEL →無毒性量
NQO1　259
n-3 系多価不飽和脂肪酸　91
NGSP 値　87
NCD →非感染性疾患
NPRQ →非タンパク質呼吸商
NPC/N 比　162
エネルギー産生栄養素バランス　147
エネルギー代謝　139
エネルギー蓄積量　144
エネルギー補給　162
ABC 輸送体　245
FMO　259
エポキシ化　228, 252
エポキシ樹脂　237
エポキシド　252
エポキシドヒドロラーゼ　256, 260
エボラ出血熱　63
MRSA →メチシリン耐性黄色ブドウ球菌
MeIQx　176
MERS →中東呼吸器症候群
mEH →ミクロソーム EH
METs　143
MAO　259
MOE →曝露マージン
MCI →軽度認知障害
MDA　286
MDMA　287
エリオクロムブラック T　399
エリソルビン酸　186
A 類疾病　81
LSD　287
LOAEL →最低健康障害発現量
エルゴクリスチン　230

エルゴステロール　112
エルゴタミン　230
エルゴメトリン　230
LC₅₀　310
エルシニア・エンテロコリチカ菌　213
LD　314
LD₅₀　310, 314
LDL→超低密度リポタンパク質
塩化ビニル　103, 237
塩化ビニルモノマー　104
塩基対置換変異　331
遠赤外線　355
塩素消毒　386
塩素消費量　386
塩素要求量　386
エンテロウイルス　78
エンテロトキシン　214, 215

お

OECDテストガイドライン　310
黄色ブドウ球菌　214
横断的研究　42
嘔吐型食中毒　215
黄　熱　75
オカダ酸　222
オキシダント　430
オキシデーションディッチ法　402
N-オキシド　254
n-オクタノール-水分配係数　245
オクラトキシン　228
オゾン　424, 430
オゾン処理　388
オゾン層　350, 354, 359, 368
オゾンホール　359
汚濁負荷量　380
オッズ比　46
ODA　158
汚泥消化法　404
ω酸化　251
ω-1酸化　251
ω炭素　111
オーラミン　104
オリゴ糖　108
オルトフェニルフェノール　188, 236
温室効果　358, 363
温暖化　358

か

開始反応　167
改正建築基準法　439
解　糖　110
介入研究　40, 43
壊　変　338
壊変系列　343
海洋汚染　359

海洋汚染防止法　382
化学的酸素要求量→COD
化学的評価法　131
化学発光法　430
化学物質　306
化学物質過敏症　443
化学物質の審査及び製造等の規制に
　　　　　　　関する法律→化審法
化学物質排出把握管理促進法→化管法
化管法　324
核実験　344
覚醒剤　285, 304
確定的影響　341
過酸化水素　189, 283
過酸化物価　168
可視光線　350, 356
過剰症　316
化審法　233, 247, 320, 321, 362
加水分解　249, 256, 258
ガス壊疽菌　212
ガスクロマトグラフィー　301
ガスクロマトグラフィー/質量分析法　429
ガストリン　120
化石エネルギー　5
可塑剤　237
カタ温度計　433
カダベリン　164
偏　り　44
カタラーゼ　284
カタ冷却力　433
カチノン　287
学校環境衛生基準　436
学校給食　213
活性汚泥　402
活性汚泥変法　402
活性汚泥法　405
活性酸素　156
活性炭処理　388
活性メチレン　167
活性硫酸　262
カテコールアミン　254
カテコール O-メチルトランスフェラーゼ
　　　　　　　　　　　　　　　264
荷電粒子線　338
カート　287
カドミウム　103, 231, 278, 361
カドミウム汚染米　361
神奈川現象　210
カネミ油症事件　233, 321
カビ臭　416
ガラクトース　110
ガラクトース血症　96
⁴⁰K　344
カルシウム　122, 154
カルタヘナ法　203
カルバペネム耐性腸内細菌科細菌感染症
　　　　　　　　　　　　　　　77
カルバメート系殺虫剤　267
カルバメート系農薬　295
カルボキシ基　249
カルボキシペプチダーゼ　120

カルボキシヘモグロビン　293
カルボキシメチルセルロースナトリウム
　　　　　　　　　　　　　　　188
カルボキシルエステラーゼ　256, 260
カルボニル価　169
カルボニルレダクターゼ　260
カロテノイド　138
β-カロテン　126, 138, 184
が　ん　5, 89, 92, 155
簡易生命表　20
がん遺伝子　337
感覚温度　435
感覚温度図表　435
感覚公害　372
乾カタ温度計　434
換　気　435
換気回数　435
環境アセスメント　375
環境影響評価　375
環境汚染物質　318
環境基準　372, 375, 406, 418
環境基本計画　374
環境基本法　374, 376, 418
環境と開発のための国連会議　365
環境モニタリング　375
環境要因　39
間歇注入法　162
還　元　249
がん原遺伝子　337
還元型グルタチオン　263
還元気化原子吸光光度法　398
がん検診　93
がん原性芳香族アミン　262
還元的脱ハロゲン　256
還元反応　258
監視化学物質　322
乾式灰化法　302
患者調査　11
感受性　60
肝障害　265
肝性脳症　130
間接電離放射線　339
間接熱量測定法　142
間接濃縮　361
汗　腺　246
感染型食中毒　209, 215
感染経路　36, 39, 60
感染経路別予防策　60
感染源　36, 39, 60
感染症　4
感染症法　70, 204
感染性胃腸炎　78, 216
感染制御チーム　62
感染性廃棄物　450
感染性廃棄物処理マニュアル　450
完全生命表　20
感染成立の三要因　60
感染毒素型食中毒　209
肝　臓　265
がん対策基本法　94
寒　天　135

索引

か（続き）

カンナビノイド受容体　290
カンピロバクター　210
γ 線　339, 348
甘味料　181
がん抑制遺伝子　337

き

気　圧　102
記憶喪失性貝毒　223
気　温　433
規格基準型　195, 196
危険因子　37, 200
危険性　442
危険ドラッグ　290
期限表示　201
気候変動　358, 366
気候変動枠組条約　366
ギ　酸　295
キサンチンオキシダーゼ　259
気　湿　433
基質特異性　250, 258
希釈植種水　410
記述疫学　40
基準項目
　　水道水質の――　393
キシリトール　183
基礎エネルギー消費量　141
基礎代謝　141
基礎代謝基準値　141
基礎代謝量　141
既存添加物　180, 200
キチン　135
気　動　433
機能性食品　133, 193
機能性表示食品　194, 196
揮発性塩基窒素　166
揮発性有機化合物　378, 418, 424, 431, 437
揮発性有機ハロゲン化合物　398
キプリノール　220
キモトリプシン　120
逆耐性現象　285
逆転層　432
逆流性食道炎　84
客観的栄養評価　158
究極発がん物質　177, 326
吸光光度法　303
吸　収　116, 244
95％信頼区間　47, 50
吸収線量　340
急性毒性試験　310
急性薬物中毒　291
吸　入　244
強制換気　435
京都議定書　367
寄与危険度　50
虚偽表示の禁止　201
虚血性心疾患　84, 89
許容一日摂取量　189, 200, 235, 317

ギラン・バレー症候群　211
気　流　433
キロミクロン　119
禁　煙　92
近赤外線　355
金属封鎖剤　167

く

グアーガム　135
空気感染　60
偶然誤差　44
クエン酸イソプロピル　186
クエン酸回路　110
組換え修復　352
グリコーゲン　110, 123, 127
グリコシダーゼ　256, 258, 327
グリセミック・インデックス　91, 127
グリチルリチン酸二ナトリウム　183
β-グルクロニダーゼ　256, 257, 258
β-グルクロニド　261
グルクロン酸抱合　261
グルクロン酸抱合体　265
β-グルコシダーゼ　257
グルコース　108, 123
グルコース輸送体　117
グルタチオン　263
グルタチオン S-トランスフェラーゼ　263, 328
グルタチオンペルオキシダーゼ　284
グルタチオン抱合　261, 263, 266
グレイ　340
クレゾールリン酸エステル　237
クレチン症　96
クロム　104, 115
クロラミン　386
クロルデン　275
クロルピリホス　439, 444
クロロフィラーゼ　230
クロロフィル　230
クロロフェノール類　392
クロロフルオロカーボン　359, 363, 368
クワシオルコル　131
くん煙法　172

け

K 値規制　378
経管栄養法　160
経気道曝露　442
頸肩腕症候群　102
経　口　244
経口栄養法　160
蛍光 X 線分析法　428
経口感染症　204, 216
経口曝露　442

経産道感染　99
経胎盤感染　99
経腸栄養剤　160
経腸栄養法　159, 160
系統誤差　44
軽度認知障害　90
経肺吸収　246
硅肺症　268
経　皮　244
経鼻栄養法　160
経皮吸収　246
経皮曝露　442
下水道法　380, 401
ケタミン　287
血液感染　60
血液検査値　159
血液組織関門　267
血液胎盤関門　247
血液脳関門　247
結　核　68
結合残留塩素　386
結合水　163
血漿コレステロール低下作用　136
血糖調節作用　136
血　便　212
欠乏症　316
解　毒　244
ケト原性アミノ酸　125
ケトン体　124
ケトンレダクターゼ　260
ゲニステイン　280
下痢型食中毒　215
下痢起因性大腸菌　211
下痢性貝毒　221
ゲル化剤　188
減圧症　102
検　疫　201
検疫感染症　74
嫌気性生物処理法　404
健　康　4, 8
健康格差　57
　　――の縮小　94
健康管理　105
健康指標　5, 8
健康寿命　4, 57, 84
健康障害非発現量　149
健康食品　195
健康水準　5, 8
健康増進法　58, 94, 195, 201, 439
健康日本 21　4
健康日本 21（第二次）　56, 94
原子吸光光度法　398
原子吸光分析　302
建築物環境衛生管理基準　437
減　量　92

こ

公　害　370

索 引

光化学オキシダント 359, 418, 420, 424
光化学オキシダント注意報 424
降下ばいじん 421
高気圧酸素療法 293
合計特殊出生率 13, 22
高血圧 155
高血圧疾患 84
高血圧症 88
抗酸化物質 137
コウジカビ 228
高次精神活動 7
甲状腺ホルモン 280
厚生労働省 199
光線過敏症 352, 356
酵素活性阻害 251
高速液体クロマトグラフィー 301, 429
酵素的褐変反応 173
酵素誘導 251, 258
後天性免疫不全症候群 66
硬　度 384, 398
高度サラシ粉 189
高尿酸血症 84
紅斑紫外線量 354
高密度リポタンパク質 128
交絡因子 44
コカイン 285
呼気排泄 249
呼吸困難 215
呼吸商 140
国際照明委員会 354
国際非電離放射線防護委員会 356
国際放射線防護委員会 341, 348
国勢調査 8
国民健康・栄養調査 58
国民生活基礎調査 11
国民の栄養摂取量の調査 152
コクラン共同計画 45
国連人間環境会議 365
50 歳以上死亡割合 17
湖沼水質保全特別措置法 382
五大栄養素 108
骨　折 93
骨粗鬆症 84, 93, 154
固定発生源 358, 418
コーデックス委員会 201
コーデックス基準 235
ゴニオトキシン 221
コバルト 115
コプラナー PCB 276, 429
コプロポルフィリン 105
個別許可型 195
個別許可型・疾病リスク低減表示 195
個別リサイクル法 454
コホート研究 37, 41, 47
コホート内症例対照研究 41
コラーゲン 112
糊　料 188
5 類感染症 66, 69, 70, 78, 216
コールタール 104
コレシストキニン 120
コレステロール 111

コレラ 36
コンニャクマンナン 135
コンフリー 176

さ

災害性疾病 101
サイカシン 175, 257, 327
サイクロン方式 427
再興型インフルエンザ 78
再興感染症 60, 68
再生産率 13, 22
再生不良性貧血 268
在宅栄養療法 162
在宅経腸栄養法 162
在宅 (中心) 静脈栄養法 162
在宅平均時間 441
最低健康障害発現量 149
細胞質 EH 260
サキシトキシン 221
作業環境管理 105
作業管理 105
作業条件 102
サッカリン 179, 181
サッカリンカルシウム 182
サッカリンナトリウム 181
殺菌料 172
殺虫剤 272
サーマル NO_x 420
サリン 273
ザルツマン試薬 429
サルモネラ属 209, 331
3R 312
酸　価 168
酸　化 249
酸化池法 404
酸化還元サイクル 260
酸化反応 251
酸化防止剤 172, 186, 192
三管理 105
産業型汚染 372
産業廃棄物 446, 448
三次機能 133, 193
三次処理 404
参照体重 141
三次予防 55
酸性雨 359, 419, 420
酸性高温過マンガン酸法 411
$α_1$-酸性糖タンパク質 247
酸素欠乏症 102
酸素効果 342
酸素中毒 102
三大栄養素 108
三大生活慣習病 25
サンタン 352
三二酸化鉄 185
酸　敗 163, 167
三要因 39

残留塩素 386
残留性有機汚染化学物質 320
残留性有機汚染物質に関する
　　　　ストックホルム条約 320
3 類感染症 70, 74

し

GI → グリセミック・インデックス
CIE → 国際照明委員会
次亜塩素酸 386
次亜塩素酸ナトリウム 189
ジアセチルモルヒネ 286
次亜硫酸ナトリウム 189
シアン化水素 102, 271
シアン配糖体 225, 272
CES 260
cEH → 細胞質 EH
死因別死亡率 24
JAS 法 199
ジェオスミン 388
GSH 263
GST 263
四エチル鉛 103, 279, 294
ジエチルニトロソアミン 253
ジエチル-p-フェニレンジアミン法 400
JDS 87
CFC 363
GLUT 117, 123
Glu-P-1,2 176
四塩化炭素 103, 265
シェーンバイン・バーゲンステッヘル法 297
COMT 264
塩漬け 171
COD 380, 410
COPD → 慢性閉塞性肺疾患
7,8-ジオール 9,10-エポキシド 257
紫外線 102, 172, 269, 350, 352
紫外線吸収剤 355
紫外線散乱剤 355
C 型肝炎 76
C 型肝炎ウイルス 93
シガテラ毒 219
シガトキシン 219
閾線量 341
閾　値 315
色素性乾皮症 352
糸球体沪過 248
ジクマロール 113
シクラミン酸ナトリウム 179
シクロクロロチン 230
ジクロルボス 236, 273, 304
ジクロロジフェニルトリクロロエタン 362
1,2-ジクロロプロパン 104
ジクロロメタン 104, 418
ジクワット 268, 272

資源有効利用促進法 453
事故米 236
死　産 18
死産率 18
GC 301
GC-MS 429, 304
脂　質 110, 128, 155, 167
　　──の消化と吸収 118
　　──の代謝 124
脂質異常症 84, 87, 92
歯周病 84
システマティックレビュー 45
シスプラチン 266
自然換気 435
自然増減数 24
自然増減率 24
自然毒 218
市中感染 60
湿カタ温度計 434
湿球黒球温度 435
シックスクール症候群 443
シックハウス症候群 443
シックビル症候群 443
実効線量 340
実効半減期 346
湿式灰化法 302
実質安全量 179, 191, 319
湿　度 433
室内環境 433, 441
室内濃度指針値 438
シッフ塩基 173
疾病構造 4
指定感染症 70
指定基準項目 382
指定制度 180
CT値 390
指定添加物 180, 200
指定物質 425
指定薬物制度 290
自動酸化 167
自動車 NO_x・PM法 379, 418
自動車排出ガス 379
自動車排出ガス測定局（自排局） 377, 418
シトクロム P450 228, 251, 256, 258, 259, 265
シトステロール 112
シトリニン 230
シトレオビリジン 230
し　尿 447
ジノフィシストキシン 222
地盤沈下 370
CVC →中心静脈カテーテル
ジフェニル 188
ジブチルスズ化合物 237
ジブチルヒドロキシトルエン 186
1,2-ジブロモエタン 328
シーベルト 340
脂　肪 110
脂肪酸 111, 128
脂肪酸代謝異常症 98
脂肪乳剤 162

死亡率 14, 23
ジメチルアミン 178
ジメチルトリプタミン 288
ジメチルニトロソアミン 178, 327
7,12-ジメチル-BA 328
ジメルカプロール 294
ジャガイモ毒 226
収穫後農薬 236
重金属 266, 277, 282, 294
周産期 18
周産期死亡率 18
重症急性呼吸器症候群 65, 74
重症熱性血小板減少症候群 63, 66
自由水 161, 163
従属人口指数 12
臭素酸カリウム 179
終末糖化産物 174
重粒子線 339
主観的包括的栄養評価 158
宿主要因 39
種　差 250
手段的日常生活動作 90
出生数 13
出生率 13
受動拡散 245
受動喫煙 95, 439
受動輸送 245
受療率 21
循環型社会形成推進基本法 454
準揮発性有機化合物 438
純再生産率 13
瞬時の酸素要求量→IDOD
消　化 116
生涯経験率 290
消化管瘻栄養法 160
小核試験 332
浄化槽法 382
消化態栄養剤 160
使用基準 180
条件付き
　　──特定保健用食品 196
硝酸カリウム 187
硝酸ナトリウム 187
脂溶性ビタミン 121, 153
小　腸 246
照　度 442
小児甲状腺癌 239
消費期限 201
消費者 360
消費者庁 199
傷病統計 11, 12
情報バイアス 44
賞味期限 201
正味タンパク質利用率 130
静脈栄養法 160, 161
症例対照研究 40, 46
上腕筋囲 159
上腕三頭筋皮下脂肪厚 159
上腕周囲長 159
初回通過効果 245, 251
初期腐敗 165

除去修復 352
食塩抵抗性 214
職業がん 103
職業性アレルギー 104
職業性疾病 101
職業性鼻アレルギー 104
職業性皮膚アレルギー 104
職業性腰痛 102
職業病 101
食事アセスメント 150
食事産熱効果 142
食事摂取基準 145, 151, 155
食事評価 150
食事誘導性熱産生 142
食事誘発性体熱産生 142
食事療法 159
食中毒 201, 204
食中毒統計 204
食品安全委員会 199, 200
食品安全基本法 199, 203
食品衛生監視員 201
食品衛生管理者 201
食品衛生法 199, 200, 204, 228, 235
食品汚染 228
食品汚染物 201, 228
食品残留物 228
食品中の放射性物質に対する規制 201
食品添加物 180, 200, 317
食品添加物公定書 180, 200, 233
食品表示法 194
植物ステロール 112
植物性自然毒 218
食物繊維 91, 108, 133, 156
食物連鎖 360
食用タール色素 183
食　糧 5
除脂肪体重 132
除草剤 272
シリカ 268
飼料安全法 203
飼料添加物 317
シロシビン 225, 288
シロシン 225, 288
新型インフルエンザ 70, 78
新型インフルエンザH1N1 63
新感染症 70
神経症状 215
神経性貝毒 222
新興感染症 60, 63, 212
人口静態 8
人口静態統計 8
人口統計 8, 12
人口動態 10
人口動態統計 8, 10
人工濃厚流動食 160
人口爆発 5
人口ピラミッド 9
人工放射性核種 344
人工放射性物質 238
人口予測 31
心疾患 4, 25

人獣共通感染症　63
侵襲性インフルエンザ菌感染症　78
侵襲性肺炎球菌感染症　78
人種差　251
新生児　17
新生児死亡率　18, 28
新生児マススクリーニング　96
腎臓　266
身体依存　285
身体運動　7
人畜共通感染症　214
振動　102, 370
振動素子　427
シンナー　287
じん肺　103
腎排泄　248
真皮　246
森林破壊　359

す

膵液リパーゼ　118
水銀　103, 232, 277, 294, 361
水質汚濁　370
水質汚濁防止法　325, 374, 376, 380
水質管理目標設定項目　395
推奨量　146, 148
推奨量算定係数　148
水素イオン濃度　407
垂直感染　99
推定エネルギー必要量　143
推定平均必要量　146, 147
水道　385
水道水源法　382
水分活性　163, 171
水溶性アナトー　184
水様性下痢　211
水溶性ビタミン　121, 152
スカトール　165
スクラロース　182
スクロース　110
スズ　237
スチレン　237
酢漬け　171
ステアリン酸　111
ステリグマトシスチン　228
ステロール　112
ストレッカー分解　174
^{90}Sr　239, 344, 347
スパイクタイヤ禁止法　379
スーパーオキシドアニオン　273, 283
スーパーオキシドジスムターゼ　284
スルガトキシン　223
ズルチン　179
スルファターゼ　256, 257, 258
スルファニルアミド　255
スルホキシド　254
スルホトランスフェラーゼ　262, 328
スルホン　254

せ

ゼアラレノン　230
生活環境の保全に関する環境基準　380
生活習慣病　4, 54, 84, 91, 152
性感染症　80
性器クラミジア感染症　80
性器ヘルペス感染症　80
制限アミノ酸　131
性行為感染症　80
成功加齢　93
性差　251
青酸　271, 297
青酸化合物　294
生産者　360
生産年齢人口　12
生産年齢人口割合　12
青酸配糖体　225, 272
生殖・発生毒性試験　312, 317
精神依存　285
成人T細胞白血病　66
製造基準　180
生存者数曲線　31
生態学的研究　42
生態系　360
生態ピラミッド　360
成長の限界　365
制動放射　339
生物価　130
生物化学的酸素要求量→BOD
生物学的半減期　346, 347
生物学的評価法　130
生物多様性条約　368
生物濃縮　216, 361
生物分解　363
生物膜　387
生物膜法　403
成分栄養剤　160
生分解　363
生命表　20, 30
世界保健機関　4, 8, 315
赤外線　102, 350, 355
石綿　268, 379, 422
セクレチン　120
^{134}Cs　239
^{137}Cs　239, 344, 346
積極的指導　94
節酒　92
摂取量　306
接触感染　60
絶対湿度　433
瀬戸内海環境保全特別措置法　382
セルロース　135
セレウス菌　215
セレウリド　215
セレン　115
全亜鉛　414
尖圭コンジローマ　80

全死産率　28
染色体異常試験　332
前線性逆転　432
選択イオン検出法　429
選択バイアス　44
全窒素　413
先天性代謝異常　96
先天性風疹症候群　78
全有機炭素　413
全リン　413

そ

騒音　102, 370, 442
騒音性難聴　102
早期新生児　17
早期新生児死亡率　18, 28
総揮発性有機化合物　438
総再生産率　13
総三塩化物　106
創傷感染症　213
相対危険度　49
相対湿度　433
増粘剤　188
総量規制　378, 380
促進拡散　245
粗再生産率　13
組織加重係数　340
粗死亡率　14, 23
粗大粒子　426
ソックスレー抽出　429
ソテツ　175
ソマン　273
ソラニン　226
ソルビン酸　185

た

第一次ベビーブーム　10
第一種特定化学物質　233, 322
第一種特定有害物質　383
第Ⅰ相反応　249
ダイオキシン　247, 249, 276
ダイオキシン類　234, 364, 418, 429
ダイオキシン類対策特別措置法　324, 364, 383, 406, 418
体外被曝　347, 348
体格指数　143, 145
大気汚染　358, 370
大気汚染物質　418, 426
大気汚染防止法　325, 374, 376, 418
大気環境　441
大規模コホート研究　37
第五福竜丸　344
耐塩性　214
胎児性水俣病　232
胎児性油症患者　233

464　索　引

代　謝　244, 249
代謝水　113
代謝的活性化　244, 249, 266, 327
大豆油　162
帯水層　384
耐　性　285
大腸菌　396
大腸菌群数　413
体内被曝　346, 347, 348
第二次 21 世紀における
　　国民健康づくり運動　94
第二次ベビーブーム　10
第二種特定化学物質　322
第二種特定有害物質　383
第Ⅱ相反応　249, 261
第二水俣病　232, 370
耐熱性　214
大　麻　287
耐容一日摂取量　235, 317, 318
耐容上限量　146, 149
多価不飽和脂肪酸　111
多環芳香族炭化水素　177, 230, 422, 429
多環芳香族炭化水素受容体　234
タキシフィリン　225
ダグラスバッグ　142
多種化学物質過敏状態　443
脱アミノ　254
脱アルキル　253
脱　窒　404
脱ハロゲン　254
脱硫反応　254
脱リン　404
多糖類　108
ダニ媒介性感染症　76
WHO　4, 8, 315
WBGT → 暑さ指数
タブン　273
多量ミネラル　114
短鎖脂肪酸　136
胆汁酸　118, 264
胆汁排泄　246, 248
単純拡散　245
炭水化物　108, 127
タンデムマス法　96
単　糖　108
タンパク結合率　247
タンパク質　112, 129
　　──の消化と吸収　119

ち

チアベンダゾール　188, 236
チェルノブイリ原子力発電所　239, 344
チオバルビツール酸試験値　169
チオプリンメチルトランスフェラーゼ
　　　　　　　　　　　　264
チオ硫酸ナトリウム　295
地下水　384
蓄　積　247

地形性逆転　432
致死量　314
窒素係数　140
窒素酸化物　358, 420, 429
窒素死　132
窒素除去　404
窒素出納　129
窒素バランス　159
窒素平衡　130, 159
地表水　384
チモーゲン　120
着色料　183
チャコニン　226
中間密度リポタンパク質　128
中鎖脂肪酸　129
中心静脈栄養法　161
中心静脈カテーテル　161
中性子線　339
中性脂肪　111, 118
中東呼吸器症候群　65
中毒性肝障害　265
超遠赤外線　355
腸炎ビブリオ　210
腸管凝集付着性大腸菌　212
腸管出血性大腸菌　74, 212
腸肝循環　246, 248, 257, 265
腸管組織侵入性大腸菌　211
腸管毒素原性大腸菌　211
腸管粘膜　160
腸管病原性大腸菌　211
長鎖脂肪酸　129
超低密度リポタンパク質　124, 128, 265
腸内細菌　246, 249, 255, 257, 327
腸内細菌叢　136
調味料　200
直接電離放射線　339
直接熱量測定法　142
直接濃縮　361
チラミン　164
治療係数　314
治療薬　5
沈降性逆転　432

つ，て

通院者率　21
つつが虫病　76
TI → 治療係数
DIT → 食事誘発性体熱産生
DRI → 食事摂取基準
Trp-P-1,2　176
Der f1　438
Der p1　438
DEHP　237
TEF → 毒性等価係数
TEQ → 毒性等量
低栄養状態　131
DASH 食　92

TSF → 上腕三頭筋皮下脂肪厚
DHA → ドコサヘキサエン酸
THC　287
TNF-α　85
DMBA　328
TLC　300
DO　407
TORCH 症候群　100
TOC　413
DOTS　68
低温保存　171
定期接種　81
TK 試験　332
DG　149
TCA サイクル　110
TCDD　234, 276
停止反応　168
T-2 トキシン　230
TD → 毒性 (中毒) 量
TD_{50}　314
TDI → 耐容一日摂取量
DT-ジアホラーゼ　259
DDT　249, 254, 275, 362
TPA　336
TPN → 中心静脈栄養法
TPMT　264
TVOC → 総揮発性有機化合物
ディフィシル菌　63
低密度リポタンパク質　128
低用量影響　237
低用量問題　280
ディルドリン　275
デオキシニバレノール　230
適正体重　92
デザイナードラッグ　286
鉄　115, 122, 154
鉄芽球性貧血　268
テトラクロロエチレン　418
テトラクロロジベンゾ-p-ジオキシン→
　　　　　　　　　　　　TCDD
12-O-テトラデカノイルホルボール
　　　　　　　　13-アセテート　336
テトラヒドロカンナビノール　287
テトラミン　223
テトロドトキシン　219
7-デヒドロコレステロール　125
デヒドロ酢酸ナトリウム　185
デラニー条項　179
電気 (光) 性眼炎　102
デング熱　68, 75
典型七公害　372
電磁波　338, 350
転　倒　93
天然香料　180, 200
天然濃厚流動食　160
天然放射性核種　343
天然放射性物質　238
電　波　356
デンプン　108, 135
電離放射線　338, 350

索　引

と

銅　115, 237
糖液　161
同化　159
東海村臨界事故　344
等価線量　340
糖化ヘモグロビン　174
動機付け支援　94
銅クロロフィリンナトリウム　185
銅クロロフィル　184
糖原性アミノ酸　125
動作強度　143
凍死　101
糖質　108, 127
　　──の消化と吸収　116
　　──の代謝　122
凍傷　101
痘瘡　74
糖漬け　171
動的恒常性　6
糖尿病　84, 86, 91
糖尿病合併症　87
銅-ピリジン反応　298
動物性自然毒　218
動物用医薬品　317
動脈硬化　85, 156
特異動的作用　142
毒キノコ　223
特殊健康診断　105
毒性等価係数　235
毒性等量　234
毒性（中毒）量　314
毒素型食中毒　209, 215
特定化学物質の環境への排出量の把握等及び管理の改善の促進に関する法律　324
特定健康診査　94
特定酵素基質培地法　397
特定鳥インフルエンザ　65
特定物質　379
特定フロン　363
特定粉じん　379, 418, 422
特定保健指導　94
特定保健用食品　138, 194, 195
特別管理一般廃棄物　447, 448
特別管理産業廃棄物　448
特別用途食品　193
ドコサヘキサエン酸　111, 156
トコフェロール　114, 138, 186
都市・生活型汚染　372
土壌汚染　370
土壌汚染対策法　374, 377, 382
土壌含有量基準　382
土壌溶出量基準　382
ドーモイ酸　223
ドライアイスセンセーション　220
トライエージDOA　298
トランスジェニック動物　333
トランスポーター　245
トリアシルグリセロール　110, 118
鳥インフルエンザ　65
鳥インフルエンザH7N9　63
トリエタノールアミン・パラロザニリン法　430
トリカブト　226
トリクロロエチレン　103, 418
トリクロロ酢酸　106
2,4,5-トリクロロフェノキシ酢酸　234
トリコセテン系　230
トリハロメタン　392
トリプシン　120
トリプタミン　164
トリプタミン系幻覚剤　287
トリブチルスズ　280
トリプトファン　112
トリメチルアミン　165
トリメチルアミン N-オキシド　165
トリレンジイソシアネート　103
ドーリン　225
トルエン　102, 287
ドルノ線　353
トレオニン　112

な

ナイアシン　114, 153
内因子　121
内臓脂肪症候群　85
内分泌かく乱化学物質　280
内分泌かく乱作用　234, 364
ナグビブリオ菌　213
ナトリウム　155
ナトリウム/グルコース共輸送体　116
2-ナフチルアミン　103
鉛　237, 268, 278, 294
ナロキソン　286
ナロキソン塩酸塩　296
難消化性オリゴ糖　136
難消化性デキストリン　136
難消化性デンプン　135
軟水　384
難燃剤　442

に

二クロム酸法　411
ニコチンアミド N-メチルトランスフェラーゼ　264
二酸化硫黄　189, 418, 419, 430
二酸化塩素　389
二酸化ケイ素　268
二酸化チタン　185
二酸化窒素　102, 418, 420, 429
2C-B　288
2C-C　288
2C-I　288
二次汚染　210, 216
二次感染　204
二次機能　133, 193
二次処理　402
二次発がん物質　326
二重盲検法　43
24時間持続注入法　162
二次予防　54
日常生活動作　90
ニッケル　104
二糖類　108
ニトレニウムイオン　262
4-ニトロキノリン 1-オキシド　255
4-ニトロジフェニル　104
ニトロソアミン　178, 253
N-ニトロソ化合物　230
ニトロソヘモグロビン　187
ニトロソベンゼン　268
ニトロソミオグロビン　187
ニトロ多環芳香族炭化水素　422
ニトロベンゼン　103
ニバレノール　230
日本紅斑熱　67
日本人の食事摂取基準　145, 151
日本脳炎　75
日本脳炎ウイルス　75
乳児　18
乳児死亡率　18, 28
乳汁排泄　249
二要因　39
尿検査値　159
尿細管再吸収　248
尿細管分泌　248
尿中窒素排泄量　159
尿中排泄　248
二硫化炭素　102
2類感染症　68, 70, 74
人間環境宣言　365
妊産婦死亡率　19
認知症　5, 84

ね

ネオサキシトキシン　221
ネオスルガトキシン　223
ネオテーム　182
ネクローシス　266
熱可塑性プラスチック　236
熱硬化性樹脂　236
熱線　355
熱中症　101, 435
熱輻射　435
年少人口　12
年少人口指数　12
年少人口割合　12
年齢差　251
年齢3区分別人口　12
年齢調整死亡率　15, 23

の

脳血管疾患　4, 25, 84, 92
脳梗塞　89
濃縮係数　361
脳　症　212
能動輸送　245
脳内出血　89
農夫肺　104
農　薬　201, 272, 317
農薬登録制度　235
農薬取締法　235
農林水産省　199
ノニルフェノール　280, 414
ノニルフェノールポリエトキシレート
　　　　　　　　　　　　280
ノルアドレナリン　164
ノルビキシンカリウム　184
ノルビキシンナトリウム　184
ノロウイルス　78, 216

は

バイアス　44
肺　炎　25
ばい煙　378, 418
バイオハザードマーク　451
バイオマーカー　105
バイオレメディエーション　363
肺　癌　268
廃棄物処理法　374, 446, 453
排除基準　380
排水基準　407
排　泄　244, 248
梅　毒　80
ハイドロクロロフルオロカーボン　363
ハイドロサルファイトナトリウム　298
ハイドロフルオロカーボン　363
排便・便性改善効果　136
肺　胞　246
ハイボリウムエアサンプラー　426
薄層クロマトグラフィー　300
バクテリアルトランスロケーション　160
白内障　102
曝　露　442
曝露評価　307
曝露マージン　308
曝露量　306
HACCP（ハサップ）　201, 207, 210
ハザード　306, 442
ハザード比　308
バーゼル条約　453
バーチャルインパクタ方式　427
麦角菌　228
発がん性試験　317

発がん性複素環アミン類　328
発がん性物質　92, 175, 326
発がん性芳香族アミン　327
発がん多段階説　335
発がんプロモーション　315
発がんプロモーター　336
曝気処理　388
発　酵　163
パッシブ法　426
発色剤　187, 192
発生毒性　312
発泡スチレン樹脂　236
パツリン　230
ハートショット　290
馬尿酸　106, 264
ハプテン　269
パラオキソン　254
パラコート　260, 268, 272, 298
パラチオン　254, 273
ハリス・ベネディクトの推定式　142
パリトキシン　220
バリン　112
バルキング現象　402
バルビツール酸　298
パルミチン酸　111
ハロタン　254, 256
半消化態栄養剤　160
半数致死濃度　310
半数致死量　310
ハンター・ラッセル症候群　232, 267, 277,
　　　　　　　　　　　　294, 370
反跳現象　285
パントテン酸　114, 153
反復投与毒性試験　312

ひ

PRTR 制度　324
BEE → 基礎エネルギー消費量
PEM → 低栄養状態
PET　339, 346
非遺伝毒性発がん性物質　315
非意図的生成物　318, 364
PA　355
PAN　424, 430
PAM　275, 295
pH　407
PhIP　176
BHC　275
PAPS　262
BM → 基礎代謝
PMI → 50 歳以上死亡割合
BMI　84, 143, 145
BMR → 基礎代謝量
PMS → 医薬品市販後調査
PM$_{2.5}$　421, 426
ビオチン　114, 153
BOD　380, 409
BOD 負荷量　409

POPs　320
POPs 条約　320
東日本大震災　238
皮下組織　246
B 型肝炎　76, 80
B 型肝炎ウイルス　93
非荷電粒子線　338
光アレルギー性皮膚炎　269
光散乱法　428
光毒性皮膚炎　269
非感染症廃棄物　450
非感染性疾患　84
Bq → ベクレル
微好気性　211
非酵素的褐変反応　173
久山町研究　37
PCR 法　203
BCAA　130
PCDF　233, 276, 364, 429
PCDD　234, 276, 364, 429
PCB　233, 247, 249, 276, 324, 362
微小粒子状物質　418, 421, 426
ビス（クロロメチル）エーテル　104
ヒスタミン　164
ヒスチジン　112
ビスフェノール A　237
非生物的環境　360
ヒ　素　103, 104, 233, 278, 294, 298, 361
ビタミン　113
　――の吸収　121
　――の代謝　125
ビタミン A　114, 153
ビタミン B$_1$　113, 114, 152
ビタミン B$_2$　114, 152
ビタミン B$_6$　114, 152
ビタミン B$_{12}$　114, 121, 153
ビタミン C　114, 137, 153
ビタミン D　114, 154
ビタミン D$_3$　353
ビタミン E　114, 138, 154
ビタミン K　113, 114, 154
非タンパク質カロリー/窒素比　162
非タンパク質呼吸商　140
必須アミノ酸　112
必須脂肪酸　111, 162
必須微量元素　115
非電離放射線　350
P 糖タンパク質　246, 249
ヒト T 細胞白血病ウイルス　93
ヒト T 細胞白血病ウイルス 1 型　66
人年法　48
人の健康の保護に関する環境基準　380
ヒトの推定曝露量　307
ヒトパピローマウイルス　93
ヒドロキシアミン　254, 255
p-ヒドロキシ安息香酸　185
ヒドロキシ基　249
ヒドロキシルラジカル　273
ヒドロキソコバラミン　295
ヒドロクロロフルオロカーボン　363
ヒドロフルオロカーボン　363

索　引

ヒドロペルオキシド　167
被　曝　340
PPN → 末梢静脈栄養法
BPMC　275
皮　膚　269
皮膚刺激性・腐食性試験　312
ヒポキサンチン　259
飛沫感染　60
肥　満　84, 155
肥満度　84
病　因　39
病原体　39
病原大腸菌　211
表示基準　180
標準活性汚泥法　401, 402
標準死亡比　16
標準予防策　60
標的臓器　346
標的組織　346
表　皮　246
日和見感染症　60
P450 → シトクロム P450
ピリジン-ピラゾロン法　398
ピリメタニル　188
微量ミネラル　115
ビリルビン　261
B 類疾病　81
ピロ亜硫酸カリウム　189
ピロ亜硫酸ナトリウム　189
ピロフェオホルビド a　223, 230
ピロリシジンアルカロイド　176
貧　血　154, 268

ふ

ファゼオルナチン　225
ファロイジン　224
ファロイン　224
ファロトキシン　224
VSD → 実質安全量
VLDL → 超低密度リポタンパク質
VOC → 揮発性有機化合物
フィチン酸　154
フィッシャー比　161
VDT 障害　102
VDT 症候群　356
フィルター秤量法　427
富栄養化　404, 415
フェオホルビド a　230
フェナセチン　253
フェニトロチオン　273, 304
フェニルアラニン　112
フェニルケトン尿症　96
フェニルヒドロキシルアミン　268
フェネチルアミン　164
フェノール　106, 399
フェンシクリジン　287
不快指数　434
不可逆的窒素損失量　130

不確実係数　318
不確実係数積　308
不確実性因子　149
不感蒸泄　113
不揮発性塩基窒素　164
福島第一原子力発電所　239, 345
複素環アミン　173, 176, 230, 262
フグ毒　218
副反応　83
伏流水　384
フサリウム　228
フザレノン X　230
ブタキロシド　176
フタル酸エステル　280
フタル酸ビス(2-エチルヘキシル)　237
フタル酸類　237
ブチルヒドロキシアニソール　179, 186
普通沈殿-緩速沪過　386
復帰突然変異試験　331
物理学的半減期　346, 347
ブドウ糖液　161
プトレッシン　164
腐　敗　163
腐敗アミン　164
腐敗細菌　163
不飽和脂肪酸　111
フミン酸　392
浮遊物質　402, 412
浮遊物質量　380
浮遊粉じん　421
浮遊粒子状物質　379, 418, 421, 426
フューエル NO_x　420
フラッシュバック　285, 287
フラビン含有モノオキシゲナーゼ　254, 259
フラビン酵素　152
プラリドキシムヨウ化物　295
フルクトース　110
フルジオキソニル　188
Pu　239
ブルナシン　225
フルフラマイド　255
フルマゼニル　296
ブレオマイシン　268
ブレベトキシン　222
フレームシフト変異　331
不連続点　386, 392
不連続点塩素処理　386, 391
プロカイン　256
プログレッション　336
フロック　388
プロドラッグ　249
プロピオン酸　185
プロモーション　335, 336
フロン　368
プロントジル　255
分解者　360
糞口感染　216
分枝アミノ酸　130, 161
分子種　250
粉じん　378

分析疫学　40
分　布　244, 247

へ

平均寿命　4, 19, 30, 57
平均余命　19
2,5-ヘキサンジオン　106
n-ヘキサン抽出物質　413
ペクチン質　135
ベクレル　238, 343
β^+ 線　339
β^- 線　339, 348
β 線吸収法　427
β 溶血　210
ヘッドスペース法　303
ヘテロサイクリックアミン　173, 176
ペニシラミン　294
ペニシリウム　228
ヘプシジン　122
ペプシン　119
ペプチド　112
　——の吸収　121
　——の代謝　125
ヘミセルロース　135
ヘムタンパク質　258
ヘモグロビン　267, 270, 302
ヘリコバクター・ピロリ　93
ペルオキシアセチルナイトレート　424, 430
ペルオキシルラジカル　167
ヘロイン　286
ベロ毒素　212
変異原性　330
ベンジジン　103
変　質　163
ベンゼン　102, 104, 418
ベンゾイルエクゴニン　286
ベンゾジアゼピン　296
ベンゾ[a]ピレン　104, 177, 253, 256, 326, 429
ヘンダーソン・ハッセルバルヒの式　245
変　敗　163, 167

ほ

防カビ剤　172, 188
芳香族炭化水素受容体　277
抱合反応　249, 261
放射化　339
放射性核種　343, 346
放射性逆転　432
放射性同位元素　338, 343
放射性物質　238
放射線加重係数　340
放射線感受性　341
放射線防護　348

索引

放射能 338, 343
報酬効果 285
飽和脂肪酸 111
保健機能食品 194
母子感染 99
ポジティブリスト制度 235
ポジティブリスト方式 200, 201
ポストハーベスト農薬 236
3′-ホスホアデノシン 5′-ホスホ硫酸 262
補足効果 131
保存基準 180
保存料 172, 185, 191
没食子酸プロピル 186
ボツリヌス菌 215
ホモシスチン尿症 96
ポリアミン輸送体 268
ポリエチレン 236
ポリエチレンテレフタレート 236
ポリ塩化アルミニウム 387
ポリ塩化ビニリデン 236
ポリ塩化ビニル 237
ポリ塩素化ジベンゾ-p-ジオキシン→PCDD
ポリ塩素化ジベンゾフラン→PCDF
ポリ塩素化ビフェニル→PCB
ポリカーボネート 236
ポリデキストロース 136
ポリープ 336
ポリフェノール 138
ポリフェノールオキシダーゼ 173
ポリプロピレン 236
ポリマー 236
ホルムアルデヒド 236, 437, 444

ま

マイトトキシン 219, 228
前塩素処理 392
前向き研究 40
膜透過 244
マジックマッシュルーム 288
末梢静脈栄養法 161
マッチング 45
マニフェスト制度 455
麻痺性貝毒 221
マラスムス 131
マラチオン 256, 273, 304
マラリア 35, 75, 76
マロンアルデヒド 167, 169
マンガン 103, 115
慢性閉塞性肺疾患 84, 89
マンデル酸 106

み

$β_2$ミクログロブリン 105, 231, 266

ミクロソーム EH 260
水 113
水の華 416
水俣病 232, 277, 370
水俣病被害者救済措置法 232
ミネラル 114, 122

む

無影響量 315
無機質 114, 122
無機鉛 103
無作為化比較試験 43
ムスカリジン 224
ムスカリン 224
無動機症候群 287
無毒性量 149, 200, 280, 306, 315

め

メイラード反応 173, 178
眼刺激性・腐食性試験 312
メスカリン 288
メソミル 275
メタアナリシス 45
メタノール 295, 303
メタボリックシンドローム 85
メタミドホス 236
メタロチオネイン 282
メタン 358
メタンフェタミン 254, 285, 304
メチオニン 112
メチシリン耐性黄色ブドウ球菌 62
メチルアゾキシメタノール 175
2-メチルイソボルネオール 388
メチル水銀 232, 267, 277, 370
メチル馬尿酸 106
メチルフェニデート 288
メチル抱合 261
N-メチルホルムアミド 106
3,4-メチレンジオキシアンフェタミン 286
3,4-メチレンジオキシメタンフェタミン 286
メチレンブルー法 400
メッツ値 143
メトカチノン 287
メトヘモグロビン 268
メトヘモグロビン血症 254
メープルシロップ尿症 96
目安量 146, 148
メラニン色素 173, 352
メラノイジン 173
メラノサイト 352
メラミン 237
メルカプツール酸 263, 266
6-メルカプトプリン 264

免疫測定法 298

も

目標量 137, 146, 149
モニタリング 158
モノアミンオキシダーゼ 259
モノマー 237
森永ヒ素ミルク中毒事件 233
モリブデン 115
モルヒネ 296, 303
問診 159
門脈 245

や

薬剤疫学 43
薬剤耐性菌 62
薬品凝集沈殿-急速沪過 386, 387
薬物間相互作用 251
薬物代謝酵素 249
薬物動態 244
薬物乱用 285

ゆ

有害性 306, 442
有害性評価 307
有害大気汚染物質 379, 424
有害廃棄物の越境移動 453
有機塩素系農薬 362
有機酸代謝異常症 97
有機水銀 361
有機スズ化合物 280, 364
有機ヒ素 233
有機リン系殺虫剤 236, 267, 273
有機リン系神経ガス 267
有機リン系農薬 295, 304
有効塩素 386
有効煙突高さ 378
有効量 314
有酸素運動 91, 92
優先取組物質 424
優先評価化学物質 322
有訴者率 21
誘導期 167
誘導結合プラズマ質量分析 428
有病率 20
遊離脂肪酸 168
UF→不確実性因子
UL→耐容上限量
油脂 110
輸送体 121, 245
UDP-グルクロノシルトランスフェラーゼ（UGT） 261

索引

UDP-グルクロン酸（UDPGA） 261
ユニットリスク 438
UV インデックス 354
UVA 350, 352
UVB 350, 352
UVC 350, 354

よ

要介護状態 93
溶血 210
溶血性尿毒症症候群 74, 212
溶血毒 214
葉酸 114, 121, 153, 295
ヨウ素 115
^{131}I 239, 344, 346
ヨウ素価 169
溶存酸素 407
溶存酸素消費曲線 409
溶存酸素垂下曲線 408
陽電子 339
用量-反応関係 37, 314
用量-反応曲線 314
葉緑素 230
予試験 297
四日市喘息 370
予防接種 81
予防接種法 81
四大公害 370
4類感染症 66, 67, 68, 70, 75

ら

ラインシュ法 298
β-ラクタム環 256
ラクトース 110
ラグーン法 404
ラジカル捕捉剤 167
^{222}Rn 343
ランダム化比較試験 43
ランタン-アリザリンコンプレクソン法 398

乱用薬物事犯 289

り

理学的所見 159
罹患率 20, 48
罹患率差 50
罹患率比 50
リグニン 135
リシン 112
リスク 306, 442
リスクアセスメント 199, 200
リスク因子 37, 91
リスク管理 200, 308
リスクコミュニケーション 200, 203, 308
リスク差 50
リスク比 49
リスク評価 200, 307
リスク分析手法 199
リスクマネジメント 200
リステリア菌 213
リステリア症 214
離脱症状 285
リノール酸 111
α-リノレン酸 111
リポタンパク質 128
リポタンパク質リパーゼ 124
硫化水素 102
硫酸抱合 261, 262
硫酸抱合体 265
硫酸ミスト 419
粒子状物質 246
粒子線 338, 350
臨界 345
淋菌感染症 80
臨床研究 43
リン除去 404
リンパ管 245, 247

る

累積罹患率 48

ルテオスカイリン 230
^{106}Ru 239

れ

冷蔵保存 171
レイノー症候群 102
レジオネラ症 438
レジスタントスターチ 135
レチノイド X 受容体 280
9-cis-レチノイン酸 280
レチノール結合タンパク質 126
レトルトパウチ食品 172
連鎖反応 167

ろ

ロイシン 112
労働衛生管理の三管理 105
労働災害 101
老年化指数 33
老年症候群 90, 93
老年人口 12
老年人口指数 12, 33
老年人口割合 12, 33
濾過膜 387
ロコモティブシンドローム 90
ロタウイルス 78
ロダネーゼ 226
六価クロム 103
ローボリウムエアサンプラー 426
ロンドン条約 453

わ

ワクチン 81
ワックス 111
ワラビ 176
ワルファリン 113